现代食品深加工技术丛书
“十三五”国家重点出版物出版规划项目

血糖调控食品

牛兴和　主　编
陈历水　应　剑　副主编

科学出版社
北　京

内 容 简 介

依据国内外血糖调控食品研发的行业研究现状，本书系统阐述了糖代谢异常人群的生理特征和营养需求；对血糖调控功能因子、血糖调控食品开发及加工技术、血糖调控食品质量控制与溯源及其评价技术等做了重点叙述；为服务糖代谢异常人群，对其健康管理（包括自我管理、健康教育、饮食管理等）也做了细致介绍，并融入了血糖调控食品研究的最新前沿技术。对需要了解血糖调控功能食品生理特性及糖尿病饮食知识的糖尿病患者和糖代谢异常人群以及希望提高自我管理能力的广大读者，有较大的参考价值。

本书可供食品科学与卫生学专业教学与科研人员、科普工作者使用，也可供血糖调控功能食品生产企业的技术人员、管理人员参考。

图书在版编目（CIP）数据

血糖调控食品/牛兴和主编. —北京：科学出版社，2020.3
（现代食品深加工技术丛书）
"十三五"国家重点出版物出版规划项目
ISBN 978-7-03-063305-7
Ⅰ. ①血… Ⅱ. ①牛… Ⅲ. ①高血糖病-食物疗法 Ⅳ. ①R589.1
中国版本图书馆 CIP 数据核字（2019）第 255344 号

责任编辑：贾 超 侯亚薇 / 责任校对：杜子昂
责任印制：吴兆东 / 封面设计：东方人华

科 学 出 版 社 出版
北京东黄城根北街 16 号
邮政编码：100717
http://www.sciencep.com

北京虎彩文化传播有限公司 印刷
科学出版社发行 各地新华书店经销
*
2020 年 3 月第 一 版 开本：720×1000 1/16
2022 年 2 月第四次印刷 印张：21
字数：410 000

定价：98.00 元
（如有印装质量问题，我社负责调换）

丛书编委会

联系方式

电话：010-64001695

邮箱：jiachao@mail.sciencep.com

本书编委会

主　　编：牛兴和

副 主 编：陈历水　应　剑

编　　委（以姓名汉语拼音为序）：

陈历水　董笑晨　董志忠　郭　斐　侯　粲

刘　蕾　孟金凤　倪媛媛　牛兴和　任晨刚

任国宝　邵丹青　苏晓霞　孙　颖　王黎明

王梦倩　王申丽　魏　铭　肖　杰　杨海莺

应　剑　张　赓

丛 书 序

食品加工是指直接以农、林、牧、渔业产品为原料进行的谷物磨制、食用油提取、制糖、屠宰及肉类加工、水产品加工、蔬菜加工、水果加工、坚果加工等。食品深加工其实就是食品原料进一步加工，改变了食材的初始状态，例如，把肉做成罐头等。现在我国有机农业尚处于初级阶段，产品单调、初级产品多；而在发达国家，80%都是加工产品和精深加工产品。所以，这也是未来一个很好的发展方向。随着人民生活水平的提高、科学技术的不断进步，功能性的深加工食品将成为我国居民消费的热点，其需求量大、市场前景广阔。

改革开放 30 多年来，我国食品产业总产值以年均 10%以上的递增速度持续快速发展，已经成为国民经济中十分重要的独立产业体系，成为集农业、制造业、现代物流服务业于一体的增长最快、最具活力的国民经济支柱产业，成为我国国民经济发展极具潜力的、新的经济增长点。2012 年，我国规模以上食品工业企业 33 692 家，占同期全部工业企业的 10.1%，食品工业总产值达到 8.96 万亿元，同比增长 21.7%，占工业总产值的 9.8%。预计 2020 年食品工业总产值将突破 15 万亿元。随着社会经济的发展，食品产业在保持持续上扬势头的同时，仍将有很大的发展潜力。

民以食为天。食品产业是关系到国民营养与健康的民生产业。随着国民经济的发展和人民生活水平的提高，人民对食品工业提出了更高的要求，食品加工的范围和深度不断扩展，所利用的科学技术也越来越先进。现代食品已朝着方便、营养、健康、美味、实惠的方向发展，传统食品现代化、普通食品功能化是食品工业发展的大趋势。新型食品产业又是高技术产业。近些年，具有高技术、高附加值特点的食品精深加工发展尤为迅猛。国内食品加工中小企业多、技术相对落后，导致产品在市场上的竞争力弱。有鉴于此，我们组织国内外食品加工领域的专家、教授，编著了“现代食品深加工技术丛书”。

本套丛书由多部专著组成。不仅包括传统的肉品深加工、稻谷深加工、水产品深加工、禽蛋深加工、乳品深加工、水果深加工、蔬菜深加工，还包含了新型食材及其副产品的深加工、功能性成分的分离提取，以及现代食品综合加工利用新技术等。

各部专著的作者由工作在食品加工、研究开发第一线的专家担任。所有作者都根据市场的需求，详细论述食品工程中最前沿的相关技术与理念。不求面面俱到，但求精深、透彻，将国际上前沿、先进的理论与技术实践呈现给读者，同时还附有便于读者进一步查阅信息的参考文献。每一部著作对于大学、科研机构的学生或研究者来说，都是重要的参考。希望能拓宽食品加工领域科研人员和企业技术人员的思路，推进食品技术创新和产品质量提升，提高我国食品的市场竞争力。

中国工程院院士

2014 年 3 月

序 言

进入 21 世纪，糖尿病患者数量持续攀升，全球范围内增长了 181%。糖尿病已成为对人类生命威胁最大的“杀手”之一。据国际糖尿病联盟（IDF）测算 2017 年全球有 4.25 亿糖尿病患者，每 11 个成人中就有 1 人患糖尿病，20～79 岁人群中约有 400 万人死于糖尿病。糖尿病死亡占该年龄组全因死亡的 10.7%。

我国是世界人口最多的国家。不幸的是，也是糖尿病第一大国。据 IDF 测算，2017 年中国约有糖尿病患者 1.14 亿，因糖尿病致死人数达 84.3 万。

糖尿病给社会和家庭带来了沉重的经济负担。庞大的患病人数导致了巨大的医疗支出。据 IDF 测算，2017 年，我国糖尿病相关医疗支出 631 亿美元，人均医疗支出 549.4 美元。

糖尿病严重影响患者和家人的生活质量。患者不仅不能乐享美食，血糖如果不加以控制或长时间处于高血糖状态，常常会导致身体很多系统受损，特别是神经系统和心脑血管系统的损伤。糖尿病是致盲、肾衰竭、心脏病、中风和下肢截肢的主要原因。患者痛苦，家人受难。

2016 年 10 月，中共中央、国务院发布《“健康中国 2030”规划纲要》，提出了健康中国建设的目标和任务；2017 年 10 月，党的十九大做出实施健康中国战略的重大决策部署，强调坚持预防为主，倡导健康文明生活方式，预防控制重大疾病；2019 年 6 月，国务院印发了《国务院关于实施健康中国行动的意见》，其中糖尿病防治行动是十五个专项行动之一。

面对糖尿病，人们并不是束手无策。国内外研究表明，对于糖尿病患者，可以通过口服药物或注射胰岛素控制病情恶化；对于血糖正常的人和糖耐量减低者，可以通过健康饮食、经常锻炼身体、保持正常体重和避免使用烟草，预防 2 型糖尿病或推迟其发病。其中健康饮食、膳食干预越来越受到重视。

我国血糖调控食品的发展还比较缓慢，不能满足需求。一是这类食品多数以低糖、代糖为主，主要是糕点类休闲食品，主食和膳食补充剂类产品不多；二是受法规局限，低血糖生成指数食品不能标识，影响了此产品开发的积极性；三是研发投入不足、研究力量分散，膳食健康管理服务推广进展缓慢。这种状况亟待改变。

最近，很高兴看到食品科技工作者越来越重视血糖调控食品研发。中粮营养健康研究院作为我国粮食行业最大及最现代化的企业研究院、粮油食品科技战略执行的主体，聚焦糖代谢改善，开展血糖调控主食、冲调食品、功能因子等的研究开发；同时，在糖尿病的预防和血糖控制的膳食干预方面也做出了积极的努力。他们以经典理论和产品研发经验为基础，结合国内外相关研究的成果，编写了《血糖调控食品》一书。这本书较为系统地介绍了糖代谢异常人群的特征及其营养膳食建议、血糖调控功能因子和食品、评价技术、健康管理和最新技术进展，为食品科学及卫生学等相关专业人员的工作提供了很好的参考价值。

中国工程院院士

2020 年 3 月

目　录

第1章　绪　论

自改革开放以来，伴随着经济与社会的高速发展，我国居民膳食生活经历了从“吃不饱”，到“基本吃得饱，但吃不好”，再到“吃太‘好’”三个发展阶段，在短短数十年的时间实现了发达国家一两百年才完成的膳食和生活方式转变。我国人民以植物性饮食为传统，然而目前却形成了以高能量、高脂肪和高动物性食物为特征的膳食结构，加上体力活动的缺乏，导致与膳食失衡相关的慢性代谢性疾病的发病率快速增长。糖尿病是公认的、威胁居民健康最主要的一种慢性病。国际糖尿病联盟公布的数据表明，目前我国已成为糖尿病人口第一大国。2017 年，我国的糖尿病患病总人口达到了约 1.14 亿（图 1-1），超过了排名第二位印度和第三位美国的患病人口总和，约占全球糖尿病总人口（4.25 亿）的 1/4（Cho et al., 2018）。2013 年，我国成年人群糖尿病患病率为 10.90%（图 1-2），处于糖尿病前期的比例高达 35.7%，相当于每 2 个成人中就有 1 人处于高血糖状态；更为严重的是，我国 63.5% 的糖尿病患者由于未被诊断而无法及早进行有效的治疗（Wang et al., 2017）。由糖尿病所引发的慢性血管并发症对患者的生命和生活质量更是造成极大威胁，给患者个人以及家庭带来沉重的经济负担。据统计，2017 年我国约 84 万人死于糖尿病；由于糖尿病所投入的医疗开支高达 4258.7 亿元，约占当年卫生总费用（51 598.8 亿元）的 8.3%（国际糖尿病联盟，2017；世界卫生组织，2016）。

由于糖尿病发病机制复杂，人类至今尚未找到根治的方法，因此患者需要接受终身治疗。遗憾的是，在我国糖尿病的控制情况同样不容乐观，血糖得到有效控制的比例不足 49.2%（Wang et al., 2017）。

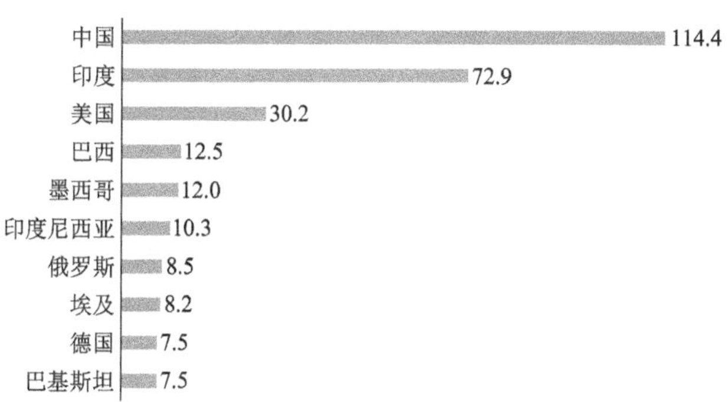

图 1-1　全球部分国家糖尿病患病人口估值（单位：百万）

资料来源：国际糖尿病联盟，2017

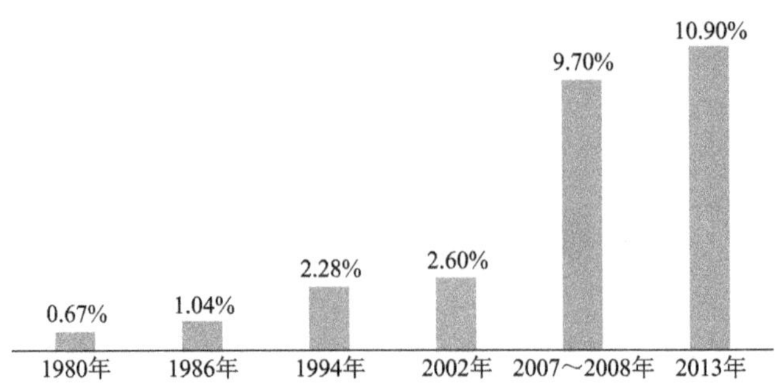

图 1-2　我国成人糖尿病患病率变化趋势

资料来源：国际糖尿病联盟，2017；Wang et al., 2017

面对严峻的慢性病防控形势，我国于2016年10月正式发布了《“健康中国2030”规划纲要》（简称《纲要》），为随后15年向“健康中国”迈进绘制了宏伟蓝图，制定了行动纲领。值得注意的是，《纲要》把慢性病防控作为重点内容。《纲要》明确提出，要“推进全民健康生活方式行动，强化家庭和高危个体健康生活方式指导及干预”，“制定实施国民营养计划”，“实施临床营养干预”，“实施慢性病综合防控战略”，“实现全人群、全生命周期的慢性病健康管理”，将慢性病防控融入健康中国建设各个方面。为进一步贯彻落实《纲要》精神，提高国民营养健康水平，国务院办公厅又发布了《国民营养计划（2017—2030年）》（简称《计划》）。《计划》针对营养相关慢性病的防控提出了明确的行动方案：“推动营养相关慢性病的营养防治。制定完善高血压、糖尿病、脑卒中及癌症等慢性病的临床营养干预指南。对营养相关慢性病的住院患者开展营养评价工作，实施分类指导治疗。建立从医院、社区到家庭的营养相关慢性病患者长期营养管理模式，开展营养分级治疗。推进体医融合发展。调查糖尿病、肥胖、骨骼疾病等营养相关慢性病人群的营养状况和运动行为，构建以预防为主、防治结合的营养运动健康管理模式。研究建立营养相关慢性病运动干预路径。构建体医融合模式，发挥运动干预在营养相关慢性病预防和康复等方面的积极作用。”

尽管抗击慢性病之路充满艰辛，但病魔最终是可以得到遏制的。大量可靠的科学数据证明，以糖尿病为代表的慢性代谢性疾病是可防可控的，而饮食在其中扮演了极其重要的角色。世界卫生组织在《有关糖尿病的10个事实》中指出，很大一部分糖尿病及其并发症可以通过健康饮食、经常锻炼身体、保持正常体重和远离烟草得到预防；当糖尿病被发现并得到适当处理，糖尿病患者就可过上健康的生活（世界卫生组织，2016）。此结论是在不同种族的大规模人群研究数据的基础上得出的。例如，美国哈佛大学发起的“护士健康研究”通过对反式脂肪酸摄入量、多不饱和/饱和脂肪酸比值、谷类食物纤维摄入量、血糖生成指数（GI）、*n*-3脂肪酸摄入量和叶酸摄入量等反映膳食质量的指标进行综合分析评价后发现，整体膳食质量更好的女性其糖尿病发病风险相比膳食质量评分较低的女性降低了 51%（Hu et al., 2001）。而哈佛大学团队在“健康专业人士追踪研究”中也注意到，谨慎膳食（prudent diet，一种膳食结构质量较好的饮食模式，以富含全谷物、新鲜蔬菜水果、鱼类，含有较少的红肉和加工肉类以及精制碳水化合物为主要特征）对男性具有保护作用；而与其背道而驰的西式膳食则使糖尿病发病风险增加了 56%（van Dam et al., 2002）。源自芬兰的前瞻性人群研究也获得了相似的结果（Montonen et al., 2005）。同样地，“中国大庆糖尿病预防研究”在更高等级的试验证据（随机化对照临床试验）上表明，通过健康的饮食配合适量运动等生活方式干预可以大幅降低糖尿病的发病风险（Li et al., 2008）。对于糖尿病患者而言，保证均衡健康的饮食是糖尿病治疗的基础，也是糖尿病自然病程中各个阶段的必要控制措施，以实现平稳控糖、降低血糖波动、预防糖尿病并发症的目的。

正是由于饮食在糖尿病防控中的作用至关重要，相关的消费需求日益增强，因此人们对血糖调控食品的探寻和开发从未停歇。从最初以无糖、低糖食品为代表，主要关注碳水化合物含量，发展到更加注重营养素的质量及搭配均衡，低 GI 食品、糖尿病全营养代餐食品应运而生。此外，随着人们对血糖代谢通路的研究愈加深入，一些对血糖调控关键靶点具有潜在作用的食品或成分（如植物提取物、益生菌等）引起广泛关注。相关的研究证据不断积累的同时，食品加工及功能评价技术日臻完善。科学化、标准化、规范化的血糖调控食品研发体系正逐步建立起来。而基于个体遗传背景、生活方式、代谢特征、肠道微生态和生理状态等健康大数据的精准营养研究方兴未艾，这也将引领未来血糖调控食品的发展。

本书编委会深知，仅仅通过一部书就把糖尿病与饮食的关系讲透彻是何其困难，更何况是处于一个知识和技术突飞猛进的时代。但是每每看到高血糖一族在餐桌前小心翼翼挑选餐食而又常常茫然不知所措的情景，每每感受到糖尿病患者对血糖调控食品的热切期盼和对健康膳食多样性的美好向往，作为食品营养和人类健康研究科技工作者，我们就觉得非常有必要编写这样一部专著。希望通过系统梳理相关领域的最新研究进展和成功应用案例，结合近年来在血糖调控食品与膳食管理技术研发工作中总结的经验，让更多的人特别是高血糖人群了解血糖调控食品和饮食的知识，同时也为广大科研人员、食品企业技术和管理人员从事血糖调控食品技术与产品开发提供参考，为共同遏制糖尿病及其并发症的增长、为糖尿病患者和血糖异常人群的健康尽一份绵薄之力。

本书第 2 章系统介绍了糖尿病的基础知识和营养干预与防治的基本原则；第 3 章介绍有助于维持糖代谢健康的膳食模式；第 4～6 章从生产实际的角度，详述了血糖调控功能因子及食品开发过程中所涉及的加工应用、质控溯源、功能评价等技术方法；第 7～8 章阐释了血糖调控食品如何与膳食干预以及健康管理解决方案相结合，并在最新的前沿技术推动下实现定制化、精准化的换代升级。各章节的主要内容如下。

糖代谢异常人群概述

第 2 章参考糖尿病经典书籍、文献及多国糖尿病防治指南，介绍了糖尿病高危人群、糖尿病前期、糖尿病及糖尿病并发症有关的基本概念，以及不同进展期的防治策略。对糖尿病的分类、诊断标准、流行病学现状及风险因素进行系统的整理，并强调了糖尿病干预防治对糖尿病各个时期尤其是糖尿病前期的重要性。

糖代谢异常人群营养膳食建议

第 3 章参考多国糖尿病防治指南及近年的学术文献，针对糖尿病高危人群、糖尿病前期人群、糖尿病人群三大类细分人群及糖尿病并发症人群，从膳食指南、膳食模式等角度，分别描述有助于糖代谢健康的营养膳食建议。内容包括：能量、三大宏量营养素、特定微量营养素的推荐摄入量和膳食指导处方制定原则，与糖代谢健康相关的饮食模式及其在应用过程中需要避免的误区。

血糖调控功能因子

随着化学分析和药理试验技术的发展，越来越多的植物（中草药、谷物、豆类、蔬菜、瓜果等）、动物（海产品）、微生物（食用菌、益生菌等）等作为降糖资源被开发研究，从中发现了许多具有降血糖活性的成分，主要包括天然动植物提取物，如活性多糖类、皂苷类、萜类、黄酮类、多酚类、生物碱类、硫键化合物类、共轭亚油酸，以及一些微量元素，如铬、硒、锌等，还有一些益生菌、益生元和维生素等。这些降血糖功能因子的普遍特点是改善糖耐量，缓解血糖上升，作用温和持久，性质稳定，几乎无毒性反应，适于口服。但目前研究的血糖调控功能因子预防糖尿病的主要分子机制还不完善，流行病学的功效研究较少且作用尚不明确，血糖调控功能因子的作用机制还有待深入研究。第 4 章从种类、结构特征、功效原理、来源、开发研究现状等方面，对各类血糖调控功能因子进行总结和介绍；通过总结不同功能因子预防糖尿病的功效与血糖调控机制，以及动物和临床试验研究的结果，以便更好地将其应用于预防或治疗糖尿病，为开发适合糖尿病患者食用的血糖调控功能食品提供参考依据。

血糖调控相关食品

这部分内容对具有调节血糖功能的食品进行了详细介绍，主要包括主食产品（馒头、面条、米饭、粥等）、副食产品（肉蛋类、乳制品与豆制品、果蔬类、冲调与休闲食品等）、膳食补充剂（氨基酸、不饱和脂肪酸、维生素、矿物质、肠道微生态制剂等）；并对血糖调控食品的加工技术，如功能成分的提取、浓缩、分离与纯化、干燥、杀菌（超高压杀菌、超高温杀菌）、超微粉碎、微胶囊技术等进行了概述。在血糖调控食品质量控制与溯源技术方面，对食品原辅料以及加工和流通过程中的质量控制、生产场地的卫生标准、食品安全管理认证、溯源技术等进行了详细介绍。

血糖调控食品评价技术

第 6 章基于国内外研究进展及著者单位的研发成果，系统介绍有关血糖调控功能因子、食品和膳食模式的评价方法。为糖代谢异常人群开发及推广针对性的健康饮食，主要涉及三个方面。一是以主食为主的基础饮食的改良，二是调节糖代谢功能因子的筛选及应用，三是构建适合血糖代谢异常人群的完整膳食模式，保证膳食供给能够满足此类人群的营养与健康诉求。为充分论证各类产品是否具有所需的营养或功能特征，需要从糖代谢的生理过程及产品自身的特征出发，开展体外、动物、人群等一系列针对性的评价，明确量效关系，研究作用机制。对于以稳定餐后血糖为目标的饮食产品，评估其血糖生成指数；对于以强化代谢功能、减少病理损伤、延缓病理进程为目标的功能因子，评价其对特定靶标的活性，了解其生物利用度及潜在的不良反应，寻求适宜载体；对于膳食组合，利用营养评分方法评价其对特定人群的营养价值，指导食物的选择及搭配。

糖代谢异常人群健康管理

第 7 章参考多国糖尿病防治指南及近年的学术文献，介绍了不同阶段糖代谢异常人群的细分健康管理目标和策略，包括糖尿病高危人群、糖尿病前期人群、糖尿病人群及其并发症人群的自我管理、社区管理及院内外管理，同时着重分析了以饮食干预为核心的健康管理经典案例，并对现在大数据科技背景下新兴的糖代谢异常健康管理前沿方法进行介绍。

血糖调控食品研究前沿技术

第 8 章主要基于近期的研究进展，介绍了国内外在血糖调控食品研发领域的前沿技术。

（1）消费者研究与感官评价技术：为确保目标消费人群能够了解血糖调控食品并进行预期的消费以实现功能目的，在开展食品研发之前，需要研究目标人群的消费偏好；在食品研发过程中，注意功效与感官特征的平衡。这部分还介绍了大数据技术，以及眼动技术、面部表情识别技术和脑科学技术等新技术在消费者研究中的应用。

（2）仿生模拟消化技术：该技术基于食物在体外消化时葡萄糖生成和体内血糖响应的相关性，对食物的消化过程及消化结果进行研究。该技术可用于阐释不同配方、不同加工方式下食物消化后的葡萄糖生成，筛选出更利于血糖调控的食品，为个性化的血糖饮食管理提供快速解决方案。此外，该技术不受生命伦理学限制，可减少动物的杀戮，节约人力，同时降低混杂因素的影响，结果重现性好。

（3）连续血糖监测与个性化血糖管理：利用微创或者无创的连续血糖监测技术，有助于将健康监测从单一时间点的血糖数值记录拓展到追踪血糖波动性，从而减少低血糖事件的发生，并为制定和优化以膳食干预为基础的健康管理策略提供及时的反馈。

（4）组学技术：随着分子生物学的发展，基因组学、蛋白质组学、代谢组学、微生物组学等技术蓬勃发展。组学技术应用于血糖调控领域，一方面可以辅助指导糖尿病的诊断和分型，另一方面为血糖调控食品的评价提供更为前沿的研究方法。通过考察个体的遗传特征、肠道微生态、代谢特征、生理状态、生活方式及临床指标等相关个体因素对营养需求和干预效果的影响，为实施精准营养及个性化健康管理提供有力的科学支撑。

本书编委会成员来自中粮营养健康研究院。作为中粮集团的核心研发机构，中粮营养健康研究院是国内首家以企业为主体的针对中国人的营养需求和代谢机制进行系统性研究以实现国人健康诉求的研发中心。在血糖调控与慢性病预防、精准营养与特殊人群营养需求、食品质量与安全控制、食品加工技术、消费者心理与行为研究等专业领域达到国内领先和国际先进，引领行业发展。

在此特别感谢为本书编撰辛勤付出的合作者们。然而，由于笔者水平和能力有限，书中不妥之处在所难免，敬请广大读者批评指正。

参考文献

国际糖尿病联盟. 2017. The IDF Diabetes atlas, 8th edition, China country report 2017 & 2045. https://reports.instantatlas.com/report/view/704ee0e6475b4af885051bcec15f0e2c/CHN[2019-12-18].

世界卫生组织. 2016. 有关糖尿病的 10 个事实. https://www.who.int/features/factfiles/diabetes/zh/[2019-12-18].

中华医学会糖尿病学分会. 2018. 中国 2 型糖尿病防治指南(2017 年版). 中国实用内科杂志, 38(4): 34-86.

Cho N H, Shaw J E, Karuranga S, et al. 2018. IDF diabetes atlas: global estimates of diabetes prevalence for 2017 and projections for 2045. Diabetes Research and Clinical Practice, 138: 271-281.

Hu F B, Manson J E, Stampfer M J, et al. 2001. Diet, lifestyle, and the risk of type 2 diabetes mellitus in women. New England Journal of Medicine, 345(11): 790-797.

Li G, Zhang P, Wang J, et al. 2008. The long-term effect of lifestyle interventions to prevent diabetes in the China Da Qing diabetes prevention study: a 20-year follow-up study. Lancet, 371(9626): 1783-1789.

Montonen J, Knekt P, Harkanen T, et al. 2005. Dietary patterns and the incidence of type 2 diabetes.

American Journal of Epidemiology, 161(3): 219-227.
van Dam R M, Rimm E B, Willett W C, et al. 2002. Dietary patterns and risk for type 2 diabetes mellitus in U.S. men. Annals of Internal Medicine, 136(3): 201-209.
Wang L, Gao P, Zhang M, et al. 2017. Prevalence and ethnic pattern of diabetes and prediabetes in China in 2013. Journal of the American Medical Association, 317(24): 2515-2523.

第 2 章　糖代谢异常人群概述

血糖指血中的葡萄糖水平。血糖调控是指通过激素、神经等的调节，使血糖稳定在一定范围内的生理过程。根据糖代谢异常的进展，糖代谢异常分为糖尿病前期和糖尿病。当处于糖代谢异常前期时，需进行饮食、药物、运动等干预；若不加以干预，将进展为糖尿病。通常认为，糖尿病是一组胰岛素分泌不足和（或）胰岛素生物作用受损所引起的以高血糖为特征的代谢性疾病。随着代谢异常进程，内分泌失调等原因将导致糖、脂肪、蛋白质等全面代谢紊乱，并引起包括心脑血管疾病、眼病、糖尿病足、糖尿病肾病等在内的多种复杂的并发症，严重影响患者的生活质量，威胁其生命健康。

2.1　糖代谢异常人群的分类与流行病学现状

糖是生物体主要的能量来源之一，经消化吸收后，绝大部分以葡萄糖的形式存在于血液中，而在肝、肌肉等组织中则以多糖的形式存储。正常人的血糖浓度保持在 3.9～6.1 mmol/L 的范围内，即使进食等造成血糖升高，其也会受胰岛素等多种激素调节而回落到正常的血糖浓度范围。当胰岛素含量绝对值较低或胰岛素敏感性降低时，血糖浓度难以保持正常稳定，机体长时间处于较高血糖浓度状态时，会产生糖代谢异常。而糖尿病高危人群，由于自身遗传及环境因素等影响，将会更易产生糖代谢异常，并由糖尿病前期进展为糖尿病，进而可能引发糖、脂肪、蛋白质等的全面代谢紊乱及多种复杂的并发症。

2.1.1　糖代谢基础

糖的结构式为 $C_m(H_2O)_n$，根据其结构特点，又将其称为碳水化合物。国际化学名词重审委员会在 1927 年曾建议使用“糖”来代替“碳水化合物”，但由于习惯和接受度，“碳水化合物”一词至今仍被广泛使用。作为其家族中的重要成员，淀粉、蔗糖等在植物中存在广泛，也是主要的能量来源。其他多糖、寡糖、二糖、单糖等也分布广泛。糖除了发挥供能作用外，还发挥着其他特殊的生理作用。在此，本书重点讨论糖的吸收利用及代谢和血糖稳定相关机制。

和其他供能物质相比，糖的消化吸收效率最高，经消化吸收后，绝大部分以单糖的形式存在于血液中，其他形式的单糖如果糖和半乳糖则可以通过体内一系列复杂生化反应转化为葡萄糖。在肝、肌肉等多种组织中，糖以多糖的形式贮存。除此之外，糖还可以与蛋白质、脂质等相结合，发挥特殊的生理功能。血糖的稳定性对维持机体正常生理功能非常重要，其稳定性有赖于葡萄糖自身调节、胰岛素调节、其他激素调节等各个方面。

1. 血糖的来源

血液中葡萄糖的来源在进食及非进食状态差别较大。进食状态下，食物中的糖是血糖的主要来源。而处于空腹状态时，血糖主要来源于糖原的分解，肾中也可以少量产生葡萄糖。在饥饿状态时，葡萄糖的摄入减少，游离脂肪酸被利用，肌肉脂肪组织中产生的乳酸、丙酮酸等通过糖异生作用转变为葡萄糖供能。

2. 血糖的去路

摄食后，血糖将主要在各组织中氧化分解供能，并在肝、肌肉等组织中合成糖原。此外，血糖会转变为核糖、氨基酸、糖醛酸等其他糖及其衍生物，以及包括脂肪、非必需氨基酸等在内的非糖物质。

3. 血糖调节机制

摄食后，机体血糖浓度增加，肝糖原分解被抑制。当机体对血糖的需求增加时，肝会立即释放出大量的葡萄糖。肌肉、脂肪组织对糖的需求增加时，会通过调整葡萄糖的供给和利用，使血糖保持稳定。血糖调节是一个需要多器官、多通路参与的复杂调控过程。

（1）葡萄糖调节：当血糖含量升高后，肌肉、脂肪组织对葡萄糖的吸收作用增强，肝内葡萄糖释放减少。此外，合成糖原相关的酶被活化，降低了磷酸化酶的活性，葡萄糖合成方向转变为糖原合成方向。同时，脂肪酸合成途径增加，糖异生途径被抑制。

（2）胰岛素调节：胰岛素是机体唯一降低血糖的激素，其分泌量在进食时增加，非进食时下降，其分泌量的增加对代谢同化到异化过程非常重要。胰岛素的分泌与葡萄糖、氨基酸的含量密切相关，消化系统及神经系统也可以调控胰岛素的分泌，这对血糖的调节非常重要。

（3）其他激素调节：胰高血糖素具有促进糖原分解、提高血糖水平的作用；儿茶酚胺能抑制胰岛素分泌，促进肝糖原分解，抑制末梢组织对糖的吸收；糖皮质激素可以诱导糖新生系统酶的生成；甲状腺激素可以促进葡萄糖代谢循环；在血糖调节中，生长激素可以拮抗胰岛素。

2.1.2 糖尿病高危人群

糖尿病高危人群指的是存在一项或多项糖尿病风险因素，因而倾向于发生糖尿病的人群（中华医学会糖尿病学分会，2015）。近十年来，针对中国人的糖尿病危险因素分析的研究非常多，且结果非常相似。目前已基本达成共识的 2 型糖尿病的主要危险因素有：2 型糖尿病家族史、*SLC30A8* 基因多态性、甘油三酯水平、同型半胱氨酸水平、高血压、肥胖（尤其是上身肥胖，即男性腰围≥90 cm，女性腰围≥85 cm）、饮食习惯（喜食脂肪）、吸烟、饮酒、年龄（45 岁以上）、妊娠糖尿病（GDM）及生育史、生命早期营养状况、体育锻炼缺乏以及精神心理因素（如工作紧张）等。2 型糖尿病的发生是遗传因素与行为因素等共同作用的结果，遗传因素决定了个体对糖尿病的易感性，而不同的行为因素可能是诱导其发生的外部原因。

《中国 2 型糖尿病防治指南（2017 版）》合并了众多临床证据，对成年人中糖尿病高危人群和儿童及青少年中糖尿病高危人群给出了明确定义。成年糖尿病高危人群是指在成年人（>18 岁）中，具有下列任何一种及以上的糖尿病危险因素者。①年龄≥40 岁；②有糖尿病前期史：包括糖耐量减低（IGT）、空腹血糖受损或两者同时存在；③体重指数（BMI）异常：超重（BMI≥24）或肥胖（BMI≥28）和（或）中心型肥胖（男性腰围≥90 cm，女性腰围≥85 cm）；④静坐生活方式；⑤一级亲属中有 2 型糖尿病家族史；⑥有妊娠糖尿病史的妇女；⑦高血压：收缩压≥140 mmHg（1mmHg=133 Pa）和（或）舒张压≥90 mmHg，或正在接受降压治疗；⑧血脂异常：高密度脂蛋白胆固醇（HDL-C）≤0.91 mmol/L 和（或）甘油三酯≥2.22 mmol/L，或正在接受调脂治疗；⑨动脉粥样硬化性心脑血管疾病患者；⑩有一过性类固醇糖尿病病史者（“一过性”指某一临床症状或体征在短时间内一次或数次出现，往往有明显的诱因，如发生在进食某种食物、服用某种药物、接受某种临床治疗或其他对身体造成影响的因素之后，随着诱因的去除，这种症状或体征会很快消失）；⑪多囊卵巢综合征患者或伴有与胰岛素抵抗（IR）相关的临床状态（如黑棘皮病等）；⑫长期接受抗精神病药物和（或）抗抑郁药物治疗及他汀类药物治疗的患者（中华医学会糖尿病学分会，2018）。

儿童和青少年糖尿病高危人群指在儿童和青少年（≤18 岁）中超重（BMI>相应年龄、性别的第 85 百分位）或肥胖（BMI>相应年龄、性别的第 95 百分位）且合并下列任何一种危险因素者：①一级或二级亲属中有 2 型糖尿病家族史；②存在与胰岛素抵抗相关的临床状态（如黑棘皮病、高血压、血脂异常、出生体重小于胎龄者等）；③母亲怀孕时有糖尿病史或被诊断为妊娠糖尿病患者（中华医学会糖尿病学分会，2015）。

2.1.3　糖尿病前期

1. 定义及诊断标准

糖尿病前期主要包括空腹血糖受损和糖耐量异常。根据《中国 2 型糖尿病防治指南》，其诊断标准见表 2-1。

表 2-1　糖代谢状态分类

糖代谢状态	静脉血浆葡萄糖/（mmol/L）	
	空腹血糖	糖负荷后 2 h 血糖
正常血糖	<6.1	<7.8
空腹血糖受损	6.1～7.0	<7.8
糖耐量异常	<7.0	7.8～11.1

注：空腹血糖受损和糖耐量异常统称为糖调节受损，即糖尿病前期。

糖尿病前期若不及时控制，将会有很高风险发展为 2 型糖尿病，但是并非所有的糖尿病前期都会发展为 2 型糖尿病。很大一部分患者在良好控制饮食和生活方式之后都恢复了正常血糖水平。研究证实，减重和保持每周 150 min 的中等强度运动是很有效的治疗糖尿病前期的干预手段，而如何健康减重与饮食有着密不可分的关系。

不同国家和组织对糖尿病前期有不同的标准，具体参见表 2-2。

表 2-2　不同国家和组织对糖尿病前期诊断标准

检测项目	美国糖尿病学会	世界卫生组织	国际专家委员会
空腹血糖/（mmol/L）	5.6～6.9	6.1～6.9	—
糖负荷后 2 h 血糖/（mmol/L）	7.8～11.0	7.8～11.0	—
糖化血红蛋白/%（mmol/mol）	5.7～6.4 （39～46）	—	6.0～6.4 （42～46）

2. 流行病学现状

目前，由于环境及生活方式的改变，全球糖尿病发病率呈逐年上升趋势。国际糖尿病联盟根据目前糖尿病前期的患病率及发病趋势认为，糖尿病前期人群预计在 2030 年将达到 4.72 亿。2012 年，美国疾病与预防中心资料显示，根据美国糖尿病学会标准，美国有近 8600 万成年糖尿病前期人群，其中，20～65 岁的成年人中糖尿病前期人群约占 37%，而 65 岁以上的老年人中糖尿病前期人群约占到 51%（McCarthy et al., 2014）。

2013 年我国的一项横断面研究显示，中国糖尿病前期的发生率约为 35.7%，由于采纳了 2010 年美国糖尿病学会关于糖尿病前期的诊断标准，即使用静脉血测定糖化血红蛋白，和之前的研究相比，糖尿病前期发生率从 50.1%降低到 35.7%，计算人数从 4.93 亿人变为了 3.88 亿人，减少了约 1 亿人（Fu et al., 2017）。

每年大约有 5%～10%的糖尿病前期人群会转化为糖尿病，转化率与人群特征及糖尿病前期的疾病特征相关。根据美国糖尿病学会报告显示，超过 70%的糖尿病前期会最终发展成为糖尿病。一项糖尿病干预试验显示，有超过 90%的糖耐量异常人群最终发展成为糖尿病患者（Xu et al., 2019）。

3. 风险因素

肥胖是糖尿病前期的重要风险因素。一项针对糖尿病前期人群的随访研究显示，腰围增加与糖尿病前期风险呈显著线性正相关（Tao et al., 2017）。另一项糖尿病前期流行病学研究对危险因素及发生率进行相关分析显示，男性、年龄增加、腰围增大及 25-羟基维生素 D 水平降低都与糖尿病前期的风险增加呈正相关（王培等，2017）。对上海社区糖尿病前期发生率及危险因素进行分析，研究认为老年、肥胖、较高的收缩压及较低的高密度脂蛋白胆固醇水平是导致糖尿病前期发生的高危因素（张莉莉等，2018）。

2.1.4 糖尿病

糖尿病是一种常见的以慢性持续性上升的“高血糖”为显著特征的具有多基因遗传特性的代谢内分泌疾病。在内源性与外源性因素共同作用下，绝对或相对胰岛素分泌量不足或机体对胰岛素的需求量增加，将导致一系列特征性的病理及临床变化，主要症状包括口渴、多饮、多食、多尿、体重减轻等，若不进行及时干预及治疗，可引起一系列并发症状导致昏迷或死亡。根据发病的具体特点，目前通常将糖尿病分为四种类型：1 型糖尿病、2 型糖尿病、妊娠糖尿病及其他特殊类型糖尿病，其中 2 型糖尿病最为常见。

根据《中国 2 型糖尿病防治指南》，空腹血糖、随机血糖或口服葡萄糖耐量测试后 2 h 血糖是糖尿病诊断的主要依据，没有糖尿病典型临床症状时必须重复检测以确认诊断。糖尿病的临床诊断依据是静脉血浆血糖而不是毛细血管的血糖检测结果。目前国际通用的诊断标准和分类依据是 WHO（1999 年）标准，糖尿病诊断标准见表 2-3。

表 2-3　糖尿病的诊断标准

诊断标准	静脉血糖/（mmol/L）
典型糖尿病症状+随机血糖	≥11.1
典型糖尿病症状+空腹血糖	≥7.0
典型糖尿病症状+糖负荷后 2 h 血糖	≥11.1

注：典型糖尿病症状包括口渴、多饮、多尿、多食、不明原因的体重下降；无典型糖尿病症状者，需改日复查确认；随机血糖指不考虑上次用餐时间，一天中任意时间的血糖，随机血糖不能用来诊断空腹血糖受损或糖耐量异常；空腹状态指至少 8 h 没有热量摄入。

空腹血糖及糖负荷后 2 h 血糖值可单独用于流行病学调查或人群筛查。例如，口服葡萄糖耐量测试的目的是用于明确糖代谢状态，则仅需检测空腹血糖和糖负荷后 2 h 血糖。我国资料显示，仅查空腹血糖判断糖尿病的漏诊率较高，理想的检查应是同时检查空腹血糖及糖负荷后 2 h 血糖。建议已达到糖尿病前期的人群，应进行口服葡萄糖耐量测试检查，以提高糖尿病的诊断准确率。急性感染、创伤或其他应激情况下可出现暂时性血糖增高，若没有明确的糖尿病病史，就临床诊断而言，不能以此时的血糖值诊断糖尿病，须在应激消除后复查。

1. 1 型糖尿病

1）定义及诊断标准

1 型糖尿病特指因胰岛 B 细胞破坏而导致胰岛素绝对缺乏，具有酮症倾向的糖尿病，患者需要终身依赖胰岛素维持生命，是一种以胰岛 B 细胞不可逆性损伤为特点的慢性自身免疫性疾病，多发生在儿童、青少年期（中国医学会糖尿病学分会，2013）。遗传易感个体在环境因素的诱导作用下，对胰岛 B 细胞自身抗原的免疫耐受被打破，导致胰岛 B 细胞损伤，使胰岛素分泌减少，血糖调控因此失去平衡，最终导致血糖病理性升高，并需要依赖外源性胰岛素治疗。

1 型糖尿病目前尚无确切的诊断标准，主要根据临床特征来诊断。辅助 1 型糖尿病诊断的临床特征主要包括：其一，起病年龄，多发于儿童及青少年时期，大多数 1 型糖尿病患者于 20 岁以前起病，但也可以在任何年龄发病；其二，起病方式，起病较急，多数患者具有典型的多饮、多食、多尿、体重下降等“三多一少”症状，有部分患者临床表现严重，可出现脱水、循环衰竭或昏迷等以及酮症酸中毒的症状。因此，在临床上当发现患者发病年龄低、发病较急、具有典型的“三多一少”症状，并且伴有酮症或酮症酸中毒者，应首先考虑 1 型糖尿病可能，及时给予胰岛素治疗，定期观察患者对胰岛素治疗的依赖程度，进而进行判断。应特别注意与其他类型的糖尿病相鉴别，尤其是成人隐匿性自身免疫性糖尿病，由于其早期临床表现与 2 型糖尿病极为相似，需要根据治疗后患者对胰岛素治疗的依赖程度以及临床表现进行甄别后分型。

2）流行病学现状

在全世界糖尿病患者当中，1 型糖尿病患者约占 5%～10%，是儿童和青少年糖尿病的主要类型。根据国际糖尿病联盟的数据显示，全球 1 型糖尿病的发病率以每年 2%～3%的速度在增长。欧洲糖尿病及并发症前瞻性研究显示，在欧洲范围内，5 岁以下的儿童是 1 型糖尿病发病率增长最快的年龄段（梁梦璐和胡永华，2013）。我国 1 型糖尿病发病率约为 1.01/10 万人，其中 0～14 岁儿童发病率约为 1.93/10 万人，15～29 岁人群的发病率约为 1.28/10 万人，30 岁及以上人群发病率约为 0.69/10 万人（翁建平，2018）。

3）风险因素

1 型糖尿病的主要风险因素为遗传因素和环境因素。尽管许多学者认为，1 型糖尿病有较明确的遗传指向，然而临床报道，仍有超过 85%的患者的直系亲属并没有发病（Pociot et al., 2010）。因此，深入探究基因-基因、基因-环境之间的交互作用及表观遗传学将为 1 型糖尿病的早期筛查、预防及诊断等提供依据。

影响 1 型糖尿病发病的环境因素主要包括：高出生体重、早期的快速生长发育、早期喂养模式等。柯萨奇病毒及其他肠道病毒的感染可以诱导免疫反应，促进胰岛 B 细胞的凋亡，诱导 1 型糖尿病的发生。其他的因素如气候影响、维生素 D、温度及人口密度均在一定程度上影响 1 型糖尿病的发病和疾病分布（Leanza et al., 2019）。

2. 2 型糖尿病

1）定义与诊断标准

2 型糖尿病，也称非胰岛素依赖糖尿病，在各类型中发病率最高。据估计，约有 90%以上糖尿病患者为 2 型糖尿病。患者常在 40 岁以后发病，也可见于各个年龄，患者发病缓慢，“三多一少”的症状不明显，绝大部分患者具有体重超重或肥胖以及其他慢性并发症。2 型糖尿病以胰岛素抵抗为主要特征，即胰岛素的绝对量足够，但由于遗传及环境因素等影响，其促进葡萄糖摄取和利用的能力下降。运动缺乏、营养失衡、环境污染、衰老、能量代谢紊乱、内质网应激、氧化应激、线粒体功能受损、沉默信息调节因子信号通路下调、炎症反应以及中枢调控紊乱等均参与了胰岛素抵抗的发生（关大顺等，2008）。

2 型糖尿病的诊断依据为：其一，有症状或有酮症史者，空腹血糖≥7.8 mmol/L（140 mg/dL）或随机血糖≥11.1 mmol/L（200 mg/dL）或餐后 2 h 血糖≥11.1 mmol/L；其二，无症状者，空腹血糖≥7.8 mmol/L 及餐后 2 h 血糖≥11.1 mmol/L，或两项中有一项符合此标准且有两次以上方可诊断；其三，无症状但疑似糖尿病者，空腹及餐后血糖尚未达到上述标准时，需进行糖耐量试验，空腹血糖≥7.8 mmol/L

及糖负荷后 2 h 血糖≥11.1 mmol/L，或空腹血糖不达标但糖负荷后 2 h 达标，另加糖负荷后 1 h 血糖≥11.1 mmol/L 方可诊断。目前，有研究者将糖化血红蛋白用于临床诊断，但是糖化血红蛋白水平＞6.5%是主要诊断标准还是可选标准仍有争议。除了糖尿病诊断标准之外，2 型糖尿病患者常伴随高血压、高脂血症、大中动脉粥样硬化等症状。由于胰岛素抵抗是 2 型糖尿病最为重要的典型特征，因此对胰岛功能的检测，仍是 2 型糖尿病鉴别的关键点（郭洁茹和李娟，2018）。

2）流行病学现状

《中国 2 型糖尿病防治指南（2017 版）》显示，近些年来，我国成人糖尿病的患病率呈显著增加趋势。1980 年针对全国 14 省市 30 万人的流行病学资料显示，糖尿病的患病率仅为 0.67%。1994～1995 年针对全国 19 省市 21 万人的一项流行病学调查显示，25～64 岁人群的糖尿病患病率为 2.28%，糖耐量异常人群的患病率为 2.12%。2002 年，在开展中国居民营养与健康状况调查的同时进行了糖尿病的流行情况调查，该调查利用空腹血糖＞5.5 mmol/L 作为筛选指标，高于此水平的人进行口服葡萄糖耐量试验，结果显示，在 18 岁以上的人群中，城市人口的糖尿病患病率约为 4.5%，农村约为 1.8%。2007～2008 年，在全国 14 省市开展的一项糖尿病流行病学调查显示，我国 20 岁及以上成年人的糖尿病患病率约为 9.7%。2010 年，中国疾病预防控制中心和中华医学会内分泌学分会共同调查了中国 18 岁及以上人群糖尿病的患病情况，结果显示糖尿病患病率为 9.7%（中华医学会糖尿病学分会，2015）。

2013 年全国调查中 2 型糖尿病患病率为 10.4%，并表现为如下特点：其一，男性高于女性（男性 11.1%，女性 9.6%）；其二，各民族间的糖尿病患病率存在较大差异，满族 15.0%、汉族 14.7%、维吾尔族 12.2%、壮族 12.0%、回族 10.6%、藏族 4.3%；其三，经济发达地区人群的糖尿病患病率明显高于不发达地区，城市高于农村（城市 12.0%，农村 8.9%）；其四，未诊断糖尿病比例较高，2013 年全国调查中，未诊断的糖尿病患者占总数的 63%；其五，肥胖和超重人群糖尿病患病率显著增加，肥胖人群的糖尿病患病率比非肥胖人群升高了 2 倍，2013 年按 BMI 分层显示，BMI＜25 者糖尿病患病率为 7.8%，25≤BMI＜30 者患病率为 15.4%，BMI≥30 者患病率为 21.2%（中华医学会糖尿病学分会，2015）。

3）风险因素

2 型糖尿病的风险因素很多，目前基本形成共识的主要包括遗传因素、年龄、肥胖、生活方式等。

国内外专家普遍认为 2 型糖尿病具有一定程度的家族聚集性。研究显示，和有家族史的 2 型糖尿病患者相比，没有糖尿病家族史的患者通常发病较晚，患者胰岛 B 细胞功能较好，BMI 与空腹 C 肽水平较低（Li et al., 2000）。

年龄是 2 型糖尿病的重要风险因素。有研究显示，年龄每增长 10 岁，糖尿病患病率约提高 1.0～2.0 倍。我国 50 岁以上人群，2 型糖尿病患病率达 7%。60 岁以上人群的患病率达 10%，是 20～40 岁人群患病率的 8～10 倍。因此，中老年人群是 2 型糖尿病的高危人群，应予以重点筛查（王润娇，2010）。

肥胖是 2 型糖尿病的主要独立风险因素，超过 90%的 2 型糖尿病患者为超重或肥胖状态。有研究显示，中老年亚裔 2 型糖尿病患者中，BMI 的升高会使胰岛素敏感性降低，胰岛素抵抗进而诱发 2 型糖尿病风险增加。此外，高 BMI 已被证实与 2 型糖尿病患者的死亡率增加有关。因此，采用饮食及运动等干预措施，对肥胖进行早期干预，对防止超重和肥胖、缓解胰岛素抵抗、延缓 2 型糖尿病进程具有重要作用（Zaccardi et al., 2017）。

高血压与高血脂是 2 型糖尿病高危因素。流行病学相关数据显示，高血压患者罹患糖尿病的可能性是血压正常者的 2.5 倍。而在糖尿病患者中，至少 1/3 以上 2 型糖尿病患者合并患高血压，在这部分患者中，并发糖尿病肾病的高达 70%～80%。高血脂既是糖尿病发病的独立危险因素，又能促进糖尿病并发症的发生。有研究显示，甘油三酯水平与糖尿病有关，相关危险度为 1.256（王润娇，2010）。

包括运动、饮食方式、吸烟等在内的生活方式因素也是 2 型糖尿病发病的风险因素。运动缺乏会增加糖尿病发病的风险，体力活动较少的人群与喜欢运动的人相比，2 型糖尿病的患病率是后者的 2～6 倍。究其原因是运动可有效改善糖代谢和脂代谢，降低高血脂、肥胖等疾病发生概率，增加胰岛素敏感性，减少和延缓 2 型糖尿病的发生发展。Radzeviciene 和 Ostrauskas（2017）的研究显示，食用盐添加过多将增加 2 型糖尿病的患病风险。Lee 等（2016）的研究表明，高脂饮食也是 2 型糖尿病的风险因素，原因为摄入高脂饮食后，附睾旁脂肪组织内自然杀伤细胞（NK 细胞）的数量增加，而这些 NK 细胞通过产生肿瘤坏死因子-α（TNF-α）等促炎症因子促使肥胖的发生，使胰岛素敏感性降低，并促进 2 型糖尿病的发生发展。吸烟人群患 2 型糖尿病的风险更高，可能与烟碱乙酰胆碱受体（一种尼古丁敏感受体）相关。烟碱乙酰胆碱受体可以影响胰岛素的释放。正常情况下，胰岛 B 细胞上刺激胰岛素释放的受体可以同时被乙酰胆碱及尼古丁激活，这些受体的缺少将增加发生 2 型糖尿病的风险。基因突变后，烟碱乙酰胆碱受体功能紊乱，发挥正常功能的受体数目将会减少，进而导致胰岛素释放能力下降，增加患 2 型糖尿病的风险（Haj Mouhamed et al., 2016）。

根据《中国 2 型糖尿病防治指南》，2 型糖尿病的三级预防目标分别为：一级预防目标是控制 2 型糖尿病的危险因素，预防 2 型糖尿病的发生；二级预防目标是早发现、早诊断和早治疗 2 型糖尿病患者，在已诊断的患者中预防糖尿病并发症的发生；三级预防目标是延缓已发生的糖尿病并发症的进展，降低致残率和死亡率，改善患者生存质量。2 型糖尿病患者的整体治疗应该包括控制血糖、血压、血脂，肥胖患者应注意减重管理，并且应该在积极治疗的同时，配合合理的生活干预，防止较大的血糖波动，保护胰岛 B 细胞的功能，尽量减缓疾病并发症的发生发展。

3. 妊娠糖尿病

1）定义与诊断标准

妊娠糖尿病主要是指患者既往无糖尿病也无糖耐量降低等情况发生，并在妊娠期首次发现或发生的糖尿病。妊娠糖尿病是糖尿病的一种特殊类型，目前普遍认为，妊娠糖尿病的发病机制主要有以下两个方面：其一，由于妊娠期的生理变化，机体会分泌各种激素及细胞因子；随着妊娠期进程，激素及细胞因子的分泌量将会逐渐增加；部分激素及细胞因子对胰岛素具有拮抗作用，会导致胰岛素的敏感性下降。其二，胰岛素酶的分泌量增加，可降解胰岛素，使妊娠过程具有糖尿病倾向。

对于妊娠糖尿病的管理应注意孕期早期筛查，通过调节饮食、增加运动量，合理控制增重。严密监测血糖，注意孕妇的身体状况及胎儿的发育状况。如果生活方式干预效果不明显，可以在医师指导下，采用胰岛素治疗来治愈妊娠糖尿病，该法效果较好，并严密进行孕期检测，降低并发症发生率（关大顺等，2008）。

关于妊娠糖尿病的筛查，1997 年美国糖尿病学会专家报告指出，从经济效益和临床诊断的角度综合考虑，低危人群为年龄小于 25 岁、孕期 BMI 小于 25、无直系糖尿病家族史以及非妊娠糖尿病高发种族，对于低危人群，可考虑不予以筛查。目前，我国对妊娠糖尿病的检查主要使用 50 g 葡萄糖负荷试验，即孕周龄为 24～28 周的孕妇，随机口服 50 g 葡萄糖，测定糖负荷后 1 h 血糖，大于等于 7.8 mmol/L 时则诊断为妊娠糖尿病。而国际糖尿病联盟妊娠糖尿病研究组则建议将空腹血糖的诊断标准由 5.3 mmol/L 降至 5.1 mmol/L，75 g 糖负荷后 2 h 血糖由 8.6 mmol/L 下降至 8.5 mmol/L，以减少漏检率。空腹血糖、糖负荷后 1 h 血糖、糖负荷后 2 h 血糖中有一项指标异常即可诊断为妊娠糖尿病。从提高生产期质量以及妊娠结果等角度考量，适当降低诊断标准，有助于减少妊娠糖尿病患者漏诊（何云，2019）。

2）流行病学现状

针对妊娠糖尿病的发病率，各国报道相差悬殊，在 1%～14%之间。美国妊娠糖尿病的发病率约为 2%～5%。我国开展孕期糖尿病筛查较晚，在开展之前，报道的发生率约为 0.24%。由于采用不同诊断标准，我国目前的报道显示其发病率在 1%～5%之间（焦振山，2013）。

3）风险因素

妊娠糖尿病主要与孕妇自身因素（如年龄、体重、种族、家族史以及既往不良产科史）有关。

与其他类型的糖尿病一样，孕妇超重或肥胖是妊娠糖尿病的重要高危因素之一。当 BMI>25 时，妊娠糖尿病的发病风险增加。

目前普遍认为，随着孕妇年龄增加，其危险度会相对增加，孕妇年龄易于判断，故而作为妊娠糖尿病的初筛因素，这种判断方法应用最广。不同国家和组织对妊娠糖尿病的高危年龄界定不同。大部分国家采用美国糖尿病学会的建议，以 25 岁为切点值，无高危因素时，25 岁以下发病率仅为 0.4%～0.8%；而 25 周岁以上时，发病率增至 4.3%～5.5%。部分学者采用 28 岁或者 30 岁作为切点值。

与妊娠糖尿病密切相关的家族史包括糖尿病家族史和原发性高血压家族史。多项研究表明，1 型和 2 型糖尿病家族史在各项高危因素中影响最大。多数研究认为，母系患糖尿病更易引起糖耐量异常，除遗传因素外，胎儿在胚胎期长期处于高糖环境，存在胰岛 B 细胞增生、慢性胰岛素抵抗，因此，在成年后更易发生糖代谢异常。

孕产次及既往不良产科史与妊娠糖尿病的关系观点不一。有学者认为，孕产次的增加会增加妊娠糖尿病风险，经产妇再次妊娠时，应重视妊娠糖尿病的筛查。也有学者对孕产次及流产次数进行多因素 Logistic 回归分析，推断其并非妊娠糖尿病的独立高危因素，存在年龄上升、体重增加、体脂等混杂因素。

4. 特殊类型糖尿病

其他特殊类型糖尿病主要包括胰岛 B 细胞功能遗传性缺陷、胰岛素作用遗传性缺陷、胰腺外分泌疾病、内分泌疾病、药物或化学品所致的糖尿病、感染、不常见的免疫介导性糖尿病以及其他与糖尿病相关的遗传综合征。

2.1.5 糖尿病并发症

糖尿病患者长期高血糖，易造成大血管、微血管受损，将累及脑、心、肾、眼睛、足、周围神经等，进而引发一系列的并发症。糖尿病并发症高达 100 多种，是目前已知并发症最多的一类疾病。在糖尿病死亡者中，超过半数以上是糖尿病合并心脑血管疾病所致，10%是糖尿病肾病所致。因糖尿病截肢的患者是非糖尿病的 10～20 倍。随着糖尿病的发展，发病 10 年后，约有 30%～40%的患者至少会发生一种并发症，且并发症一旦产生难以逆转，因此强调糖尿病及其并发症的早期干预至关重要。糖尿病并发症主要包括急性并发症和慢性并发症。

1. 糖尿病急性并发症

糖尿病急性并发症是由短时间内胰岛素缺乏、严重感染、药物使用不合理等原因导致的急性代谢紊乱，主要包括糖尿病酮症酸中毒（DKA）、乳酸性酸中毒等。

1）糖尿病酮症酸中毒

由于中断胰岛素供给或胰岛素用量不足，1 型糖尿病患者常易发生糖尿病酮症酸中毒。由于感染、创伤、药物等应激因素的影响，2 型糖尿病患者易发生糖尿病酮症酸中毒。此外，接受胰岛素治疗的 1 型糖尿病患者在应激状况下也可能发生糖尿病酮症酸中毒。糖尿病酮症酸中毒的常见诱因有：①感染，如呼吸道感染（肺炎、肺结核等）、泌尿系统感染（急性肾盂肾炎、膀胱炎等），此外还有阑尾炎、腹膜炎、盆腔炎等；②急性心肌梗死、心力衰竭、脑血管意外、外伤、手术、麻醉及严重的精神刺激；③妊娠，尤其在妊娠后半阶段，由于胰岛素的需求显著增加，可能诱发酮症，甚至酮症酸中毒；④其他，包括某些药物（如糖皮质激素）的应用、某些疾病（如库欣病、肢端肥大症、胰升糖素瘤等）。

2）糖尿病乳酸性酸中毒

糖尿病患者常伴随丙酮酸氧化障碍及乳酸代谢缺陷，因此易发生高乳酸血症。当出现如感染、酮症酸中毒、高血糖高渗状态等急性并发症，可造成患者乳酸堆积，导致乳酸性酸中毒。糖尿病患者合并的心、肝、肾脏等疾病并发症，可诱导组织器官灌注不良，造成低氧血症，患者糖化血红蛋白水平异常增高，血红蛋白携氧能力下降，导致局部缺氧，引起乳酸生成增加。此外，糖尿病患者常伴随肝肾疾病，因而会影响乳酸代谢，导致乳酸性酸中毒。

轻度糖尿病乳酸性酸中毒患者有头昏、嗜睡、呼吸稍深快、乏力、恶心、食欲降低等症状。中至重度症状则包括头痛、头昏、全身酸软、口唇发绀、呼吸深大、血压下降、脉弱、心率快、恶心但无酮味、呕吐、可有脱水表现、意识障碍、四肢反射减弱、肌张力下降、瞳孔扩大、深度昏迷或出现休克。

2. 糖尿病慢性并发症

糖尿病慢性并发症主要是糖代谢紊乱导致器官的血管病变进而引发的多器官病变。常见慢性大血管相关并发症有动脉粥样硬化型心脏病，微血管相关并发症主要有糖尿病眼病、糖尿病肾病等，外周血管相关并发症主要为糖尿病足。

由于胰岛素抵抗、高血糖状态等病理原因，糖尿病患者并发心脑血管疾病的风险极高，且患者病死率较高。众多研究资料均表明，糖尿病与心脑血管疾病有较强的相关性。目前，糖尿病冠心病治疗方式为综合治疗，简称“ABCDE”治疗，即 A（aspirin）阿司匹林抗血小板、抗凝、溶栓等；B（blood pressure）抗高血压；C（cholesterol）调脂，关注血脂变化；D（diabetes）调控血糖；E（education）健康宣教。同时，由于吸烟能够损伤动脉内皮，收缩血管，促使低密度脂蛋白胆固醇（LDL-C）发生氧化修饰，因此推荐严格戒烟（中华医学会内分泌学分会，2016）。

1 型或者 2 型糖尿病患者随着病程的发展，可以累及眼部各个组织，引起病变，主要受累器官依次为视网膜、视神经、晶状体、房角、角膜和眼附属器等。其中，糖尿病视网膜病变是糖尿病性微血管病变中最常见的并发症。其发病与遗传因素以及糖尿病的发病年龄、病程长短、病情等密切相关。随着病程发展，将导致玻璃体积血、黄斑水肿、牵拉性视网膜脱落，引起视力减退，甚至致盲。对于糖尿病眼病患者，通过多种方式，有效控制血糖，可以减少或延缓病变的发生发展。糖尿病患者常合并有高血压、高脂血症，因此，应根据临床实际予以降血压、降血脂的治疗。目前，对于视网膜病变患者，常见治疗方式有手术治疗；应用阿司匹林抑制血小板、改善血管微循环，血管生长因子抑制剂治疗糖尿病视网膜病变也逐渐被应用于临床中（关大顺等，2008）。

糖尿病肾病发病基础是高血糖导致的微血管病变，患者主要出现以肾小管损坏为主的肾小球病变。伴随疾病，将首先出现微血管血流动力学改变，继而发生以毛细血管基底膜增厚和系膜扩张为特征的肾小球硬化，最终导致终末期肾衰竭。因此早期诊断及干预可以有效调控糖尿病肾病的发生和发展。目前，糖尿病肾病的主要干预措施有控制高血糖、纠正贫血、控制高血压、低蛋白质摄入、调整脂代谢异常等（童国玉和朱大龙，2017）。

糖尿病足是指糖代谢异常导致不同程度的末梢血管病变继而引发下肢感染、溃疡形成和（或）深部组织的破坏。相关研究指出，影响糖尿病足发生的重要危险因素有年龄、病程、体重指数、收缩压、舒张压、空腹血糖、糖负荷后 2 h 血糖、糖化血红蛋白、血清总胆固醇等，除此之外，纤维蛋白原、外周动脉粥样硬化和糖尿病视网膜病变也是糖尿病足发生的独立危险因素（高宁等，2018）。

2.2 糖代谢异常的防治策略

糖代谢异常因进程不同，防治策略存在差异。糖尿病前期的干预旨在通过改变环境因素、生活方式、合理用药等手段，改善糖尿病前期糖耐量异常、空腹血糖受损等症状，延缓甚至逆转糖尿病及其相关并发症的发生发展。而糖尿病的干预及科学管理旨在通过控制血糖、改善胰岛素抵抗，延缓糖尿病病程，降低相关并发症的发生率。

2.2.1 糖尿病前期干预措施

糖尿病前期具有一定的可逆性，通过适当的饮食和生活方式干预，可以延缓糖尿病前期转化为糖尿病的进程，甚至逆转回正常生理状态。在世界范围内，糖尿病前期患者经运动和膳食干预后，2 型糖尿病的发病率可以降低 28%～58%（Alkhatib et al., 2017）。芬兰的一项关于糖尿病高危人群预防的研究发现，生活方式的干预能在 7 年内使糖尿病患病风险降低 43%；停止干预后继续保持健康的生活方式，患病风险会继续下降 36%（Lindstrom et al., 2006）。总之，与糖代谢异常密切相关的危险因素多数属于可控因素，目前普遍认为糖尿病前期的干预重点集中于合理饮食、积极锻炼、减轻体重等生活干预措施。早期糖尿病肾病以及慢性肾病的发病风险增高与糖尿病前期密切相关。因此，对糖尿病前期进行膳食、生活方式等的综合干预，对于阻断或延缓其向糖尿病发展的进程、减少相关并发症发生意义重大。

1. 膳食干预

对于糖尿病前期的膳食干预，目前临床主要采取限制热量的方式，同时适当限制添加糖，增加膳食纤维的摄取，增加进餐次数，少食多餐。对于合并高血压、肾病患者还应特别注意限制钠和蛋白质的摄入。

目前，很多学者对膳食饮食模式与代谢性疾病的关联进行研究，地中海饮食富含水果、蔬菜、全谷类、豆类、鱼、坚果及橄榄油，摄取适量的乳制品及酒，少量红肉、加工肉，避免富含单糖的食品，被认为是健康的饮食模式。该膳食模式对糖尿病前期、2 型糖尿病有良好的防治作用。一项针对 3541 例西班牙非裔糖尿病人群的研究显示，地中海饮食组较对照组糖尿病患病人数显著降低（Ros et al., 2014）。进餐次数对糖尿病异常的发生发展也有影响。有研究将 2 型糖尿病或糖尿病前期患者随机分成 2 组，一组每日 6 餐，另一组每日 3 餐，两组均给以标准饮食。结果发现，进餐次数的增加可以有效改善糖尿病前期、2 型糖尿病患者的血糖状况（Evert et al., 2019）。

2. 运动干预

运动改善血糖的主要机制是运动可以增加机体的能耗，减少脂肪堆积，增加胰岛素敏感性。并且，运动可以增加一些转运蛋白的数量，改善相应细胞对葡萄糖的摄取，改善胰岛素敏感性。

糖尿病前期人群运动干预方案可以参考《中国糖尿病运动治疗指南》。制定处方时，应综合考虑患者的身体健康状况、日常的运动状况等。以中、低强度的节律性有氧运动为宜，运动方式可以根据患者的喜好，采取丰富多样的运动模式，如散步、慢跑、骑自行车、游泳、韵律操、太极拳等。良好的运动方案需要兼顾有氧耐力训练及间歇力量性训练。运动治疗过程中应对治疗药物进行相应的调整（中华医学会糖尿病学分会，2015）。

3. 药物干预

《中国成人 2 型糖尿病预防的专家共识》推荐，如果糖尿病前期进行强化生活方式干预 6 个月以上血糖水平不能达标，同时年轻、经济条件好，有更高的健康需求和较丰富的医疗资源者，在进行充分的沟通后可考虑开始药物干预。目前使用较多的药物主要有二甲双胍、阿卡波糖等（童于真和童南伟，2014）。

二甲双胍是目前治疗糖尿病的一线用药。其发挥作用主要是可以减少肝葡萄糖的输出，改善胰岛素敏感性，外周组织对葡萄糖的摄取、转化及利用增加，最终发挥改善糖代谢的作用。有临床研究将糖尿病前期患者随机分为对照组、生活方式改变组、二甲双胍治疗组及两者结合组，随访 30 个月，各组糖尿病累积发生率分别为 55.0%、39.3%、40.5%和 39.5%，提示二甲双胍可以作为糖尿病前期的预防用药（童于真和童南伟，2014）。

以阿卡波糖、伏格列波糖为代表的 α-葡萄糖苷酶抑制剂主要是延缓小肠上段对葡萄糖的吸收进而发挥稳定餐后血糖的作用，和二甲双胍一样，α-葡萄糖苷酶抑制剂同样是临床一线用药。一项双盲、安慰剂对照研究显示，与安慰剂组相比，阿卡波糖组进展为 2 型糖尿病的相对风险下降了 25%（Hanefeld et al., 2012）。此外，由于饮食习惯等，碳水化合物是我国居民能量的最主要来源，所以，α-葡萄糖苷酶抑制剂尤其适合中国糖耐量减低人群。

噻唑烷二酮类药物（代表药物为罗格列酮）主要通过激活过氧化物酶体增殖物激活受体，增加胰岛素的敏感性，促进多种细胞对血糖的摄取及氧化利用。有研究显示，罗格列酮可使糖尿病前期患者发病率降低 62%（Zhang et al., 2019）。但噻唑烷二酮类药物可能导致 BMI 增加、水钠潴留及加重心力衰竭等不良反应，因而其临床应用具有一定的局限性。

二肽基肽酶-4（DPP-4）抑制剂通过竞争性结合 DPP-4 的活化部位，抑制 DPP-4 活性，抑制小肠远端胰高血糖素样肽-1（GLP-1）及糖依赖性胰岛素释放肽（GIP）的降解，促进胰岛素分泌。对糖尿病前期患者使用西格列汀干预治疗后发现，各种类型的糖尿病前期患者胰岛细胞受损均有修复，可有效改善血糖水平（杜雅芹和成旭东，2015）。

GLP-1 类似物，与 GLP-1 结构及功能相似，可有效刺激胰岛素分泌和抑制胰高血糖素分泌，延长胃排空时间，增加饱腹感，患者食欲下降，发挥降低空腹和餐后血糖的作用。GLP-1 类似物在体重调节、糖脂代谢以及心脑血管治疗方面有积极作用，尤其适用于肥胖合并糖尿病前期的患者。目前，临床资料显示其主要不良反应有轻中度恶心、呕吐、胃部饱胀感，但随着使用时间的延长可逐步缓解。

4. 其他干预

有些糖尿病前期患者伴有严重的肥胖，单纯的生活方式及药物干预效果局限，对于 BMI≥35、伴有严重并发症且年龄≥15 岁、骨骼发育成熟、按 Tanner 发育分级处于 4 级或 5 级的青少年，可根据患者状况采用代谢手术。糖尿病前期人群的早期干预对于延缓病程具有重要意义，因而，应对糖尿病前期人群定期进行随访，每日监测血糖，每年至少进行一次口服糖耐量检查，密切关注相关代谢性疾病的早期症状，尽量控制糖代谢异常及其他相关疾病的危险因素。

2.2.2　糖尿病的防治策略

1996 年，国际糖尿病联盟提出糖尿病治疗的 5 个基本要点：糖尿病教育、饮食控制、运动疗法、血糖监测以及药物治疗。糖尿病治疗的近期目标为控制血糖及糖代谢紊乱，防止急性并发症的发生；长期的目标则是通过各项干预措施，预防和延缓慢性并发症的发生，提高患者的生活质量，延长寿命，降低病死率。

为推动糖尿病的规范化诊治，美国糖尿病学会自 1998 年起开始发布《糖尿病诊疗标准》（简称《ADA 指南》），并从 2002 年起，依据最新的研究证据，每年对标准进行更新。2017 年 12 月，2018 年版《ADA 指南》发布。新指南在糖尿病的分类和诊断、2 型糖尿病预防和延缓进展、血糖目标值的设定、降糖药物治疗推荐、心脑血管疾病和风险管理等方面都提出了新的循证证据，并进行了相应的推荐更新。基于中国糖尿病患病人群的循证证据以及临床应用的适用性和实用价值，中华医学会糖尿病学分会于 2003 年颁布了第一版《中国 2 型糖尿病防治指南》（简称《CDS 指南》），并于 2007 年、2010 年、2013 年及 2017 年对指南进行 4 次修订，是国内指导临床医师进行糖尿病治疗临床实践的权威指南。目前，我国糖尿病的防治主要参考《CDS 指南》。其他辅助性的指南和专家共识包括《中国糖尿病回顾与展望》等。

糖尿病管理需要对各个方面进行综合管理，主要包括膳食和营养干预、运动干预以及药物干预。以下对不同分型的糖尿病进行逐一分析。

1. 1 型糖尿病的防治策略

根据《中国 1 型糖尿病诊治指南》，1 型糖尿病患者治疗的首要目标是：使用个性化的方案有效控制血糖，避免严重低血糖、症状性高血糖及酮症（酸中毒）的发生，延缓糖尿病慢性并发症的发生，改善患者的生活质量，维持患者正常的生长发育。普遍认为，1 型糖尿病患者的综合管理方案以及患者的自我管理应包含饮食、运动、患者的生长发育、血糖控制及检测、胰岛素及其他药物的用量与使用方式、急慢性并发症的风险控制、患者的心理观察疏导等各个方面。

1）营养干预

由于 1 型糖尿病患者主要为儿童及青少年，应综合考虑病情及患者生长发育需要，通过膳食能保证患者足够的营养，满足其日常活动的需要，兼顾身体正常生长发育，延缓病情发展。1 型糖尿病患者一般有明显消瘦症状，应鼓励其进食，三餐饮食必须均匀恒定，应教育患者根据进食量合理换算胰岛素注射量，规范用药及进餐，以防止低血糖的发生。

2）运动干预

适当的运动干预能够改善患者心肺功能，提高患者免疫力，延缓或减少并发症的发生。由于 1 型糖尿病需要进行胰岛素治疗，因而要特别注意患者的运动安全，切忌在空腹和注射胰岛素后、服用降糖药效用最强的时候马上运动，以防止运动意外。

3）药物治疗

目前，1 型糖尿病患者常规治疗方法为胰岛素治疗，同时临床会根据患者个体情况，推荐联合胰岛素增敏剂、*α*-葡萄糖苷酶抑制剂、胰岛素、肠促胰液素以及免疫抑制剂等，药物的合理应用，可以使患者在降低血糖、减少胰岛素用量等方面获益。

2. 2 型糖尿病的防治策略

1）膳食干预

根据《中国 2 型糖尿病膳食指南》，针对 2 型糖尿病膳食干预的主要原则为：合理饮食，吃动平衡，控制血糖；主食定量，粗细搭配，提倡低血糖指数主食；多吃蔬菜，水果适量，种类、颜色要多样；常吃鱼、禽，蛋类和畜肉类适量，限制加工肉类摄入；奶类豆类天天有，零食加餐合理选择；清淡饮食，足量饮水，限制饮酒；定时定量，细嚼慢咽，注意进餐顺序；注重自我管理，定期接受个性化指导。

美国营养与饮食学会在 2017 年发布糖尿病营养指南，对营养膳食干预的各个方面进行了证据等级评价（王新军，2017），简要整理如下。

（1）证据水平强，严格执行

制定饮食计划：对于正常体重的患者，推荐健康饮食计划，以维持体重和预防体重增加；对于超重或肥胖的成人，应建立减少热量摄入的膳食计划，旨在减轻体重、保持减轻的体重和（或）预防体重增加。

碳水化合物：对于每日多次注射胰岛素或使用胰岛素泵治疗的患者，教育患者根据碳水化合物摄入量换算胰岛素使用量，碳水化合物的摄入量应基于患者的实际情况、偏好和管理目标确定。

蛋白质：对于患有糖尿病肾病的患者，需要限制蛋白质的摄入。

保护心脏的饮食模式：在推荐的能量摄入范围内鼓励使用保护心脏饮食模式，减少饱和脂肪酸摄入，增加不饱和脂肪酸摄入，这样可以降低总胆固醇及低密度脂蛋白胆固醇。

（2）中等证据水平，必须执行

宏量营养素的组成：在合适的能量摄入前提下，制定个性化的健康饮食计划分配宏量营养素组成。

碳水化合物：对于使用固定剂量胰岛素或胰岛素促泌剂的患者，应教育患者规律摄入碳水化合物，可基于患者的实际情况、偏好、管理目标等单独使用碳水化合物计数法、餐盘法等方法制定膳食计划。

膳食纤维：膳食纤维对整体健康有较好益处，鼓励从水果、蔬菜、全谷类、豆类食物中摄入膳食纤维，参照我国推荐膳食摄入量（成年女性 21～25 g/d，成年男性 30～38 g/d）或美国农业部的建议（14 g/1000 kcal 能量摄入，1 kcal=4.184 kJ）摄入。

钠：个性化减少钠摄入量。建议减少到 2300 mg/d。在高血压的情况下，应进一步减少钠摄入量。

营养性甜味剂：教育患者一定范围内使用营养性甜味剂取代其他碳水化合物。建议避免摄入过量的营养性甜味剂，以避免取代营养丰富的食物。

无营养甜味剂：教育患者食用含有无营养甜味剂的食品，进而减少总热量及碳水化合物的摄入。

维生素、矿物质和中草药补充剂：没有明确的证据显示非维生素、矿物质缺乏患者可以从补充剂受益；不建议常规补充抗氧化剂、其他微量营养素（如铬、维生素 D）以及中草药补充剂（如肉桂）。

2）运动干预

美国糖尿病预防研究显示，有氧运动可改善胰岛素敏感等危险因素并降低患 2 型糖尿病的风险（降低 58%）。因此，美国运动医学会和美国糖尿病学会在 2 型糖尿病运动指南中明确建议每周至少 150 min 的中等至高强度有氧运动以及 2～3 次不低于 60 min 的抗阻运动（耿雪和申晋波，2018；Colberg et al., 2010）。

近几年，对于不同运动方式对 2 型糖尿病的干预机制研究较多，尤其是运动类型、强度、持续时间与血糖的调控和胰岛素敏感性相关性的研究。静脉葡萄糖耐量试验表明，运动时间是提高胰岛素敏感性最重要的因素。Rynders 等（2014）探究了运动强度对胰岛素敏感性的影响，研究结果显示，运动强度对胰岛素敏感性改善呈强度依赖性。

3）药物干预

根据《CDS 指南》，目前 2 型糖尿病的治疗药物主要有 5 类，包括磺脲类、双胍类、波糖类、格列奈类和格列酮类。

二甲双胍主要通过减少肝葡萄糖输出，改善外周胰岛素抵抗，进而发挥降低血糖的作用。其因具有良好的单药及联合治疗疗效和安全性，是 2 型糖尿病患者的一线、全程和基本用药。《ADA 指南》指出，使用二甲双胍应注意密切监控维生素 B_{12} 水平，我国指南尚未有此建议。

胰岛素促泌剂主要通过刺激胰岛 B 细胞分泌胰岛素，增加体内的胰岛素水平而降低血糖，胰岛素促泌剂可分为格列奈类和磺脲类，是临床治疗 2 型糖尿病的常用口服药物之一。中美指南均将其作为重要的单药备选和联合降糖药物，用以治疗双胍类不耐受或禁忌证。

α-糖苷酶抑制剂是一类能延缓碳水化合物消化和吸收、降低餐后血糖的药物，目前临床使用的有阿卡波糖和伏格列波糖等。但由于饮食结构的差异，《ADA 指南》未将其作为口服降糖药，我国将其作为单药备选。

3. 妊娠糖尿病的防治策略

1）膳食干预

为预防及改善妊娠糖尿病，应根据患者妊娠前体重、妊娠期体重增长速度以及患者的实际日常运动情况等制定每日需要的能量。根据患者饮食习惯及孕期不同阶段进行饮食方案的调整，提高患者依从性。孕早期能量摄入基本同孕前，孕中后期能量增加 200 kcal/d。

应用复合碳水化合物及血糖生成指数低的碳水化合物有助于控制血糖，改善葡萄糖耐量，提高胰岛素敏感性。应选用血糖生成指数较低的杂粮谷类作为主食，适当减少高淀粉含量食物及精制主食的摄取量，同时适当摄取蛋、奶、豆制品及猪瘦肉、鱼类等确保每日蛋白质、矿物质等供应需求，增加新鲜绿叶蔬菜的摄入以有效摄取膳食纤维和维生素等（王昊和漆洪波，2018）。

2）运动干预

孕前超重或肥胖已被证实是妊娠糖尿病的危险因素。妊娠糖尿病患者选择散步、爬楼、做家务等轻度运动，运动时间不宜过长，一般以 20～30 min/次为宜，每周累积运动时间应大于 150 min，运动时的心率应保持在 120 次/min 以内（程根娣，2013）。

参 考 文 献

程根娣. 2013. 一体化系统管理妊娠糖尿病患者的干预研究. 乌鲁木齐: 新疆医科大学.

杜雅芹, 成旭东. 2015. DPP-4 抑制剂(西格列汀)对糖尿病前期人群的治疗效果与安全性分析. 现代仪器与医疗, 21(5): 61-63.

高宁, 郭海玲, 寇嘉靓, 等. 2018. 糖尿病足部溃疡循证实践指南的质量评价及内容分析. 护理学杂志, 33(23): 29-32, 35.

耿雪, 申晋波. 2018. 不同运动方式干预 2 型糖尿病机制的研究进展. 体育科研, 39(2): 91-99.

关大顺, 许先金, 关子安. 2008. 现代代谢病与营养性疾病. 天津: 天津科技翻译出版公司.

郭洁茹, 李娟. 2018. 美权威 2 型糖尿病防治指南药物治疗更新透视. 医药导报, 37(11): 1299-1302.

郭来敬, 王健松, 王闻博, 等. 2016. 2 型糖尿病及其高危人群筛查方法的探讨分析. 中华临床医师杂志(电子版), 10(4): 497-501.

何云. 2019. 不同生化指标对妊娠糖尿病临床结局的预测意义. 中国生育健康杂志, 30(3):

266-269.

焦振山. 2003. 妊娠糖尿病危险因素及 GCK 和 CTLA4 基因的分子流行病学研究. 天津: 天津医科大学.

梁梦璐, 胡永华. 2013. 1 型糖尿病病因流行病学研究进展. 中华疾病控制杂志, 17(4): 349-353.

童国玉, 朱大龙. 2017. 糖尿病肾病国内外临床指南和专家共识解读. 中国实用内科杂志, 37(3): 211-216.

童于真, 童南伟. 2014. 中国成人 2 型糖尿病预防的专家共识精要. 中国实用内科杂志, 34(7): 671-677.

王昊, 漆洪波. 2018. 美国妇产科医师学会"妊娠期糖尿病指南(2017)"要点解读. 中国实用妇科与产科杂志, 34(1): 62-66.

王培, 韦丽娅, 李奇观, 等. 2017. 广州地区糖尿病前期的患病情况及相关因素分析. 广东医学, 38(7): 1089-1091.

王润娇. 2010. 2 型糖尿病的危险因素研究进展. 中国现代医生, 48(4): 37-39.

王新军. 2017. 2017 年美国糖尿病营养指南建议速览. 中国食物与营养, 23(7): 87-88.

翁建平. 2018. 我国 1 型糖尿病的流行病学研究与疾病负担. 中国科学: 生命科学, 48(8): 834-839.

张莉莉, 段宝凤, 张玉红, 等. 2018. 糖尿病前期不同干预方式的研究进展. 糖尿病新世界, 21(23): 194-196.

中国医疗保健国际交流促进会糖尿病足病分会. 2017. 中国糖尿病足诊治指南. 中华医学杂志, 97(4): 251-258.

中华医学会糖尿病学分会. 2013. 中国 1 型糖尿病诊治指南. 北京: 人民卫生出版社.

中华医学会糖尿病学分会. 2015. 中国 2 型糖尿病防治指南(2013 版). 中国医学前沿杂志(电子版), 7(3): 26-89.

中华医学会内分泌学分会. 2016. 中国成人 2 型糖尿病患者动脉粥样硬化性脑心血管疾病分级预防指南. 糖尿病天地(临床), 10(12): 531-536.

中华医学会糖尿病学分会. 2018. 中国 2 型糖尿病防治指南(2017 版). 中华糖尿病杂志, 10(1): 4-53.

Alkhatib A, Tsang C, Tiss A, et al. 2017. Functional foods and lifestyle approaches for diabetes prevention and management. Nutrients, 9(12): E1310.

Colberg S R, Sigal R J, Fernhall B, et al. 2010. Exercise and type 2 diabetes: the American College of Sports Medicine and the American Diabetes Association: joint position statement executive summary. Diabetes Care, 2010(12): 2692-2696.

Evert A B, Dennison M, Gardner C D, et al. 2019. Nutrition therapy for adults with diabetes or prediabetes: a consensus report. Diabetes Care, 42(5): 731-754.

Fu N L, Jiang Y, Sun W J. 2017. Prediabetes prevalence in China. American Medical Association, 318(16): 1611-1613.

Haj Mouhamed D, Ezzaher A, Neffati F, et al. 2016. Effect of cigarette smoking on insulin resistance risk. Annales de Cardiologie et d' Angeiologie (Paris), 65(1): 21-25.

Hanefeld M, Pistrosch F, Koehler C, et al. 2012. Conversion of IGT to type 2 diabetes mellitus is associated with incident cases of hypertension. Journal of Hypertension, 30(7): 1440-1443.

Leanza G, Maddaloni E, Pitocco D, et al. 2019. Risk factors for fragility fractures in type 1 diabetes.

Bone, 125: 194-199.

Lee B C, Kim M S, Pae M, et al. 2016. Adipose natural killer cells regulate adipose tissue macrophages to promote insulin resistance in obesity. Cell Metabolism, 23(4): 685-698.

Li H, Isomaa B, Taskinen M R, et al. 2000. Consequences of a family history of type 1 and type 2 diabetes on the phenotype of patients with type 2 diabetes. Diabetes Care, 23(5): 589-594.

Lindstrom M, Vuorela M, Hinderink K, et al. 2006. Botulism associated with vacuum-packed smoked whitefish in Finland, June-July 2006. EuroSurveillance, 11(7): E060720.3.

McCarthy M. 2014. American Diabetes Association issues new guidelines for type 1 diabetes. BMJ, 348: g4119.

Pociot F, Akolkar B, Concannon P, et al. 2010. Genetics of type 1 diabetes: what's next? Diabetes, 59(7): 1561-1571.

Radzeviciene L, Ostrauskas R. 2017. Adding salt to meals as a risk factor of type 2 diabetes mellitus: a case-control study. Nutrients, 9(1): E67.

Roberts C K, Little J P, Thyfault J P. 2013. Modification of insulin sensitivity and glycemic control by activity and exercise. Medicine & Science in Sports & Exercise, 45(10): 1868-1877.

Ros E, Martinez-Gonzalez M A, Estruch R, et al. 2014. Mediterranean diet and cardiovascular health: teachings of the PREDIMED study. Advances in Nutrition: An International Review Journal, 5(3): 330S-336S.

Rotter J I, Rimoin D L. 1981. The genetics of the glucose intolerance disorders. The American Journal of Medicine, 70(1): 116-126.

Rynders C A, Weltman J Y, Jiang B, et al. 2014. Effects of exercise intensity on postprandial improvement in glucose disposal and insulin sensitivity in prediabetic adults. Journal of Clinical Endocrinology & Metabolism, 99(1): 220-228.

Seehusen D A, Deavers J, Mainous A G, et al. 2018. The intersection of physician wellbeing and clinical application of diabetes guidelines. Patient Education and Counseling, 101(5): 894-899.

Shan Z, Ma H, Xie M, et al. 2015. Sleep duration and risk of type 2 diabetes: a meta-analysis of prospective studies. Diabetes Care, 38(3): 529-537.

Tao L X, Yang K, Huang F F, et al. 2017. Association of waist circumference gain and incident prediabetes defined by fasting glucose: a seven-year longitudinal study in Beijing, China. International Journal of Environmental Research and Public Health, 14(10): 1208.

Xu Z R, Zhang M Y, Ni J W, et al. 2019. Clinical characteristics and β-cell function of Chinese children and adolescents with type 2 diabetes from 2009 to 2018. World Journal of Pediatrics, 15(4): 405-411.

Zaccardi F, Dhalwani N N, Papamargaritis D, et al. 2017. Nonlinear association of BMI with all-cause and cardiovascular mortality in type 2 diabetes mellitus: a systematic review and meta-analysis of 414,587 participants in prospective studies. Diabetologia, 60(2): 240-248.

Zhang H L, You L, Zhao M. 2019. Rosiglitazone attenuates paraquat-induced lung fibrosis in rats in a PPAR γ-dependent manner. European Journal of Pharmacology, 851: 133-143.

第 3 章　糖代谢异常人群营养膳食建议

膳食结构对糖代谢异常人群至关重要。早在 1996 年，国际糖尿病联盟就提出糖尿病治疗的 5 个基本要点：糖尿病教育、饮食控制、运动疗法、血糖监测和药物治疗。

饮食是一种文化，囊括了饮品、食品及其食用习惯。饮食控制是一项针对糖代谢异常人群的重要基础治疗措施，是预防和治疗糖尿病及其并发症的重要组成部分。其中，膳食特指人们日常进食的饭菜。本章将着重介绍中国、美国、加拿大、英国和日本等国家对各类糖代谢异常人群的营养膳食建议，并对现今流行的膳食模式做简单的概述。

3.1　膳食干预的重要性

对于糖代谢异常人群，可以通过营养膳食干预降低风险、延缓疾病发生及其进程、减少糖尿病相关急慢性并发症和终末事件的发生。由于糖代谢异常具有不同的发展阶段，每一阶段具有其各自突出特点，各阶段除严格执行《中国居民膳食指南（2016 版）》及《中国 2 型糖尿病防治指南（2017 版）》有关推荐外，糖尿病前期人群可以根据自身情况，在专业人士指导下，采取目前研究较为成熟的膳食模式获得额外益处；对于糖尿病患者，则应在医生指导下，根据糖尿病类型及并发症等情况进行特殊干预。

膳食干预是基础，生活方式是协同。合理的饮食是健康的基石，它不仅可以满足人们每天的营养素需求，也有利于自我健康管理并预防慢性病的发生。多项随机对照研究显示，糖耐量减低（IGT）人群接受适当的生活方式干预可延迟或预防 2 型糖尿病的发生。中国大庆糖尿病预防研究、美国糖尿病预防计划（DPP）和芬兰糖尿病预防研究（DPS）是糖尿病一级预防研究领域非常重要的 3 项研究。这 3 项大型研究都证实了包括饮食、运动在内的强化生活方式干预能大大减少 IGT 进展为 2 型糖尿病的比例。

中国大庆糖尿病预防研究是全球首个关于生活方式干预对 IGT 影响的临床研究，从 1986 年起到 2019 年止，持续了 33 年（Gong et al., 2019）。该研究把大庆 33 家诊所所管辖的 577 例 IGT 糖尿病前期人群，以 1∶1∶1∶1 的比例随机分配为对照组、饮食干预组、运动干预组、饮食+运动干预组，分别有 439 例和 138 例被分配至干预组和对照组，持续积极的生活方式干预 6 年（1986～1992 年）。饮食干预组鼓励遵循中国传统饮食，对 BMI＜25 者规定每日摄入热量不高于 30 kcal/kg，减少酒精和糖类；对 BMI＞25 者要限制总热量在每日 25 kcal/kg，并要求每月降低体重 0.5～1.0 kg，直至达到正常体重；运动干预组要增加业余体力活动，每天至少完成一个运动单位（相当于消耗 80 kcal 热量的运动量），每周坚持运动 5 d，其中的肥胖者要求减重；饮食+运动干预组不仅饮食要适当控制，运动也要增加。

全部受试人群都接受系统的随访，最初 1 个月为每周 1 次，接下来的 3 个月为每月 1 次，以后是每 3 个月 1 次直至 6 年后结束。研究发现，饮食干预组与对照组相比，随访 6 年糖尿病风险降低 51%；随访 20 年，糖尿病风险降低 43%（Gong et al., 2011）；随访 30 年，糖尿病发病平均延迟了 3.96 年（Gong et al., 2019）。大庆糖尿病预防研究是世界上最早的、时间最长的随机分组糖尿病一级预防研究试验。它在全球首次证明糖尿病是可以预防的，以合理饮食和增加体力活动为主要内容的干预是极为有效的预防手段，对于肥胖和非肥胖的高危人群，生活方式干预均能使糖尿病发病率显著降低 30%～50%。大庆糖尿病预防研究成果极大地推动了全世界的糖尿病预防，后续美国、芬兰等纷纷开始生活方式干预糖尿病的系列研究。

美国糖尿病预防计划研究的生活方式干预组的干预目标为体重减轻 7%，干预方式为对受试者进行饮食和运动锻炼的面对面培训，要求受试者每周进行中等强度的活动至少 150 min，推荐低脂膳食模式，要求膳食中脂肪的供能比＜25%，针对体重减轻未达到 7%的受试者需进行进一步热量限制膳食模式干预。结果显示，生活方式干预组中 50%的受试者体重减轻了 7%，74%的受试者可以坚持每周至少 150 min 中等强度的运动；生活方式干预 3 年可使 IGT 进展为 2 型糖尿病的风险下降 58%。随访累计达 10 年后，生活方式干预组体重虽然有所回升，但其 2 型糖尿病发病风险降低的获益仍然存在（Goldberg et al., 2009）。

芬兰糖尿病预防研究中，生活方式干预组的干预目标为体重减轻 5%，干预方式为给予每个受试者个性化饮食推荐和运动指导，要求膳食中脂肪的供能比＜30%，饱和脂肪酸的供能比＜10%，同时每日要求 30 min 的中等强度体育锻炼。结果显示，生活方式干预 3.2 年后，IGT 发展为 2 型糖尿病的风险降低 58%，生活方式干预 7 年后，IGT 发展为 2 型糖尿病的风险下降 43%（Lindström et al., 2006）。此外，在其他国家的 IGT 受试者中开展的生活方式干预研究也同样证实了以饮食干预和适量运动为主要内容的生活方式干预预防 2 型糖尿病发生的有效性。

3.2　糖尿病高危人群的营养膳食建议

3.2.1　膳食指南

膳食指南是糖尿病高危人群的一般性营养膳食指导。各国的膳食指南对营养素摄入的指导相似，但又会根据本国的国情和居民的生活方式制定一些带有国家侧重点的特色指导。中国的膳食指南自 1989 年第一次发布，已有 30 多年的历史了，最新版的《中国居民膳食指南（2016 版）》参考了六大洲 90 个国家（地区）的膳食指南及宣传图形解读，在结合我国居民生活习惯、膳食结构和健康研究成果的同时深入了解各国宣传的特点与细节，完善了我国新版膳食指南。

2016 版膳食指南在营养膳食方面推荐：每天的膳食应包括谷薯类、蔬菜水果类、畜禽鱼蛋奶类、大豆坚果类等食物；建议平均每天摄入 12 种以上食物，每周 25 种以上。对于每种食物，膳食指南也给出了很明确的指导：谷类为主是平衡膳食模式的重要特征，每天摄入谷薯类食物 250～400 g，其中全谷物和杂豆类 50～150 g，薯类 50～100 g；提倡餐餐有蔬菜，推荐每天摄入 300～500 g，其中深色蔬菜应占 1/2；天天吃水果，推荐每天摄入 200～350 g 的新鲜水果，果汁不能代替鲜果；吃各种乳制品，摄入量相当于每天液态奶 300 g；经常吃豆制品，每天摄入量相当于大豆 25 g 以上，并适量吃坚果；推荐每周吃鱼 280～525 g，畜禽肉 280～525 g，蛋类 280～350 g，平均每天摄入鱼、禽、蛋和瘦肉总量 120～200 g；成人每天食盐不超过 6 g，每天烹调油 25～30 g。同时，指南不建议饮酒，并提出成人如饮酒，一天饮酒的酒精量男性不超过 25 g，女性不超过 15 g（中国营养学会，2016）。

同样为亚洲国家的日本，男女平均寿命均高达 80 岁以上，被称为“长寿之国”。这除了与很好的自然环境有关外，与日本人高度的健康意识也分不开。日本膳食指南主要用图的形式告诉大家一天里“吃什么”“吃多少”。为了让饮食平衡，《日本居民膳食指南》认为主食、副菜、主菜、牛奶及乳制品和水果这 5 大类食品的合理摄入十分重要。为了合理推荐食物及摄入量，《日本居民膳食指南》引入了食物交换份的概念，这 5 大类食物各自的摄取量用“份（SV）”来表示。例如，正常人一天需要的能量为 2000～2400 kcal，以此计算，主食一天的需求量是 5～7 份，用普通的一碗米饭计算为 4 碗。一个饭团或者一小碗米饭是“1 份”，普通量的一碗米饭是“1.5 份”，一人量的拉面或者意大利面是“2 份”。副菜一天的需求量是 5～6 份，也就是含有蔬菜的菜肴 5 盘左右。盛放在小盘子或者小碗里的菜算是“1 份”，中等大小的一盘菜算“2 份”，如果是中等大小的一盘蔬菜沙拉是“1 份”。蔬菜混合果汁 200 mL 是“1 份”。而主菜（也就是含有鱼类、肉类、蛋类和大豆的菜肴）一天需求量是 3～5 份。其中含有一个鸡蛋的菜肴是“1 份”，一人量的含鱼肉菜肴是“2 份”，一人份的含肉菜肴是“3 份”。乳制品每天的需求量是 2 份，一片芝士是“1 份”，一盒 200 mL 的牛奶是“2 份”。水果每天的需求量是 2 份，一个橘子、一个桃子、半个苹果、200 mL 的 100%纯果汁都是“1 份”。零食和饮料一日的摄入量应该控制在总热量为 200 kcal 以内。但是，对饮酒量要求比较宽松，一日合适的饮酒量用啤酒计算是 500 mL。日本膳食指南对早、午、晚餐也做出了详细的建议。早上大脑处于缺乏能量的状态，需要进餐以保证注意力和记忆力。如果早上没有时间，可以简单地吃一个饭团，再适当加一些水果或者蔬菜（番茄、生菜等）。如果没有食欲，可以喝一些 100%的果蔬汁或者酸奶替代。午餐吃零售便当的人，蔬菜的摄入量是不足的，推荐这类人在便当之外再加些蔬菜沙拉或者是凉拌菜，来补充缺乏的蔬菜。午餐如果选择在餐馆吃，尽量选择盖饭或者小份面食再加一份蔬菜，或者选择有米饭、主菜、副菜和汤的定食。尽量不要选择油炸食品，煮或者烤的烹饪方式所制作出来的料理更加健康。晚餐推荐米饭+主菜+副菜+味噌汤的组合。蔬菜较多的副菜可以多吃一些，肉类为主的主菜要适量摄取。如果晚上加班，不能按时吃晚饭，晚上加餐应放弃油腻的油炸食品而吃一些比较清淡的食物（日本农林水产省综合食料局，2010）。

美国有大约一半的成年人有一种或一种以上可预防的且和饮食习惯相关的慢性病或者肥胖。作为世界上较早制定膳食指南的国家，美国每隔五年就会由农业部发布一次指导美国人如何饮食的膳食指南。其膳食指南会基于前瞻性队列研究结果和农业需求来制定。《2015～2020 美国膳食指南（第 8 版）》根据不同的能量需求，给出每种食物的详细推荐摄入量。以 2000 kcal 的需求为例，它的推荐摄入量为每周深绿色蔬菜 1.5 杯，红色橙色蔬菜 5.5 杯，豆类蔬菜 1.5 杯，淀粉类蔬菜 5 杯，其他蔬菜 4 杯；水果每天 2 杯；全谷物每天 3 盎司（1 盎司≈28.350 g），精白谷物每天 3 盎司；乳制品每天 3 杯；海鲜每周 8 盎司；家禽鸡蛋类每周 26 盎司；坚果大豆类每周 5 盎司。其余食物限制在 270 kcal。在最新版的膳食指南中，除了对饮食进行建议外，还将“减少荧屏时间”也写进了膳食指南，也就是减少玩手机、看电视的时间。其理论依据是边看视频边吃零食容易造成肥胖症、近视眼等一系列疾病。因此特别对于青少年，建议每天玩电脑、玩手机和电子游戏的时间不超过 2 h（U.S. Department of Health and Human Services and U.S. Department of Agriculture，2015）。

与美国相似的是加拿大的膳食指南，其分类简单，主要将食物分成了蔬菜、谷物、乳制品和肉类四大类。最新一期的膳食指南针对均衡饮食给出了如下建议：多吃蔬菜水果、全谷物及高蛋白食物，并多选择植物蛋白；选择健康油脂；限制加工食物；把水作为饮料的第一选择；学会看营养成分表；不被食品营销手段所影响。并且加拿大膳食指南也应用了食物交换份的概念，对不同食物给出“1 份”的示例，帮助居民量化每日所需营养，如 1 份乳制品，代表 250 mL 牛奶，或者 175 mL 酸奶，或者 100 g 白乳酪等（Government of Canada，2019）。

澳大利亚的膳食指南特别关注了整个生命阶段的膳食模式，并注重家庭饮食模式。其核心原则为：保持健康体重；享受多样食物；限制饱和脂肪酸、盐、糖和酒精的摄入；鼓励并提倡母乳喂养；注意食品安全。指南把食物分为了 5 类，并根据不同年龄和性别将居民分成 4 大类，包括婴幼儿、儿童、成年人和孕期女性，针对 4 类人群给出了 5 类食物每日详细的摄入量建议。以 19～50 岁的成年男性来举例，指南中推荐每天摄入 6 份蔬菜和豆类、2 份水果、6 份谷物类、3 份肉类和植物类蛋白以及 2.5 份乳制品。与日本、加拿大等国家膳食指南相似，根据食物的不同，每份食物的大小也不同，这些规定在指南上都给出了相应的解释。同时，澳大利亚的膳食指南将关注焦点定在了健康食品的选择而不是指导方针上，这也更贴近了澳大利亚的食品供应和消费模式（Australian Government Department of Health，2015）。

英国的膳食指南也与其他国家相似，同样把食物分类，并按照食物种类定义份数。英国膳食指南将食物分为 6 类，并根据女性每天 2000 kcal、男性每天 2500 kcal 给出了饮食建议。以男性为例，指南建议蔬菜水果类每天摄入 5 份，淀粉类蔬菜和谷物类主食每天摄入总量占总食物量的 1/3，乳制品类每天摄入总量占总食物量的 1/10，油脂类摄入量最少，肉蛋大豆类每天摄入总量占总摄入量的 1/8；并且指南特别推荐鱼类每周要至少摄入 2 份，每日饮水至少 6～8 杯；且强调了早餐的重要性，呼吁国民不能忘记食用早餐（National Health Service England，2019）。

3.2.2　针对性营养膳食建议

针对生活方式干预中的重要组成部分——营养膳食干预，在各国指南中，只有英国的《糖尿病预防和管理营养指南》（Dyson et al.,2018）中有明确的建议。

英国《糖尿病预防和管理营养指南》针对 2 型糖尿病高危人群的建议有明确的章节，指南首先提出，糖尿病高危人群需要至少减重 5%来降低糖尿病风险（Dyson et al., 2018）。其次，明确了四个生活方式干预建议来降低糖尿病风险：限制能量摄入；减少总脂肪与饱和脂肪酸的摄入；增加膳食纤维摄入；增加运动量。同时，在指南中特别给出了五种饮食模式，指出它们和减少糖尿病高危人群的患病风险相关。这五种饮食模式为：地中海饮食模式、舒饮食模式、素食饮食模式、北欧健康饮食模式、中等水平碳水化合物限制饮食模式。

1. 地中海饮食模式

地中海饮食模式泛指希腊、西班牙、法国和意大利南部等处于地中海沿岸的南欧饮食风格，以大量食用橄榄油、豆科植物、天然谷物、水果和蔬菜，适量鱼、乳制品及红酒，兼有少量肉制品为特色（范银萍等，2017）。饮食模式是按照不同能量等级细化营养需求的，以 2000 kcal 为例，每周需要摄入深绿色蔬菜 1.5 杯、红色橙色蔬菜 5.5 杯、豆类 1.5 杯蔬菜、淀粉类蔬菜 5 杯、其他蔬菜 4 杯，水果每天需要摄入 2.5 杯，全谷物类每天需要摄入 3 杯，精白谷物每天需要摄入 3 杯，乳制品每天需要摄入 2 杯，海鲜每周需要 15 盎司，肉蛋类每周需要 26 盎司，坚果种子大豆类每周需要 5 盎司，油每周需要 29 g（U.S. Department of Health and Human Services and U.S. Department of Agriculture，2015）。地中海饮食作为一个完整的饮食体系能够提供充足的营养，降低了个性化微量营养素缺乏的风险，且依从性较强（Georgoulis et al., 2014）。研究发现，地中海饮食可以减少死亡率、心脑血管疾病发病率以及帕金森病和阿尔茨海默病发病率，并可降血脂、降血压、帮助 2 型糖尿病人群控制糖尿病引起的心脑血管并发症（Itandehui et al., 2014；Sofi et al., 2008）。

2. 舒饮食（DASH 饮食）模式

DASH 饮食是 1997 年由美国的一项大型高血压防治计划发展而来的饮食模式。此研究发现，如果能摄食足够的蔬菜、水果、低脂（或脱脂）乳，以维持足够的钾、镁、钙等离子的摄取，并尽量减少饮食中油脂摄入量（特别是富含饱和脂肪酸的动物性油脂），就可以有效地降低血压（Campbell，2017）。因此，现在常以 DASH 饮食作为预防及控制高血压的饮食模式。DASH 饮食模式的要点包括：控制每日钠的摄入量在 1500 mg 以内（约等于 4 g 食盐）；以蔬菜、水果、低脂或脱脂乳制品及全谷物为主；控制饱和脂肪酸、胆固醇、总脂肪的摄入；适当控制红肉、禽肉和鱼肉的摄入；每周应适量摄取坚果类、种子类和豆类；控制添加糖、甜饮料和糖果类的摄入；并注重钾、镁、钙和膳食纤维的摄入（Clark，2012）。DASH 饮食连续八年被评为综合最佳饮食法，易于实现，不需要膳食补充剂，也不需要特殊食物，是一种适于全家的饮食方式。DASH 饮食不仅仅适用于高血压的控制，同时也适用于健康人群对高血压的防范和自身健康的维持（National Institute of Health，2018）。临床研究表明，DASH 饮食可有效地减低低密度脂蛋白胆固醇、增加高密度脂蛋白胆固醇及减重。在糖尿病患者中，DASH 饮食可以降低空腹血糖以及糖化血红蛋白（HbA1c）水平，并在降低感染率、血纤蛋白水平以及肝转氨酶水平上起了关键作用，可以控制代谢风险因素（Azadbakht et al., 2016, 2011）。

3. 素食饮食模式

素食饮食是指由植物性食物构成的膳食饮食，饮食中不含红肉类、禽肉类、鱼类或贝类。素食饮食主要分为两大类：纯素者（指不吃任何动物产品的群体，包括蜂蜜、牛奶）和素食者。其中，素食者又可以细分为三小类，包括蛋奶素食者（吃蛋和奶产品）、蛋素食者（只吃蛋产品）和奶素食者（只吃奶产品）。中国中医科学院研究发现，素食饮食有降低糖尿病患者血糖水平、减少糖尿病并发症发生的作用，并且蛋奶素食可以相对弥补纯素者饮食中相关营养素不足的缺陷。同时，素食饮食具有调节血脂紊乱、改善胰岛素抵抗、降低血液黏度、延缓糖尿病肾病发展的作用，对降低糖尿病患者的血压有正向调节作用。因此，素食饮食可应用于糖尿病患者非药物疗法的辅助治疗（孙伯菊等，2018）。在 2 型糖尿病患者中，素食还能够改善血糖，降低糖化血红蛋白、低密度脂蛋白胆固醇、非高密度脂蛋白胆固醇水平，减少体重和脂肪量，且能够改善胰岛素抵抗，降低糖尿病前期以及 2 型糖尿病的发病率（Chen et al., 2018；Viguiliouk et al., 2018）。我国台湾的前瞻性队列研究发现，素食能够降低 35%的糖尿病发病率，并且从动物性饮食转为素食能够降低 53%的糖尿病发病风险（Chiu et al., 2018）。但需要特别注意的是，素食者会存在钙、铁、锌和白蛋白等营养物质缺乏的风险，应通过膳食补充剂进行补充（张宇等，2017）。

4. 北欧健康饮食模式

2004 年，来自北欧五国的食品专业人士和厨师齐聚哥本哈根，共同定义了一种新的地方美食模式——北欧健康饮食（又称新北欧饮食）。这种饮食模式主要是指饮食结构中富含植物性食物，包括大量的根茎类蔬菜、卷心菜（和其他十字花科植物）、深绿色蔬菜、苹果、梨、浆果类（如葡萄、猕猴桃、树莓、醋栗、越橘、果桑、无花果、石榴、杨桃、人心果、番木瓜、番石榴、蒲桃、蓝莓、西番莲等）和全谷物（如黑麦、大麦和燕麦）食品。同时推荐鱼类（如鲑鱼、鲭鱼和鲱鱼）、一些野生动物肉类（如天然低脂肪的麋鹿肉）和少量乳制品，以及其他野生食物（包括苔藓、蘑菇、荨麻、大蒜甚至蚂蚁）和新鲜草本植物（包括莳萝、韭菜和茴香等）的摄入。在许多方面，新北欧饮食与地中海饮食非常相似，但它主要依赖菜籽油而不是橄榄油，而且由于地区的气候、土壤和水的区别，在农产品种类上也有所不同，例如，北欧饮食很少有番茄。一些研究发现，与传统北欧饮食或典型的西方饮食相比，新北欧饮食改善了心脑血管危险因素患者的血液胆固醇水平，并且有减轻体重的效果；持续这种饮食模式 6～18 周就可以看到血压降低、胰岛素敏感性提高等益处（Corliss，2015）。

5. 中等水平碳水化合物限制饮食模式

中等水平碳水化合物饮食模式限制了碳水化合物的摄入量，同时增加了脂肪和动植物蛋白质的比例。有研究表明，中低碳水化合物+高植物蛋白+高脂肪的膳食配比，和较低的糖尿病风险有着一定的关联性（Feinman et al., 2015）。但是相关的临床研究并不多，并且这种饮食模式的获益可能和人种相关，所以仍需要一些亚洲人群相关的临床干预研究和前瞻性队列研究来证实中等水平碳水化合物限制饮食模式在糖尿病预防中的效果。

英国糖尿病防治指南中指出该饮食模式需要涵盖可以降低人群糖尿病风险的食物，包括全谷物、水果（特别是蓝莓、葡萄和苹果）、绿叶蔬菜、酸奶和奶酪、茶和咖啡，同时减少一些与增加人群糖尿病风险相关的特定食物，包括红肉和加工肉类、精制碳水化合物（如精白米面）、马铃薯（特别是薯条）以及含糖饮料。一些维生素和矿物质被特别指出可能与 2 型糖尿病发病率降低相关，如镁和维生素 D（Dyson et al., 2018）。

然而，《ADA 指南》指出，现有的证据无法证实低碳水化合物饮食对糖尿病的影响，其中一个很大的原因是人们对低碳水化合物饮食的定义并不明确，且目前的试验周期都太短（American Diabetes Association，2018）。因此尽管很多试验都证明低碳水化合物饮食对糖尿病有益处，但是这些有利影响基本都是在短期的试验中表现出来的，而长期试验中并未发现类似的有益影响。很多试验证明超低碳水化合物饮食（也就是生酮饮食，即每日摄入小于 50 g 的碳水化合物）能在短期（最多 3～4 个月）内适当控制糖尿病患者的血糖，但是尚无长期试验证明生酮饮食对糖尿病有益或有害。

从实践上说，长期生酮饮食可能很难坚持。大部分糖尿病患者 44%～46%的热量摄入来自碳水化合物，想通过改变饮食习惯来改变碳水化合物的摄入比例很难成功。即使能够短期改变，患者也很容易回到先前的碳水化合物的摄入比例。因而，营养师们给患者制定新的膳食规划应该尽量接近患者原先的宏量营养素的摄入比例，这样才有利于患者更好地坚持下去。

3.3 糖尿病前期人群的营养膳食建议

3.3.1 常见膳食模式

英国《糖尿病预防和管理营养指南》中针对糖尿病前期人群有明确的营养膳食建议（Dyson et al., 2018）。指南建议为了预防糖尿病前期人群进一步恶化，营养方面建议做到：控制能量，达到 5%～7%的减重；控制脂肪摄入，使其占食物总供能比少于 35%；多摄入膳食纤维，建议每 1000 kcal 需摄入 15 g 膳食纤维；特别控制饱和脂肪酸摄入，使其占食物总供能比少于 10%。大部分糖尿病前期人群是超重和肥胖人群，因此，针对超重和肥胖的糖尿病前期人群营养膳食建议尤为重要。

我国定义超重人群的 BMI 为 24～27.9，肥胖人群的 BMI 为 28 及以上。对于此类糖尿病前期人群，首要目标为通过适量限制热量摄入以及增加运动频率的方式达到健康减重。建议在患者现阶段热量需求中减少 500～750 kcal 的摄入。饮食搭配方面，建议多选用高膳食纤维食物，如杂粮、谷薯、蔬菜、水果等。肉类建议选择脂肪较少的禽类和鱼类，少吃红肉。当选择红肉时，应在烹调过程中去掉多余的脂肪。建议选择低脂或脱脂乳制品，酸奶宜原味无糖，或在家中用脱脂牛奶自制酸奶。在饮食习惯上，做到不缺餐，并且三餐定时。

大量的流行病学和临床试验证据支持地中海饮食对 2 型糖尿病和代谢综合征有防治作用（Itandehui et al., 2014；Sofi et al., 2008）。有研究者对肥胖的糖尿病前期患者的饮食结构模式进行研究，分别比对了高蛋白质饮食（碳水化合物、脂肪和蛋白质的供能比分别为 40%、30%、30%）和高碳水化合物饮食（碳水化合物、脂肪和蛋白质的供能比分别为 55%、30%、15%），发现前者相对于后者改善糖代谢的能力更强，同时更能改善胰岛素抵抗，也更能减轻体重，提示针对糖尿病前期人群的膳食推荐高蛋白质饮食，但是不推荐肾病患者采用此种饮食模式（李明龙等，2007）。另有研究发现，含糖饮料易导致胰岛素抵抗，且饮用剂量增大，糖尿病患病风险也会随之增加，因此建议糖尿病前期人群减少含糖饮料的摄入。此外，研究提出保证一定量的坚果类食物摄入，增加植物蛋白、海制品、健康脂肪酸摄入，控制能量摄入等均能够降低糖尿病的风险（薛勤东，2003）。

3.3.2　我国传统饮食模式

有研究对中国人 1991～2011 年饮食类型进行调查，采用 24 h 回忆法收集资料，调查饮食类型与心脏代谢风险之间的关系，包括肥胖、高血压、糖尿病、高血脂、代谢综合征以及血糖异常。通过主成分分析法确定我国的饮食类型分为传统型和现代型。城市和教育程度较高的人主要为现代型，以快餐、牛奶和油炸食品为主，现代型饮食模式与心脏代谢风险呈正相关。传统型饮食模式以米饭、肉和蔬菜为主，线性回归分析发现传统型饮食模式与心脏代谢风险呈负相关，但是与血脂关系不大（Li and Shi，2017）。

我国的传统型饮食有以下特点：①主食、副食划分明显。首先我国主食以淀粉类食品为主，西方饮食偏重蔗糖，淀粉在消化道中水解需要时间比蔗糖长，因此淀粉带来的血糖上升相对来说更平缓。另外，我国人民进食时以主食为主，菜肴为辅，营养成分的搭配比较适宜；西方的饮食结构肉类较多，极容易进食过多的脂肪。②荤、素食物搭配食用。我国膳食荤素搭配，不仅能丰富菜肴的营养价值，还改善菜肴的味觉效果。西方膳食中，多数是品种单一的食材，如猪排、牛排、烤面包片等。③豆类及豆制品丰富。主要包括大豆、豆腐、豆浆、豆腐脑、油豆腐、豆腐干、千张、腐竹、干豆类（黑豆、绿豆、豌豆、蚕豆、小豆等）、鲜豆类（豇豆、扁豆、刀豆、豆角等）。与西方的动物性食物占比高的情况相比，我国膳食中，豆类及豆制品丰富，丰富了菜品种类，同时这类食物的营养价值高（除富含蛋白质外，还含有多种生物活性物质，如皂苷、黄酮类等，以及多种矿物质和维生素），具有多种有益的生理功能，如抑制脂肪的吸收、促进脂肪的分解、抑制脂质过氧化和利于血管健康等。④鱼虾类较多。我国传统膳食荤菜中，鱼虾类的食用量仅次于其他肉类，近海地区更是如此。鱼虾类含有丰富的蛋白质，富含胶原和脂蛋白，鱼脂肪含量少，且多由不饱和脂肪酸组成，利于健康。鱼肉热量较低，每 100 g 鱼肉热量多数在 100 kcal 左右。另外，小鱼、小虾含钙质非常丰富。⑤烹调方法以炒、炖为主，两种烹饪方法非常便捷，同时可保留较多的维生素。此外，炖菜所需时间较长，有利于菜品中营养成分的分解，同时可以使其中某些有益成分大量增加，例如，红烧肉烹调 2.5 h 后，猪肉中脂肪含量下降 41.04%，饱和脂肪酸下降 40%～51%，单不饱和脂肪酸明显增加。所以我国传统饮食模式也是一种能减少糖尿病发生的饮食模式（陈娇芸，2018）。

3.4　糖尿病人群的营养膳食建议

针对糖尿病人群的饮食指导其实并没有一个通用的标准，饮食规划应该因人而异。主要需要做到：保持正常体重，达到个人理想的血糖指标，同时控制血压和血脂指标，延缓或阻止糖尿病并发症的产生。

国内外的糖尿病膳食建议都遵循三个原则：根据饮食文化和个人口味偏好满足个体营养需求，使糖尿病患者有意愿、有能力去选择更健康的食物；对患者的饮食习惯不带任何偏见，不剥夺患者从食物中取得的愉悦感；培养糖尿病患者良好的饮食习惯，而不是执着于改变患者某些营养元素甚至某种食物的摄入。

《中国 2 型糖尿病膳食指南（2017 版）》对饮食有八条推荐意见。推荐一：吃动平衡，合理用药，控制血糖，达到或维持健康体重。①合理饮食，种类多样，预防营养不良；②控制体重，吃动平衡，谨防腹型肥胖；③规律运动，中等强度、有氧运动为主。推荐二：主食定量，粗细搭配，增加全谷物及杂豆类。①主食定量，按需摄入；②全谷物、杂豆类应占主食摄入量的三分之一。推荐三：多吃蔬菜，水果适量，种类、颜色要多样。①餐餐都有新鲜蔬菜，烹调方法要得当；②每日蔬菜摄入量 500 g 左右，深色蔬菜占 1/2 以上；③两餐之间适量选择低血糖指数水果。推荐四：常吃鱼禽，蛋类和畜肉适量，限制加工肉类。①常吃鱼禽，畜肉适量，减少肥肉摄入；②少吃烟熏、烘烤、腌制等加工肉类制品；③每周不超过四个鸡蛋，不弃蛋黄。推荐五：奶类、豆类天天有，零食加餐合理选择。①每日 300 g 左右液态奶或相当量乳制品；②重视大豆及其制品的摄入；③零食加餐可适量选择坚果。推荐六：清淡饮食，足量饮水，限制饮酒。①烹调注意少油少盐；②足量饮用白开水，也可适量饮用淡茶或咖啡；③不推荐患者饮酒。推荐七：定时定量，细嚼慢咽，注意进餐顺序。①定时定量进餐，餐次安排视病情而定；②控制进餐速度，细嚼慢咽；③建议调整进餐顺序，养成先吃蔬菜、最后吃主食的习惯。推荐八：注重自我管理，定期接受个性化营养指导。①注重包括饮食控制、适度体力活动、遵医嘱用药、监测血糖、足部护理以及预防低血糖等六方面的自我管理；②定期接受营养医师/营养师的个性化营养指导，每年至少 4 次（中华医学会糖尿病学分会，2018）。

本节根据各国指南和文献，具体对 1 型糖尿病、2 型糖尿病和妊娠糖尿病的细化营养膳食建议进行了梳理。

3.4.1　1 型糖尿病

1 型糖尿病是一种终身疾病，不可治愈。但是通过胰岛素治疗并配合饮食指导，可以有效控制患者血糖水平，保证其良好的生活质量。“1 型糖尿病的营养治疗”一文中对 1 型糖尿病患者提出明确建议，所有的 1 型糖尿病患者均需要在专业营养师的指导下进行个性化的膳食计划，并根据个体食欲、生长发育及体力活动等情况随时调整方案，以更好地控制血糖、预防糖尿病急慢性并发症、提高生活质量、保持健康的生活方式和习惯（于冬妮和孙明晓，2016）。

营养治疗可以通过科学的饮食管理，保证患者的正常生活和生长发育，纠正代谢紊乱，延缓并减轻糖尿病并发症的发生和发展，提高生活质量。《中国 1 型糖尿病诊治指南》参考了国内外糖尿病防治指南和文献，对 1 型糖尿病患者的医学营养治疗进行了具体的介绍，指南中指出，1 型糖尿病的营养治疗原则主要有五点（中华医学会糖尿病学分会，2013）。

（1）通过日常食物的合理搭配来维持膳食营养平衡，保证各种所需的营养素。

（2）纠正代谢紊乱：通过平衡饮食与合理营养，以控制血糖、补充优质蛋白质和预防其他必需营养素缺乏，确保患者维持最佳生长和发育过程。

（3）通过调整能量的摄入与消耗来保持适宜的体重及腰围。

（4）选择适当的食物品种和进食方式，以减少血糖的波动，并预防各种急、慢性并发症。

（5）养成维持终生健康的饮食习惯并提高生活质量，改善整体健康水平。

针对能量和各类膳食营养因素的建议，指南逐一进行了指导。

1. 能量

《中国 1 型糖尿病诊治指南》中明确糖尿病饮食治疗应遵守“总量控制”原则，指出对患者每日所摄入的食物总能量进行控制，通过对食物能量摄入的控制可调控患者的体重、改善胰岛素敏感性，这对饮食治疗的效果起到决定性的作用。成年 1 型糖尿病患者基本能量的摄入水平按每千克理想体重 25～30 kcal/d 计算，再根据患者的体型、体力活动量及应激状况等调整为个性化的能量推荐值，其中体力活动量和应激状况为影响实际能量消耗的两个主要因素。儿童 1 型糖尿病患者全日能量摄入的计算可采用公式：总能量（kcal）=1000+年龄×（70～100）（括号中的系数 70～100，即大于 10 岁者按 70，7～10 岁儿童按 80，3～6 岁儿童按 90，1～3 岁儿童按 100 分别计算）。

无论是成人还是儿童患者，当实际能量摄入量与推荐能量摄入量之间的数值存在较大差距时，均应采取逐步调整的方式使实际摄入量达到推荐摄入量；其中患者体重变化可作为其阶段性（3 个月）能量出入平衡判断的实用参考指标。

针对成年 1 型糖尿病患者推荐的三大营养素（蛋白质、脂肪、碳水化合物）供能比与健康成年人基本相同；但减体重的糖尿病饮食因总热量受到了严格的控制，其蛋白质所占总热量的比例可适当提高；糖尿病肾病患者的蛋白质提供比例宜相对偏低；学龄前儿童患者三大生热营养素的比例可参照同龄健康儿童膳食营养素参考摄入量执行；不推荐 1 型糖尿病患者长期接受极低能量（＜800 kcal/d）的营养治疗，这既不利于长期的体重控制，也很难达到均衡营养的要求，因此供能比可适当提高（中华医学会糖尿病学分会，2013）。

2. 蛋白质

《中国 1 型糖尿病诊治指南》中指出，肾功能正常的成年 1 型糖尿病患者，推荐膳食蛋白质摄入量与健康成年人基本相同，一般可占总能量比例的 10%～20% 或以 1 g/kg 标准体重为宜，但所占总能量比例最高不超过 20%；妊娠和儿童患者的膳食蛋白质摄入水平应适当提高，早、中、晚期妊娠妇女每天应比同龄非妊娠妇女分别增加 5～10 g、15～20 g 及 20～25 g 蛋白质的摄入；不同年龄阶段的儿童及青少年膳食蛋白质摄入均应达到 1.5～3.5 g/kg 理想体重。高蛋白质膳食可能导致酮血症，而高蛋白质/低碳水化合物的膳食结构对儿童和青少年生长发育不利，应当注意避免。

已发生糖尿病肾病的患者，其膳食蛋白质应以优质蛋白质为主，每日的摄入量应不低于 0.8 g/kg 理想体重，否则容易发生蛋白质营养不良；而膳食蛋白质摄入过量，可加重已有持续蛋白尿或肾病患者的肾功能损伤，但对肾功能正常的 1 型糖尿病患者而言，尚缺乏相应的安全性和有效性的临床证据（中华医学会糖尿病学分会，2013）。

指南中提出的优质蛋白质，其氨基酸模式与人体蛋白质氨基酸模式接近，营养价值较高，不仅可维持成人健康，也可促进儿童生长发育，如蛋、奶、肉、鱼等动物性蛋白质及大豆蛋白等。

3. 脂肪

《中国居民膳食指南（2016 版）》推荐，成年人脂肪供能比应占全日总能量比例的 20%～30%，人均居民烹调油的用量应小于 25 g/d（中国营养学会，2016）。《中国 1 型糖尿病诊治指南》中指出，较低的膳食脂肪摄入量（如占总能量 10% 左右）可改善糖尿病患者胰岛素敏感性，但实际中缺乏可操作性，依从性也较差。膳食脂肪的主要来源是食物脂肪和烹调用油，因此控制高脂肪性食物（如肥肉、坚果、糕点、油炸食物）和烹调用油的摄取量是控制脂肪摄入量的关键，在外就餐也是导致脂肪摄入量增加的重要因素。脂肪摄入量的增加虽然对餐后血糖水平影响较小，但不利于长期的血糖控制、血脂异常和心脑血管并发症的预防以及胰岛素敏感性的改善。

膳食脂肪中的脂肪酸组成对改善患者血脂异常及预防心脑血管并发症有益，推荐的膳食脂肪组成包括：饱和脂肪酸及反式脂肪酸占每日总能量比例应小于 10%，单不饱和脂肪酸的比例应在 10%～20%，多不饱和脂肪酸的比例应小于 10%。

饱和脂肪酸摄入与 LDL-C 水平升高明显相关；反式脂肪酸摄入不但与 LDL-C 升高相关，而且与 HDL-C 水平的降低相关，会导致心脑血管疾病的发生和恶化；因此应限制摄入含饱和脂肪酸为主的动物脂肪，如牛油、猪油等，以及含反式脂肪酸的人造奶油、冰激凌、奶茶、糕点、饼干等。

单不饱和脂肪酸有改善血脂异常和帮助改善糖耐量的作用，橄榄油、茶籽油、菜籽油等植物油以及山核桃油、大杏仁油、蚕蛹油、鸭油等脂肪中的单不饱和脂肪酸含量较多（占总脂肪含量的 50%以上）。虽然单不饱和脂肪酸可以改善患者代谢状况，但不应因增加单不饱和脂肪酸摄入而使总脂肪摄入过量。

多不饱和脂肪酸中的 *n*-3 脂肪酸具有降低血胆固醇和降血压等作用。建议膳食中应注意增加 *n*-3 脂肪酸的摄入，如多脂海鱼、坚果、绿叶蔬菜等食物以及橄榄油、茶籽油、沙棘油、紫苏油等，每周吃 2 次海鱼对身体是有益的。与此同时，应限制胆固醇摄入，每天不超过 300 mg（中华医学会糖尿病学分会，2013）。

4. 碳水化合物

《中国居民膳食指南（2016 版）》建议，成年人每日由碳水化合物所提供的能量比例应占 50%～65%（中国营养学会，2016）。而针对 1 型糖尿病患者，建议碳水化合物供能比略低于健康成年人，《中国 1 型糖尿病诊治指南》指出，由碳水化合物所提供的能量比例应占 50%～60%；除 2 岁内的儿童外，碳水化合物应主要来自全谷类、豆类、蔬菜、水果及乳类食物；极低碳水化合物膳食可导致脂质代谢异常，不推荐使用；成年 1 型糖尿病患者每天碳水化合物总量不应低于 130 g。

碳水化合物是影响血糖水平的主要营养素，对于 1 型糖尿病患者而言，应根据碳水化合物的种类和数量来初步确定胰岛素的使用剂量。饮食管理通常推荐固定种类和数量的碳水化合物，以减少血糖波动，适合自我管理能力较差、对糖尿病知识欠缺的患者。更为灵活且更推荐的饮食管理模式为碳水化合物计数方式，即通过计算摄入食物中碳水化合物的量来相对准确地估算餐前胰岛素用量，这种方式要求患者具有较好的自我管理能力。精准的食物碳水化合物计算通常需要在专业营养师的指导下进行；临床医师、护理师或患者可以借助食物交换份表大致判断所摄入食物中碳水化合物的总量。根据多数患者的实际应用，一般每 10～15 g 碳水化合物需要使用 1 个单位的速效胰岛素；但具体到每个患者，可能因个体对胰岛素敏感性不同而有较大差异，需要患者在实践中进行反复摸索、调整。碳水化合物计数最大的好处是不必过分限制食物种类和食量也同样能管理好血糖（中华医学会糖尿病学分会，2013）。

《中国居民膳食指南（2016 年）》中提及的“食物交换份表”参考 WS/T 429—2013《成人糖尿病患者膳食指导》，总结见表 3-1～表 3-9（中华人民共和国国家卫生和计划生育委员会，2013）。

表 3-1　每一交换份食品的产能营养素含量表

组别	食品类别	每份质量/g	能量/kcal	蛋白质/g	脂肪/g	碳水化合物/g	主要营养素
谷薯组	谷薯类	25	90	2.0	—	20.0	碳水化合物、膳食纤维
菜果组	蔬菜类	500	90	5.0	—	17.0	矿物质、维生素
	水果类	200	90	1.0	—	21.0	膳食纤维
肉蛋组	大豆类	25	90	9.0	4.0	4.0	蛋白质
	奶类	160	90	5.0	5.0	6.0	蛋白质
	肉蛋类	50	90	9.0	6.0	—	蛋白质
油脂组	坚果类	15	90	4.0	7.0	2.0	蛋白质
	油脂类	10	90	—	10.0	—	脂肪

注：食品交换分为四大类（八小类），表中列出了有关名称和三大营养素；90 kcal 约合 377 kJ，下同。

表 3-2　谷薯类食品的能量等值交换份表

食品名称	质量/g	食品名称	质量/g
大米、小米、糯米、薏米	25	绿豆、红豆、芸豆、干豌豆	25
高粱米、玉米糁	25	干粉条、干莲子	25
面粉、米粉、玉米粉	25	油条、油饼、苏打饼干	25

续表

食品名称	质量/g	食品名称	质量/g
混合面	25	烧饼、烙饼、馒头	35
燕麦面、莜麦面	25	咸面包、窝窝头、生面条、魔芋条	35
荞麦面、苦荞面	25	茨菇	35
各种挂面、龙须面	25	马铃薯、藕、芋艿	75
通心粉	25	米饭	130
荸荠	150	凉粉	300

注：每份谷薯类食品提供蛋白质 2 g，碳水化合物 20 g，脂肪可忽略不计，能量 90 kcal；根茎类一律以净食部计算。

表 3-3　蔬菜类食品的能量等值交换份表

食品名称	质量/g	食品名称	质量/g
大白菜、圆白菜、菠菜、油菜	500	白萝卜、青椒、茭白	400
韭菜、茴香、茼蒿、鸡毛菜	500	冬笋、南瓜、花菜	350
芹菜、苤蓝、莴苣笋、芸苔	500	鲜豇豆、扁豆、四季豆	250
西葫芦、番茄、冬瓜、苦瓜	500	胡萝卜、洋葱、蒜苗	200
黄瓜、茄子、丝瓜、莴笋	500	山药、荸荠、凉薯	150
芥蓝菜、瓢儿菜、塌棵菜	500	芋头	100
空心菜、苋菜、龙须菜	500	毛豆、鲜豌豆	70
绿豆芽、鲜蘑、水浸海带	500	百合	50

注：每份蔬菜类食品提供蛋白质 5 g，碳水化合物 17 g，能量 90 kcal；每份蔬菜一律以净食部计算。

表 3-4　肉、蛋类食品的能量等值交换份表

食品名称	质量/g	食品名称	质量/g
熟火腿、瘦香肠、肉松	20	鸡蛋（1 枚，带壳）	60
肥瘦猪肉	25	鸭蛋、松花蛋（1 枚，带壳）	60
熟叉烧肉（无糖）、午餐肉	35	鹌鹑蛋（6 枚，带壳）	60
熟酱牛肉、酱鸭、肉肠	35	鸡蛋清	150
瘦猪肉、牛肉、羊肉	50	带鱼、鲤鱼、甲鱼、比目鱼	80
排骨	50	大黄鱼、鳝鱼、黑鲢、鲫鱼	80
鸭肉、鸡肉、鹅肉	50	河蚌、蚬子、豆腐、豆腐脑	200
兔肉	100	对虾、青虾、鲜贝、蛤蜊	100

续表

食品名称	质量/g	食品名称	质量/g
水浸海参	350	蟹肉、水浸鱿鱼、老豆腐	100

注：每份肉蛋类食品提供蛋白质 9 g，脂肪 6 g，能量 90 kcal；除蛋类为市售产品质量，其余一律以净食部计算。

表 3-5　大豆类食品的能量等值交换份表

食品名称	质量/g	食品名称	质量/g
豆浆粉、干黄豆	25	北豆腐	100
豆腐丝、豆腐干	50	南豆腐（嫩豆腐）	150
油豆腐	30	豆浆	400

注：每份大豆类食品提供蛋白质 9 g，脂肪 4 g，碳水化合物 4 g，能量 90 kcal。

表 3-6　奶类食品的能量等值交换份表

食品名称	质量/g	食品名称	质量/g
全脂奶粉	20	牛奶	245
脱脂奶粉	25	酸牛奶、淡全脂牛奶	150

注：每份奶类食品提供蛋白质 5 g，脂肪 5 g，碳水化合物 6 g，能量 90 kcal。

表 3-7　水果类食品的能量等值交换份表

食品名称	质量/g	食品名称	质量/g
柿子、香蕉、鲜荔枝	150	李子、杏	200
梨、桃、苹果	200	葡萄、樱桃	200
橘子、橙子	200	草莓、杨桃	300
猕猴桃、菠萝	200	西瓜	750
柠檬	250	柚子、枇杷	225

注：每份水果提供蛋白质 1 g，碳水化合物 21 g，能量 90 kcal。

表 3-8　油脂类食品的能量等值交换份表

食品名称	质量/g	食品名称	质量/g
花生油、香油（1 汤匙）	10	猪油	10
玉米油、菜籽油（1 汤匙）	10	牛油	10

续表

食品名称	质量/g	食品名称	质量/g
豆油（1 汤匙）	10	羊油	10
红花油（1 汤匙）	10	黄油	10

注：每份油脂类食品提供脂肪 10 g，能量 90 kcal。

表 3-9　不同能量所需的各类食品交换份数

能量/kcal	交换单位/份	谷薯类		蔬果类		肉蛋类		豆乳类			油脂类	
		质量/g	单位/份	质量/g	单位/份	质量/g	单位/份	豆浆质量/g	牛奶质量/g	单位/份	质量/g	单位/份
1200（1287）	14	150	6	500	1	150	3	200	250	2	20	2
1400（1463）	16	200	8	500	1	150	3	200	250	2	20	2
1600（1639）	18	250	10	500	1	150	3	200	250	2	20	2
1800（1815）	20	300	12	500	1	150	3	200	250	2	20	2
2000（1991）	22	350	14	500	1	150	3	200	250	2	20	2

注：能量列数据中括号内的数字为计算所得值，括号外所列的数据取整数，以便于计算。所列饮食并非固定模式，可根据就餐的饮食习惯，并参考有关内容予以调整。配餐饮食可参考各类食物能量等值交换份表，做出具体安排：瘦肉 50 g＝鸡蛋 1 个＝豆腐干 50 g＝北豆腐 100 g；牛奶 250 g＝瘦肉 50 g＋谷类（10～12 g）或豆浆 400 g；水果 1 交换单位相当于谷类 1 交换单位。

而在选择碳水化合物的种类时，《中国居民膳食指南（2016 版）》建议首先关注食物的血糖生成指数（GI）。低 GI 的食物对稳定餐后血糖波动有帮助。低 GI 主食主要包括未经加工的全谷物、杂粮以及含膳食纤维丰富的麸皮等。但值得注意的是，低 GI 食物虽然餐后血糖波动较小，但若过量摄入仍会导致血糖水平增高。相反，如果能严格控制高 GI 食物的摄入量，少量的高 GI 食物对进食后血糖水平的影响不会太大。因此，选择食物时还应考虑食物的血糖负荷（GL），GL=GI×碳水化合物含量（g）/100。GL＞20 的食物为高 GL 食物；GL 在 10～20 的为中 GL 食物；GL＜10 的为低 GL 食物。

饮食中纯碳水化合物类食物（如淀粉、蔗糖、酒精和果糖等）的过量摄入还可能对血脂特别是甘油三酯的改善不利。因此糖尿病患者应尽量避免纯碳水化合物类食物，在选择蔗糖作为甜味剂时，应将其所提供的热量计入全天摄入热量，且总量不应超过 25 g。《中国 1 型糖尿病诊治指南》建议患者使用低 GI 的糖醇（如木糖醇、麦芽糖醇等）或无热量的甜味剂（如甜蜜素、甜味素、甜菊苷等）代替蔗糖。但是要注意大量使用糖醇和代糖会导致肠胃胀气、腹泻和其他肠道不适。众多研究证实，长期高纤维膳食有助于改善糖尿病患者的血糖水平。因此，指南建议糖尿病患者应保证每日 12～14 g/1000 kcal 的膳食纤维摄入量，膳食纤维主要来自全谷类食物、豆类和蔬菜，所以提倡糖尿病患者日常饮食中用粗杂粮代替部分精细粮。

《中国 1 型糖尿病诊治指南》针对糖尿病患者饮酒给出了明确建议，指出酒精可抑制糖原分解和糖异生作用，同时也可抑制糖的利用，对血糖控制不利；同时也易引起营养素（钙、锌、水溶性维生素等）的消耗，导致脂肪、糖等代谢异常，故应避免。成年 1 型糖尿病患者若有饮酒要求，建议每日应少于 1 个酒精单位（1 个酒精单位相当于啤酒 285 mL，或葡萄酒 100 mL，或白酒 30 mL）（中华医学会糖尿病学分会，2013）。

5. 无机盐及微量元素

《中国 1 型糖尿病诊治指南》中指出，病情未得到控制的糖尿病患者几乎都会出现无机盐代谢的负平衡，且病情越重这种负平衡的现象也越明显。糖尿病患者最常发生钙、镁及微量元素硒、锌、铁等的负平衡。但在通常情况下，患者没有必要额外补充无机盐及微量元素制剂，通过合理的食物搭配同样可以满足患者的营养代谢需要。只有当饮食摄入无法达到膳食推荐摄入量时，可以适当补充（中华医学会糖尿病学分会，2013）。

除了无机盐代谢负平衡，1 型糖尿病患者还会出现钠摄入过量的情况。钠的过量摄入不利于血压控制，对血糖的稳定性也有间接的不利影响，特别是对伴有心衰、水肿的患者极为不利。因此，指南建议这类糖尿病患者每日钠的摄入量应限制在 2 g/d 以内，除日常食物中天然含有的钠外，由食盐提供的钠折合食盐消耗量约为每天 3 g。即便是没有糖尿病并发症的患者，每日食盐消耗量也应控制在 6 g 以内（中华医学会糖尿病学分会，2013）。

6. 维生素

《中国 1 型糖尿病诊治指南》中指出，病情未得到控制的 1 型糖尿病患者一般存在维生素特别是水溶性维生素的负平衡或缺乏，可以在代谢控制不佳时根据患者情况给予短期补充。目前缺乏长期大量补充抗氧化维生素安全性的报告，因此不推荐患者常规大量补充这类维生素（中华医学会糖尿病学分会，2013）。

目前，各国的糖尿病防治指南中 1 型和 2 型糖尿病的营养干预基本是通用性指导，与《中国 1 型糖尿病诊治指南》相似，主要根据能量、宏量营养素（蛋白质、碳水化合物、脂肪）、微量营养素、酒精、盐和代糖几大方面以及不同的证据级别，给出了医学营养建议，本书将在 2 型糖尿病的营养膳食建议（3.4.2 节）中具体介绍。

3.4.2　2 型糖尿病

2 型糖尿病患者与 1 型糖尿病患者相同，均需要接受个性化医学营养治疗，在营养治疗和药物治疗的配合下达到最佳的治疗效果。参考《中国糖尿病医学营养治疗指南（2013）》（中华医学会糖尿病学分会和中国医师协会营养医师专业委员会，2015）、《美国糖尿病防治指南（2019）》（American Diabetes Association，2019）、《营养疗法》（Canadian Diabetes Association Clinical Practice Guidelines Expert Committee et al., 2013）、《糖尿病营养饮食指导手册》（日本营养师学会等，2007），本书将饮食疗法归纳为以下几方面。

1. 饮食疗法意义与要点

2 型糖尿病饮食疗法的目的是：由总能量摄取合理化来减轻肥胖，弥补胰岛素缺乏，使胰岛素的需求与供给达到平衡，令糖尿病的各种病症得到改善。胰岛素不仅会影响糖代谢，同时对脂类和蛋白质的代谢也有影响。在对患者进行饮食疗法干预的时候，需要结合患者的个体病症，多角度论证饮食疗法的合理性。为了饮食疗法能够持续，安全性和饮食文化以及患者个人的饮食喜好也必须要考虑。其中，日本在糖尿病患者的饮食疗法中特意强调了要注意 6 个要点：①八分饱；②食品种类尽可能多；③摄入脂肪要适量；④多吃富含膳食纤维的食品；⑤细嚼慢咽；⑥食物构成要均衡（日本营养师学会等，2007）。

2. 营养素的平衡和合理的摄取方案

碳水化合物、蛋白质和脂肪是人体的三大能量供给营养素，因饮食文化的不同，各国的饮食疗法中能量配比方案也有所不同。中国指南建议碳水化合物供能占总能量的 50%～65%，日本建议 50%～60%，加拿大建议 45%，并提出若常吃低 GI 的高纤维食物，碳水化合物供能比可以升高到 60%；中国、加拿大的指南都建议蛋白质的供能比在 15%～20%，日本建议在 20%以下；而针对脂肪供能比，中国指南建议在 20%～30%，加拿大建议在 20%～35%，日本没有给出明确的数字，只是建议由脂类来补充碳水化合物和蛋白质剩余的供能。另外，针对膳食纤维，中国指南推荐每天摄入 10～14 g/1000kcal 的膳食纤维；日本推荐每日摄入 20 g 以上的膳食纤维；加拿大建议膳食纤维摄入量为女性 25 g/d，男性 38 g/d，其中大于 51 岁的人群，男女均为 30 g/d。美国对三大营养素的能量供给比例没有特别建议，认为三大营养素的占比应根据个体的饮食方式、人种、文化、宗教信仰、健康表现和目标、经济情况和代谢目标综合评估得到（American Diabetes Association，2019；中华医学会糖尿病学分会和中国医师协会营养医师专业委员会，2015；Dworatzek et al., 2013；日本营养师学会等，2007）。

食品摄入顺序的不同也会导致餐后血糖的变化，因此建议先吃富含膳食纤维的蔬菜，可以延缓餐后血糖的上升。另外，咀嚼能力和血糖调控的关系也引起了关注，有研究表明，50 岁以上的中老年患者咀嚼能力下降，可能导致血糖调控紊乱。不健康的饮食习惯，如不吃早饭、在很晚的时间吃晚饭等，都会使糖尿病的健康管理更加困难。特别是睡前饮食，是加速肥胖、使糖尿病血糖调控效果变差和引起并发症的主要原因之一（American Diabetes Association，2019）。

3. 目标体重和总能量摄取量

2 型糖尿病患者应当接受个性化能量平衡计划。综合考虑患者的基础代谢、运动量、并发症等因素，给出个性化的能量建议。其目标在于既要达到或维持理想体重，又要满足不同情况下的营养需求。针对超重或肥胖的 2 型糖尿病患者，减轻体重为首要目标。研究发现，对于肥胖人群，5%～10%的体重减轻能够有效改善胰岛素敏感性、血压和血糖等。但是不推荐 2 型糖尿病患者长期接受极低能量（总摄入能量≤800 kcal/d）的营养方案（中华医学会糖尿病学分会和中国医师协会营养医师专业委员会，2015）。

日本的糖尿病患者教育给出了明确的体重计算方法。日本以 BMI=22 为标准来判断标准体重。总能量的摄取按照“总能量摄取量=标准体重（kg）×身体活动量”的公式计算，其中，标准体重（kg）=[身高（m）]^2×22（标准 BMI）；身体活动量（kcal/kg 标准体重）的定义为轻劳动者（文职类工作、办公室工作）为 25～30，普通的劳动者（站立时间较多的工作）为 30～35，重劳动者（体力劳动工作）为 35 以上。

但是，一律以标准体重为目标是不可行的，要考虑饮食干预开始时的初始 BMI。肥胖的糖尿病患者应该先以减少体重的 5%为目标。此后一边改善代谢状态，一边考虑患者个人的身体情况，综合设定适应自身情况的体重阶段性目标（日本营养师学会等，2007）。

4. 碳水化合物及其摄取量对糖尿病健康管理的影响

碳水化合物的摄取量与患糖尿病的风险以及血糖调控的关联性没有被证实。目前普遍建议膳食中碳水化合物所提供的能量应占总能量的 50%～60%。控制碳水化合物的摄入量和种类是血糖控制的关键环节。低 GI 有利于血糖控制，但应同时考虑血糖负荷，单纯性根据食物的 GI 值来选择食品，在糖尿病管理中的有效性还没有得到证实。

定时定量进餐，尽量保持碳水化合物均匀分配是控制血糖的重要原则。同时要控制添加糖的摄入，不能多于 10%的总供能。不建议喝含糖饮料，因为含有蔗糖的零食和饮料不利于血糖的控制。可适当摄入糖醇和非营养性甜味剂，虽然它们对血糖控制的影响还没有十分确凿的证据，但适量食用对糖尿病患者是安全的

（American Diabetes Association，2019；中华医学会糖尿病学分会和中国医师协会营养医师专业委员会，2015）。

5. 蛋白质及其摄取量对糖尿病血糖控制的影响

《中国糖尿病医学营养治疗指南（2013）》针对肾功能正常的糖尿病患者，建议蛋白质提供的能量应占总能量的 15%～20%（大约为 1～1.5 g/kg 体重），同时保证优质蛋白质比例超过三分之一。单纯增加蛋白质不易引起血糖升高，但可能增加胰岛素分泌反应（中华医学会糖尿病学分会和中国医师协会营养医师专业委员会，2015）。

6. 脂肪及其摄取量对糖尿病血糖管理的影响

膳食中由脂肪提供的能量应占总能量的 20%～30%。虽然总脂类摄取量与糖尿病发病风险的关系未被明确，但饱和脂肪酸的摄入量增加被证实会加大糖尿病患病的风险。因此，摄入饱和脂肪酸提供的能量不应超过饮食总能量的 7%。应尽量减少反式脂肪酸的摄入。脂类的摄入比例超过 25%的情况下，应减少饱和脂肪酸的摄入比例。单不饱和脂肪酸是较好的膳食脂肪酸来源，在总脂肪摄入中的供能比宜达到 10%～20%。多不饱和脂肪酸摄入不宜超过总能量摄入的 10%，*n*-3 脂肪酸在糖尿病管理中的有效性目前还没有充足的科学证据，但一些国家的糖尿病营养治疗中还是建议适当增加 *n*-3 脂肪酸的摄入比例。《中国居民膳食指南（2016 版）》指出，应控制膳食中胆固醇的过多摄入（中国营养学会，2016）。

7. 膳食纤维及其摄取量对糖尿病病情的影响

研究证实，提高膳食纤维摄入量对糖尿病的改善有正向调节作用。因此，建议增加每日膳食纤维的摄入，如豆类、富含纤维的谷物类（每份食物≥5 g 纤维）、水果、蔬菜和全谷物食物（中华医学会糖尿病学分会，2013）。

8. 钠和食盐及其摄取量对糖尿病健康管理的影响

在血糖控制不良的病例中，限制食盐摄入量可以减少患者心脑血管疾病的发病率。目前，没有基于科学研究的糖尿病患者食盐摄入推荐量。《中国糖尿病医学营养治疗指南（2013）》中建议，食盐的摄入量＜6 g/d，钠摄入量≤2000 mg/d，合并高血压患者更应严格限制摄入量。同时应限制摄入含钠高的调味品或食物，如味精、酱油、调味酱、腌制品、盐浸加工食品等（中华医学会糖尿病学分会和中国医师协会营养医师专业委员会，2015）。

9. 微量营养素及其摄取量对糖尿病健康管理的影响

维生素和微量元素的摄入量与糖尿病的关系尚不明确，但有研究证实糖尿病患者容易缺乏B族维生素、维生素C、维生素D以及铬、锌、硒、铁、锰等多种微量营养素，建议根据营养评估结果适量补充。但不建议长期大量补充维生素E、维生素C及胡萝卜素等具有抗氧化作用的制剂，其长期安全性仍待验证。目前尚没有明确的证据证明服用某些草药、维生素和矿物质可以改善糖尿病。不过，服用二甲双胍（一种抗糖尿病药、降血糖药）可能会导致维生素 B_{12} 缺乏。糖尿病预防项目转归研究（DPPOS）建议，服用二甲双胍的糖尿病患者，尤其是有贫血和周围神经病变的患者，应预防维生素 B_{12} 缺乏，定期测量血液里维生素 B_{12} 的水平（中华医学会糖尿病学分会和中国医师协会营养医师专业委员会，2015）。

10. 饮酒

糖尿病患者是否可以喝酒应与主治医生商量之后再决定。有肝脏疾患或者并发症的糖尿病患者原则上是禁酒的。饮酒会导致血糖调控不良以及中性脂肪上升，因此不推荐糖尿病患者饮酒。

《中国居民膳食指南（2016版）》建议女性一天饮酒的酒精量不超过15 g，男性不超过25 g（中国营养学会，2016）。如何核算酒精量和饮酒量见表3-10。酒精饮料的种类对糖尿病管理的影响虽然没有很明确，但应注意起泡酒中的碳水化合物能量很高。应警惕酒精可能诱发的低血糖，避免空腹饮酒。尤其是服用磺脲类药物（一种治疗糖尿病的口服药）的患者和使用胰岛素治疗的患者应注意急性低血糖的状况。若糖尿病管理状况良好，适当饮酒是允许的，但建议每周不超过2次。饮酒时需要特别注意：①计算酒精中所含的总能量；②低血糖和高血糖的发生，特别是正在进行药物治疗的人，更要注意；③酒精虽然可以提供能量，但不是营养素，原则上不能与其他的食物进行替换；④酒精有增进食欲的功能，一边喝酒一边吃饭的时候要注意不要吃多；⑤饮酒时要正确选择零食，因为高能量、高蛋白、高盐分的酒伴侣类零食非常多；⑥自制力比较差，觉得自己一旦喝起酒来就停不下来的人还是不要喝酒为好；⑦缓解压力不等于饮酒。有些人一旦感觉到压力就有进食欲望，从而导致生理与精神层面的变化。交感神经受到刺激，副肾上腺髓质会释放出儿茶酚胺，导致心率增加、收缩压上升，进而引起血管收缩。虽然少量饮酒可以缓解压力，但一不小心就饮酒过量是许多人遇到过的问题。另外，饮酒养成习惯，饮酒量也会增加。大量饮酒会导致脱水，不利于血管健康。为了缓解压力而饮酒是错误的（日本营养师学会等，2007）。

表3-10　糖尿病患者建议每日酒精量与不同类型酒的相应每日饮酒量

名称	男性建议饮酒量	女性建议饮酒量
酒精（纯酒精）	25 g	15 g
啤酒，酒精度5%	500 mL	375 mL

续表

名称	男性建议饮酒量	女性建议饮酒量
日本酒，酒精度 15%	180 mL	135 mL
威士忌，酒精度 43%	60 mL	45 mL
烧酒，酒精度 35%	90 mL	67.5 mL
葡萄酒，酒精度 12%	200 mL	150 mL

资料来源：日本营养师学会等，2007。

11. 吸烟

糖尿病患者原则上是禁烟的。吸烟会导致血压上升、血小板黏着能力增强，由此引起血液凝固功能亢进，高密度脂蛋白胆固醇下降，引起血管内皮细胞障碍。所以，吸烟是动脉硬化性疾病的独立危险因素，特别是闭塞性动脉硬化症的诱因之一。与吸烟相关的疾病还有以下几类。①恶性疾病：癌症（肺癌、口腔癌、咽喉癌、胃癌、肝脏癌、膀胱癌等）；②循环系统疾病：冠状动脉疾病、脑血管障碍、大动脉瘤；③呼吸系统疾病：慢性阻塞性肺疾病、慢性支气管炎、肺气肿、哮喘；④消化系统疾病：胃溃疡、十二指肠溃疡、慢性胃炎、口腔溃疡；⑤精神系统疾病：尼古丁依赖症；⑥孕妇、产妇吸烟影响：早产、自然流产、妊娠并发症、产儿出生时体重较轻；⑦被动吸烟的影响：肺癌、小儿哮喘。

无法戒烟的原因包括身体依赖和心理依赖。如果不吸烟就心情很差，或者每天早上都要吸烟，这就是尼古丁依赖，是一种身体上的依赖，要想戒烟可以尝试尼古丁制剂或者尼古丁口香糖。如果有饭后吸烟的习惯或者总是觉得没有烟就手里发空，总想拿点东西，这类就是心理上的依赖，这种情况下可以改变生活方式，如在吃晚饭后迅速刷牙、扔掉烟灰缸，或者在想吸烟的时候去跑步、散步或进行其他运动（日本营养师学会等，2007）。

12. 糖尿病患者的夜间低血糖

为了防止夜间低血糖，应在睡前测定血糖。觉得自己有低血糖的危险，可以喝一些牛奶或者吃几片饼干，因为牛奶或者饼干中的脂肪可以让血糖缓慢上升从而防止夜间低血糖的发生（日本东医院，2015）。

13. 糖尿病患者在外就餐的注意事项

餐馆中的餐食一般有以下一些特征：①热量较高；②蔬菜的量较少；③碳水化合物和脂类为主的料理比较多；④味道比较重（盐和其他调味料加入的量较多）；⑤无法准确判断使用了哪些食材。

因此，糖尿病患者在外就餐时应该着重注意以下几点：①应避免以主食为核心的快餐，如拉面、炒饭、意大利面、咖喱饭等；②为了营养均衡，应该选择食用更多食材制作的定食便当和盒饭套餐，或在桌餐中增加以蔬菜为主料的菜肴；③尽量避免油腻和很甜的菜肴；④如果感觉蔬菜的摄入量不足，应当有意识补充一些；⑤按照食物种类划分表（表 3-11），同种类碳水化合物来源的食物不混合在一起吃，如咖喱饭配面包、拉面配米饭。

表 3-11　食物种类划分表

食品分类	主要营养素	在人体内的功效	特征
谷类、芋类、豆类	碳水化合物	保持体温、提供能量	唯一可以被大脑利用的能量源
水果	维生素和碳水化合物	保持体温、提供能量	食用后能使血糖迅速发生改变
鱼类、贝类、肉类、蛋类、芝士	蛋白质	血、肉和骨头的组成成分	摄取过量会影响肾脏机能，使尿酸值上升；摄取不足会导致贫血
牛奶及乳制品	钙和蛋白质	骨头的组成成分	富含丰富钙质
油脂、脂肪含量较高的食品	脂类	保持体温、提供能量	少量能提供能量
蔬菜、蘑菇、海藻	维生素和矿质元素	预防疾病、改善身体状况	能够抑制血糖的上升

资料来源：日本东医院，2015。

糖尿病前期、糖尿病和糖尿病高危人群在选择快餐食品的时候都应该注意以下几点：①尽量购买热量在 600 kcal 以下的食品；②如果快餐中米饭的量太多就剩下不要吃，按照一天摄入量为 1800 kcal 来计算，主食（如米饭）的量仅为两小碗；③如果午餐中选择的快餐热量超过 600 kcal，在晚餐可以适当调整热量的摄入，选择沙拉等低热量轻食（日本东医院，2015；日本营养师学会等，2007）。

14. 糖尿病患者的加餐

糖尿病患者可以把一天要摄入的热量分成六餐，除了早中晚三餐外，还有在三餐之间的加餐。设置加餐的目的是防止血糖的急剧变化，所以加餐食物的选择非常重要。应该注意选择一些让血糖缓慢上升的食物，并且要严格控制加餐食物的热量，像冰激凌、蛋糕等食物就不适合作为加餐的食物。应选择含有多糖类的食物，如全麦面包、薯类、水果、坚果加酸奶等。

牛奶中蛋白质和钙的含量很高，可以补充不足的钙质。虽然大量饮用会导致能量和脂肪摄入过量，但是每天 180 mL 的量没有问题。乳糖不耐的人群推荐饮用无糖酸奶（American Diabetes Association，2019；日本营养师学会等，2007）。

15. 糖尿病患者的零食

糖尿病患者应避免零食，零星饮食会让机体一直处于进食状态，导致胰岛素一直追加分泌，并进一步影响内分泌，导致血糖血脂水平上升。

零食含有较多的碳水化合物和脂类，是能量很高的食品，不仅会扰乱血糖调控，还是肥胖和中性脂肪上升的原因。例如，一个牛奶焦糖布丁（根据生产厂家不同会有差异），有大约 251 kcal 的热量，相当于三根香蕉或一个半饭团；一小盒香草冰激凌，热量为 314 kcal，相当于四根香蕉或两个饭团；一袋薯片，热量为 491 kcal，相当于六根香蕉或三个饭团。而且含糖饮料的糖也很多，例如，一瓶可乐（500 mL）中有约 50 g 砂糖；一瓶运动饮料（500 mL）大概也有 22 g 砂糖。

如何能防止零星饮食呢？我们应该做到：①只把自己要吃的量盛出来，剩下的存放于自己触不可及的地方；②吃完饭后迅速收拾桌子，并且刷牙；③在不饿的时候买东西，并且有意识地不买零食；④养成看电视、工作的时候不吃东西的习惯。

如果距离吃饭还有很短的一段时间产生饥饿，可以嚼 1 粒口香糖，这样能刺激神经中枢，获得饱腹感。防止零星饮食还可以尝试：①每次看到零食时问问自己是否真的想吃零食，还是仅仅因为习惯；②提前规划每周吃几次零食，吃什么，每次吃多少；③拿到零食以后，不要自己都吃掉，可以与周围的人一起分享；④遇到自己非常想吃的东西可以适量买一些，拒绝大包装；⑤可以适当选择含有人工甜味剂的零食。

代替蔗糖的人工甜味剂很容易在超市买到，0 焦耳的饮料也十分常见。可以适当选择，但不宜过量，因为根据体质的不同，有的人食用后会出现腹泻，而一些患者食用人工甜味剂同样会造成血糖迅速升高（American Diabetes Association，2019；日本营养师学会等，2007）。

16. 关于节食后的饮食和吃得太快的问题

1）节食后饮食

三餐不正常摄入和长时间不吃饭的人会出现基础代谢率低下的情况，且身体会自保式地不使用能量。因此，长时间空腹状态后再进行饮食，会使体内积聚更多的脂肪。为了更好地控制血糖，建议糖尿病患者每天的早中晚三餐都尽量在同一时间进行。如果有特殊情况不能保证准时吃饭时，可以在进食时间稍微吃一点饼干或面包，并注意在接下来的一餐避免摄入超过规定的热量来补充上一餐的不足。

那么为什么每日三餐应该尽量在同样的时间进行呢？是因为规则的饮食可以让胰岛素的作用效率更高，如图 3-1 和表 3-12 所示。

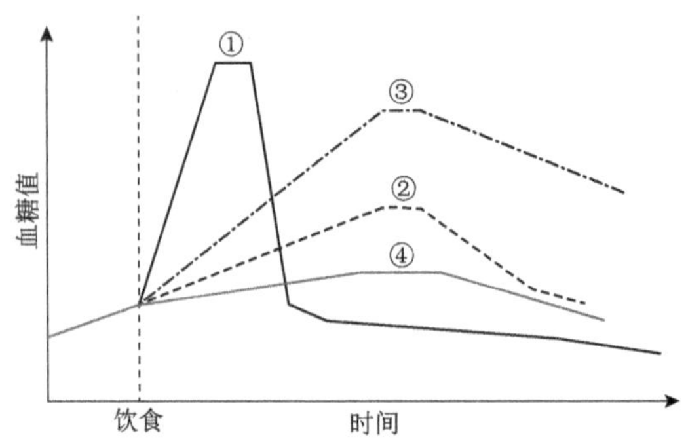

图 3-1　不同饮食时间对血糖波动的影响

①～④说明见表 3-12

资料来源：日本营养师学会等，2007

表 3-12　针对图 3-1 血糖波动变化的胰岛素分泌情况解释

<table>
<tr><th>图例</th><th>胰岛素
分泌状态</th><th colspan="2">状态解释</th></tr>
<tr><td>①</td><td>正常</td><td colspan="2">饮食之后血糖增加，胰岛素追加分泌，胰岛素的量迅速上升</td></tr>
<tr><td>②</td><td rowspan="3">异常</td><td>饮食之后血糖增加，胰岛素不能及时有效地反应，出现延迟分泌的状态</td><td rowspan="3">对于饮食之后血糖的增加，不能追加分泌足够的胰岛素</td></tr>
<tr><td>③</td><td>胰岛素不仅出现分泌延迟，并且过量分泌</td></tr>
<tr><td>④</td><td>胰岛素分泌量不足</td></tr>
</table>

资料来源：日本营养师学会等，2007。

2）吃得太快

从开始进食 15～20 min 左右，会有饱腹感，如果一餐仅用 10 min 左右就摄入了需要量的食物，在有饱腹感之前就会摄入比需要量更多的食物。结果摄入的能量就会变高，这样非常不利于血糖的调控。细嚼慢咽可以得到满腹感，有助于肥胖的预防；同时咀嚼次数的增加可以让脑的血流增加，激发脑的活动；另外，细嚼慢咽更加能品尝出食物的滋味，体验食物的口感，能够得到精神上的满足感。若有吃得太快的问题，可以在吃饭中途放下筷子，多咀嚼，这样有助于提醒自己放慢吃饭速度，筷子一直拿到手里时难免容易吃得快而多（日本营养师学会等，2007）。

17. 如何更好地饮食

1）保护牙齿

为了能够更好地消化食物，对牙齿的管理十分重要。糖尿病患者容易患龋齿和牙周炎，牙周炎又会使糖尿病恶化。所以每日坚持刷牙，定期检查牙齿状况对于糖尿病患者十分重要。

2）吃饭只吃八分饱

每次吃饭十分饱会增加摄食量，进而增加体重。能量过剩是肥胖的重要原因之一。人体的脂肪分为皮下脂肪和内脏脂肪。皮下脂肪的合成、分解活性较低，皮下脂肪被分解成游离脂肪酸，运送到全身，成为肌肉的能量。而内脏脂肪合成、分解的活性非常高。内脏脂肪主要分布在腹腔肠间隙，中性脂肪酸被分解，形成游离脂肪酸进入肝脏，是慢性病和动脉硬化的主要原因。

3）夜晚不进食，避免“夜食症”

在夜晚的时候消化管活跃，非常有利于食物的消化和吸收，饮食消化诱导胰岛素的分泌也会增加，胰岛素有促进体内脂肪细胞合成的作用，且夜晚活动量比白天少，能量无法被有效消耗就会变成脂肪积蓄在体内。建议睡前 2 h 禁食（日本营养师学会等，2007）。

18. 控糖相关的功能性食品在糖尿病饮食控制中的作用

在日本，血糖相关的保健用食品会在商品包装上印有“适合担心自己血糖值的人”。而中国虽然没有相关的法规支持功能性食品包装标识，但也有类似的对糖尿病患者有益的功能性普通食品在售卖。对于这一类食品，首先要准确理解食品的特征，合理利用十分重要。例如，番石榴茶中的番石榴茶多酚可以减缓糖类吸收的速率，含有 L-阿拉伯糖的食品可以抑制蔗糖的消化和吸收，这些功效都被很多临床研究所证实。所以这些功能性食品是有控制血糖的辅助功效的，但是需要特别注意这类食品的食用时间，如上述提及的食品若不随餐食用则无法发挥其控糖功效。并且如果糖尿病患者每餐进食量非常大，或者本身药物控糖效果不佳时，单独食用这些功能性食品的作用是微乎其微的。功能性食品不是糖尿病的治疗药，不可以代替药品。

现在电视、杂志、网络上出现了各式各样的对糖尿病有效的健康食品。在选择和购买这些产品的时候，不能仅关注其健康功效，更要关注这款产品所含有的蛋白质、糖类、脂类等营养成分的含量及每日推荐摄取量。在购买时，不要被缺乏科学性依据的情报所蒙骗，冷静的判断与合理的消费十分重要。有不懂的问题可以咨询医师、药剂师或者营养师。

3.4.3 妊娠糖尿病

妊娠糖尿病（GDM）是妊娠期最常见的并发症之一，是妊娠期发生的碳水化合物不耐受。一般分为两型：一是无需药物即可控制好的 GDM，常常被称为饮食控制的GDM或GDM A1型；二是需要药物治疗才能使血糖达到正常水平的GDM，称为 GDM A2 型。大多数情况下，GDM 常见的非药物管理方法有：饮食控制、运动和血糖的监测。

针对 GDM 这一特殊人群，《中国 2 型糖尿病防治指南（2017 版）》明确了其定义和诊断标准，但没有单独列出其营养治疗方案（中华医学会糖尿病学分会，2018）。而美国妇产科医师学会（ACOG）发布的《妊娠糖尿病指南（2017 版）》对妊娠期糖尿病患者有明确的建议，建议所有 GDM 患者在注册营养师处进行营养咨询，并根据患者个体情况制定个性化营养计划。若没有营养师，临床医生应该根据热量分配、碳水化合物摄入和热量分布三部分向患者提供建议。ACOG 提出，GDM 患者饮食中碳水化合物供能比在 50%～60%时通常会导致体重增长过多，并引发餐后高血糖；因此建议 GDM 患者的碳水化合物供能比应降低至 33%～40%，剩余的热量由蛋白质（20%）和脂肪（40%）供给。同时，指南推荐 GDM 患者食用复合碳水化合物代替简单碳水化合物，因为复合碳水化合物较简单碳水化合物消化得更慢，且产生餐后高血糖的可能性更低，并有可能降低胰岛素抵抗（Committee on Practice Bulletins-Obstetrics，2018）。

妊娠期的医学营养治疗应根据孕妇的饮食习惯以及血糖波动情况确定能量和碳水化合物的摄入方案。美国《妊娠糖尿病指南（2017 版）》强调 GDM 患者应持续监测自身血糖情况，并每日记录饮食，用于医生和营养师为其调整胰岛素剂量和饮食计划。具体原则包括：①采用营养治疗、血糖监测以及胰岛素治疗等综合措施控制血糖；②妊娠期间，为保证孕妇适宜的体重增加，不建议孕妇减重，应保证能量摄入充足；③每天应至少摄入 175 g 碳水化合物，以避免酮症酸中毒或饥饿性酮症引起的酮血症；④建议孕妇少食多餐，既有助于血糖控制，又可减少低血糖风险；⑤在备孕期和妊娠早期应注意叶酸补充，建议补充剂量为 0.4～1.0 mg，以降低糖尿病母亲子代发生神经管缺陷性疾病的概率；⑥提倡母乳喂养，但 GDM 患者在哺乳期前应提前学习如何应对哺乳所引起的血糖波动变化，一般而言，哺乳期所需要的外源性胰岛素会减少，应持续监测血糖并及时调整胰岛素用量（Committee on Practice Bulletins-Obstetrics，2018）。

日本的妊娠糖尿病营养指南中指出，怀孕时期如果被判断为糖尿病，应通过正确而规律的饮食来控制血糖，同时摄取胎儿所需要的和母体自身所需要的营养。在饮食方面应着重注意：保证合理适当能量摄取的饮食，可以更好地控制怀孕时的体重和血糖值；注意营养均衡，可以更好地维持胎儿和母体的健康；规律饮食，可以更好地控制血糖；多摄取含铁的食物，可以防止贫血；多摄取含钙的食物，可以维持骨骼和牙齿的健康；控制盐分，可以防止怀孕时高血压的发生（日本糖尿病学会，2016）。

母体肥胖和怀孕过程中的体重增加会增大分娩巨大婴的风险。因此，对于糖代谢异常的孕妇，健康管理的目标是健全胎儿的发育，维持母体良好的血糖，控制体重不过度增加。然而过度地控制体重也会导致新生儿的营养不良。因此，参考母体、胎儿的体重变化调节能量的摄取是非常重要的。关于合理的孕妇体重增加量，日本厚生劳动省的《孕妇和产妇的饮食指南》中给出了推荐的体重增加量：非怀孕时 BMI＜18.5 的，体重增加量为 9～12 kg；非怀孕时 BMI 在 18.5～25 之间的，体重增加量为 7～12 kg；非怀孕时 BMI 在 25 以上的，体重增加量大约为 5 kg。

而怀孕时正确的能量计算法为：标准体重（kg）×30（kcal）+附加能量值。其中，附加能量值为：怀孕初期（不到 16 周）=50 kcal；怀孕中期（16～28 周）=250 kcal；怀孕后期（28 周以后）=450 kcal；喂奶期=350 kcal。例如，身高 159 cm，BMI 正常（BMI=22）的孕妇，其标准体重应为：1.59×1.59×22 = 55.6 kg，约为 56 kg，怀孕中期所需要的能量为 56kg×30 kcal+250 kcal=1930 kcal（厚生劳动省，2018）。

针对糖耐受能力异常的孕妇，饮食疗法应该注意：①满足母体和胎儿正常生长发育所需的能量；②保证餐后血糖不会过高；③空腹状态下不产生更多的酮体。一日三餐合理饮食，餐后的血糖值仍然高于期望值时，建议采用多餐法，把一天的食物分成 6 次来食用（图 3-2）（日本国立成育医疗研究中心，2016）。

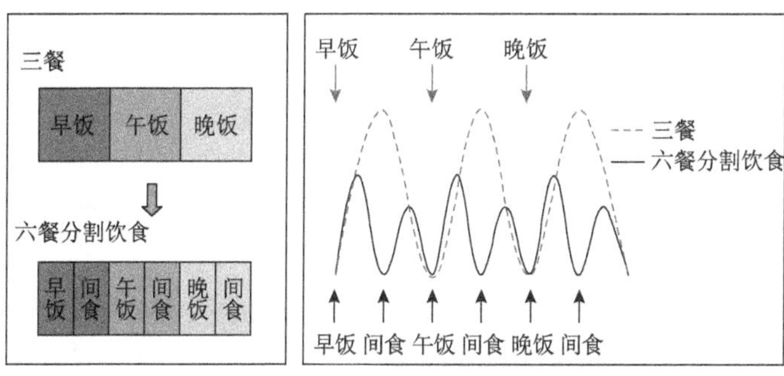

图 3-2　三餐法进食与多餐法进食对血糖波动的影响

资料来源：日本国立成育医疗研究中心，2016

3.5　糖尿病并发症人群的营养膳食建议

糖尿病并发症出现之后，需要特别注意患者的饮食，相关的营养膳食建议也会根据并发症的营养需求做出相应的调整。本节针对糖尿病合并心脑血管疾病、糖尿病合并高血压、糖尿病合并肾病、糖尿病足、糖尿病眼病以及糖尿病合并高脂血症的患者分类型介绍了他们的营养膳食建议。

3.5.1　糖尿病合并心脑血管疾病

研究证实，地中海饮食模式、舒饮食模式、素食饮食模式、日式饮食模式、低 GI 饮食模式和韩国饮食模式都能够降低糖尿病人群心脑血管疾病的发病率。营养治疗的主要切入点在于生活方式管理配合减重。

在 3.2 节中，本书介绍了地中海饮食模式、DASH 饮食模式和素食饮食模式，推荐选用地中海饮食模式和 DASH 饮食模式，它们与低脂饮食相比更有利于心脑血管疾病的控制（Estruch et al., 2007）。研究发现，将饮食中的部分碳水化合物用不饱和脂肪酸代替能够改善心脑血管疾病人群的胰岛素敏感性（Gadgil et al., 2013）；而心衰的风险与 *n*-3 不饱和脂肪酸的摄入有关，高 *n*-3 不饱和脂肪酸摄入能降低心衰风险（Djoussé et al., 2012）。

本节将介绍日式饮食模式、低 GI 饮食模式和韩国饮食模式，以及它们对心脑血管疾病的保护作用。

1. 日式饮食模式

日本居民平均寿命全球最长，除了方便、先进的医疗卫生服务体系外，很大程度上归功于其健康、均衡的膳食结构。3.2.1 节中介绍了日本膳食指南，但近半个世纪里，与中国相同，随着经济水平和文化交融，日本居民膳食结构也发生了较大改变，日本居民的蛋、奶、肉类摄入显著增加。但其蔬菜、豆制品和鱼类仍保持高摄入水平，这可能是日本心脑血管疾病死亡率、肥胖、糖尿病、骨折的发病率显著低于西方国家的原因之一，适当学习日本膳食模式有助于降低上述疾病的发病风险。

人们普遍认为西方的饮食结构，即“欧美型”膳食结构，热量高，不利于健康。但流行病学研究发现，在日本，同样存在一类以肉类和乳制品为主的“欧美型”膳食结构者，这些人相比其他食用动物制品少的人，死亡风险反而更低。日本国立国际医疗研究中心和国立癌症研究中心自 20 世纪 90 年代开始，对日本大阪府和冲绳县等 9 个府县约 8 万名年龄在 40～69 岁的男女进行了长达约 15 年的跟踪调查。研究发现，以“欧美型”饮食为主的日本人摄入的红肉类比例和盐分相对少。且在肉类选择上，此类人群偏好鱼类，尤其是深海鱼，而这些鱼富含多不饱和脂肪酸及矿物质。此外，这部分人偏爱酸奶、乳酪等乳制品，乳制品可用以补充优质蛋白质和益生菌。研究建议，食用肉类较多的人，应增加其膳食中蔬菜、豆类、蘑菇、高脂肪鱼类等健康食品的比例，同时适量食用发酵乳制品（迟瑶，2018）。

2. 低 GI 饮食模式

低 GI 饮食模式，顾名思义就是指饮食选择中以血糖生成指数低的食物为首选。因为当人们吃下高 GI 的碳水化合物类食物（如精白米面制品）之后，血糖会迅速上升，胰腺会分泌胰岛素。胰岛素可以帮助血液中的糖脂转化并囤积为脂肪，高 GI 食物更容易导致胰岛素分泌，并且更容易导致发胖。反之，选择低 GI 食物时，血糖上升平稳，胰岛素作用受控制，人就不易发胖了。但实际上每个人对各种食物的血糖反应是不同的，在选择低 GI 食物时应同时考虑个体的血糖负荷，单纯性根据食物的 GI 值表来选择食品是不科学的。患者应在合理营养指导和血糖监测设备的辅助下，了解适用于自己的低 GI 食物，实现低 GI 饮食模式。

3. 韩国饮食模式

韩国 2010 年版膳食指南中指出：①吃多样的食物，包括谷物（特别是全谷物）、蔬菜、水果、乳制品，备孕女性要特别注意选择可以提供血红蛋白铁的食物，如瘦的红肉；②增加运动，每天运动 30 min 以上，保持健康体重，根据运动情况控制总能量摄入；③食用干净、安全的食物；④选择少盐的食品，烹饪时也注意减少盐的使用；⑤选择脂肪含量少的食品，减少油炸食品摄入；⑥若饮酒，注意适量，怀孕不可饮酒。食物多样性、少盐、增加运动、控制体重、控制油炸食品和饮酒都对心脑血管疾病有防治作用（荣爽等，2017）。

3.5.2　糖尿病合并高血压

本书在 3.2 节已经介绍了为高血压人群建立的 DASH 饮食模式，本节将介绍一些其他国家的饮食建议。各国针对糖尿病合并高血压的膳食都强调了食盐摄入量的控制。日本人每日平均食盐的摄入量约为 13 g。但饮食指南建议没有高血压的正常人每日理想的食盐摄入量为：女性小于 8 g，男性小于 10 g。在糖尿病合并高血压症状出现的情况下，每日盐的摄取量控制在 6～7 g。那么如何才能有效控制食盐摄入呢？在使用酱油的时候，不要把酱油浇在菜上，可以用菜蘸着酱油吃，这样可以减少盐分的摄入量。同时在做饭的时候充分利用香辛料（辣椒、芥末）和带有香味的蔬菜（生姜、葱、紫苏、薄荷），既可以使口感更好，又可以减少食盐的使用量。而不使用加工食品、使用新鲜食材也可以减少隐形盐分的摄入。另外，在调味的时候柠檬、来檬等柑橘类食物调味，也可以起到减少食盐使用量的效果（日本农林水产省综合食料局，2010）。

3.5.3　糖尿病合并肾病

低蛋白质饮食能够有效改善糖尿病肾病。同时其所造成的不良影响并不明显，如血糖失常以及营养不良（Nezu et al., 2013）。蛋白质的摄入量对肾衰竭有减缓的效果，但是并不呈现统计上的显著差异（Robertson et al., 2007）。蛋白质摄入的限制能够有效地减缓糖尿病和非糖尿病人群的肾病发展（Pedrini et al., 1996）。低蛋白饮食联合药物治疗能够改善糖尿病肾病患者的肾功能以及氧化-抗氧化平衡。

但是蛋白质的控制低于 0.6 g/kg 体重会导致营养不足。因此，单纯肾病患者建议每日的蛋白质摄入量控制在 0.7～0.8 g/kg 体重。而对于糖尿病肾病患者来说，一般建议每日的蛋白质摄入量≥0.8 g/kg 体重，因为低于这个标准的蛋白质摄入量，并不能改善血糖、降低心脑血管疾病风险，也无法改变肾小球滤过率。当微量蛋白尿出现时，蛋白质摄入量应降低到每日 0～1 g/kg 体重；当有大量蛋白尿出现时，蛋白质摄入量应降至每日 0.8 g/kg 体重（Rais-Keeley，2002）。同时建议控制钠的摄入量在 2400 mg/d，甚至可降至 2000 mg/d 以更好地帮助控制高血压。在大量蛋白尿出现时，应同时控制磷的摄入量在 500～1000 mg/d（Franz and Wheeler，2003）。

糖尿病肾病早期防治十分重要，对饮食的控制也更加严格。从糖尿病肾病三期开始，蛋白质的摄入被严格限制，如果伴有高血压，食盐限量也十分重要。在早期糖尿病肾病中应用低脂饮食模式干预还可以有效控制患者血脂（赵晓蓉，2018）。

针对糖尿病肾病维持性血液透析的患者，为其开展饮食护理和健康指导效果理想，能够提高患者临床治疗依从性并改善各项营养指标（熊苏琴，2018）。表 3-13 概括了糖尿病肾病不同时期的膳食建议要点（日本东医院，2015）。

表 3-13　糖尿病肾病不同时期的膳食建议要点概括

肾病前期	早期肾病	肾病	肾功能不全	透析疗法期
调整饮食疗法	伴随降压治疗，限制食盐的摄入量	限制蛋白质的摄入量，每日蛋白质的摄入量按照 0.8 g/kg 体重来计算	限制蛋白质的摄入量，每日蛋白质的摄入量按照 0.6～0.8 g/kg 体重来计算	在限制蛋白质摄入的同时，严格控制钾、钠和水分的摄入

资料来源：日本东医院，2015。

3.5.4　糖尿病足

针对糖尿病足，营养干预可以从下面几个方面帮助管理（Friedrich and Collins，2013）。

（1）控制血糖：血糖不稳定会影响胶原蛋白的合成、改变细胞形态学。

（2）正确减重：节食所带来的减重会造成营养不良，从而减缓伤口愈合。

（3）提供专业的膳食补充剂：包括高蛋白、高能量、高营养素的口服补充剂和氨基酸补充剂。

营养评估对糖尿病足患者十分重要，因为营养状态不佳会直接影响伤口的愈合，应提供足够的能量摄入和帮助伤口愈合的营养素，如蛋白质、血清蛋白、维生素 D、维生素 C、锌、精氨酸、亮氨酸、谷氨酰胺等。伤口愈合需要提供 1.5～3 g/kg 体重的蛋白质，但要注意患者是否合并有糖尿病肾病。维生素 C 为水溶性维生素，患者可以补充。长期补充锌会造成铜的流失，应特别注意。亮氨酸由于转换率较低且单纯靠食物无法满足每日所需，营养师会建议选择使用膳食补充剂（Corcoran and Moore，2014）。

3.5.5 糖尿病眼病

膳食纤维、高蔬菜水果摄入量、高鱼类摄入量或补充鱼油、地中海饮食模式、控能餐都和降低糖尿病眼病的发病率相关（Dow et al., 2018；Wong et al., 2018）。而碳水化合物的摄入量和糖尿病眼病的发病率成正比。总脂肪、单不饱和脂肪酸、油酸和维生素 E 的摄入量与糖尿病眼病的发病呈正相关（Granado-Casas et al., 2018）。抗氧化营养素的摄入和糖尿病眼病并没有明确的相关性证明，但是如果患者使用胰岛素，胰岛素对抗氧化营养素发挥作用会产生不利影响（Mayer-Davis et al., 1998）。

3.5.6 糖尿病合并高脂血症

高脂血症分为高胆固醇型高脂血症和高甘油三酯型高脂血症，这两种类型的高脂血症膳食治疗方法不太相同。其中，高胆固醇型高脂血症的饮食疗法主要为：按照最低标准控制能量的摄取，尽量少吃富含饱和脂肪酸及胆固醇的食品（表 3-14），多吃富含不饱和脂肪酸的鱼类和富含膳食纤维的蔬菜。每日摄取的胆固醇量要控制在 300 mg 以内。

表 3-14　富含胆固醇食品的胆固醇含量列表

富含胆固醇食品	胆固醇含量/mg
18 g 鸡蛋黄	252
100 g 牛肉	70
1 个鸡蛋布丁	182
50 g 鸡肝	185
10 g 黄油	21

资料来源：日本东医院，2015。

而高甘油三酯型高脂血症的饮食疗法主要是：控制摄入的总能量以及动物性脂肪、糖类和酒精。

控制脂肪摄入应注意：①选择胆固醇含量低的食用油；②选择不粘锅炒菜；③减少油的使用量（日本东医院，2015）。

参 考 文 献

陈娇芸. 2018. 中国传统饮食文化的当代价值及实现路径. 淮海工学院学报(人文社会科学版), (16): 87-90.

迟瑶. 2018. 日本膳食模式解密. 饮食与健康(下旬刊), 2: 1-3.
范银萍, 宫尚群, 李璐琪, 等. 2017. 地中海饮食在国内外的应用进展. 护理研究, 35: 4480-4483.
厚生劳动省. 2018. 孕妇及产后饮食指导. https://www.mhlw.go.jp/seisakunitsuite/bunya/kodomo/kodomo_kosodate/boshi-hoken/ninpu-02.html[2019-2-14].
李明龙, 王明雁, 陈海燕. 2007. 高蛋白饮食与肥胖、糖尿病. 中国临床营养杂志, 15(4): 237-241.
宁光, 赵文华. 2018. 中国糖尿病回顾与展望. 北京: 人民卫生出版社.
日本东医院. 2015. 第 2 章・糖尿病的饮食疗法. http://www.higashi-clinic.com/pdf/d02.pdf [2019-2-14].
日本国立成育医疗研究中心. 2016. 妊娠和妊娠糖尿病 part 2. http://www.jds.or.jp/common/fckeditor/editor/filemanager/connectors/php/transfer.php?file=/uid000025_474C323031332D31362E706466[2019-2-14].
日本农林水产省综合食料局. 2010. 日本膳食平衡指南. http://www.maff.go.jp/j/balance_guide/[2019-2-16].
日本糖尿病学会. 2016. 糖尿病诊疗指导手册-孕妇糖代谢. http://www.jds.or.jp/common/fckeditor/editor/filemanager/connectors/php/transfer.php?file=/uid000025_474C323031332D31362E706466[2019-2-14].
日本营养师学会, 全国医院营养师协议会, 营养・饮食疗法的有用性讨论委员会. 2007. 糖尿病营养饮食指导手册. https://www.eatforhealth.gov.au/guidelines[2019-2-13].
荣爽, 刘培培, 杨月欣. 2017. 世界各国膳食指南基本情况和宣传图形的比较. 营养学报, 39(6): 535-543.
孙伯菊, 魏军平, 柏力萄. 2018. 素食饮食对糖尿病人群血糖、血压的影响. 世界中西医结合杂志, 13(6): 141-144.
熊苏琴. 2018. 饮食护理与健康指导在糖尿病肾病维持性血液透析的应用. 中国继续医学教育, 10(32): 174-175.
薛勤东. 2003. 多吃坚果预防糖尿病. 食品与健康, 5: 16.
于冬妮, 孙明晓. 2016. 1 型糖尿病的营养治疗. 中国实用内科杂志, 36(7): 540-542.
张宇, 曾钊宇, 骆恒芳, 等. 2017. 素食膳食对人体生化指标的影响. 齐齐哈尔医学院学报, 38(24): 2913-2915.
赵晓蓉. 2018. 分析低脂饮食护理干预在早期糖尿病肾病中的作用. 世界最新医学信息文摘, 18(A3): 255.
中国营养学会. 2016. 中国居民膳食指南(2016 版). 北京: 人民卫生出版社.
中华人民共和国国家卫生和计划生育委员会. 2013. WS/T 429—2013 成人糖尿病患者膳食指导. 北京: 中国标准出版社.
中华医学会糖尿病学分会. 2013. 中国 1 型糖尿病诊治指南: 胰岛素治疗、医学营养治疗、运动治疗、其他治疗方法. 中国医学前沿杂志(电子版), 5(11): 48-56.
中华医学会糖尿病学分会. 2018. 中国 2 型糖尿病防治指南(2017 版). 中华糖尿病杂志, 10(1): 4-53.
中华医学会糖尿病学分会, 中国医师协会营养医师专业委员会. 2015. 中国糖尿病医学营养治疗指南(2013). 中华糖尿病杂志, 7(2): 73-88.
American Diabetes Association. 2018. 4. Lifestyle management: standards of medical care in diabetes—2018. Diabetes Care, 41(Suppl 1): S38-S50.

American Diabetes Association. 2019. Standards of medical care in diabetes—2019. Diabetes Care, 41(Suppl 1): S1-S187.

Australian Government Department of Health. 2015. Australian guide to healthy eating. https://www.eatforhealth.gov.au[2019-2-14].

Azadbakht L, Izadi V, Ehsani S, et al. 2016. Effects of the dietary approaches to stop hypertension (DASH) eating plan on the metabolic side effects of corticosteroid medications. Journal of the American College of Nutrition, 35(4): 285-290.

Azadbakht L, Nafiseh R, Majid K, et al. 2011. Effects of the dietary approaches to stop hypertension (DASH) eating plan on cardiovascular risks among type 2 diabetic patients: a randomized crossover clinical trial. Diabetes Care, 34(1): 55-57.

Campbell A P. 2017. DASH eating plan: an eating pattern for diabetes management. Diabetes Spectrum, 30(2): 76-81.

Canadian Diabetes Association Clinical Practice Guidelines Expert Committee. 2013. Nutrition therapy. Canadian Journal of Diabetes, 37(1): S45-S55.

Castro-Quezad I, Román-Viña B, Serra-Majem L. 2014. The mediterranean diet and nutritional adequacy: a review. Nutrients, 6(1): 231-248.

Chen Z, Zuurmond M G, van der Schaft N, et al. 2018. Plant versus animal based diets and insulin resistance, prediabetes and type 2 diabetes: the Rotterdam study. European Journal of Epidemiology, 33: 883-893.

Chiu T H T, Pan W H, Lin M N, et al. 2018. Vegetarian diet, change in dietary patterns, and diabetes risk: a prospective study. Nutrition & Diabetes, 8(1): 12.

Clark A L. 2012. Use of the dietary approaches to stop hypertension (DASH) eating plan for diabetes management. Diabetes Spectrum, 25(4): 244-252.

Committee on Practice Bulletins-Obstetrics. 2018. ACOG practice bulletin No. 190: gestational diabetes mellitus. Obstetrics and Gynecology, 131(2): e49-e64.

Corcoran M A, Moore Z E. 2014. Systemic nutritional interventions for treating foot ulcers in people with diabetes. Cochrane Database of Systematic Reviews (Online), 11: 217-223.

Corliss J. 2015. The Nordic diet: healthy eating with an eco-friendly bent. https://www.health.harvard.edu/blog/the-nordic-diet-healthy-fare-with-an-eco-friendly-bent-201511198673[2019-2-15].

Djoussé L, Akinkuolie A O, Wu J H Y, et al. 2012. Fish consumption, omega-3 fatty acids and risk of heart failure: a meta-analysis. Clinical Nutrition, 31(6): 846-853.

Dow C, Mancini F, Rajaobelina K, et al. 2018. Diet and risk of diabetic retinopathy: a systematic review. European Journal of Epidemiology, 33(2): 141-156.

Dyson P A, Twenefour D, Breen C, et al. 2018. Diabetes UK evidence-based nutrition guidelines for the prevention and management of diabetes. Diabetic Medicine, 35(5): 541-547.

Estruch R, Martínez-González M A, Corella D, et al. 2007. Effects of a Mediterranean-style diet on cardiovascular risk factors: a randomized trial. Annals of Internal Medicine, 145(1): 1-11.

Feinman R D, Pogozelski W K, Astrup A, et al. 2015. Dietary carbohydrate restriction as the first approach in diabetes management: critical review and evidence base. Nutrition, 31(1): 1-13.

Franz M J, Wheeler M L. 2003. Nutrition therapy for diabetic nephropathy. Current Diabetes Reports, 3(5): 412-417.

Friedrich L, Collins N. 2013. Nutrition 411: the diabetic foot ulcer-can diet make a difference? Ostomy Wound Manage, 59(11): 10-12.

Gadgil M D, Appel L J, Yeung E, et al. 2013. The effects of carbohydrate, unsaturated fat, and protein intake on measures of insulin sensitivity. Diabetes Care, 36(5): 1132-1137.

Georgoulis M, Kontogianni M D, Yiannakouris N. 2014. Mediterranean diet and diabetes: prevention and treatment. Nutrients, 6(4): 1406-1423.

Goldberg R, Venditti E M, Nathan P D, et al. 2009. 10-Year follow-up of diabetes incidence and weight loss in the diabetes prevention program outcomes study. Lancet, 374(9702): 1677-1686.

Gong Q, Gregg E W, Wang J, et al. 2011. Long-term effects of a randomised trial of a 6-year lifestyle intervention in impaired glucose tolerance on diabetes-related microvascular complications: the China Da Qing diabetes prevention outcome study. Diabetologia, 54(2): 300-307.

Gong Q, Zhang P, Wang J, et al. 2019. Morbidity and mortality after lifestyle intervention for people with impaired glucose tolerance: 30-year results of the Da Qing diabetes prevention outcome study. Lancet Diabetes Endocrinol, 7(6): 452-461.

Government of Canada. 2019. Canada's food guide. https://food-guide.canada.ca/en/healthy-food-choices/[2019-2-12].

Granado-Casas M, Ramírez-Morros A, Martín M, et al. 2018. Type 1 diabetic subjects with diabetic retinopathy show an unfavorable pattern of fat intake. Nutrients, 10(9): 1184.

Itandehui C Q, Román-Viña B, Serra-Majem L. 2014. The Mediterranean diet and nutritional adequacy: a review. Nutrients, 6(1): 231-248.

Li M, Shi Z. 2017. Dietary pattern during 1991–2011 and its association with cardio metabolic risks in Chinese adults: the China health and nutrition survey. Nutrients, 9(11): 1218.

Lindström J, Ilanne-Parikka P, Peltonen M, et al. 2006. Sustained reduction in the incidence of type 2 diabetes by lifestyle intervention: follow-up of the Finnish diabetes prevention study. Lancet, 368(9548): 1673-1679.

Mayer-Davis E J, Bell R A, Reboussin B A, et al. 1998. Antioxidant nutrient intake and diabetic retinopathy: the San Luis Valley diabetes study. Ophthalmology, 105(12): 2264-2270.

National Health Service (NHS) England. 2019. The eatwell guide. https://www.nhs.uk/live-well/eat-well/the-eatwell-guide/[2019-2-12].

National Institute of Health. 2018. DASH ranked best diet overall for eighth year in a row by U.S. news and world report. https://www.nih.gov/news-events/news-releases/dash-ranked-best-diet-overall-eighth-year-row-us-news-world-report[2019-2-16].

Nezu U, Kamiyama H, Kondo Y, et al. 2013. Effect of low-protein diet on kidney function in diabetic nephropathy: meta-analysis of randomised controlled trials. BMJ Open, 3(5): 1-11.

Pedrini M T, Levey A S, Lau J, et al. 1996. The effect of dietary protein restriction on the progression of diabetic and nondiabetic renal diseases: a meta-analysis. Annals of Internal Medicine, 124(7): 627-632.

Rais-Keeley P. 2002. Nutrition interventions in early diabetic renal disease. Diabetes Educator, 28(1): 62-70.

Robertson L, Waugh N, Robertson A. 2007. Protein restriction for diabetic renal disease. Cochrane Database of Systematic Reviews, 17(4): CD002181.

Sofi F, Cesari F, Abbate R, et al. 2008. Adherence to Mediterranean diet and health status: meta-analysis. British Medical Journal, 337: a1344.

U.S. Department of Health and Human Services, U.S. Department of Agriculture. 2015. 2015-2020 dietary guidelines for Americans. 8th edition. https://health.gov/dietaryguidelines/2015/guidelines/ [2019-2-14].

Viguiliouk E, Kendall C W, Kahleova H, et al. 2018. Effect of vegetarian dietary patterns on cardiometabolic risk factors in diabetes: a systematic review and meta-analysis of randomized controlled trials. Clinical Nutrition, 38(3): 1133-1145.

Wong M, Man R, Fenwick E K, et al. 2018. Dietary intake and diabetic retinopathy: a systematic review. PLOS One, 13(1): e0186582.

第 4 章　血糖调控功能因子

随着应用化学与生物药理学专业技术的不断发展，越来越多的生物资源，如植物（包括草本类与药用植物、粮谷类、新鲜水果、绿叶蔬菜等）、海洋动物（鱼、虾、贝类等海产品）、微生物（益生菌、食用菌等），被发现含有降血糖活性成分，并作为血糖调控资源被开发利用。天然的血糖调控功能因子具有来源广泛、副作用小的特点，是开发血糖调控保健食品和功能食品的重要原料。本章对具有血糖调控功能的主要功能因子，包括天然产物、微量元素、维生素、益生菌和益生元等，从种类、结构特征、作用机制、来源、开发研究现状等方面进行了系统性介绍。

4.1　天然产物类

天然降血糖功能因子可从生物体中分离提取获得，来源非常广泛；而且其来源物种在我国通常有较为悠久的食用历史，容易被消费者接受。目前，天然产物中已发现的具有较好抗血糖和调控代谢功能的有机成分主要有活性多糖类、多酚类、黄酮类、生物碱、硫键化合物、功能糖类、蛋白质与活性肽和萜类化合物等。

4.1.1　活性多糖类

1. 种类及来源

多糖又称多聚糖，由 10 个以上的单糖通过 α-糖苷键或 β-糖苷键连接而成。天然多糖存在于生物细胞膜结构中，参与多种生命功能活动。目前已报道的天然活性多糖大体分为真菌多糖、植物多糖和海洋多糖等，近几年天然多糖的来源总结见表 4-1。

表 4-1　天然活性多糖来源

多糖	来源	具体种类
真菌多糖	真菌菌丝体、子实体	红平菇菌丝体，桦褐孔菌（担子菌亚门），蝙蝠蛾拟青霉（冬虫夏草寄生菌）（王娟，2017），烟管菌

续表

多糖	来源	具体种类
植物多糖	果蔬	南瓜（王士苗，2015），石榴籽，海红果，桑葚，秋葵，苦瓜，莲雾果，魔芋，龙须菜，雪莲果，茶（绿茶、苦丁茶、乌龙茶等）（宋林珍等，2018；李淑琴，2016；邵淑宏，2015）
	粮谷	大麦（侯圆圆等，2016），燕麦，玉米（赵文竹，2014），薏苡仁，油茶籽
	药食同源植物	山药（梁潇等，2014），枸杞（唐华丽，2016），茯苓，百合，金银花，麦冬（肖作奇，2014），黄精（王艳芳，2017），马齿苋（韩笑，2014），葛根，桑叶
	中药材	桑枝，桑白皮，白簕茎（何冠成等，2016），白子菜（班书贤，2016），黄芪（运立媛等，2018；陈蔚等，2001），仙人掌，青钱柳（邹荣灿等，2018），红豆杉，骆驼刺（郑杰，2016），地肤子（初维，2017），葫芦巴，金线莲（邓燕群等，2014），蓝刺头（杨斌，2014），淫羊藿，余甘子，玉米花丝，锁阳，丹皮，地黄，绞股蓝，柿叶，酸浆（茄科酸浆属，红姑娘）（李素娟，2014），红景天，人参，黄参（宋珅，2014）
	食用菌	香菇，灵芝，云芝，杏鲍菇，黑木耳，梭柄松苞菇（刘韫滔，2014），野生慈姑，蜜环菌，冬虫夏草（韩小娟，2014），蛹虫草（陈春娟等，2017），长柄侧耳（李灿等，2015）
海洋多糖（张磊等，2018）	藻类	螺旋藻（朱孝晨，2018），海带，羊栖菜，紫球藻
	海洋动物	海参，四角蛤蜊，鲍鱼

2. 加工方法

以天然产物为原料制备加工多糖，一般有以下几个步骤：原料预处理→粗多糖提取→除杂→纯化。

1）粗多糖初级提取

粗多糖的初级提取方法主要有溶剂提取法、酶解法、辅助提取法（通过微波或者超声波辅助提取），以及超临界流体萃取法等。

溶剂提取法：基于目标多糖的分子量、分支程度、疏水性等特征选择合适的溶剂。通常来说，分子量小、结构分支复杂程度低的多糖，由于水溶性比较好，非常适合选用高温热水进行提取的方法；分子量较大、分支程度高的多糖，由于水溶性较差，适宜选用酸、碱有机溶剂。工业生产中需要综合衡量考虑多糖的得率、生产过程效率、环保影响因素等，设计的提取工艺需满足成本可控的要求，溶剂提取时间一般不宜过长。这些溶剂不能直接破坏多糖细胞结构，对加工设备等不会造成过度腐蚀。

酶解法：多用于植物多糖的提取。通过酶解作用，破坏纤维素、果胶等植物细胞壁成分，从而提高细胞中有效成分的溶出率。常用的酶主要有纤维素酶、果胶酶、植物蛋白酶等。酶解法的温度普遍温和，溶剂用量少，多糖得率高。与溶剂提取法相比，酶解法专一性好，对环境造成的污染较少，提取效率高；但需要在提取过程中严格控制条件参数，以保持酶的活性，得到较高的多糖提取率。

辅助提取法：通过其他辅助手段破碎细胞壁，增加活性多糖的溶出，从而提高溶剂提取法的得率。目前多采用超声波和微波手段。超声波使液体分子间由于振动频率不同而产生剪切作用和相互摩擦；液体中的微小气泡在振动作用下定向扩散形成空泡并破裂，释放能量形成高温高压环境。以上作用促使植物细胞壁破裂，从而促进多糖成分的溶出。超声波辅助法需通过综合分析考虑超声设备价格、超声时间等诸多因素，在提高多糖得率的同时还要控制技术成本。微波辅助法使细胞内温度短时间升高，分子运动速度加快，胞内液态水汽化，使胞内压力快速增大，从而使细胞壁破裂。微波辅助法虽然节能高效，但实际应用中需注意严格控制微波提取的时间，如果时间过长会严重破坏多糖结构，同时还应注意做好自身防辐射工作。

超临界流体萃取法：该方法基于超临界流体的溶解性可随着密度的变化而改变的性质，针对不同分子极性、不同相对分子质量、不同分子沸点的活性成分，通过分别控制特定压力或萃取温度，可以改变超临界流体的密度，从而使其能够适应不同目标活性成分的溶解性，使其能够选择性地将不同活性成分分别萃取分离出来。作为新兴技术，该方法萃取效率高，条件易控制，但还需要进行更多研究，尚没有在工业上大规模应用。

2）粗多糖除杂

对初提得到的粗多糖混合物进行纯化前，需要先除去其中的非多糖杂质，如蛋白质、色素等。

蛋白质的脱除方法有酶解法和有机溶剂法。酶解法条件温和，有利于保证多糖活性。有机溶剂法主要是通过有机溶剂与生物蛋白相互作用时能使其化学变性产生沉淀，通过固液分离方法实现蛋白质脱除，常用化学试剂为三氯乙酸、Sevag法有机溶液（氯仿和正丁醇的混合液）。该方法的风险在于多次提取会损失多糖，有机试剂残留在溶剂中会增加后续工作量。

色素的脱除常用物理吸附法、大孔树脂吸附法和化学分解法。常用的物理吸附剂主要有硅藻泥、黏土、活性炭、纤维素等。大孔树脂吸附法可以通过洗脱对不同分子量、不同吸附能力的各种多糖进行分离。过氧化氢能够对色素进行氧化分解，但使用时需严格控制条件，避免引起多糖的降解损失。

3）纯化技术

多糖混合物进一步纯化，常用的方法有超滤膜分离法、透析法、沉淀法、柱层析法等。实际工业应用中，为了能达到较好的纯化处理效果，通常联合应用多种纯化方法。此外，新型的纯化方法如电泳、色谱分离法等，技术要求较高或不成熟，使用较少。

3. 降血糖机制

多糖的分子结构是其活性的重要基础，不同分子结构的多糖呈现的生物活性各不相同，例如，以 1→4 键为主链的半乳糖分子，其降血糖活性要高于以 1→3 键相连的呋喃葡萄糖分子。活性多糖的降血糖作用机制可以归纳为以下几个方面（朱娇娇等，2018；张家瑜等，2017）。

1）促进胰岛素分泌

抑制胰岛 B 细胞凋亡：多糖的摄入有助于上调抑制细胞凋亡的蛋白 Bcl-2 的表达、抑制促进细胞凋亡的蛋白 caspase-3 的表达，从而抑制胰岛 B 细胞的凋亡。

保护并修复胰岛 B 细胞：多糖的摄入可通过抗氧化、抗炎等多种途径有效保护胰岛 B 细胞，从而提高血浆胰岛素的分泌水平。

2）影响葡萄糖代谢有关生物酶的活性

抑制 α-淀粉酶和 α-葡萄糖苷酶活性：二者是糖代谢过程的重要催化酶，能够水解食物中碳水化合物的糖苷键，释放葡萄糖，从而使机体血糖浓度升高。多糖通过抑制这些酶的活性，可有效减缓葡萄糖的大量生成。

促进肝糖原合成：葡萄糖激酶（GK）是肝糖原合成过程中的一种关键酶，能够催化葡萄糖转化为 6-磷酸葡萄糖；此外葡萄糖转运蛋白-2（GLUT-2）能够运送葡萄糖进出肝脏,与 GK 协调作用促使胰岛素分泌。多糖可通过上调 GK 和 GLUT-2 的表达来促进肝糖原的合成，降低血糖。

抑制糖异生：糖异生作用将 6-磷酸葡萄糖转化为葡萄糖，使机体血糖升高，多糖可抑制糖异生过程的关键酶葡萄糖-6-磷酸酶（G-6-Pase）的活性。

调节蛋白酪氨酸磷酸酶 1B（PTP-1B）的表达：组织细胞中 PTP-1B 的过量表达会破坏胰岛素受体或其底物上的酪氨酸，改变其残基结构（去磷酸化），从而干扰胰岛素受体和胰岛素的正常结合，造成胰岛素抵抗。多糖可降低 PTP-1B 的表达。

3）调节信号通路

多糖的摄入有助于机体内糖代谢相关信号通路的激活，具体通路如下。

磷酸肌醇-3-激酶-蛋白激酶 B（PI3K/Akt 或 PI3K/PKB）信号通路：葡萄糖是通过机体细胞膜上 GLUT 的转运而被机体细胞摄入的，PI3K/Akt 信号通路的激活可以使 GLUT-4 从细胞内转移到细胞膜，从而增加葡萄糖的有效摄取。

丝裂原激活蛋白激酶（MAPK）信号通路：MAPK 分为 4 个亚族 ERK、p38、JNK 和 ERK5。其中 JNK 和 p38 信号通路在细胞凋亡反应中起关键作用，可抑制胰岛细胞凋亡，提高胰岛素水平。

环腺苷酶-蛋白激酶 A（cAMP-PKA）信号通路：该通路可刺激胰岛 B 细胞分泌胰岛素。

4）改善胰岛素与靶细胞特异性结合

脂肪、骨骼肌和肝脏细胞都是胰岛素作用的靶细胞，通过其表面的胰岛素受体（InsR）与胰岛素特异性结合。多糖的摄入能够提高受体的数量，提高受体的亲和力，从而提高受体对胰岛素的敏感性，发挥降血糖的作用。

4.1.2 多酚类

1. 种类及来源

多酚类化合物作为植物中一种特殊的次级代谢物，具有一个或多个酚羟基。多酚广泛存在于植物的表皮、根茎、叶子和果实中。根据碳架结构的不同，可分成十二种类别，见表 4-2。

表 4-2 多酚碳架结构种类

碳架结构	种类	碳架结构	种类
C_6	简单酚类、苯醌类	C_6-C_2-C_6	芪类、蒽醌类
C_6-C_1	羟基苯甲酸类	C_6-C_3-C_6	黄酮、异黄酮、黄烷酮、黄烷醇、黄酮醇、花色苷
C_6-C_2	苯乙酮类、苯乙酸类	$(C_6$-$C_3)_2$	木脂素类
C_6-C_3	羟基肉桂酸类、苯丙烯类、香豆素类、色酮类	$(C_6$-C_3-$C_6)_2$	双黄酮类
C_6-C_4	萘醌类	$(C_6$-$C_3)_n$	木质素类
C_6-C_1-C_6	氧杂蒽酮类	$(C_6$-C_3-$C_6)_n$	缩合单宁

资料来源：姚瑞祺，2011。

富含多酚类化合物的食物有谷物、咖啡、茶、肉桂、水果等。常见的含有多酚的水果包括苹果、柿子、以葡萄为代表的浆果类、石榴等。现有报道的具有降血糖功能的多酚总结见表 4-3。

表 4-3 多酚食物来源及成分种类

来源		成分
水果	石榴籽	鞣花酸、鞣花丹宁、黄酮、原花青素、花青素、没食子酸、绿原酸、咖啡酸
	番石榴叶	金丝桃苷、槲皮素-3-*O*-*β*-D-吡喃阿拉伯糖苷、槲皮素-3-*O*-*α*-L-呋喃阿拉伯糖苷
	苹果（赵艳威等，2014）	矢车菊素-3-半乳糖苷、绿原酸、原花青素 B_1、原花青素 B_2、表儿茶素、对香豆酰奎宁酸、槲皮素-3-芸香糖苷、槲皮素-3-半乳糖苷、槲皮素-3-葡萄糖苷、槲皮素-3-阿拉伯糖苷、根皮苷

续表

来源		成分
水果	苹果汁	4-羟基苯甲酸、原儿茶酸甲酯、肉桂酸、6-甲氧基槲皮素、6-甲氧基槲皮素-3-*O*-*α*-L-鼠李素-吡喃糖苷、根皮苷、槲皮素
	葡萄酒	白藜芦醇、槲皮素、儿茶素和花青素
	葡萄籽（仇菊等，2018）	原花青素、花青素、酚酸
	甘蔗（郑瑞，2017）	槲皮素、木犀草素、芹菜素、苜蓿素、苜蓿素-7-*β*-吡喃葡萄糖苷、*p*-香豆酸、原儿茶酸
	甘蔗糖蜜（孔繁晟，2015）	没食子酸、绿原酸、咖啡酸、阿魏酸
	柿子	单宁
粮谷	糯玉米	没食子酸、对羟基苯甲酸、丁香酸、水杨酸、对香豆酸、阿魏酸、芥子酸、金丝桃苷、槲皮素
	红米	原花青素
经济作物	茶	表没食子儿茶素没食子酸酯（EGCG）、表没食子儿茶素（EGC）、表儿茶素（EC）、没食子儿茶素（GC）、儿茶素（C）、没食子基儿茶素没食子酸酯（GCG）、表儿茶素没食子酸酯（ECG）、儿茶素没食子酸酯（CG）、茶黄素、茶黄素-3-没食子酸酯、双酯型茶黄素、茶红素、咖啡因
	肉桂	儿茶素、表儿茶素
	可可	儿茶素、表儿茶素和原花青素
植物副产物	显齿蛇葡萄叶（耿升，2017）	二氢杨梅素、单宁、没食子酸
	核桃青皮	香豆酸、香草酸、阿魏酸、丁香酸、杨梅酮、咖啡酸、芥子酸、绿原酸、对羟基苯甲酸、没食子酸
	荔枝壳（杨丽珍等，2017）	表儿茶素、山柰酚-3-*O*-芸香糖苷
	沙棘叶（柳梅等，2017）	沙棘多酚
	香椿叶	1,2,3,4,6-*O*-五没食子酰葡萄糖（PGG）、没食子酸乙酯（EG）
海产物	海藻	褐藻多酚

2. 加工方法

多酚的提取方法主要包括以下几种。

溶剂法：基于相似相溶的原理选择不同极性的溶剂，如水、甲醇、乙醇、乙腈、二氧化碳和丙酮。溶剂提取法工艺简单，但耗时且耗溶剂。

生物酶解法：利用酶的专一性，选择性破坏细胞壁，促使细胞中多酚溶出。

酶法成本不高，反应条件温和，多酚溶解率高，绿色环保。

微波和超声波处理技术：均是通过破碎细胞壁，促使多酚物质从细胞中扩散出来，通常作为辅助手段，提高多酚的得率。

树脂吸附法：基于对天然混合提取物的吸附-解吸作用实现目标酚类物质的分离，该方法的多酚提取率高，纯度较纯，无有害废液排放，对环境无污染，但树脂成本较高。

超临界流体萃取法和闪式提取法：都是新兴提取技术。前者利用超临界流体作为萃取剂，通过改变压力来控制流体的密度，选择性地萃取具有特定沸点和结构的成分，适合于对温度控制有严格要求的热敏性组分。后者通过适当的溶剂和闪提设备，实现植物组织的快速破碎，提取速率是溶剂萃取法的百倍，且多酚结构不易被破坏。作为新兴方法，两者设备成本昂贵，目前尚没有大规模工业化应用。

3. 血糖调控机制

多酚的降血糖机制是基于其抗氧化特征的，具体如下。

（1）抗氧化、保护胰岛细胞（Balasundram et al., 2006）。氧化应激会影响胰岛素的敏感性，从而与 2 型糖尿病的发病密切相关。动物模型的试验研究也表明，高血糖动物模型体内的各种抗氧化酶（如超氧化物歧化酶、谷胱甘肽过氧化物酶、过氧化氢酶等）的表达水平低。多酚作为一种抗氧化剂，可通过有效改善氧化应激状态来保护胰岛细胞。

（2）影响葡萄糖代谢有关生物酶的活性（陈天晴，2018）。一些多酚（如茶黄素、绿原酸、咖啡酸、花青素、鞣花单宁等）能够通过抑制糖代谢过程中的关键消化酶（α-淀粉酶和 α-葡萄糖苷酶）活性，减缓碳水化合物降解为可被人体直接吸收的单糖，从而有效减缓餐后血糖水平升高。多酚对 α-葡萄糖苷酶的抑制作用受多酚羟基官能团的位置和个数的影响非常大；单宁分子中没食子单元个数越多，其抑制 α-葡萄糖苷酶的活性越大。此外，一些多酚类物质还可以抑制糖异生过程的关键酶 G-6-Pase 的表达，上调与糖代谢相关因子 GLUT-4、InsR、过氧化物酶体增殖物激活受体（PPARγ）的基因表达，从而增加机体细胞对葡萄糖的平衡摄取，缓解胰岛素抵抗。

（3）调节激素分泌。肠道细胞分泌的 GLP-1，能够减少胰高血糖素分泌、抑制肝脏中肝糖原向葡萄糖的转化。摄取适量咖啡多酚可调节 GLP-1 的分泌，降低血糖水平。

4.1.3 黄酮类

1. 种类及来源

黄酮类化合物主要广泛存在于植物的花、叶中，是具有黄酮（2-苯基色原酮）

母核的一系列有机化合物。根据连接在母核上基团种类及连接位置的不同，黄酮类化合物大致可分为两大类氧化型和还原型。目前已被报道的中草药常用植物中，具有较强抗糖尿病作用的黄酮类化合物单体见表 4-4。

表 4-4　药用植物中黄酮类化合物单体

类型	名称	单体
氧化型黄酮类化合物	黄酮类	芹菜素、木犀草素、黄芩素等
	黄酮醇	山柰酚、槲皮素、杨梅素等
	异黄酮	大豆素、大豆苷、葛根素（葛根黄素）
	查耳酮	红花苷
	黄烷-3-醇	儿茶素
还原型黄酮类化合物	二氢黄酮类	橙皮苷、甘草苷、甘草素等
	二氢黄酮醇	二氢槲皮素、二氢杨梅素
	二氢异黄酮	紫檀素、鱼藤酮
	二氢查耳酮	梨根苷
	黄烷-3,4-二醇	无色飞燕草素

黄酮类化合物品种繁多，现有的报道集中于药用植物，如半枝莲、东风菜、短梗五加茎、翻白草、姜黄、柑橘皮（吴梅青等，2018）、葛根、狗枣、猕猴桃叶、红薯叶、黄精、黄芪、苦荞叶、桑叶、桑白皮、桑枝、黑洋葱、昆仑雪菊、山核桃叶、茱萸等。其中葛根是传统中医药治疗糖尿病的常用药材，其所含的葛根素的血糖调节作用得到了临床研究的验证，其作用机制也在分子水平得以探讨（罗春等，2016）。

谷物类（如苦荞、玉米）、果蔬类（如沙棘、显齿蛇葡萄、杨梅、芫荽）、蜂产品（如蜂胶）中黄酮类化合物的调节血糖作用也有较多的报道。其中，蜂胶产品近年来风靡国内外市场。蜂胶中富含黄酮类成分，其含量依赖于其胶源植物，具有地理差异性（魏萍，2018）。现有的体外研究和动物试验研究已初步证明，蜂胶可通过调节胰岛素受体底物-磷酸肌醇-3-激酶（IRS-PI3K）通路、腺苷单磷酸激活的蛋白激酶（AMPK）通路、过氧化物酶体增殖物激活受体（PPARs）转录因子来有效发挥调节血糖的重要作用。人群试验证明，蜂胶中的黄酮类成分可增强机体抗氧化能力，但其调节血糖的功效尚没有显著的阳性临床结果（程晓雨等，2017）。

2. *加工方法*

植物中总黄酮的制备主要包括提取和纯化两个步骤。

1）黄酮的提取

提取方法包括溶剂法、酶解法、微波辅助提取法和超声波辅助提取法（Krishnan and Rajan，2016）。

（1）溶剂法：是黄酮类化合物传统的提取方法，常用的溶剂有甲醇、乙醇和稀碱。提取方式主要有煎煮法和回流法，其中常用的是乙醇热回流提取法，虽然该法得到的乙醇提取液杂质少、易保存、处理方便，但由于乙醇消耗量大，需严格控制提取成本。此外，热水浸提法因成本低，对黄酮成分破坏少，应用也比较广泛。

（2）酶解法：利用专一性水解酶反应来破坏细胞结构，由于反应条件温和，可以避免黄酮成分被破坏。但酶法处理后，细胞释放的活性物质含有蛋白质、多糖等杂质，需要进一步做除杂和纯化。但酶解法成本高，反应过程需严格控制条件参数，限制了其规模化应用。

（3）微波辅助提取法和超声波辅助提取法：通常作为辅助手段，通过非高热方式，破碎原料的超微结构，从而有利于黄酮类化合物的溶出，提高其提取率，而且对黄酮类化合物的破坏少。

2）黄酮的纯化

处理方法主要包括树脂法、色谱法、溶剂萃取法等。

（1）树脂法：大孔树脂比表面积较大，吸附性能强，对不同黄酮类产物选择性好，且再生处理方便，适合工业生产。聚酰胺树脂通过酰胺基结合黄酮中的羟基，该方法专属性较强，吸附可逆，工艺简单稳定，树脂材料可再生。

（2）色谱法：主要采用高速逆流色谱技术，分离得到的黄酮纯度高，该法简单、易行。

（3）溶剂萃取法：该法提纯黄酮，需反复多次萃取，以得到较高的得率，程序较烦琐。

3. 降血糖机制

黄酮类化合物降血糖机制主要有以下几种。

（1）抗氧化。黄酮类化合物结构中含有羟基，通过发挥抗氧化能力来防止细胞和相关酶类的氧化损伤。

（2）抗细胞凋亡。黄酮类有机化合物可有效调控一系列蛋白激酶和脂质激酶信号通路，如抑制促进细胞凋亡因子 caspase 家族的过度表达、抑制 p38 丝裂原活化蛋白激酶（p38MAPK）的表达、激活 PI3K/Akt 信号通路，从而抑制胰岛 B 细胞凋亡，保护胰岛的正常功能。

（3）抑制醛糖还原酶。高血糖发病状态下，常规糖代谢途径饱和后，醛糖还原酶会被激活而促进葡萄糖代谢形成山梨醇，因为山梨醇不易穿过生物细胞膜，其在细胞组织中大量积聚最终会影响细胞的渗透压调节，从而引发糖尿病并发症。黄酮类化合物及其衍生物能够有效抑制醛糖还原酶的活性（冯长根等，2005；Oka and Kato，2001）。

（4）提高机体胰岛素敏感性、改善胰岛素抵抗。基于前述黄酮类成分的抗氧化和抗细胞凋亡机制，黄酮能够保护胰岛 B 细胞免受损伤，促进胰岛 B 细胞再生，从而促进胰岛素的正常分泌。此外，植物性黄酮还能通过升高脂联蛋白、降低游离脂肪酸和瘦素水平来改善胰岛素抵抗（潘敬芳等，2016；Lim et al., 2011）。

（5）抑制 α-淀粉酶或 α-葡萄糖苷酶活性。葛根黄酮、荷叶黄酮、大豆黄酮等多种植物黄酮类化合物都具有抑制葡萄糖苷酶活性的重要作用（方洪帅等，2016；Liu et al., 2013）。

（6）促进葡萄糖组织摄取，降低血糖。大豆异黄酮可通过促进胰岛素受体底物（IRS）的磷酸化，刺激 GLUT-4 转移到质膜中，其结果是促进了脂肪细胞对葡萄糖的消化摄取（Young et al., 2006）。

4.1.4　生物碱

1. 种类及来源

生物碱是一类存在于生物体中的含氮碱性化合物，大多拥有复杂的环状结构，其中氮原子多包含在环内。生物碱类成分结构类型多样，其中小檗碱等异喹啉型生物碱类成分被证明有较显著的降糖活性（张育浩等，2018；Wang and Chiang，2012；Anna et al., 2011）。

（1）异喹啉型生物碱：黄连的主要药效成分。现代药理学临床研究已初步表明，服用黄连能有效提高胰岛素的敏感性，同时降低空腹血糖和糖化血红蛋白水平。目前已从黄连中成功分离出十余种异喹啉型降糖生物碱，主要降糖成分是小檗碱，此外还有巴马汀、黄连碱、表小檗碱、药根碱、非洲防己碱等。除黄连外，大多数小檗科植物中也含有小檗碱类生物碱，以黄柏、黄藤及三颗针等植物最具代表性。其他主要来源的异喹啉型生物碱还有甲基莲心碱、荷叶碱、巴马亭（掌叶防己碱）、药根碱、木兰花碱等。

（2）非异喹啉型生物碱：主要分布于桑树、马齿苋、石斛、长春花、葫芦巴、益母草、羽扇豆属植物、茱萸、鱼腥草等。其中，关于桑叶生物碱的研究较多，主要是 1-脱氧野尻霉素（DNJ），此外还有一种具有类似阿拉伯糖醇分子结构的生物碱。桑叶总生物碱对 α-蔗糖酶和 α-麦芽糖酶的活性具有抑制作用。

2. 加工方法

生物碱的传统提取法为溶剂浸提法，近年来的新提取技术主要有超声提取、微波萃取、树脂吸附和真空气流破壁技术。溶剂浸提法中，针对不同极性的生物碱可选择水提、酸提和醇提。其中醇提法适宜多种极性的生物碱，但产物杂质多。新提取技术大多数是通过植物细胞壁的破坏而提高植物细胞中生物碱的得率。

3. 降血糖机制

（1）具有抑制 α-葡萄糖苷酶的活性。生物碱与糖的分子结构类似，从而表明其有可能取代糖的特定位置，与 α-葡萄糖苷酶相结合。生物碱结构中的氮元素可能会导致这种结合变得更强，从而使生物碱能够发挥竞争性抑制 α-葡萄糖苷酶的活性，影响该酶对糖类化合物的代谢。桑叶中的生物碱 DNJ 对 α-糖苷酶具有较强的抑制性（马航等，2015）。

（2）小檗碱通过多种途径发挥降血糖功效，主要包括刺激胰岛素分泌或释放、增加胰岛素受体表达、增强胰岛素敏感性、保护胰岛及 B 细胞、刺激糖酵解、促进葡萄糖的利用和转化、上调相关因子 AMP 激活的蛋白激酶和葡萄糖转运体以及下调线粒体呼吸链酶复合体 I 、抑制双糖酶的表达等。

（3）吲哚型生物碱使 B 细胞数量增多，显著增加胰岛素含量及 mRNA 表达；促进 B 细胞良性分化，从而增加产胰岛素细胞的数量和胰岛素含量；对 PTP-1B 具有明显抑制作用，PTP-1B 会对胰岛素信号转导进行负调节，从而降低蛋白酪氨酸激酶的活性，使胰岛素受体无法与胰岛素结合，引起胰岛素抵抗。

（4）来自中国羽扇豆属植物的喹嗪型生物碱能够促进胰岛素分泌；阿朴啡生物碱通过有效抑制糖尿病大鼠胰腺中的氧化应激，从而清除相关自由基，进而保护胰腺（张育浩等，2018）。

4.1.5 硫键化合物

1. 硫键化合物及其来源

硫键化合物的降血糖活性主要取决于二硫键。目前关于降血糖硫键化合物的科学研究主要集中于洋葱和大蒜。洋葱挥发油中含有二硫化合物的混合物，其中有机硫化物包括 R 基团为甲基、丙基、丙烯基和烯丙基的硫醚类、硫醇类、硫代亚磺酸酯类、硫代磺酸酯类和噻吩类等；硫化物主要类型包括二价和三价硫化物等，常见的有 1-巯基丙烷、二丙基二硫醚、二丙基三硫醚、3,5-二甲基-1,2,4-三硫环戊烷、二甲基二硫醚、3,4-二甲基噻吩、甲基丙基二硫醚等十多种含硫化合物。大蒜中的有机硫化物的种类超过 30 种，主要为硫代亚磺酸酯类[R-*S*-*S*(*O*)-R]，而且大蒜球形鳞茎中含有的大蒜素是其中最主要的一种，含量约占大蒜中总硫代亚磺酸酯的 70%（李瑜和许时婴，2004）。

2. 加工方法

1）洋葱硫化物的提取

洋葱中的硫化物大部分存在于洋葱油中，常见的提取方法主要有水蒸气蒸馏法、溶剂提取法和超临界萃取法。为了提高组织细胞内各类活性物质的提取率，一般建议采用超声波辅助提取（潘晓军，2010）。

（1）水蒸气蒸馏法：洋葱油中存在的含硫化合物沸点较低，分子量小，容易与水蒸气分子反应形成氢键，与水共沸时分压较高，因此可以在常压、温度低于100℃时将洋葱油蒸馏提取出来。利用常温减压水蒸气蒸馏法提取洋葱油的技术已经比较成熟。

（2）溶剂提取法：洋葱油中的含硫化合物主要呈弱极性，可采用弱极性有机溶剂从破碎的洋葱浆中提取得到硫化物。目前研究报道的常用洋葱提取工艺主要如下：洋葱预处理→破碎打浆→酶解→有机溶剂萃取→无水硫酸钠脱水→真空脱溶→洋葱提取物。

（3）超临界萃取法：对温度控制要求不高，一般为 31℃左右，因此洋葱油中一些对热敏感的成分保留较完全，所提取得到的洋葱油提取物的品质优良，几乎无溶剂成分残留，但缺点主要是生产设备研发投入较大，生产工艺较复杂，操作技术要求较高。

2）大蒜素的加工

新鲜的完整大蒜中不含大蒜素，而大蒜素的前体物质蒜氨酸以不稳定而且无臭的形式自然存在于新鲜大蒜中，只有将新鲜大蒜匀浆之后，蒜氨酸才能被蒜酶酶解，进行催化反应生成大蒜素。大蒜素的提取方法主要可分为三类：水蒸气蒸馏法、超临界 CO_2 萃取、有机溶剂浸提。

（1）水蒸气蒸馏法：利用大蒜素较难溶于水且具有挥发性的特征，通过向捣碎经酶解的大蒜中通入水蒸气，可以使大蒜素随着水蒸气被蒸出。水蒸气高温蒸馏大蒜法虽然所需设备简单且操作方便，但发酵和空气蒸馏的温度较高，使得蒜酶的活性大大下降，因此大蒜素的获得率低，多是一些小分子含硫化合物（孙翠玲和于大胜，2009）。

（2）超临界 CO_2 萃取：与常规萃取法相比，大蒜素的提取效率高，品质较好，但成本高，设备复杂，操作技术难度大（葛保胜和王秀道，2003）。

（3）有机溶剂浸提：大蒜素易溶于有机溶剂，通过科学筛选各种无毒、无不良气味的有机溶剂，如乙醇、乙醚、丙酮等，可以使大蒜泥原料中的各种大蒜素溶出，再经过蒸馏分离即可得到目标产物大蒜素。该法不需要加压、蒸馏，具有能耗小的优点。影响有机溶剂提取法提取率的主要因素包括：大蒜去皮破碎后的酶解温度、大蒜酶解持续时间、大蒜料液比、有机溶剂浓度、提取温度和提取时间（韩明亮等，2012）。

3. 降血糖机制

硫化物的硫键不饱和性以及氧化功能是其具有生化活性的原因。含硫化合物通过氧化反应或硫醇二硫化物的置换反应，可以除去可能抑制胰岛素分泌功能的硫醇（李莎莉等，2018；王辉等，2005）。

还原型辅酶Ⅱ（NADPH）和含—SH 的酶分别是胆固醇和脂类合成过程所必需的两种酶类物质，而洋葱所含的二硫化物和含硫氨基酸可以消耗这两种酶，从而有效防止胰岛素的破坏，充分发挥降血糖的功能（Augusi，1974）。

烯丙基二硫化物是大蒜中降血糖的主要有效成分，它不仅能提高体内胰岛素的功能，而且能增强生物体内的氧化还原作用，例如，它能提高血清中超氧化物歧化酶、过氧化氢酶、谷胱甘肽过氧化物酶的活性，降低丙二醛的含量，抑制 3-羟-3-甲戊二酸单酰辅酶 A 还原酶的活性，提高机体的总抗氧化能力水平，从而抑制细胞等的氧化应激损伤，降低血清胆固醇合成。大蒜素的降血糖作用与 Jun 激酶/核因子 κB（JNK/NFκB）信号通路密切相关，通过大蒜素的作用可抑制该信号通路，从而抑制由高血糖疾病诱导的心肌细胞凋亡（Kuo et al., 2013）。

4.1.6 功能糖类

1. 种类及来源

具有降血糖功效的一些功能糖类活性因子包括功能性单糖、寡糖、糖醇等。常见的单糖种类有 D-木糖、L-阿拉伯糖等，寡糖种类有海藻糖、棉子糖、水苏糖等，糖醇种类有麦芽糖醇、异麦芽酮糖醇、赤藓糖醇、木糖醇、山梨糖醇等。天然功能糖多与其他单体结合，存在于高等植物的胶质、半纤维素、果胶酸以及某些糖苷中。

2. 加工方法

目前工业上多以含糖高的经济作物副产物为原料，经水解、分离后再纯化即可得到各种功能糖类活性因子。工业上常用原料有玉米、甘蔗、甜菜副产物。目前常用的水解方法有酸碱有机溶剂水解法、酶促水解法和复合微生物水解法等（苏会波和林海龙，2014）。

（1）酸碱有机溶剂水解法：主要是利用酸性或碱性水溶液直接分解各种植物原料的半纤维素聚合体，目标糖醇体原本以多聚糖的形式存在于各种植物原料的半纤维素中，在酸碱水解的过程中由多聚糖转化成单糖或寡糖，并溶解释放到溶剂水溶液中。该处理方法加工过程简单、生产工艺成熟，但其缺点主要是经过酸碱溶剂水解、中和、沉淀以及过滤等复杂步骤后，易产生致癌物，并产生大量高浓度的含盐废水以及固体废弃物，容易污染环境。

（2）酶促水解法：是利用合适的酶制剂降解植物组织中的半纤维素，处理条件温和，可减少有害物的产生，降低酸碱污水的处理和排放，节约了环保处理成本。常用的水解酶有纤维素酶、聚糖酶（木聚糖酶、阿拉伯聚糖酶）、果胶酶、半乳聚糖酶等。

（3）复合微生物水解法：主要是指将植物组织降解成糖溶液后，再利用微生物技术进行发酵，在此过程中消耗掉糖溶液成分中的木糖、葡萄糖等非目标糖。该生产方法大大降低了产品后续的混合糖提纯技术难度，简化了产品生产工艺。

3. 降血糖机制

一些小分子糖，如 D-木糖、L-阿拉伯糖、异麦芽酮糖醇等，能发挥抑制 α-葡萄糖苷酶活性的作用（刘国玉等，2017）。

L-阿拉伯糖对蔗糖-糖苷酶中间体有高度的亲和力，比蔗糖的亲和力高 4～5 倍，当 L-阿拉伯糖与中间体形成三聚体后，会使糖苷酶活性中心的分子空间结构发生明显改变，这一点被认为可能是 L-阿拉伯糖能够抑制 α-葡萄糖苷酶活性的重要原因。进入人体肠道的 L-阿拉伯糖能够选择性地抑制小肠水解酶体系中与蔗糖消化吸收相关的各种酶类，进而抑制食物中碳水化合物分解为葡萄糖和果糖的速度与效率，从而降低了小肠对食物中葡萄糖和果糖的消化吸收。而未被消化的残留蔗糖则可以与 L-阿拉伯糖结合产生短链脂肪酸，从而起到膳食纤维的功能。基于以上 L-阿拉伯糖的活性，其可以用来作为替代蔗糖的甜味剂，被 2 型糖尿病患者、肥胖者以及高血压患者等食用（Seri et al., 1996）。

异麦芽酮糖醇由于具有更强的与二糖分解酶的亲和性，因而能够先与其结合，从而竞争性地抑制了其他二糖（如蔗糖）的消化分解，从而减少了机体对蔗糖和葡萄糖的消化吸收。基于此，以异麦芽酮糖醇替代蔗糖作为甜味剂，其在机体释放的热量大大减少，有利于控制体重，减小蔗糖、葡萄糖等对血糖波动的影响。

水苏糖的摄入能够发挥益生元的作用，从而增加肠道内的有益乳酸菌和双歧杆菌的比例，增加短链脂肪酸的产生，而短链脂肪酸与胰岛素敏感性的增加有关，从而使胰高血糖素原的基因表达量显著增加，最终可以达到抑制炎症及降血糖的效果（韩雨薇等，2016；李丽秋和桂金秋，2006）。此外，基于肠道益生菌比例的改变，水苏糖的摄入还能进一步减少肠内吲哚等胺类物质的大量产生，从而有效减少血液中内毒素的含量，促进人体肝功能的正常恢复（桂金秋等，2007）；以及通过促进尿素氮的排出，改善肾功能（陈小芳等，2018）。

麦芽糖醇和赤藓糖醇都不能被人体消化系统的酶系分解，且其代谢途径较少依赖胰岛素，从而在体内的吸收率很低。用其替代葡萄糖或蔗糖，在达到提供甜味的同时，不会增加机体的能量消耗负担，从而可避免引起机体血糖值的升高（苏永等，2012；Layman et al., 2003）。此外在人体代谢过程中不需要胰岛素直接参与的物质还有木糖醇，但其每日摄入量仍然有一定限制（50 g/d），过量摄入会对人体肠胃系统有刺激，容易在肠壁积累，从而造成胃肠渗透性腹泻（韩冬，2013）。

4.1.7 蛋白质与活性肽

1. 种类及来源

生物蛋白活性肽由两个或两个以上的氨基酸通过肽键连接而组成。近年来，国内外学者不断地从天然动植物中分离筛选出具有降血糖功能的各种多肽类物质，其中一些已经作为降糖药物或者降血糖保健食品上市。目前已有 60 多种新型肽类特效药物被美国食品药品监督管理局（FDA）批准并进行市场营销，而已经用于临床前试验的肽类药物的数量约为 140 种。

目前报道的血糖调控蛋白和活性肽总结见表 4-5。

表 4-5 血糖调控蛋白和活性肽来源及种类

来源	种类
植物	大豆肽，苦瓜多肽，灵芝肽，人参多肽，鹰嘴豆淀粉酶抑制肽，燕麦多肽（张慧娟等，2017；王风，2016），麦胚多肽，杨梅蛋白肽，核桃多肽（李丽，2016），银杏多肽，亚麻子多肽，南瓜糖蛋白，洋葱多肽，洋芋多肽
动物	乳源蛋白肽，胶原肽，蚕幼虫水解液，蚕蛹蛋白酶解肽，马鹿茸多肽，蜗牛多肽
海产品	鲨鱼肝多肽，南极磷虾蛋白肽，牡蛎蛋白酶解多肽，扇贝裙边活性肽，螺旋藻多肽（朱孝晨，2018）

2. 加工方法

天然蛋白活性肽一般从动植物中提取。原料经过预处理后，首先用碱法提取蛋白质，然后再通过筛选合适的蛋白酶对预处理原料进行酶促水解，得到多种蛋白多肽，最后对这些不同种类多肽的降血糖生物活性状况进行体外分析验证，常用的与血糖调控相关的酶有 α-淀粉酶、葡萄糖苷酶、二肽基肽酶-4 等。酶促水解法的产物提取率高，反应环境条件温和，适合工业化生产。

天然蛋白活性肽多采用膜分离技术进行纯化。该技术通过使用不同物理化学性质的薄膜，控制蛋白质分离过程的参数条件，对不同分子量的蛋白质和肽进行分离与纯化。

其他辅助提取技术，如超声波，一方面利用超声波的作用促使提取溶剂更大程度地渗入植物原料细胞中，从而加快细胞物质的传递；另一方面促使细胞壁快速破裂，促进细胞内的目标物质快速、充分释放，从而提高蛋白提取率，加快提取速度。

无论哪种方式，采用单一提取方法很难真正达到令人满意的蛋白提取率，采用复合提取方法往往能够充分结合不同提取方法的优点，从而最大限度地将不同分子量的蛋白质和肽有效地提取出来。例如，将膜分离技术与色谱纯化技术等手段相结合，并充分应用辅助技术，能够获得纯度较高的产品。

3. 降血糖机制

不同来源的蛋白质与活性肽，其降血糖的作用机制不同。可能的机制如下所述（王莹等，2012）。

（1）提高饱腹感来减少食物的摄入。

（2）刺激胰岛素的分泌，提高胰岛素的敏感性。

（3）抑制消化道及小肠黏膜 α-葡萄糖苷酶的活性。多肽链的分子对寡糖与糖苷酶之间的直接结合能够产生竞争性的抑制，通过多肽的氢键、极性和疏水性直接作用于酶，通过结合糖苷酶催化位点上的一些氨基酸，来影响该酶原有的活性，从而减少葡萄糖的生成和吸收。

（4）通过调节 2 型糖尿病的分子靶点，如抑制 α-葡萄糖苷酶和 DPP-4 的活性、刺激胰岛素的分泌，从而降低肠道对葡萄糖的消化吸收，改善外周组织对葡萄糖的缓慢摄取。

已报道的降糖活性肽的作用机制总结见表 4-6（董宇婷和王荣春，2018）。

表 4-6　降糖活性肽来源及其作用机制

来源	降糖活性肽	作用机制
绵羊乳	酪蛋白肽 （糜蛋白酶水解得到）	α-淀粉酶抑制作用（Jan et al., 2016）
牛奶	乳蛋白肽	α-葡萄糖苷酶和 DPP-4 抑制作用（Xia et al., 2017）
蛋黄蛋白	LAPSLPGKPKPD	α-葡萄糖苷酶抑制作用（Zambrowicz et al., 2015）
白蛋白	KLPGF	α-葡萄糖苷酶和 α-淀粉酶抑制作用（Jiang et al., 2015）
乳清蛋白	乳清蛋白多肽	提高胰岛素敏感性（Brody, 2000）；抑制 α-葡萄糖苷酶和 DDP-4，促进 GLP-1、胆囊收缩素等促胰岛素释放激素释放（徐庆和薛长勇，2008）；增加饱腹感，抑制食物摄入（Olivos et al., 2014）；加速葡萄糖磷酸化过程，进而提高体内葡萄糖代谢和利用（Saint-Sauveur et al., 2008）
苦瓜	多肽-P、多肽-K 和苦瓜苷	活化腺苷单磷酸激活的蛋白激酶，抑制 α-葡萄糖苷酶活性（Singh et al., 2011；Jain and Chawrai, 2005）
燕麦	水解肽	刺激胰腺分泌胰腺分泌物（Jin et al., 2013；Shen et al., 2011）
南瓜子	水解肽	抑制 α-葡萄糖苷酶和刺激胰腺（Yu et al., 2012）
黑豆	水解获得的肽级分	干扰钠葡萄糖转运蛋白-1（SGLT-1）和葡萄糖转运蛋白-2 的表达效果，抑制 DPP-4 活性（Jin et al., 2013）

续表

来源	降糖活性肽	作用机制
豇豆	PRDA	增强胰岛素分泌（Venancio et al., 2003）
斑豆	豆肽	抑制 α-淀粉酶活性（Ngoh and Gan, 2016）
核桃	核桃多肽	抑制 α-葡萄糖苷酶活性，提高细胞葡萄糖消耗能力（杜侃莹，2017）
牡蛎	牡蛎多肽	抑制 α-淀粉酶活性（Oseguera-Toledo et al., 2014）

4.1.8 其他

除了上述功能性成分，还有一些其他的来自天然产物的血糖调控成分，如萜类等。

1. 种类及来源

萜类化合物是一类由数个异戊二烯结构单位构成的化合物的统称，根据其组成结构单位数量的不同，可细分为单萜（C_{10}）、倍半萜（C_{15}）、二萜（C_{20}）、三萜（C_{30}）、四萜（C_{40}）和多萜（$>C_{40}$）等。萜类化合物在植物界中分布广泛，主要存在于以下几种药用植物的分类群中：菊科（Asteraceae）、毛茛科（Ranunculaceae）、五加科（Araliaceae）、木犀科（Oleaceae）、睡莲科(Nymphaeaceae)芡属、木兰科（Magnoliaceae）、樟科（Lauraceae）、马兜铃科（Aristolochiaceae）、芸香科（Rutaceae）、唇形科（Labiatae）、松科（Pinaceae）、伞形科（Apiaceae）、卫矛科（Celastraceae）、爵床科（Acanthaceae）、红豆杉科（Taxaceae）、蔷薇科翻白草（*Potentilla discolor*）、桃金娘科(Myrtaceae)、番石榴属（*Psidium*）、苦瓜（*Momordica charantia*）等。小分子量的萜类（如单萜和倍半萜）主要存在于植物精油中；大分子的萜烯（如三萜烯）主要存在于植物香脂或树脂中。

2. 降血糖机制

二萜甜菊醇糖苷分离自甜菊叶，其抗高血糖的作用机制可能与糖酵解相关基因的诱导表达、对肝脏内的线粒体 ATP 磷酸化以及还原型辅酶 I（NADH）对氧化酶活性的抑制作用等有关，从而导致糖酵解程度增加和糖异生过程受到有效抑制（Jeppesen et al., 2006）。

三萜类化合物能够通过多种途径降低血糖。不同来源（如罗汉果、大豆、虎杖、知母）的三萜类成分皂苷对 α-葡萄糖苷酶活性具有较强的抑制作用（杨文康等，2016）。人参皂苷的降血糖作用机制主要有：提高胰岛素分泌，增加细胞 ATP

含量，激活胰岛素信号传递通路，上调 GLUT-2 蛋白的基因表达，促进 GLUT-4 和 GLUT-1 的转位（Gu et al., 2013；Shang et al., 2008），通过 AMPK 途径促进糖摄取（Lee et al., 2010）。齐墩果酸可通过调节 IRS-1/PI3K/Akt 信号传递通路来改善胰岛素抵抗，此外还能够抑制蛋白酪氨酸磷酸酶-1B 的活性；蒲公英萜醇可通过修复 PI3K 和 GLUT-4 的基因表达，改善 3T3-L1 脂肪细胞胰岛素抵抗，从而促进脂肪细胞对葡萄糖的平衡摄取（诸夔妞等，2015）。

环烯醚萜类化合物的降血糖作用途径主要有：梓醇（主要来源于中药植物地黄）能够通过活化肾上腺素受体，增强后者对 β-内啡肽的释放能力，β-内啡肽与骨骼肌吸收利用葡萄糖的能力相关。山茱萸环烯醚萜能够促进外周组织中 GLUT-4 的基因表达，从而有助于葡萄糖在外周组织中的转运和摄取吸收；有效抑制糖异生基因的表达。桃叶珊瑚苷通过发挥抗氧化作用来保护胰岛 B 细胞免受氧化应激损伤，从而维持胰岛素的敏感性免疫活性；通过调节影响细胞凋亡的 *Bcl-2* 和 *Bax* 基因的表达而抑制细胞凋亡（杨春辉等，2011）。

4.2　微量元素类

微量元素是指人体内含量少于体重万分之一的化学元素，虽然在人体中含量很少，但它们具有很强的生物学作用。微量元素平衡对人体生长发育、免疫调节、神经活动等生理功能的正常运行极为重要，极大影响了胰岛素的合成、分泌、贮存、活性以及能量代谢，而胰岛素分泌的不足也影响微量元素的体内平衡。因此，在一定程度上，微量元素与糖尿病的预防和治疗密切相关，影响胰岛素活性和糖代谢的微量元素主要有铬、硒、钒、锌、硼、铜、锰、镍和某些稀土元素。

4.2.1　铬

1. 铬的理化性质与生物学功能

铬元素自发现以来，一直被认为是有毒元素甚至是致癌因子。直到 20 世纪中期，Mertz 和 Schward 提出“葡萄糖耐量因子”假说，铬的生物学功能才逐渐被人们所认识和重视，从此对铬的研究进入了营养和医学领域（吴永胜和董国忠，2000）。铬常见的价态为 0、+2、+3 和+6，随着价态的升高，氧化性增强；二价铬是强还原剂，在空气中不稳定，易被氧化成三价铬；三价铬是最稳定的氧化态，它作为动物和人体生长发育所必需的微量元素而广泛存在于动物和人体组织中，是生物体内铬的主要存在形式；六价铬具有毒性，是一种很强的氧化剂，它在酸性环境中容易被还原为三价铬，与氧结合可以形成铬酸盐。

三价铬作为生命必需的微量元素之一，主要作用是维持机体正常的糖脂代谢，缺乏时机体会发生代谢紊乱，形成糖尿病、动脉粥样硬化性心脑血管疾病等。有试验测定了糖尿病患者和正常健康人体内血清铬的含量，发现糖尿病患者组血清铬含量与对照组相比明显降低。研究表明，三价铬与一些生物分子相互作用后可以影响葡萄糖在细胞中的代谢过程，增强胰岛素的敏感性。三价铬可以作为“协同激素”与胰岛素共同促进糖代谢，加速人体对糖的摄取、葡萄糖的分解以及肝糖原的合成等。此外，三价铬在参与胰岛素调控的氨基酸代谢过程中，还可增强蛋白质合成代谢，促进生长发育；另有研究发现三价铬具有抗应激反应的作用。

不同国家和地区的铬需要摄入量存在差异。在美国，成年人安全适宜的三价铬摄入量是 50～200 μg/d，从摄取及吸收层面来看，摄入 50～110 μg/d 即可满足生理需要；美国食品药品监督管理局规定的无可观察到副作用的摄入水平为 1 mg/d，按此水平可降低成人 2 型糖尿病的发病率；中国营养学会推荐的成人标准为 0.05 mg/d，最高摄入量不超过 0.50 mg/d。虽然关于三价铬的研究已有几十年，但至今还没有发现准确衡量动物和人三价铬需要量的评价指标；三价铬的化学形式极大影响了它的生物学利用率，不利于评价三价铬的需要量，从而无法得到有生物活性的三价铬化合物的有效检测方法。因此，生物对三价铬的准确需要量还有待评估，但毋庸置疑，三价铬在一定的剂量范围内安全有效。

铬在正常人体内含量约为 6 mg，在人体内的吸收率仅为 0.5%。目前人们对铬的吸收转运机制尚不清楚，有研究认为在血液中铬的主要运输蛋白是运铁蛋白（Clodfelder and Vincent，2005），主要原因有：①运铁蛋白在体内的饱和度低，平均仅有 30%，其余 70%的运铁蛋白具有转运其他金属离子的潜在可能；②三价铬与三价铁具有相同的电荷和相似的离子半径，因此三价铬可以与运铁蛋白紧密结合（Vincent，2015）。体外试验证明，血液中三价铬的增多可以导致运铁蛋白运载三价铬，尽管白蛋白和一些降解产物同样结合了铬。在质膜循环中，运铁蛋白受体会受胰岛素影响，胰岛素含量的增加刺激运铁蛋白受体从囊泡集聚到细胞质膜，从而促使运铁蛋白结合发生内吞作用。在此过程中，由于新形成的囊泡 pH 降低，运铁蛋白上的金属离子被释放；也有研究者认为，在生物体系中三价铬更易与白蛋白或低分子量物质结合（Tkaczyk et al., 2009）。

2. 有机铬化合物

1）吡啶甲酸铬[$Cr(pic)_3$]

吡啶甲酸铬是目前研究最多的抵抗糖尿病和肥胖症的配合物之一，可以显著降低 2 型糖尿病患者的血糖水平，提高胰岛素的敏感性（Peng and Yang，2015）。Huang 等（2014）采用低剂量链脲霉素制备 2 型糖尿病大鼠模型，补充吡啶甲酸铬 15 周后，发现实验组大鼠胰腺细胞结构完整，无炎症，血清中糖化血红蛋白、糖化终产物、脂联蛋白水平降低，实时逆转录 PCR 试验发现实验组大鼠脂联蛋白的 mRNA 表达水平恢复至正常水平，因此认为吡啶甲酸铬可恢复 2 型糖尿病大鼠的 B 细胞功能，减轻血管病变。Kazim 等（2013）同样采用高脂饮食和低剂量链脲霉素制备 2 型糖尿病大鼠模型，给 2 型糖尿病大鼠补充吡啶甲酸铬，研究发现吡啶甲酸铬表现出抵抗糖尿病的活性，可以显著降低血糖，改善血液中皮质醇、总胆固醇、非酯化脂肪酸和丙二醛的含量。Feiner 等（2008）选用吡啶甲酸铬治疗胰岛素抵抗，发现吡啶甲酸铬显著提高胰岛素敏感性，改善胰岛素抵抗症状。

Albarracin 等（2008）选用 474 例 2 型糖尿病（糖化血红蛋白≥7.0%）患者开展随机双盲试验，发现与对照组相比，吡啶甲酸铬与生物素联用 90 d 后的实验组中，2 型糖尿病患者的糖化血红蛋白含量降低了 0.54%，这说明吡啶甲酸铬与生物素联用可在一定程度上控制 2 型糖尿病患者的血糖，因此它可作为一种治疗 2 型糖尿病的辅助剂。也有研究发现，吡啶甲酸铬可能是氧化损伤的一个来源，引起基因毒性，因此不建议过量摄取，其安全性已受到人们广泛的关注（Tan et al., 2008）。

2）烟酸铬

烟酸铬与吡啶甲酸铬分子式相同，但因其不溶于水和不溶于乙醇的特性常用于饲料、食品及医药的添加剂中。烟酸铬作为一种有机铬，能够增加人和动物对铬的吸收。研究发现，烟酸铬可有效控制糖尿病小鼠的血糖值，增加其肝糖原含量，显著改善小鼠受损的胰岛组织，维持较高的胰岛素水平。Guimarães 等（2013）通过双盲测试，选取 56 例肥胖的 2 型糖尿病患者，发现补充烟酸铬 90 d 后，实验组中 2 型糖尿病患者的胰岛素水平和血糖控制水平没有得到改善，因此，研究在一定层面说明烟酸铬的剂量可能会对其辅助降血糖的功能产生影响。烟酸铬一般用于添加剂中，其溶解特性限制了它在降血糖功能食品领域的应用。

3）酵母铬

酵母是人类利用最早、最广泛的纯天然营养型微生物，以酵母为载体的酵母铬可以提高铬在机体内的吸收利用率，提高血糖调节能力。Racek 等（2013）随机选取 11 例 2 型糖尿病患者，补充酵母铬，前 2 周剂量为 100 μg/d，后 6 周剂量为 200 μg/d，发现 2 型糖尿病患者的糖尿病症状显著改善，停止补充酵母铬后，空腹血糖和糖化血红蛋白恢复到干预前的水平，因此酵母铬的持续补充可显著改善 2 型糖尿病症状。Khosravi-Boroujeni 等（2012）选取 55 例伴有高胆固醇血症的 2 型糖尿病患者，每天补充 12 片酵母片剂（铬总量为 14.4 μg），8 周后血糖、低密度脂蛋白胆固醇和血浆甘油三酯的含量显著降低，因此酵母铬的补充可改善 2 型糖尿病患者的代谢疾病，降低高胆固醇血症的发生率。Król 等（2011）选取 20 例 37～63 岁的 2 型糖尿病患者，每人补充啤酒酵母铬 500 μg/d，进行双盲安慰剂对照试验，发现患者的血液碳水化合物指数显著改善，胰岛 B 细胞功能指数显著提高，因为啤酒酵母铬在不影响患者体重、血液生化指标和微量元素水平的同时，具有降低血糖的潜在活性，所以它可以作为 2 型糖尿病患者的辅助治疗手段之一。

4）氨基酸铬

Jain 等（2012）选取 74 例 2 型糖尿病患者，补充半胱氨酸铬 3 个月，发现半胱氨酸铬在改善 2 型糖尿病患者胰岛素抵抗的同时，能够降低蛋白质氧化水平和 TNF-α 的分泌水平，因此半胱氨酸铬具有作为 2 型糖尿病患者辅助治疗手段的潜力。Sahin 等（2011）给 2 型糖尿病大鼠模型补充剂量为 0 μg/kg、40 μg/kg 和 80 μg/kg 的甘氨酸铬及乙酸铬，结果显示补充甘氨酸铬和乙酸铬可显著降低胰岛素抵抗及葡萄糖与胰岛素的比值。然而，氨基酸铬有增加糖尿病肾病的风险，限制了它在降血糖功能食品领域的应用。

综上所述，目前有机铬化合物主要有吡啶甲酸铬、酵母铬和氨基酸铬等几类，但对于吡啶甲酸铬的作用及其毒性存在着较大的争议，其他几类有机铬化合物因溶解性差、结构不稳定等性质制约了其在降血糖功能食品领域的应用，因此降血糖活性好、安全性高的有机铬化合物的研究开发是当前重要课题之一。

3. 有机铬辅助治疗糖尿病的作用机制

目前，铬辅助治疗糖尿病的具体作用机制还不明确，一些研究认为铬类似于胰岛素增敏剂，它能够通过增强胰岛素的作用来促进葡萄糖转运。Sreekanth 等（2008）研究了铬与胰岛素相互作用的分子基础，试验采用光谱法和晶体分析法研究胰岛素与手性三价铬的结合位点，结果发现胰岛素和手性三价铬的结合位点是 B12 谷氨酸。Cefalu 等（2002）的试验表明，高胰岛素血症的大鼠在补充吡啶羧酸铬后，GLUT-4 在大鼠骨骼肌细胞膜上的表达量显著增加，但 GLUT-4 的总含量无明显变化，这表明吡啶羧酸铬可促进胞质中的 GLUT-4 转移到细胞膜，从而提高葡萄糖的转运量。Shindea 等（2004）研究表明，葡萄糖转运的加快与铬化合物的单独使用无关，但在胰岛素存在的情况下，铬化合物则可显著加快骨骼肌细胞的葡萄糖转运速率。还有研究表明，铬化合物可以增加胰岛素受体的数量和活性，增强胰岛素信号通路中蛋白激酶 B 的磷酸化（Yang et al., 2005）。

4.2.2　锌

1. 锌营养与糖尿病

锌是机体生长发育必不可少的微量元素之一，它参与机体多种生理生化反应。锌与体内上百种酶的结构和生物学活性有关，它不仅是人体重要代谢途径中酶的组成成分和激活剂，还广泛参与核酸及蛋白质的合成、糖与能量代谢、细胞的分化增殖及氧化还原等过程。每分子胰岛素中含两个锌原子，锌与胰岛素的合成、分泌、贮存以及生物活性和抗原性有关。锌还能调节胰岛素和受体水平，维持受体磷酸化和去磷酸化水平及胰岛素传导。当机体缺锌后，胰岛素抵抗会被诱导产生，胰岛素蛋白容易变性而失去生物活性。

锌在机体清除氧自由基过程中发挥重要作用，是抗氧化体系的重要组成成分之一，是维持抗氧化酶稳定性的重要因子。锌长期缺乏会减弱机体抗氧化应激能力，诱发机体产生氧化损伤，从而引起多种慢性疾病。细胞水平的研究发现，锌的补充可以有效减少葡萄糖诱导的细胞毒性，对抗自由基对细胞的损伤。Patrice（2003）研究显示，锌具有包括抗氧化活性在内的调节胰岛素活性的多个靶点，多数 2 型糖尿病患者体内锌含量下降；当并发症发生时，补充锌对抗氧化状态的影响程度会增加。Anderson 等（2001）对 2 型糖尿病患者补锌 6 个月后，血浆硫代巴比妥酸水平下降显著。另有研究发现，锌可以有效减轻由四氧嘧啶诱导的糖尿病大鼠视网膜及肝脏组织谷胱甘肽的消耗，保护视网膜免受氧化应激伤害，对控制血糖升高有明确的作用（Moustafa，2004）。

当机体长期锌缺乏后，胰岛素的合成及分泌减少，稳定性降低，进而影响葡萄糖的氧化功能，使血糖水平升高，增加机体患糖尿病的风险。糖尿病是由遗传、免疫及环境等复合病因共同作用的综合病症，锌缺乏导致一系列代谢的改变，包括核酸及蛋白质合成减少、细胞分裂和生长受到抑制、免疫器官的质量减轻、免疫功能低下、T 细胞功能不全、组织修复受损。

2. 锌在糖尿病代谢中的作用

多数试验结果证实，缺锌会增加糖尿病的患病风险，糖尿病患者或高血糖实验动物体内的锌代谢会发生改变，机体处于锌缺乏或临界性锌缺乏状态。因此，锌与糖尿病的发生有很大关联，锌可用于糖尿病及免疫功能低下人群的预防及治疗。锌在体内的稳态与膳食锌摄入、肠道吸收及排泄之间的平衡有关，糖尿病患者的膳食锌摄入不变或略有增加，但是空肠对锌的排出量增加，吸收减少，造成锌的净吸收量降低，也是造成糖尿病潜在性锌缺乏的主要原因。尽管直接或间接的证据表明糖尿病患者体内锌的平衡状态存在异常，但是到目前，关于锌的转运代谢具体机制仍不清楚。

1）锌参与胰岛素的生物合成与降解

锌的稳态对维持胰腺 B 细胞功能至关重要，胰岛素分子晶体是由 6 个胰岛素分子和 2 个锌分子形成的六聚体。胰岛素合成过程中，胰岛 B 细胞首先在粗面内质网中合成 86 个氨基酸组成的长肽链——胰岛素原，细胞质中的微泡将胰岛素原转运到高尔基体上，与锌结合形成胰岛素六聚体，离开高尔基体后，胰岛素六聚体在蛋白水解酶、羧肽酶的酶切作用下，水解形成含有 31 个氨基酸的 C 肽，同时生成胰岛素，胰岛素进一步浓缩形成 β 颗粒的核心，并以与锌结合的晶体形式贮存于 β 颗粒中。当胰岛 B 细胞受到葡萄糖等刺激后，β 颗粒向 B 细胞膜靠近，颗粒膜与细胞膜融合，通过胞吐作用释放胰岛素，同时也分泌大量锌，因此锌与胰岛素的释放是平衡的。

锌参与胰岛素的合成、贮存、释放等过程并发挥重要作用，B 细胞内胰岛素原的转运、六聚化，以及胰岛素原水解酶的激活、胰岛素的浓缩和 β 颗粒核心的形成等过程均与锌有关。胰岛素晶体中锌的含量约为 0.4%～0.5%，当锌缺乏时，胰脏和 B 细胞内锌含量减少，胰岛素转录后或翻译后水平下降，与锌结合发生交联的能力减弱。锌不只参与了胰岛素的合成和分泌，还参与了胰岛素降解。胰岛素在离开靶细胞之前都要降解，降解酶具有维持其活性特有的锌结合位点，结合锌的降解酶活性增强。锌促进胰岛素与受体结合以及受体的聚集和磷酸化，增强胰岛素与受体的亲和力，当机体缺锌后，胰岛素的稳定性降低，合成及分泌减少，使得血糖水平升高，导致糖尿病的发生。

2）锌参与调节胰岛素与受体水平

锌能够促进胰岛素与受体结合，有活性的锌可以与激动剂、受体或一些未知的物质结合，降低胰岛素分解和受体再循环，在维持受体磷酸化/去磷酸化水平及胰岛素信号传导过程中发挥重要作用。动物试验证实，无论急性还是慢性缺锌，均可导致脂肪细胞受体合成下降、胰岛素与受体的结合力和受体转位能力下降。

3. 锌与糖尿病的防治

多尿是糖尿病患者临床症状之一，尿中排锌量远多于正常人，体内锌缺乏问题突出，长时间缺锌会导致机体内元素平衡被打破，加剧糖尿病的症状，减弱药物治疗效果，检测体内锌含量的变化可作为预报和研究糖尿病慢性并发症的参考依据。多数研究者认为，提高糖尿病患者治疗中的锌摄入量，对改善缺锌状态、维持葡萄糖稳态、提高胰岛素的敏感性和免疫功能有一定作用。但是也有研究者认为，锌对胰岛素分泌的影响呈双向性，过量锌摄入可能会升高糖化血红蛋白水平，所以适量的锌补充才能有效控制糖尿病及并发症。锌分布在多种食物中，对以五谷为主食的人群，首先应调整饮食结构，减少高糖食物的比例，增加锌含量高的食物的摄入量；对糖尿病患者而言，必要时可选用锌补充剂，如葡萄糖锌、硫酸锌、甘草锌等进行额外补充，一般症状即可得到改善。

4.2.3 硒

1. 硒在机体中的存在状态及分布

硒是人和动物机体内不可或缺的一种微量元素，它与人类及动物的生长发育有着密切的联系，近年来更是在心脑血管疾患中备受学者们的重视。硒蛋白是硒在哺乳动物体内的主要存在形式，现已确定主要有谷胱甘肽过氧化物酶（GSH-Px），磷脂氢谷胱甘肽过氧化物酶，Ⅰ型、Ⅱ型、Ⅲ型碘化甲状腺原氨酸-5′-脱碘酶，硒蛋白 P 及硒蛋白 W，硒均位于酶的活性中心，以谷胱甘肽为底物还原降解 H_2O_2，保护体内胰岛细胞免受氧化损伤。

2. 硒对糖代谢的影响

研究表明，硒可以激活葡萄糖转运蛋白，活化葡萄糖的转运过程。有报道显示，硒酸钠能够影响胰岛素与受体作用后糖代谢的某些环节，显示出硒的类胰岛素活性。此外，硒可以促进脂肪、肌肉等组织中细胞对糖的吸收和利用，抑制肝脏中肝糖原的异生和分解，增加肝糖原的合成。

硒还可以保护胰岛素分子，使其保持正常活性。在磷酸戊糖途径中，硒有助于糖尿病患者肝组织中 GSH-Px 活性的恢复和 NADPH 合成的增加，保护肝脏功能；GSH-Px 酶活性的提高可以间接地提高超氧化物歧化酶和过氧化氢酶的活性，大大提高机体的抗氧化性，保证胰岛素分子内肽键间二硫键结构完整，正常发挥调节血糖代谢的作用。

现已证实，糖尿病患者体内自由基升高，且抗氧化酶活性，尤其是 GSH-Px 活性降低，脂质过氧化物活性增高。另有研究显示，糖尿病患者体内硒代谢紊乱，抗氧化酶活性降低，推测硒与糖尿病之间具有高度相关性。硒是一种强力自由基清除剂，在糖尿病患病早期适量补充硒，可以有效清除大量自由基，防止胰岛 B 细胞的进一步损伤。然而，高剂量的硒又可以升高血糖，甚至诱发糖尿病。根据硒生物效应的活性氧自由基机制，自由基可被高剂量的硒催化产生，机体内有过多的自由基会破坏胰岛素分子的完整结构，甚至影响胰岛素与受体作用以后糖代谢的顺利进行。

4.2.4　其他

1. 钒

钒是人体必需的微量元素之一，在体内与血糖、胆固醇等的代谢密切相关，是磷酰转移酶、蛋白激酶等相关酶的辅助因子。医学上对钒及其化合物的研究多与糖尿病相关，研究显示钒可以有效治疗 1 型、2 型糖尿病，减轻高血糖和高血脂病情。体内、体外试验表明，在脂肪组织、肌肉、肝和一些胰岛素敏感细胞系中，钒化合物能够刺激糖转运、氧化和抑制糖异生。因此，开发寻找具有降糖作用的有机钒化合物已成为目前研究的一个热点（魏磊磊，2003）。

1985 年，Heyliger 等首次发现钒酸盐具有类似胰岛素的作用，可以有效控制 STZ 糖尿病大鼠的血糖水平。朴永泉等（2003）给实验性糖尿病小鼠注入一定剂量的 Na_3VO_4，试验前后分别测定空腹血糖值，发现五价钒降血糖作用明显。钒降低血糖的给药途径多种多样，可以口服不同形式的五价钒，也可以经皮肤吸入过氧化钒。钒降低血糖的机制包括：促进葡萄糖转运、促进糖原合成、增强组织对胰岛素的敏感性、抑制糖异生作用、促进葡萄糖氧化磷酸化等。

2. 铜

铜参与组成了人体内葡萄糖氧化酶、细胞色素酶等多种酶。多项研究表明，血清铜含量与糖尿病发病呈现相关性。铜和一些含铜酶是合成胰岛B细胞表面的特殊蛋白——GLUT-2蛋白不可或缺的一部分，这种特殊蛋白能够促使胰岛素分泌。人体严重缺铜时，GLUT-2蛋白合成量减少，胰岛素的分泌会受到影响，从而引起血糖浓度升高。此外，胰岛素的分泌还受到中枢神经的调节，铜作为中枢神经的传导介质，其含量不足会影响神经传递和胰岛素的分泌，引起或加重糖尿病。

4.3 维生素类

目前的研究显示，经饮食控制的糖尿病患者常存在多种维生素缺乏的现象，其中1型糖尿病患者该现象更为明显，2型糖尿病患者则以维生素C、β-胡萝卜素及维生素B缺乏最为常见，故补充维生素十分必要。糖尿病患者体内维生素失衡的诱因如下：①严格的饮食控制导致维生素摄入不足；②不恰当的饮食控制方式会加重维生素的缺乏，如不吃水果导致维生素缺乏、过分限制脂质摄入导致脂溶性维生素的缺乏；③糖尿病并发症之一胃肠道病变造成维生素吸收功能障碍；④高血糖引起的溶质性利尿造成水溶性维生素过量排泄，从而大量损失维生素（陈璐璐，2003）。

4.3.1 维生素B

维生素B是一个维生素复合族群，共含8种维生素，分别是维生素B_1（硫胺素）、维生素B_2（核黄素）、烟酸（尼克酸，曾称维生素B_3）、泛酸（曾称维生素B_5）、维生素B_6（主要为吡哆醛、吡哆胺和吡哆醇）、维生素B_{12}（钴胺素）、叶酸（维生素B_9）和生物素（维生素B_7）。维生素B以辅酶的身份参与体内消化代谢，是能量释放的"助燃剂"，所以人体一旦缺乏维生素B会出现易疲乏、食欲不振、反应迟钝等不适症状。维生素B属于水溶性维生素，只能从外部摄取，人体无法制造及贮存，会随尿液和汗液排出体外。维生素B之间有协同作用，它们互相配合才能充分发挥作用，当其中一种维生素B缺乏时，其他维生素B的作用也会受到影响；而单独摄取某一种维生素B的时候，其他维生素B的需求量也会随之增加。

糖尿病是遗传因素、外界因素（如维生素缺乏）、免疫功能紊乱、微生物感染及其毒素、自由基毒素、精神因素等各种致病因子作用于机体导致胰岛功能减退、胰岛素抵抗等而引发的糖、蛋白质、脂肪、水和电解质等一系列代谢紊乱综合征，人的各器官组织对各种维生素的需要量并不相同，但是对维生素B的需求却是一样的。糖尿病患者由于喝水多，排尿多，更容易发生维生素B缺乏。目前研究认为，糖尿病患者体内常存在多种维生素代谢紊乱，尤其是维生素B，如维

生素 B_1、维生素 B_6、维生素 B_{12} 等。补充维生素 B 则可调理糖尿病患者的能量代谢问题，有助于改善血糖控制。

维生素 B_1 与胆碱酯酶活性、心肌细胞活性及脂质代谢等有关，在代谢中主要起辅酶作用，是丙酮酸氧化脱羧过程不可缺少的物质之一，该物质对糖尿病有预防、缓解作用，其机制可能与代谢过程有关。维生素 B_1 缺乏时，糖的继续氧化受阻，导致神经组织能量不足，同时脂质的合成受到影响，可能导致神经性病变。此外，还会引起代谢障碍，血糖升高，刺激胰岛素分泌增强，长此以往，就可发展为糖尿病。由于胰岛素是内源性的，在正常情况下胰岛素是可调节的。而维生素 B_1 是外源性的，机体获取维生素 B_1 取决于所摄取食物中维生素 B_1 的含量。前期研究发现，补充维生素 B_1 在预防及治疗 2 型糖尿病中产生积极的效果。李佳宁等（2014）在糖尿病肾病的研究过程中发现，维生素 B_1 具有降低糖尿病患者尿中微量白蛋白排泄率和预防早期糖尿病肾病的作用。一组人群试验数据显示，有效补给维生素 B_1 可以使 2 型糖尿病患者的降血糖效果增加约 10%，在糖类代谢过程中维生素 B_1 和胰岛素以一定比例协同作用。近 30 年，中国居民对维生素 B_1 的摄入量下降幅度迅猛，原因之一为饮食习惯所致，如越来越精细的谷类食物加工（张培红和杜琰，2013）；此外，生活工作压力的增大也易造成缺乏维生素 B_1。然而，长期过度补充维生素也会产生不良反应。因此，糖尿病患者应当适时适量补充维生素 B_1，对糖尿病患者的血糖和营养改善具有积极意义。

维生素 B_6 是糖脂代谢中的重要辅酶，试验表明，若缺乏维生素 B_6 常伴有糖耐量下降的情况发生，使动物及人胰岛素和胰高血糖素分泌受损。链脲霉素诱导的糖尿病动物模型中，除肝组织外，其他组织内维生素 B_6 水平均低于正常水平。有文献报道，适量补充维生素 B_6 对降低冠心病发病率有效，维生素 B_6 可作为冠心病的一级预防用药。糖尿病患者常出现维生素 B_6 缺乏现象，需胰岛素治疗的患者群体中血浆维生素 B_6 更低，有研究发现，健康人体缺乏维生素 B_6 时血糖会升高，补充维生素 B_6 后血糖则恢复正常。因此，糖尿病患者适当补充维生素 B_6 将有助于控制血糖。但也有研究结果显示，维生素 B_6 对糖尿病患者的治疗未显示出良好的疗效，且大剂量补充维生素 B_6 可伴发毒性反应，其是否能降低糖尿病患者心脑血管并发症的发病率还不明确，故维生素 B_6 未列入糖尿病常规用药。

维生素 B_{12} 是唯一含金属元素的维生素 B。自然界中维生素 B_{12} 主要存在于动物性食物中，如肉类（包括内脏）、鱼类、蛋类、乳类等，其均由微生物产生，植物性食物通常不含有维生素 B_{12}。人体内维生素 B_{12} 约有一半分布于肝脏，总贮存量达 2000～5000 μg。维生素 B_{12} 缺乏在老年人群中十分常见，严重时可能引起恶性贫血，或导致神经细胞功能障碍及多种腺体自身免疫性疾病（包括 1 型糖尿病和甲状腺疾病）（Pflipsen et al., 2009）。二甲双胍作为 2 型糖尿病的一线用药，有降血糖、改善糖代谢异常的作用，甚至还有降低糖尿病患者肿瘤发病率的作用，但其对人体健康也存在明显的副作用，容易影响叶酸吸收和导致同型半胱氨酸含量升高，引起胃肠道的不良反应，肝、肾功能不全及全身缺氧性疾病存在时有诱发乳酸酸中毒的可能。二甲双胍相关性维生素 B_{12} 缺乏的问题近年来也逐渐被人们所关注。国内尚无大规模关于维生素 B_{12} 与糖尿病关系的流行病学研究。目前国外许多研究表明，2 型糖尿病患者长期服用二甲双胍可增加维生素 B_{12} 缺乏的风险（Niafar et al., 2015）。来自韩国的一项研究发现，799 例 2 型糖尿病患者使用二甲双胍的剂量及时间与维生素 B_{12} 缺乏相关，维生素 B_{12} 缺乏症糖尿病患者占二甲双胍治疗 2 型糖尿病患者的 9.5%，研究建议对糖尿病患者应进行维生素 B_{12} 检测，尤其是服用二甲双胍剂量大于 1000 mg/d 以及使用时间超过 4 年或存在血液学异常的患者（Ko et al., 2014）。另一项研究显示，二甲双胍治疗的老年糖尿病患者更容易缺乏维生素 B_{12}，并呈负相关关系（Sorich et al., 2008）。长时间进行二甲双胍药物治疗，会抑制维生素 B_{12} 的吸收成效，使维生素 B_{12} 水平下降，导致同型半胱氨酸水平升高，致使高同型半胱氨酸血症出现。研究人员对维生素 B_{12} 与叶酸联合二甲双胍用于 2 型糖尿病的临床影响开展了研究，国内已有多项研究结果显示，与单纯二甲双胍治疗比较，采用维生素 B_{12}、叶酸联合二甲双胍能更有效地稳定 2 型糖尿病患者体内的同型半胱氨酸水平，从而减少糖尿病相关并发症的风险（李明，2018；刘明哲，2015；吴宇东，2015）。关于补充维生素 B_{12} 能否减少糖尿病患病风险仍有争议。尽管目前尚无大量证据证明补充维生素 B_{12} 可以降低 2 型糖尿病患病风险，但已有相关报道证明，糖尿病神经病变与维生素 B_{12} 缺乏相关，并已将维生素 B_{12} 广泛用于糖尿病神经病变的治疗（Stover，2010）。出现维生素 B_{12} 缺乏的糖尿病患者，主要为高龄（>65 岁）、严格的素食主义者、长期大量使用二甲双胍者（用量>1000 mg/d，服用时间超过 4 年）、有慢性胃炎且服用抑酸剂者、血常规提示有巨幼红细胞贫血或神经系统病变者。针对存在维生素 B_{12} 缺乏高风险的糖尿病患者，是否需要预防性补充维生素 B_{12}，以及常规监测维生素 B_{12} 相关指标，需进一步明晰（季鹏程等，2017）。

总的来说，维生素 B 中，维生素 B_1 和维生素 B_{12} 常用于糖尿病神经病变治疗，尤其是痛性神经病变。维生素 B_{12} 衍生物甲钴胺，常用于糖尿病神经病变的治疗，长期使用对糖尿病大血管并发症也有一定疗效。糖尿病患者仅单一补充维生素 B_6 未显示有益疗效，并且临床上维生素 B_6 并未被列入常规治疗方案。

4.3.2 维生素 C

维生素 C 又名抗坏血酸，属于水溶性维生素，左旋分子结构，是一种多羟基化合物，具有酸的性质。维生素 C 普遍存在于蔬菜水果中，人体自身无法合成，必须从食物中获取，且仅在人体内停留 4 h。

维生素 C 具有很强的还原性，很容易因为氧化而被破坏。在体内维生素 C 和脱氢维生素 C 形成可逆的氧化还原系统。维生素 C 可以与羟自由基直接作用，产生不活跃的自由基产物，进而被代谢成草酸排出体外（吴夕和缪珩，2012；葛颖华和钟晓明，2007）。此外，维生素 C 还可以将与自由基作用所产生的维生素 E 自由基还原为维生素 E，从而恢复维生素 E 的抗氧化能力。

机体处于高糖状态下，多种机制所产生的活性氧自由基超过了细胞清除自由基能力，大量的活性氧自由基在体内蓄积从而引起组织的氧化损伤。糖尿病患者体内氧化应激水平增加可导致糖尿病相关并发症的发生和发展。具有保护作用的维生素 C 作为一种有效的水溶性抗氧化剂,能在体内直接或间接发挥抗氧化作用，清除糖尿病患者体内过多的自由基，同时避免氧化应激引起的组织损伤。研究报道证明，在糖尿病患者中，维生素 C 水平低下。细胞对维生素 C 的摄取是通过葡萄糖和胰岛素调节的，由此可以认为糖尿病患者体内维生素 C 水平低下可能是糖尿病本身所导致的结果。Tessier 等（2009）报道，补充维生素 C 能够增加 2 型糖尿病患者细胞内维生素 C 和谷胱甘肽水平，预示着在 2 型糖尿病患者体内氧化应激水平增加的情况下，维生素 C 可能调节细胞内抗氧化物的水平。糖尿病患者因为体内氧化应激水平增加，线粒体中的维生素 C 会被氧化成脱氢维生素 C，脱氢维生素 C 与葡萄糖均通过葡萄糖转运体进入内皮细胞。在糖尿病患者中，血液维生素 C 水平与糖基化血红蛋白呈现负相关，这是因为维生素 C 与葡萄糖的化学结构相似，从而可以替代葡萄糖参与部分化学反应，减少非酶促蛋白糖基化反应，降低晚期糖基化终末产物及有害中间产物的产生。另外，研究人员发现维生素 C 还可以起到调节胆固醇分解代谢的作用。Mohammad 和 Ahmad（2007）发现糖尿病患者每天补充 1000 mg 维生素 C，持续补充 6 周可以显著降低空腹血糖、总胆固醇、甘油三酯、低密度脂蛋白、高密度脂蛋白和胰岛素水平，降低糖尿病并发症发生的危险性。在动物试验中，Owu 等（2006）也发现持续 4 周给糖尿病大鼠补充 200 mg/kg（以大鼠体重计）维生素 C，可以降低糖尿病大鼠的静息代谢率、总胆固醇、甘油三酯和低密度脂蛋白水平，从而降低冠心病的发病风险。

综合目前国内外研究结果分析，口服维生素 C 对糖尿病人群是否有益还存在争论。我国关于膳食维生素 C 摄入与 2 型糖尿病关系的研究目前较少，多侧重于糖尿病人群和健康人群的血液维生素 C 含量水平的区别。中南大学研究人员采用横断面研究方法，以中南大学湘雅医院 40 岁以上的健康体检者作为研究对象，通过对膳食维生素 C 摄入情况的调查发现，维生素 C 摄入越多，2 型糖尿病的患病率越低（李潇骁等，2015）。欧洲诺福克癌前瞻性研究在探讨水果蔬菜摄入量和血浆维生素 C 水平与发生 2 型糖尿病之间的关系时发现，大量摄入水果蔬菜以及较高的血清维生素 C 水平可大幅降低糖尿病发病率。而另一项前瞻性研究结果显示，每日摄取维生素 C 与糖尿病发病风险之间无显著关系。研究人员选择性给予 2 型糖尿病患者每日补充 800 mg 的维生素 C，发现补充高剂量的维生素 C 并不能实质性地增加患者体内的维生素 C 水平（Hui et al., 2006）。

维生素 C 作为优良的抗氧化物在改善糖尿病患者机体氧化应激损伤方面发挥了一定作用。其对体内抗氧化系统酶具有保护作用，并且能协同其他抗氧化物共同发挥抗氧化作用。维生素 C 对糖尿病并发症作用的众多研究也一直存在争论，尤其是其改善血管内皮细胞功能的效果。糖尿病人群是否应该补充维生素 C 来改善机体氧化应激水平，最佳的补充剂量应达到怎样的水平，还需要进行更多的研究。

4.3.3　维生素 D

维生素 D 是脂溶性维生素，属于固醇类衍生物，广泛贮存于人体脂肪组织中，具有重要生理生化功能。其参与机体代谢调节，是维持人体生命活动所必需的物质。维生素 D 主要包括维生素 D_2 和维生素 D_3。人体日常所需的维生素 D 主要通过日照合成，部分可从食物或药物中获取。维生素 D_2 又称麦角钙化醇，主要存在于菌类和酵母中。维生素 D_3 又称胆钙化醇，可从动物性食物中获取，如鱼肝油、动物肝脏等，主要由皮肤内的 7-脱氢胆固醇在特定波长的紫外线（290～315 nm）作用下异构转化而成。维生素 D 通常是没有生物活性的，进入血液循环后，需经两次羟化最终生成活性形式 1,25-二羟维生素 D_3[1,25-$(OH)_2D_3$]。维生素 D 及其活性代谢物在体内依赖于维生素 D 结合蛋白转运。

目前研究发现，维生素 D 与维生素 D 受体结合发挥其作用，而维生素 D 受体存在于多种组织和细胞中，如心肌、骨骼、胰腺、乳腺以及结肠癌细胞和血管内皮细胞等。1,25-二羟维生素 D_3 通过与维生素 D 受体结合发挥作用，参与机体免疫调节及细胞生长分化过程。人体日常获得的维生素 D，一方面通过紫外线激活维生素 D 原转化而成，另一方面通过饮食摄入及膳食补充剂获取。由于现代人生活方式的改变，户外活动减少，加之多种有效的防晒手段，如遮阳伞、防晒霜等的使用，人们通过日光中紫外线照射经皮肤转化而获得的维生素 D 减少。国人防晒意识较高，导致维生素 D 缺乏现象较为普遍，故外源性饮食摄入及膳食补充剂补充成为维生素 D 的重要来源。维生素 D 含量丰富的食物主要有鱼肝油、海鱼类、菇类、乳制品等。由于糖尿病患者有“三多一少”的症状，摄入的上述食物往往不足且主动服用钙片等补充剂也普遍不足，“三多一少”的症状导致身体容易流失营养物质，进而引起摄入维生素 D 的量不足，患者可能呈现血清维生素 D 缺乏的现象，更常需进行饮食控制治疗。研究普遍认为，健康人维生素 D 的浓度为 75～100 nmol/L，当低于 50 nmol/L 被认为维生素 D 缺乏，需适当补充维生素 D。除已知的调节钙磷代谢作用外，维生素 D 还具有广泛的骨外生物学作用。众多研究已经表明，维生素 D 缺乏与肥胖、糖尿病、心脑血管疾病、肿瘤、自身免疫疾病、肺部疾病等的发生有相关性。

近年来，维生素 D 与糖尿病的相关性研究日益增多，维生素 D 缺乏的现象普遍存在于各类人群中。临床上公认的维生素 D 评价的最佳方法是血清中 1,25-二羟维生素 D_3 的水平（崔树明，2013）。Neil 等（2012）报道，胰岛 B 细胞上存在维生素 D 受体及维生素 D 结合蛋白，故维生素 D 在体内葡萄糖代谢中起着重要作用。这一研究表明维生素 D 可能与 2 型糖尿病具有相关性。动物试验表明，维生素 D 是维持正常胰岛素分泌所必需的基本要素，通过调节维生素 D 和钙的摄入，可以提高胰岛 B 细胞功能和外周胰岛素的敏感性（Wolden-Kirk et al., 2011）。大量研究表明，2 型糖尿病患者与健康者对照组相比，血清维生素 D 水平普遍较低，且血清维生素 D 水平较低的人群，2 型糖尿病的患病率也较高（代永红等，2014；王珊珊等，2014，杨晓瑜和杨伍炎，2014）。在糖尿病患者中，血糖控制差的患者较血糖控制好的患者维生素 D 缺乏的比例更高。这些研究结果表明维生素 D 可能具有血糖控制的作用（廖志梅等，2015）。有研究表明，补充维生素 D 可以控制空腹血糖，减轻胰岛素抵抗及改善胰岛 B 细胞功能。来自人类的横断面研究也表明，维生素 D 浓度和胰岛 B 细胞功能、外周胰岛素的敏感性及降低代谢综合征发病率具有临床相关性。但也有研究表明，维生素 D 补充能使胰岛素敏感性增加，但对胰岛 B 细胞功能的作用不明显。维生素 D 补充还能减少 2 型糖尿病并发症（如心脑血管疾病、周围神经病变等）的发生与发展（盛辉等，2013）。荟萃分析是一种对多个具有相同研究目的且相互独立的研究结果进行系统的、综合定量分析的研究方法。它主要用于随机对照临床试验结果的综合分析，样本量大，使研究结果更加可靠。有荟萃分析表明，补充维生素 D 可以降低 2 型糖尿病患者的空腹血糖、糖化血红蛋白，即维生素 D 能够改善 2 型糖尿病患者的血糖控制。但也有荟萃分析结果显示，2 型糖尿病患者补充维生素 D 对血糖等相关变量（如空腹血糖、糖化血红蛋白水平）产生的影响不明显，但对此还未有明确的研究结论。部分研究表明，补充维生素 D 可以降低肥胖合并糖代谢异常患者的空腹血糖，但对其糖化血红蛋白作用却不明显（尹秀梅等，2016；Patel et al., 2010）。

维生素 D 改善胰岛素抵抗的生物学机制可能主要有以下几个方面：①维生素 D 受体、维生素 D 结合蛋白、维生素 1α-羟化酶等的遗传多态性能够影响胰岛素释放，导致胰岛素抵抗；②维生素 D 可以和胰岛 B 细胞上的维生素 D 受体直接结合，促进胰岛素分泌，也能够通过调节钙平衡来间接影响胰岛素分泌；③维生素 D 有刺激外周组织胰岛素受体表达的效果，可增加胰岛素转运；④维生素 D 可以抑制 TNF-α 和 IL-6 等促炎性细胞因子的释放，从而降低炎症反应，进一步改善胰岛素抵抗；⑤维生素 D 能够活化先天性和获得性免疫应答，保护胰岛 B 细胞等靶细胞，原因为其受体几乎在所有的免疫细胞中都有所表达，尤其是抗原提呈细胞和活化 T 细胞（尹秀梅等，2016）。

4.3.4 维生素 E

维生素 E 又名生育酚，属于脂溶性维生素，是过氧化自由基的强效清除剂，其主要位于生物膜的双层磷脂分子之间，可以有效抑制细胞膜成分的脂质过氧化。维生素 E 可以与水溶性维生素相互作用，具有抑制蛋白质糖化、脂质过氧化和血小板聚集的作用（葛颖华和钟晓明，2007）。维生素 E 包括 α-生育酚、β-生育酚、γ-生育酚和 δ-生育酚，其中 α-生育酚最具代表性，它的生理活性和抗氧化能力最强，对酸和热稳定。人体中维生素 E 的基本来源为绿色植物。

维生素 E 作为一种脂溶性抗氧化剂与糖尿病之间存在着极为密切的关系。具有良好抗氧化活性的维生素 E 可以改善糖尿病机体的氧化应激水平，维持机体氧化和抗氧化功能的平衡，并且有助于糖尿病的预防、控制，延缓其并发症的发生。维生素 E 在改善脂质过氧化、抑制晚期糖基化终末产物的生成、保护 DNA 免受氧化损伤等方面的作用显著（吴夕和缪珩，2012）。研究发现，有胰岛素抵抗的人群过氧化氢脂质的血浆浓度比正常人群高很多，而维生素 E 的浓度却低很多。前瞻性流行病学研究发现，高血浓度的维生素 E 水平可以有效降低 2 型糖尿病的发病风险。新西兰研究人员选用番茄汁、维生素 E、维生素 C 对 2 型糖尿病患者进行短期饮食补充，比较它们对糖化低密度脂蛋白氧化反应的敏感性，以及对 C 反应蛋白（CRP）和细胞黏附分子水平的影响。以上试验结果证明，大剂量补充维生素 E 能够提高机体番茄红素水平，阻止糖化低密度脂蛋白发生氧化反应，并降低 CRP 水平。CRP 是糖尿病患者并发心肌梗死的危险因素，这一发现为降低糖尿病并发心肌梗死发病率提供了治疗思路（Upritchard et al., 2000）。此外，有研究报道，2 型糖尿病患者补充 3 个月的 α-生育酚能有效降低糖尿病患者的炎症标记物 IL-6 和 CRP 水平，可作为预防动脉粥样硬化的辅助治疗方法（Devaraj and Jialal，2000）。研究人员发现，糖尿病患者和动物在口服补充维生素 E 后其血浆低密度脂蛋白和甘油三酯水平降低，脂质过氧化水平下降，不同剪切率的血黏度也降低。另一项对 21 例 50～70 岁 2 型糖尿病男性患者补充维生素 E 的研究发现，补充维生素 E 10 周对改善包括糖化白蛋白、糖化血红素、糖化总血浆蛋白、糖化低密度脂蛋白在内的各种蛋白质氧化反应无任何效果。以上结果可能是选取的研究对象不同以及研究方式有所差别而导致人群研究结果各异。

对大鼠的研究发现，可通过补充维生素 E 改善高血糖状态，原因可能与维生素 E 通过清除自由基，从而使自由基对胰岛 B 细胞的损伤减轻有关。对 Zucker 大鼠研究发现，通过饮食给胰岛素抵抗的肥胖 Zucker 大鼠补充维生素 E，其葡萄糖刺激引起的高胰岛素血症和脂质过氧化水平均显著降低。补充 400 μg/d 低浓度的维生素 E 即可使低密度脂蛋白的氧化反应性降低，从而降低自由基导致动脉粥样硬化的能力。在血管组织中，蛋白激酶 C（PKC）通路的作用是调节基底膜循环、细胞增殖和内皮细胞的渗透性。高血糖引起的 PKC 通路的活化与大血管和微血管的功能障碍有关。研究发现，维生素 E 可以通过阻滞高血糖状态下主动脉 PKC 的活性，抑制血管平滑肌细胞的迁移和增殖，来延缓或阻止由 2 型糖尿病引起的血管并发症（Knekt et al., 2010）。在人类和动物的 2 型糖尿病模型中，均发现维生素 E 能够减轻血管氧化应激水平，发挥保护内皮细胞的功能，这对抑制动脉粥样硬化的发生有利。

尽管维生素 E 是临床上使用最广的抗氧化剂之一，国外部分临床试验和一些大规模的流行病学调查结果显示，长时间服用适量的维生素 E 可减少心脑血管疾病的发生，并改善机体脂质过氧化的情况，保护蛋白质、DNA 等大分子物质免受氧化应激损伤，对降低糖尿病机体内氧化应激水平具有一定的积极作用，但对糖尿病患者微血管并发症（糖尿病肾脏病变、糖尿病视网膜病变、糖尿病神经系统病变等）的作用尚不明确。补充维生素 E 的最佳剂量和给予方式都需要进一步探索，以便更好地服务于糖尿病患者，为临床上糖尿病的预防和治疗提供新的线索和方法（李晓华等，2013）。

4.4　益生菌与益生元类

益生菌是指以活菌形式摄入一定量的情况下，能够改善宿主肠道微生态平衡、发挥有益作用并产生健康功效的一类微生物的总称。目前，益生菌主要包含乳杆菌（鼠李糖乳杆菌、植物乳杆菌和嗜酸乳杆菌）、双歧杆菌（长双歧杆菌、动物双歧杆菌和短双歧杆菌等）、球菌（链球菌和乳球菌）、酵母菌等。益生元是一种可以被微生物选择性利用并赋予宿主健康益处的底物，主要有菊糖、低聚果糖、低聚半乳糖、乳果糖和抗性淀粉。越来越多的研究表明，益生菌和益生元通过对肠道菌群进行调节能起到缓解 2 型糖尿病的作用。近年来，益生菌和益生元越来越多地应用于功能性食品和膳食补充剂中。

4.4.1　肠道菌群与糖尿病

肠道菌群是人体最大的微生物系统。当细菌进入宿主肠道或者与宿主接触之后，能发生对二者都有益的相互作用，并且能够成为宿主健康的有机组成部分，这些细菌称为正常菌群。定植于人体肠道、生殖系统内，促进动物或人体肠道内有益微生物生长，从而对宿主产生有益影响的一类活的微生物称为益生菌。目前已经发现的人和动物体内的有益菌主要有酪酸梭菌、乳酸菌、酵母菌、双歧杆菌、嗜酸乳杆菌和放线菌等。这些有益菌和宿主互利共栖，人体为有益菌提供厌氧环境和发酵底物，而有益菌则可以合成人体不能合成的维生素和人类膳食中供应不足的营养成分。

肠道菌群的主要功能是消化食物残渣，同时利用消化的能量和胃肠道作为自身生存的条件。此外，肠道菌群参与人体能量代谢的同时，合成多种人体生长发育必需的维生素（维生素 B、维生素 K）、必需氨基酸和一些有特殊功能的抗生素与多肽，可分解体内残留的一些有害有毒物质，如亚硝胺、乳酸等，在人肠道系统的生长、分化中起重要作用，同时参与一些炎症反应，如常见的肠炎。当人的饮食结构、运动频率、抗生素使用等发生改变，或者生活环境改变，如南北搬迁等，都会使得肠道菌群发生相应的改变，有时是让益生菌更加活跃，但通常是促使有害菌（即致病菌）的形成（Ricci et al., 2010）。

目前研究已证实，肠道菌群数量与糖尿病的发生发展有一定的关系。如果血糖水平偏高，则双歧杆菌、乳酸菌等益生菌的数量减少，给予药物治疗后，血糖水平降低，益生菌的数量增加，由此表明肠道菌群的数量变化可能与血糖值变化呈负相关。胰岛素抵抗是 2 型糖尿病发生的基础，当人体肥胖时最容易产生胰岛素抵抗，而肠道菌群的变化（厚壁菌的增加）可导致肥胖的发生（Musso et al., 2011）。短链脂肪酸（SCFA）是肠道微生物重要的代谢物之一，作为信号分子对宿主的一系列活动产生影响，SCFA 不仅能为宿主提供能量，作为细菌生长和繁殖的营养物质，还可作为能量调节的信号分子。SCFA 已被证明可激活 G 蛋白偶联受体，缺乏 SCFA 和 G 蛋白偶联受体 41 的小鼠体重比正常小鼠更轻（Velagapudi et al., 2010）。胆固醇的代谢需要分解成胆汁酸才能排出体外，然而这个过程需要肠道菌群的参与，同时胆汁酸可以调控肠道微生态的组成，防止肠道菌群过度繁殖和移位。给大鼠的高脂饲料中添加胆汁酸，可增加大鼠体内棕色脂肪的能量消耗，预防肥胖和胰岛素抵抗的发生，胆汁酸可以激活甲状腺激素，调节细胞能量代谢活性，从而预防肥胖（Watanabe et al., 2006）。肠道菌群测序发现，肥胖小鼠的厚壁菌比正常小鼠增多，且基因构成中存在更多参与能量代谢的基因，因此肥胖小鼠可以从食物中获取更多地能量，如此恶性循环，无法避免地导致肥胖症（Turnbaugh et al., 2006）。有研究发现，将肥胖患者的肠道微生物移植到无菌小鼠肠道内，结果发现后者脂肪含量更多，表明肥胖等代谢相关的疾病可以通过肠道菌群传播（Ridaura et al., 2013）。

由于 2 型糖尿病患者常常伴随着肥胖，因此患者常被要求控制饮食并且多运动，当肥胖人群改变长期高热量饮食习惯，转变成低脂肪低热量饮食后，肠道菌群的组成和功能最先发生变化，厚壁菌门菌群数量下降，拟杆菌逐渐增多，配合适当的运动，体重将会随之下降。高脂饮食带来的危害，不只是体重和脂肪的增加，引起的肠道菌群结构失调会导致代谢性内毒素血症，激活大量的炎症因子，加剧炎症反应，诱导胰岛素抵抗，引发 2 型糖尿病。

4.4.2 益生菌

1. 益生菌及其功能和机制

益生菌一词最早是由“抗生素”反义词衍生而来的，希腊语中取义为“for life”，如今被广泛定义为“通过摄入适当量即对宿主产生有益作用的活菌”。益生菌已被证明的功能主要包括保持肠道正常菌群结构、对抗肠道致病菌感染、抑制肠内腐败、改善便秘和腹泻、缓解乳糖不耐症、降低血清中胆固醇浓度、预防抑制癌症、降低过敏反应以及增强人体免疫力等。近年来，临床研究不断对其功能进行拓展，还区分了针对具体人群适应证的改善方向。然而，由于益生菌的功能具有特异性，不同菌株发挥的功能有所不同，因此这些不同的作用需要在研究中进行准确定位和验证，使其相互配合恰当并发挥良好生理功能。

益生菌降糖的表现形式主要有以下几个方面：①益生菌可以提高宿主的防御机制，主要通过特异性免疫和非特异性免疫两种方式增进机体的免疫防御机能；②益生菌可以产生有机酸、游离脂肪酸、细菌素等抑制其他有害菌的生长，在与其他微生物的竞争中争夺营养、存活，这样可以改善肠道微生态平衡和预防有害菌的侵入；③益生菌的代谢物也发挥了重要的功能作用，胆盐水解酶可以使胆盐与食品中胆固醇发生共沉淀作用，减少机体对胆固醇的吸收。益生菌还可参与多种维生素代谢，产生维生素 B_1、维生素 B_2、维生素 B_6、维生素 B_{12} 等，并能通过抑制某些维生素分解菌来保障维生素的供应。

2. 益生菌对血糖的调节

双歧杆菌和乳酸菌是两种最常见的功能性食品补充剂。双歧杆菌作为一种生理性有益菌，除可以产生维生素和人体必需的氨基酸、为机体提供营养物质外，还可以附着在肠道黏膜上生长形成膜菌群，使入侵的致病菌和有害菌失去生长繁殖的落脚点，改善黏膜屏障功能；同时还可以促进内毒素的排出，降低肠道内毒素水平，缓解低度炎症，提升免疫力，进而降低糖尿病的致病风险。肠道中乳酸菌不仅可以通过发酵产生乳酸、过氧化氢及细菌素等抗菌物质，还可以维持肠道内菌群平衡，形成抗菌生物屏障。

鼠李糖乳杆菌属于乳杆菌属、鼠李糖乳杆菌种，革兰氏阳性菌。研究发现，高剂量链脲菌素诱导的糖尿病大鼠服用鼠李糖乳杆菌后，大鼠血液中糖化血红蛋白的水平显著降低，葡萄糖耐受量得到改善。此外，服用鼠李糖乳杆菌的大鼠，30 min 后血清胰岛素水平与对照组相比显著上升，证实了鼠李糖乳杆菌具有治疗糖尿病的功效，该功效可能是通过增加胰岛素分泌来实现的。此后，越来越多的临床研究相继发现了益生菌预防糖尿病的功效。Andreasen 等（2010）对 45 位 2 型糖尿病患者进行随机双盲试验，实验组服用嗜酸乳杆菌 NCFM 4 周后，糖尿病患者的胰岛素敏感性与对照组相比有所提高，但全身炎症反应不受影响。另一项随机双盲研究发现，在孕妇的饮食中添加鼠李糖乳杆菌和双歧杆菌 Bb12，与正常饮食组相比较，受试孕妇葡萄糖耐量显著提高，相反地，糖化血红蛋白水平显著降低，妊娠期糖尿病的发病率明显下降；此外，产期补充益生菌，还是缓解肥胖问题的一种健康又经济的方式。Moroti 等（2012）针对 20 名 50～60 岁的老年志愿者开展随机双盲试验，实验组每天服用 200 mL 含有 10^8 UFC/mL 嗜酸乳杆菌、10^8 UFC/mL 双歧杆菌和 2 g 低聚果糖的混合液，30 d 后，实验组空腹血糖水平明显降低。

益生菌可以改善肠道菌群，调节免疫炎症反应，逆转由高脂膳食诱导的肠道菌群改变引起的肠道通透性增加，减少致病微生物（尤其是革兰氏阴性菌及其衍生物）的移位，缓解内毒素血症。有研究选用人类 T84 单分子层细胞作为模型，发现嗜酸乳杆菌、发酵乳杆菌、加氏乳杆菌和鼠李糖乳杆菌能够调控蛋白上皮钙黏素和 β-联蛋白的基因编码，降低蛋白激酶 C-δ（PKC-δ）的表达；还可以影响 PKC-δ 的磷酸化状态，进而正向调控上皮钙黏素表达；PKC-δ 的激活能够导致肠黏膜的降解，从而增加肠道的通透性，不同菌种影响的程度也存在差异（Hummel et al., 2012）。有研究人员在对健康志愿者的十二指肠进行 6 h 植物乳杆菌 WCFS1 菌液灌注后，发现植物乳杆菌 WCFS1 可通过介导激活 Toll 样受体 2（TLR2）信号通路，显著提高受试者肠道内支架蛋白质连蛋白-1 和跨膜蛋白闭合蛋白在肠上皮紧密连接结构附近的表达量，降低肠道通透性并维持肠道内环境稳态。服用双歧杆菌亚种 420 6 周后，受试动物能够改善整体炎症和代谢状况。

肠道菌群是人体内最复杂、种群数量最多的微生态系统，不仅直接参与人体的消化、营养吸收、脂肪代谢、能量供应、免疫调节等生理过程，还与肥胖、糖尿病、非酒精性脂肪肝以及肾病等慢性疾病的发生发展紧密相关。2 型糖尿病患者肠道菌群与健康人的不同，其中肠道菌群在病情发生发展过程中都发挥了巨大的作用，因此通过补充益生菌，可以有效改善宿主肠道内紊乱的微生态，通过发掘新的功能性益生菌资源，发挥益生菌对肠道的有效调节作用，有望发现预防或治疗 2 型糖尿病的新途径。

3. 益生菌降糖机制

随着对肠道微生态结构和功能研究的不断加深，益生菌具有调节血糖的作用已被多项研究证实，但具体的作用机制和调节机制还没有定论。目前，可大致总结其调节血糖的机制为以下几个方面。

1）修复氧化损伤与抗氧化能力

研究证明，在糖尿病的发病机制中，机体的氧化损伤和抗氧化能力的强弱起着至关重要的作用，糖尿病患者机体中氧化自由基产物增加或抗氧化酶活性下降，导致自由基的生成与机体抗氧化能力间失衡（Maritim et al., 2003）。自由基增多会攻击肝脏细胞膜上胰岛素特异性受体，引起胰岛素抵抗，明显削弱机体抗氧化防御系统清除自由基的能力，使得氧自由基增多，加重糖尿病的症状。

目前，已有多项体内试验和体外试验证实益生菌具有抗氧化活性。有研究发现，鼠李糖乳杆菌具有改善酒精诱导的肠道氧化应激和炎症反应的作用，对大鼠的酒精性脂肪肝也有明显改善的效果（Forsyth et al., 2009）。另外一项研究对高果糖膳食诱导的 2 型糖尿病大鼠给予由嗜酸乳杆菌和干酪乳杆菌联合发酵的低脂酸奶，进行 8 周的治疗，结果显示与高果糖饲喂相比，饮食中增加酸奶的实验组大鼠的抗氧化能力提高，血糖、糖化血红蛋白、葡萄糖不耐症、血浆胰岛素、肝糖原、血浆总胆固醇、甘油三酯得到有效控制，延缓了糖尿病大鼠葡萄糖不耐症、高血糖、高胰岛素血症等疾病的发生（Yadav et al., 2007）。

2）改善肠道菌群

维持人体肠道菌群平衡的肠道生物屏障是由益生菌和肠黏膜共同构成的，益生菌能够降低肠道黏膜通透性，对肠黏膜屏障损伤的修复及保护具有重要意义。研究表明，肠道菌群、宿主免疫及 1 型糖尿病三者之间存在相互联系，正常消化道菌群的组成发生改变将使免疫系统出现问题，从而引起 1 型糖尿病。肠道免疫功能的下降可致使肠道易感染致病菌，增加肠道炎症的风险，造成胰岛素抵抗（Cerf and Gaboriau，2010）。益生菌定植在肠道内，可以产生有机酸（如乳酸、乙酸），通过积累会降低肠道的 pH，从而使有害菌群的繁殖与生长得到抑制，使得肠道蠕动加速，病原菌外排加快，降低肠道炎症发生的风险，预防糖尿病的发生。

3）调节机体免疫，减少系统炎症

益生菌主要通过免疫调节减少系统炎症，增强机体免疫力，降低糖尿病的发病率。糖尿病是一种代谢性疾病，患病原因是多方面的，但主要与糖尿病状态下机体免疫防御功能低下有关。益生菌能促进机体免疫系统的发育和成熟，增强体液免疫和细胞免疫，提高巨噬细胞的吞噬活性及补体功能。糖尿病患者体内中性粒细胞的趋化功能、黏附功能、吞噬功能和杀菌功能均低于正常人水平，其 NK 细胞活性也明显低于正常人的。益生菌能在肠黏膜表面与免疫细胞相互作用，调节其免疫活性和促炎细胞因子的分泌，防止黏膜炎症和肠道感染引发的糖尿病。

体内试验表明，服用干酪乳杆菌和长双歧杆菌 4 周后，T 细胞、NK 细胞和 $CD4^{-}CD8^{+}$T 细胞数量增加，系统炎症得到有效抑制（Lee et al., 2004）。另有研究给予 4 周龄小鼠口服干酪乳杆菌治疗，8～10 周后，实验组小鼠血糖下降，B 细胞损伤率显著降低，由此推断，益生菌具有改善宿主免疫系统的作用，从而预防糖尿病。

4）激活胰岛素信号通道

益生菌可在分子水平上激活胰岛素信号通路，从而抑制葡萄糖升高。胰岛素只有与细胞受体结合并结束信号传导时，才能发挥正常的生理作用。受到 TNF-α 刺激后的细胞，能够诱导胰岛素受体底物-1（IRS-1）的丝氨酸磷酸化，阻碍 IRS-1 正常的酪氨酸磷酸化，降低 IRS-1 与受体的结合能力，抑制胰岛素的作用及胰岛素下游信号通路。有研究人员发现，肠道中双歧杆菌增殖可促进胰高血糖素样肽的合成和分泌，改善葡萄糖不耐症和胰岛素分泌（Cani et al., 2007）。

4.4.3 益生元

益生元是指食物中不能被消化但能通过刺激胃肠道内一种或几种益生菌生长或增强其活性而促进机体健康的食品成分。目前常见的益生元有菊糖、低聚糖、抗性淀粉等。

1. 菊糖

1）菊糖的来源与化学组成

菊糖为白色粉末状益生元类多糖，它是一种天然的低聚糖，易溶于水但不能被消化，也称为果聚糖。自然界中，菊糖分布十分广泛，超过三万种植物中都含有菊糖，包括双子叶植物中的菊科、桔梗科、龙胆科等 11 个科以及单子叶植物的百合科、禾本科等，尤其是菊科植物（如菊芋、菊苣等）的块茎中存在大量菊糖，此外，一些真菌和细菌中也含有菊糖，如放线菌、芽孢杆菌、链球菌等。菊糖是由 D-呋喃果糖分子通过 β-(2,1)-糖苷键聚合而成，聚合度为 2～60，平均聚合度为 10。

菊糖是一种可溶性的膳食纤维，但体内缺乏分解 β-(2,1)-糖苷键的酶，使得菊糖在口腔、胃、小肠中均不会发生消化分解，只能被肠道部位的有益菌群发酵降解，从而促进肠道益生菌的产生，改善肠道微生态环境（Roberfroid，2007）。菊糖的代谢物包括肠气（如二氧化碳、氢气）、乳酸以及短链脂肪酸（如乙酸、丙酸、丁酸），短链脂肪酸可以消耗体内胆固醇，抑制其在肝脏内的合成。

2）菊糖的理化性质

菊糖的水溶性受聚合度、温度等因素的影响。短链菊糖比长链菊糖更易溶于水，长链菊糖溶解度小，易在水中形成不溶性的、透明的微晶体，这种微晶体之间相互作用可以形成一种平滑的乳脂状结构，产生滑润的口感及饱满的风味，可添加至冰激凌、乳制品中。由于温度会改变菊糖的聚合度，菊糖的溶解度随着温度升高而增大。菊糖溶液的黏度也与温度和浓度有很大关联，菊糖溶液温度越低、浓度越高时，其黏度越高。菊糖水溶液的质量分数在 10%～30%时，静置后可形成乳白色的凝胶；质量分数上升至 40%～50%时，迅速形成稳定的凝胶。菊糖具有较强的热稳定性，一般在 100℃以下，菊糖不易降解。在 pH 小于 4 的溶液中加热一定时间，菊糖可被水解为葡萄糖和果糖；在凝胶状态下，由于缺乏自由水，菊糖溶液则十分稳定，酸性或高温条件下也不易被分解（Glibowski and Wasko,

2010）。此外，菊糖吸湿性强，具有结合自由水的能力，可以降低水分活度，因此可作为食品保湿剂，延长食品货架期。

3）菊糖的生理功能

菊糖甜度较低，单糖含量小于 5%，其中葡萄糖的质量分数小于 2%。人体摄入菊糖后，菊糖通过口腔、胃及小肠过程中基本上不分解、不吸收，只会产生很少热量，不会影响血糖水平。因此，菊糖可作为糖尿病患者的新型甜味剂，被誉为 21 世纪的健康新糖源。资料显示，菊糖可以有效刺激胰岛素的分泌和释放，提高调节糖代谢中各类酶的活性，抑制糖异生，最终达到调节血糖的功效。

菊糖作为一种益生元能够改善肠道菌群。研究发现，人体肠道中的菊糖可在抑制致病菌增殖生长的同时促进益生菌增殖，使其数量上升至原来的 5～10 倍。更为重要的是，由于菊糖存在极大的发酵优势，其发酵速率要显著低于普通低聚糖，在人体大肠的末端还能够激发代谢作用，并最终影响有益菌群的生长和分布。双歧杆菌作为人体肠道内的有益菌，对维持肠道内的菌群平衡和人体正常代谢发挥了重要作用，其数量的下降可导致机体功能衰退、免疫功能障碍和肿瘤。营养物质进入人体后，代谢、消化吸收后产生的残渣会被运输至结肠，在肠道腐生菌（如大肠杆菌、腐生葡萄球菌等）的代谢下，合成对肝脏、脾脏和肾脏等组织有害的氨或胺毒素，释放亚硝胺、苯酚、甲苯酚、次级胆汁酸等有害物质。菊糖进入人体肠道后能促进双歧杆菌的增殖、分化和生长，减少肠道腐生菌的数量，从而减少有害物质的代谢和产生。此外，菊糖还可以吸附有毒发酵产物，清除有害毒素，为肝肠提供一个良好的循环环境，促进营养物质的合成及代谢，有效抑制细菌毒素对肠壁的刺激。菊糖经过体内的一系列代谢后，形成的已酸、丙酸和丁酸等短链饱和酸，可以改善肠道酸碱环境，抑制有害菌。

2. 低聚糖

1）低聚糖概述

低聚糖是介于单糖和多糖之间的低分子量糖类，是单糖通过糖苷键脱水缩合形成的低聚合度糖，又称寡糖。具有保健功能的低聚糖又称为功能性低聚糖，这主要根据它们是否可以被机体消化吸收而确定的，普通低聚糖可以被机体含有的酶消化吸收，反之，则为功能性低聚糖。根据低聚糖所含单糖分子是否结构单一，又可将低聚糖分为同低聚糖和杂低聚糖，单糖组分仅含有一种单糖的为同低聚糖，反之则为杂低聚糖。根据低聚糖是否具有还原性，又可分为还原性低聚糖和非还原性低聚糖。

低聚糖存在于自然界中植物的根茎、种子和果实中，通过乙醇或者水溶液便可从这些植物中提取不同活性的低聚糖，如枸杞中含有枸杞低聚糖，草石蚕可制备水苏糖，生地黄可分离棉子糖、水苏糖，人参可提取人参寡糖，香蕉可提取香蔗低聚糖等。低聚糖大多易溶于水，甜度是蔗糖的 30%～60%，低聚糖的甜度与其化学结构、单糖的组成和分子的聚合度有关，糖链越长，其甜度越低。低聚糖的稳定性取决于糖残基、环状结构和糖残基构型。一般来说，β-构型要比 α-构型更稳定，吡喃环比呋喃环更稳定。

2）低聚糖的降血糖活性

动物试验以及临床试验可证实，功能性低聚糖可以增加饱腹感，调节葡萄糖和脂肪的代谢，控制血压。功能性低聚糖可以降低餐后血糖和胰岛素反应，调控血糖水平和胰岛素分泌水平在正常的范围之内。给糖尿病小鼠喂食低聚果糖 4～6 周后，发现糖尿病小鼠的葡萄糖耐量提高，血糖水平下降，胰岛素分泌部分恢复。低聚木糖可以降低餐后血糖水平，改善胰岛素抵抗。服用相同质量的低聚木糖与普通碳水化合物，低聚木糖的餐后血糖峰值远低于普通碳水化合物，而且到达峰值时间也比普通碳水化合物的时间长（Ogawa et al., 2005）。

3）低聚糖的肠道益生元作用

低聚糖结构特殊，它只能被部分细菌（如双歧杆菌、乳酸菌等）发酵，产生有利于人体健康的产物，反过来又促进这些细菌的生长。低聚糖在结肠内被细菌发酵的速率取决于低聚糖的聚合度、糖苷连接方式和糖苷的分支度，也取决于细菌的种类和其对糖分解发酵的能力。有研究证实，低聚异麦芽糖可以增加肉仔鸡盲肠内双歧杆菌的数量（Thitaram et al., 2005）。

功能性低聚糖可以调节结肠内微生物菌群，促进厌氧菌尤其是双歧杆菌的生长和增殖，从而抑制致病菌的生长。有研究者喂食大鼠含有低聚果糖的饲料，14 d 后发现，相较于未添加组，实验组大鼠粪便中的双歧杆菌数量明显增加，这说明低聚果糖在肠道内可以很好地被益生菌利用。另有研究对 8 名志愿者进行了 45 d 的试验，研究低聚果糖对大肠菌群和结肠功能的影响，结果表明，低聚果糖可提高粪便总双歧杆菌的数量，促进脂肪的代谢，增加粪便脂肪酸的含量。另外低聚果糖可以降低拟杆菌、梭状芽孢杆菌及梭杆菌的数量。Licht 等（2006）发现，饮食中添加了菊糖和低聚果糖的小鼠，盲肠的质量比对照组增加，且盲肠内的 pH 更低，这说明菊糖和低聚果糖可以提高肠道内微生物的发酵能力。目前被广泛用来作为益生元使用的低聚糖有低聚果糖、葡寡糖、异麦芽低聚糖、大豆低聚糖、低聚木糖等。

3. 抗性淀粉

抗性淀粉指无法被人体小肠消化吸收的淀粉。1993 年，欧洲抗性淀粉研究协会将抗性淀粉定义为：在健康人体小肠内不能被消化吸收，但能在大肠中发酵或部分发酵的淀粉及其降解产物。抗性淀粉具有一定的功能性，对人体存在潜在的保健作用。它在生理功能和营养特性上与传统的膳食纤维较为相似，可以促进双歧杆菌在胃肠道中繁殖，提高双歧杆菌在酸性条件下的存活率。Bouhnik 等（2004）选取 200 名志愿者分组进行随机双盲试验，分别摄入 10 g/L 抗性淀粉和短链低聚糖；15 d 后，摄入短链低聚糖组粪便中的双歧杆菌数量高于摄入抗性淀粉组。摄入剂量为 2.5 g/L 时，摄入 8 d 及 15 d 后，抗性淀粉组粪便中双歧杆菌数量均高于短链低聚糖组。另有研究证实，B 型晶体的抗性淀粉（RS_B）可以通过诱导双歧杆菌繁殖，产生更高水平的丁酸盐（0.79 mmol/L）；通过人体模拟肠道证实，RS_B 可以促进结肠近端的双歧杆菌生长，使其在肠道末端微生物菌群的比例翻倍（Lesmes et al., 2008）。

有研究报道，结肠内的双歧杆菌能够选择性地降解和利用抗性淀粉，在含有抗性淀粉的培养基中生长速率加快（Wang et al., 1999）。双歧杆菌可以特异性黏附 α-1,4-糖苷键，与高直链玉米淀粉一起培养时，可吸附高直链玉米淀粉（Crittenden et al., 2001）。Chang 等（2006）通过构建动物模型，发现经化学修饰的高直链玉米淀粉一方面吸附双歧杆菌的能力增强，可以起到保护益生菌的作用，另一方面高直链玉米淀粉可降低盲肠 pH，促进肠道双歧杆菌增殖。

参 考 文 献

班书贤. 2016. 白子菜多糖制备工艺、质量控制及降血糖活性研究. 太原: 山西中医学院.

陈春娟, 朱振元, 陈璐. 2017. 低分子量蛹虫草多糖降血糖活性的研究. 现代食品科技, 33(4): 25-30.

陈璐璐. 2003. 维生素与糖尿病. 中华临床营养杂志, 11: 70-74.

陈天晴. 2018. 膳食多酚抑制 α-葡糖苷酶活性的构效关系研究. 上海: 上海师范大学.

陈蔚, 刘芳, 俞茂华, 等. 2001. 黄芪多糖对 NOD 小鼠 1 型糖尿病的预防作用. 复旦大学学报(医学版), 28(1): 57-60.

陈小芳, 张晓瑞, 李先恩. 2018. 水苏糖对 db/db 小鼠糖尿病及其肝肾并发症的保护作用探究. 现代中药研究与实践, 32(4): 22-26.

程晓雨, 张江临, 胡福良. 2017. 蜂胶的降血糖作用及其分子机制研究进展. 天然产物研究与开发, 29: 1070-1076.

初维. 2017. 地肤子多糖的结构及活性研究. 佳木斯: 佳木斯大学.

丛朋地. 2012. 补镁对 2 型糖尿病大鼠胰岛素受体表达水平的影响. 卫生研究, 41(2): 264-267.

崔树明. 2013. 维生素 D 与 2 型糖尿病相关性研究进展. 医学理论与实践, 19: 2554-2556.

代永红, 耿艳秋, 刘建光, 等. 2014. 2 型糖尿病患者血清维生素 D 水平及影响因素分析. 临床内科杂志, 31: 132-133.

邓燕群, 李伟, 张晓辉, 等. 2014. 金线莲多糖对 α-葡萄糖苷酶活性及糖尿病小鼠血糖的影响. 汕头大学学报(自然科学版), 29(3): 41-45.

董宇婷, 王荣春. 2018. 降糖肽的发展现状及研究进展. 生物信息学, 16(2): 83-89.

杜侃莹. 2017. 核桃多肽降血糖功能效果研究. 长春: 吉林农业大学.

方洪帅, 王艳蕊, 肖茜文, 等. 2016. 葛根总黄酮的提取及其降糖功效研究. 农产品加工, 5: 6-10.

冯长根, 张琳霞, 刘霞. 2005. 中草药来源的醛糖还原酶抑制剂的研究进展. 中国中药杂志, 30(19): 1496-1500.
傅娟, 徐瑜, 任晨曦, 等. 2012. 正常低浓度血镁与 2 型糖尿病的相关性研究. 内科理论与实践, 7(3): 194-197.
葛保胜, 王秀道. 2003. 超临界 CO_2 萃取大蒜提取物的研究. 中国调味品, 4: 17-19.
葛颖华, 钟晓明. 2007. 维生素 C 和维生素 E 抗氧化机制及其应用的研究进展. 吉林医学, 28: 707-708.
耿升. 2017. 显齿蛇葡萄叶多酚的 α-葡萄糖苷酶抑制及抗氧化活性研究. 新乡: 河南科技学院.
桂金秋, 李丽秋, 杨景云. 2007. 中药提取物水苏糖对实验性肝硬化大鼠模型 IL-6 及肝功能的影响. 中国现代医学杂志, 11: 1316-1319.
韩冬. 2013. 不同类型碳水化合物(淀粉衍生物)的降脂作用的机制和异同点. 杭州: 浙江大学.
韩明亮, 毛利军, 仝均, 等. 2012. 大蒜素提取与合成研究进展. 中国调味品, 37(11): 19-22.
韩小娟. 2014. 虫草多糖对 2 型糖尿病大鼠早期肾脏损伤的保护效应及机制的研究. 南京: 南京中医药大学.
韩笑. 2014. 马齿苋多糖对 II 型糖尿病脂质代谢的影响及调控. 南昌: 江西科技师范大学.
韩雨薇, 李彩娜, 环奕, 等. 2016. 小檗碱配伍水苏糖对糖尿病小鼠糖脂代谢及肠道菌群的影响. 中国临床药理学杂志, 32(12): 1121-1124.
何冠成, 张旭红, 周露, 等. 2016. 白簕粗多糖的脱色纯化及其产物降糖活性研究. 广州中医药大学学报, 33(6): 840-845.
侯圆圆, 杨延超, 徐德平. 2016. 不同结构大麦多糖降血糖活性差异的研究. 食品研究与开发, 37(2): 44-47.
季鹏程, 孙璟, 江石湖. 2017. 维生素 B_{12} 与糖尿病的关系. 内科理论与实践, 3: 216-219.
孔繁晟. 2015. 甘蔗糖蜜中活性因子降血糖血脂作用及机理研究. 广州: 华南理工大学.
李灿, 胡芳, 朱瑞娟, 等. 2015. 长柄侧耳胞外多糖 PSEPS2-A 的分离纯化及降血糖活性. 食品科学, 36(7): 183-188.
李东晓, 郭立新. 2011. 老年人血镁水平降低与血糖代谢异常的关系. 中华老年医学杂志, 30(4): 272-274.
李佳宁, 洪新彩, 吉宗珊, 等. 2014. 维生素 B_1 水平与糖尿病肾病进展的关联性分析. 吉林大学学报(医学版) , 40: 1232-1236.
李丽. 2016. 核桃多肽防治糖尿病物质基础及作用机制研究. 武汉: 武汉工程大学.
李丽秋, 桂金秋. 2006. 中药提取物水苏糖对实验性肝硬化大鼠血浆内毒素及肠道菌群的影响. 中国微生态学杂志, 2: 107-109.
李明. 2018. 维生素 B_{12} 与叶酸联合二甲双胍治疗 2 型糖尿病的疗效及其对同型半胱氨酸的影响探究. 糖尿病新世界, 21(15): 91-92.
李莎莉, 吴悠, 吴琦, 等. 2018. 洋葱生物活性及其在食品开发中的研究进展. 中国调味品, 43(2): 184-187.
李淑琴. 2016. 茶多糖的降血糖作用机制研究. 天津: 天津大学.
李素娟. 2014. 酸浆宿萼多糖降血糖机理研究. 晋中: 山西农业大学.
李潇骁, 王新良, 魏捷, 等. 2015. 膳食维生素 C 与 2 型糖尿病的关系. 中南大学学报:医学版, 40: 1109-1114.
李晓华, 徐丽梅, 王晓军. 2013. 维生素 E 和氧化应激在糖尿病中的作用. 医药前沿, 12: 332.

李瑜, 许时婴. 2004. 分光光度法测定大蒜提取物中硫代亚磺酸酯含量. 中国调味品, 305(6): 43-48.

梁潇, 黄月琴, 陈建平. 2014. 山药零余子多糖抗氧化活性及对糖尿病小鼠降血糖作用. 江苏农业科学, 42(3): 273-275.

廖志梅, 杨春梅, 陈海娟, 等. 2015. 2 型糖尿病患者血清维生素 D 水平变化的分析. 中国现代医生, 53: 5-7.

刘国玉, 柳嘉, 万宁, 等. 2017. 小分子糖及糖醇体外抑制 α-葡萄糖苷酶活性的影响. 食品与发酵工业, 43(3): 36-41.

刘明哲. 2015. 维生素 B_{12} 与叶酸联合二甲双胍用于 2 型糖尿病的临床影响. 中外医学研究, 13: 150-151.

刘韫滔. 2014. 梭柄松苞菇提取物中降血糖活性成分的分离纯化和结构鉴定. 无锡: 江南大学.

刘玉峰, 马海燕, 李鲁盼, 等. 2018. 天然活性多糖提取工艺及结构解析研究进展. 辽宁大学学报(自然科学版), 45(2): 154-161.

柳梅, 任璇, 姚玉军, 等. 2017. 沙棘叶多酚提取物抗氧化及体外降血糖活性研究. 天然产物研究与开发, 29: 1013-1019.

罗春, 步世忠, 王福艳. 2016. 葛根素治疗 2 型糖尿病的药理机制和临床进展. 基础医学与临床, 36(11): 1582-1585.

马航, 胡愁然, 邹宗尧, 等. 2015. 黄连生物碱降糖作用研究及构效关系初探. 中国药理学通报, 31(11): 1575-1579.

潘敬芳, 刘云涛, 简磊. 2016. 芦丁对糖尿病小鼠降血糖作用研究. 解放军药学学报, 3: 243-245.

潘晓军. 2010. 洋葱油提取工艺及其优化研究. 上海: 华东理工大学.

朴永泉, 金政, 沙庆杰, 等. 2003. 正钒酸钠对实验性糖尿病小鼠血糖水平的影响. 微量元素与健康研究, 20(4): 3-4.

仇菊, 朱宏, 卢林纲. 2018. 葡萄籽多酚对糖尿病大鼠的降血糖作用及其机制. 食品科学, 39(1): 226-231.

邵淑宏. 2015. 乌龙茶多糖理化性质及抗氧化、降血糖活性研究. 杭州: 浙江大学.

盛辉, 芮雪菲, 潘春平, 等. 2013. 上海 2 型糖尿病患者维生素 D 水平及其与糖脂代谢的相关性研究. 中华医学会第十二次全国内分泌学学术会议论文: 250.

宋林珍, 朱丽云, 高永生, 等. 2018. 茶多糖的结构特征与降血糖活性. 食品科学, 39(19): 162-168.

宋珅. 2014. 黄参多糖的提取、分离纯化、单糖组成、硫酸化修饰和降血糖作用研究. 兰州: 西北师范大学.

苏会波, 林海龙. 2014. 新资源食品 L-阿拉伯糖的制备、功能、应用和市场现状. 食品工业科技, 35(7): 368-372.

苏永, 黄宝平, 王丽, 等. 2012. 麦芽糖醇对糖尿病及非糖尿病人群血糖的影响. 医药论坛杂志, 33(5): 25-26.

孙翠玲, 于大胜. 2009. 大蒜素的提取及其应用. 广州化工, 37(6): 65-67.

唐华丽. 2016. 枸杞多糖的结构分析及代谢组学研究. 南京: 东南大学.

王凤. 2016. 燕麦多肽的结构特征及 DPP4 抑制作用. 北京: 北京林业大学.

王辉, 李景明, 马钊, 等. 2005. 洋葱中含硫化合物的生理功效. 食品工业科技, 26(5): 187-189.

王娟. 2017. 蝙蝠蛾拟青霉液体发酵菌丝体多糖对实验性糖尿病保护作用探讨. 长春: 吉林大学.

王珊珊, 陈莉明, 常宝成, 等. 2014. 2 型糖尿病患者血清钙与糖代谢的相关关系. 中华内分泌代谢杂志, 30: 26-30.

王士苗. 2015. 不同南瓜品种果实提取物降血糖作用研究. 新乡: 河南科技学院.

王艳芳. 2017. 滇黄精多糖改善大鼠脂代谢紊乱的作用研究. 昆明: 云南中医学院.

王莹, 徐秀林, 朱乃硕. 2012. 生物活性肽降血糖功能的研究进展. 食品科学, 33(9): 341-344.

魏磊磊. 2003. 钒与人体健康. 微量元素与健康研究, 20(6): 64-65.

魏萍. 2018. 中国蜂胶的主要胶源植物中降血糖功效成分及活性研究. 武汉: 华中农业大学.

吴梅青, 李俊雅, 陈丹. 2018. 柑橘皮中总黄酮提取工艺及降血糖活性的试验研究. 食品研究与开发, 39(5): 56-59.

吴夕, 缪珩. 2012. 维生素 E 和氧化应激在糖尿病中的作用. 医学综述, 18: 3958-3960.

吴永胜, 董国忠. 2000. 铬营养的研究进展. 动物营养学报, 12(1): 8-11.

吴宇东. 2015. 维生素 B_{12} 与叶酸联合二甲双胍治疗 2 型糖尿病的疗效及其对同型半胱氨酸的影响. 现代诊断与治疗, 20: 4653-4654.

肖作奇. 2014. 湖北麦冬多糖质量控制与抗糖尿病活性研究. 武汉: 华中科技大学.

徐庆, 薛长勇. 2008. 乳清蛋白降血糖作用研究进展. 中国食物与营养, 8: 63-64.

杨斌. 2014. 蓝刺头水提物对实验性 I 型糖尿病小鼠降血糖作用及其机理研究. 呼和浩特: 内蒙古农业大学.

杨春辉, 马莉, 魏振平. 2011. 环烯醚萜类化合物在防治糖尿病方面研究进展. 化学工业与工程, 28(6): 68-73.

杨丽珍, 邹波, 徐玉娟, 等. 2017. 荔枝壳多酚对 α-葡萄糖苷酶的抑制作用. 食品科技, 42(5): 174-179.

杨文康, 李超, 喻柯柯, 等. 2016. 罗汉果皂甙粗提物的 α 葡萄糖苷酶体外抑制活性研究. 食品工业科技, 37 (24): 111-115.

杨晓瑜, 杨伍灸. 2014. 2 型糖尿病老年患者血清维生素 D 水平与代谢的相关性分析. 中国现代医生, 52(20): 5-8.

姚瑞祺. 2011. 植物多酚的分类及生物活性的研究进展. 农产品加工学刊, 4: 99-100.

尹秀梅, 游娜, 缪珩, 等. 2016. 补充维生素 D 对肥胖或糖代谢异常患者胰岛素抵抗及血糖改善效果的 meta 分析. 中华内分泌代谢杂志, 32: 663-667.

运立媛, 张民, 朱振元. 2018. 不同产地黄芪多糖降血糖活性的比较研究. 食品研究与开发, 39(19): 20-25.

张慧娟, 黄莲燕, 尹梦, 等. 2017. 燕麦多肽降血糖功能的研究. 食品工业科技, 38(10): 360-363.

张家瑜, 方京徽, 刘鹏举, 等. 2017. 多糖在糖尿病治疗中的机制及应用. 中国糖尿病杂志, 25(9): 858-862.

张磊, 王锦旭, 杨贤庆, 等. 2018. 海洋动物多糖的研究进展. 食品工业, 39(1): 211-215.

张培红, 杜琰. 2013. 维生素 B_1、B_2 与 2 型糖尿病的关系. 上海预防医学, 25: 320-321.

张育浩, 张得钧, 张本印. 2018. 具有降血糖活性的生物碱及其作用机制. 中草药, 49(15): 3692-3702.

赵文竹. 2014. 玉米须功能因子活性评价及其降血糖机理研究. 长春: 吉林大学.

赵艳威, 孙静, 宋光明, 等. 2014. 苹果多酚的降血糖作用及机制研究. 食品研究与开发, 35(7):

72-74.
郑杰. 2016. 刺糖多糖分离纯化、结构分析及降血糖作用研究. 乌鲁木齐: 新疆医科大学.
郑瑞. 2017. 甘蔗多酚抗氧化、降血糖、抗肿瘤细胞增殖活性研究. 广州: 华南理工大学.
朱娇娇, 周安婕, 丁怡, 等. 2018. 3 种天然植物多糖的抗氧化与降血糖活性研究. 粮食与油脂, 31(8): 96-100.
朱孝晨. 2018. 钝顶螺旋藻藻蓝蛋白与多糖的制备及生物活性研究. 烟台: 烟台大学.
诸夔妞, 吴正凤, 蒋翠花, 等. 2015. 三萜类化合物降血糖活性及其作用机制研究进展. 中国药科大学学报, 46(6): 764-770.
邹荣灿, 吴少锦, 焦思棋, 等. 2018. 不同产地青钱柳多糖的体外抗氧化及 α-葡萄糖苷酶抑制活性. 食品工业科技, 39(22): 25-29.
Albarracin C A, Fuqua B C, Evans J L, et al. 2008. Chromium picolinate and biotin combination improves glucose metabolism in treated, uncontrolled overweight to obese patients with type 2 diabetes. Diabetes/Metabolism Research and Reviews, 24(1): 41-51.
Anderson R A, Roussel A M, Zouari N, et al. 2001. Potential antioxidant effects of Zinc and Chromium supplementation in people with type 2 diabetes mellitus. Journal of the American College of Nutrition, 20(3): 212-218.
Andreasen A S, Larsen N, Pedersen-Skovsgaard T, et al. 2010. Effects of *Lactobacillus acidophilus* NCFM on insulin sensitivity and the systemic inflammatory response in human subjects. British Journal of Nutrition, 104(12): 1831-1838.
Anna A, Ernesto F, Concetta I, et al. 2011. Zorrimidazolone, a bioactive alkaloid from the non-indigenous mediterranean stolidobranch *Polyandrocarpa zorritensis*. Marine Drugs, 9(6): 1157-1165.
Augusi K T. 1974. Chromatographic identification of certain sulfoxides of cysteine present in onion (*Allium cepa* Linn.) extract. Current Science, 45: 863.
Balasundram N, Sundram K, Samman S. 2006. Phenolic compounds in plants and agri-industrial by-products: antioxidant activity, occurrence, and potential uses. Food Chemistry, 99: 191-203.
Bouhnik Y, Raskine L G, Vicaut E, et al. 2004. The capacity of nondigestible carbohydrates to stimulate fecal bifidobacteria in healthy humans: a double-blind, randomized, placebo-controlled, parallel-group, dose-response relation study. American Journal of Clinical Nutrition, 80(6): 1658-1664.
Brody E P. 2000. Biological activities of bovine glycomacropeptide. British Journal of Nutrition, 84 Suppl 1(S1): S39-S46.
Cani P D, Neyrinck A M, Fava F, et al. 2007. Selective increases of bifidobacteria in gut microflora improve high-fat-diet-induced diabetes in mice through a mechanism associated with endotoxaemia. Diabetologia, 50(11): 2374-2383.
Cefalu W T, Wang Z Q, Zhang X H, et al. 2002. Oral chromium picolinate improves carbohydrate and lipid metabolism and enhances skeletal muscle Glut-4 translocation in obese, hyperinsulinemic (JCR-LA corpulent) rats. Journal of Nutrition, 132(6): 1107-1114.
Cerf B N, Gaboriau R V. 2010. The immune system and the gut microbiota: friends or foes? Nature Reviews Immunology, 10(10): 735-744.
Chang M J, Soel S M, Bang M H, et al. 2006. Interactions of high amylose starch and deoxycholic

acid on gut functions in rats. Nutrition, 22(2): 152-159.

Chen H, Karne R J, Hall G, et al. 2006. High-dose oral vitamin C partially replenishes vitamin C levels in patients with type 2 diabetes and low vitamin C levels but does not improve endothelial dysfunction or insulin resistance. American Journal of Physiology-Heart and Circulatory Physiology, 290(1): 137-145.

Clodfelder B J, Vincent J B. 2005. The time-dependent transport of chromium in adult rats from the bloodstream to the urine. Journal of Biological Inorganic Chemistry, 10(4): 383-393.

Crittenden R, Laitila A, Forssell P, et al. 2001. Adhesion of bifidobacteria to granular starch and its implications in probiotic technologies. Applied and Environmental Microbiology, 67(8): 3469-3475.

Devaraj S, Jialal I. 2000. Alpha tocopherol supplementation decreases serum C-reactive protein and monocyte interleukin-6 levels in normal volunteers and type 2 diabetic patients. Free Radical Biology and Medicine, 29(8): 790-792.

Dong J Y, Xun P, He K, et al. 2011. Magnesium intake and risk of type 2 diabetes: meta-analysis of prospective cohort studies. Diabetes Care, 34(9): 2116-2122.

Feiner J J, Mcnurlan M A, Ferris R E, et al. 2008. Chromium picolinate for insulin resistance in subjects with HIV disease: a pilot study. Diabetes Obesity and Metabolism, 10(2): 151-158.

Forsyth C B, Farhadi A, Jakate S M, et al. 2009. *Lactobacillus* GG treatment ameliorates alcohol-induced intestinal oxidative stress, gut leakiness, and liver injury in a rat model of alcoholic steatohepatitis. Alcohol, 43(2): 163-172.

Glibowski P, Wasko A. 2010. Effect of thermochemical treatment on the structure of inulin and its gelling properties. International Journal of Food Science and Technology, 43(11): 2075-2082.

Gu J, Li W, Xiao D, et al. 2013. Compound K, a final intestinal metabolite of ginsenosides, enhances insulin secretion in MIN6 pancreatic β-cells by upregulation of GLUT2. Fitoterapia, 87: 84-88.

Guimarães M M, Martins Silva Carvalho A C, Silva M S. 2013. Chromium nicotinate has no effect on insulin sensitivity, glycemic control, and lipid profile in subjects with type 2 diabetes. Journal of the American College of Nutrition, 32(4): 243-250.

Hansen J B, Arkhammar P O G, Bodvarsdottir T B, et al. 2004. Inhibition of insulin secretion as a new drug target in the treatment of metabolic disorders. Current Medicinal Chemistry, 11(12): 1595-1615.

Heyliger C E, Tahiliani A G, Mcneill J H. 1985. Effect of vanadate on elevated blood glucose and depressed cardiac performance of diabetic rats. Science, 227(4693): 1474-1477.

Huang S, Peng W, Jiang X, et al. 2014. The effect of chromium picolinate supplementation on the pancreas and macroangiopathy in type Ⅱ diabetes mellitus rats. Journal of Diabetes Research, (9): 717219.

Hui C, Karne R J, Gail H, et al. 2006. High-dose oral vitamin C partially replenishes vitamin C levels in patients with type 2 diabetes and low vitamin C levels but does not improve endothelial dysfunction or insulin resistance. American Journal of Physiology-Heart and Circulatory Physiology, 290(1): 137-145.

Hummel S, Veltman K, Cichon C, et al. 2012. Differential targeting of the *E*-cadherin/*β*-catenin complex by gram-positive probiotic Lactobacilli improves epithelial barrier function. Applied and

Environmental Microbiology, 78(4): 1140-1147.

Jain R, Chawrai S. 2005. Advancements in the anti-diabetes chemotherapeutics based on amino acids, peptides, and peptidomimetics. Mini Reviews in Medicinal Chemistry, 5(5): 469-477.

Jain S K, Kahlon G, Morehead L, et al. 2012. Effect of chromium dinicocysteinate supplementation on circulating levels of insulin, TNF-α, oxidative stress, and insulin resistance in type 2 diabetic subjects: randomized, double-blind, placebo-controlled study. Molecular Nutrition & Food Research, 56(8): 1333-1341.

Jan F, kumar S, Jha R. 2016. Effect of boiling on the antidiabetic property of enzyme treated sheep milk casein. Veterinary World, 9 (10): 1152-1156.

Jeppesen P B, Dyrskog S E, Agger A, et al. 2006. Can stevioside in combination with a soy-based dietary supplement be a new useful treatment of type 2 diabetes? An *in vivo* study in the diabetic Goto-Kakizaki rat. The Review of Diabetic Studies, 3(4): 189-199.

Jiang N, Zhang S J, Zhu J, et al. 2015. Hypoglycemic, hypolipidemic and antioxidant effects of peptides from red deer antlers in streptozotocin-induced diabetic mice. Tohoku Journal of Experimental Medicine, 236(1): 71-79.

Jin H, Zhang Y J, Jiang J X, et al. 2013. Studies on the extraction of pumpkin components and their biological effects on blood glucose of diabetic mic. Journal of Food and Drug Analysis, 21(2): 184-189.

Kazim S, Mehmet T, Cemal O, et al. 2013. Antidiabetic activity of chromium picolinate and biotin in rats with type 2 diabetes induced by high-fat diet and streptozotocin. British Journal of Nutrition, 110(2): 197-205.

Khosravi-Boroujeni H, Rostami A, Ravanshad S, et al. 2012. Favorable effects on metabolic risk factors with daily brewer's yeast in type 2 diabetic patients with hypercholesterolemia: a semi-experimental study. Journal of Diabetes, 4(2): 153-158.

Kim D J, Xun P, Liu K, et al. 2010. Magnesium intake in relation to systemic inflammation, insulin resistance, and the incidence of diabetes. Diabetes Care, 33(12): 2604-2610.

Knekt P, Reunanen A, Marniemi J, et al. 2010. Low vitamin E status is a potential risk factor for insulin-dependent diabetes mellitus. Journal of Internal Medicine, 245: 99-102.

Ko S H, Ahn Y B, Song K H, et al. 2014. Association of vitamin B_{12} deficiency and metformin use in patients with type 2 diabetes. Journal of Korean Medical Science, 29: 965-972.

Krishnan R Y, Rajan K S. 2016. Microwave assisted extraction of flavonoids from terminalia bellerica: study of kinetics and thermodynamics. Separation and Purification Technology, 157: 169-178.

Król E, Krejpcio Z, Byks H, et al. 2011. Effects of chromium brewer's yeast supplementation on body mass, blood carbohydrates, and lipids and minerals in type 2 diabetic patients. Biological Trace Element Research, 143(2): 726-737.

Kuo W W, Wang W J, Tsai C Y, et al. 2013. Diallyl trisufide (DATS) suppresses high glucose-induced cardiomyocyte apoptosis by inhibiting JNK/NFκB signaling via attenuating ROS generation. International Journal of Cardiology, 168(1): 270-280.

Layman D K, Shiue H, Sather C, et al. 2003. Increased dietary protein modifies glucose and insulin homeostasis in adult women during weight loss. Journal of Nutrition, 133(2): 405-410.

Lee J W, Shin J G, Kim E H, et al. 2004. Immunomodulatory and antitumor effects *in vivo* by the cytoplasmic fraction of *Lactobacillus casei* and *Bifidobacterium longum*. Journal of Veterinary Science, 5(1): 41-48.

Lee M S, Hwang J T, Kim S H, et al. 2010. Ginsenoside Rc, an active component of *Panax ginseng*, stimulates glucose uptake in C2C12 myotubes through an AMPK-dependent mechanism. Journal of Ethnopharmacology, 127(3): 771-776.

Lee S K, Yang K M, Cheon J H, et al. 2012. Anti-inflammatory mechanism of *Lactobacillus rhamnosus* GG in lipopolysaccharide-stimulated HT-29 cell. Korean Journal of Gastroenterology, 60(2): 86-93.

Lesmes U, Beards E J, Gibson G R, et al. 2008. Effects of resistant starch type Ⅲ polymorphs on human colon microbiota and short chain fatty acids in human gut models. Journal of Agricultural and Food Chemistry, 56(13): 5415-5421.

Levina A, Pham T H N, Lay P A. 2016. Binding of chromium (Ⅲ) to transferrin could be involved in detoxification of dietary chromium (Ⅲ) rather than transport of an essential trace element. Angewandte Chemie, 128(28): 8236-8239.

Licht T R, Hansen M, Poulsen M, et al. 2006. Dietary carbohydrate source influences molecular fingerprints of the rat faecal microbiota. BMC Microbiology, 6(1): 98-100.

Lim S, Yoon J W, Kang S M, et al. 2011. EGb761, a Ginkgo biloba extract, is effective against atherosclerosis *in vitro*, and in a rat model of type 2 diabetes. PLOS One, 6(6): e20301.

Liu S, Li D, Huang B, et al. 2013. Inhibition of pancreatic lipase, α-glucosidase, α-amylase, and hypolipidemic effects of the total flavonoids from *Nelumbo nucifera* leaves. Journal of Ethnopharmacology, 149(1): 263-269.

Maritim A C, Sanders R A, Rd W J. 2003. Diabetes, oxidative stress, and antioxidants: a review. Journal of Biochemical and Molecular Toxicology, 17(1): 24-38.

Mohammad A A, Ahmad S A. 2007. Effect of vitamin C on blood glucose, serum lipids & serum insulin in type 2 diabetes patients. Indian Journal of Medical Research, 126(5): 471-474.

Moroti C, Magri L F S, Costa M D R, et al. 2012. Effect of the consumption of a new symbiotic shake on glycemia and cholesterol levels in elderly people with type 2 diabetes mellitus. Lipids in Health and Disease, 11(1): 29.

Moustafa S A. 2004. Zinc might protect oxidative changes in the retina and pancreas at the early stage of diabetic rats. Toxicology and Applied Pharmacology, 201(2): 149-155.

Musso G, Gambino R, Cassader M. 2011. Interactions between gut microbiota and host metabolism predisposing to obesity and diabetes. Annual Review of Medicine, 62(1): 361-380.

Neil T, Scragg R, Chao Q, et al. 2012. Hyperglycaemia and vitamin D: a systematic overview. Current Diabetes Reviews, 8(1): 18-31.

Ngoh Y Y, Gan C Y. 2016. Enzyme-assisted extraction and identification of anti-oxidative and α-amylase inhibitory peptides from Pinto beans (*Phaseolus vulgaris* cv. Pinto). Food Chemistry, 190: 331-337.

Niafar M, Hai F, Porhomayon J, et al. 2015. The role of metformin on vitamin B_{12} deficiency: a meta-analysis review. Internal and Emergency Medicine, 10: 93-102.

Ogawa K, Takeuchi M, Nakamura N. 2005. Immunological effects of partially hydrolyzed arabinoxylan from corn husk in mice. Bioscience Biotechnology and Biochemistry, 69(1): 19-25.

Oka M, Kato N. 2001. Aldose reductase inhibitors. Journal of Enzyme Inhibition and Medicinal Chemistry, 16(6): 465-473.

Olivos D R, Mcgrath L E, Turner C A, et al. 2014. Intraduodenal milk protein concentrate augments the glycemic and food intake suppressive effects of DPP-Ⅳ inhibition. American Journal of Physiology Regulatory Integrative and Comparative Physiology, 306(3): 157-163.

Oseguera-Toledo M E, de Mejía E G, Reynoso-Camacho R, et al. 2014. Proteins and bioactive peptides. Nutrafoods, 13(4): 147-157.

Owu D U, Antai A B, Udofia K H, et al. 2006. Vitamin C improves basal metabolic rate and lipid profile in alloxan-induced diabetes mellitus in rats. Journal of Biosciences, 31(5): 575-579.

Patel P, Poretsky L, Liao E. 2010. Lack of effect of subtherapeutic vitamin D treatment on glycemic and lipid parameters in type 2 diabetes: a pilot prospective randomized trial. Journal of Diabetes, 2(1): 36-40.

Patrice F. 2003. Protective effects of antioxidant micronutrients (vitamin E, zinc and selenium) in type 2 diabetes mellitus. Clinical Chemistry and Laboratory Medicine, 41(8): 995-998.

Peng M, Yang X. 2015. Controlling diabetes by chromium complexes: the role of the ligands. Journal of Inorganic Biochemistry, 146: 97-103.

Pflipsen M C, Oh R C, Saguil A, et al. 2009. The prevalence of vitamin B (12) deficiency in patients with type 2 diabetes: a cross-sectional study. Journal of the American Board of Family Medicine, 22(5): 528-534.

Racek J, Sindberg C D, Moesgaard S, et al. 2013. Effect of chromium-enriched yeast on fasting plasma glucose, glycated haemoglobin and serum lipid levels in patients with type 2 diabetes mellitus treated with insulin. Biological Trace Element Research, 155(1): 1-4.

Ricci I, Artacho R, Olalla M. 2010. Milk protein peptides with angiotensin Ⅰ-converting enzyme inhibitory (ACEI) activity. Critical Reviews in Food Science and Nutrition, 50(5): 390-402.

Ridaura V K, Faith J J, Rey F E, et al. 2013. Gut microbiota from twins discordant for obesity modulate metabolism in mice. Science, 341(6150): 1241214.

Roberfroid M B. 2007. Inulin-type fructans: functional food ingredients. Journal of Nutrition, 137(Suppl 11): 24-25.

Sahin K, Tuzcu M, Orhan C, et al. 2011. The effects of chromium complex and level on glucose metabolism and memory acquisition in rats fed high-fat diet. Biological Trace Element Research, 143(2): 1018-1030.

Saint-Sauveur D, Gauthier S F, Boutin Y, et al. 2008. Immunomodulating properties of a whey protein isolate, its enzymatic digest and peptide fractions. International Dairy Journal, 18(3): 260-270.

Seri K, Sanai K, Matsuo N, et al. 1996. L-Arabinose selectively inhibits intestinal sucrase in an uncompetitive manner and suppresses glycemic response after sucrose ingestion in animals. Metabolism, 45(11): 1368-1374.

Shang W, Yang Y, Zhou L, et al. 2008. Ginsenoside Rb1 stimulates glucose uptake through insulin-like signaling pathway in 3T3-L1 adipocytes. Journal of Endocrinology, 198(3): 561-569.

Shen R L, Cai F L, Dong J L, et al. 2011. Hypoglycemic effects and biochemical mechanisms of oat products on streptozotocin-induced diabetic mice. Journal of Agricultural and Food Chemistry, 24(59): 8895-8900.

Shindea U A, Sharma G, Xu Y J, et al. 2004. Insulin sensitising action of chromium picolinate in various experimental models of diabetes mellitus. Journal of Trace Elements in Medicine and Biology, 18(1): 23-32.

Simmons D, Joshi S, Shaw J. 2010. Hypomagnesaemia is associated with diabetes: not prediabetes, obesity or the metabolic syndrome. Diabetes Research and Clinical Practice, 87(2): 260-266.

Singh J, Cumming E, Manoharan G, et al. 2011. Medicinal chemistry of the anti-diabetic effects of momordica charantia: active constituents and modes of actions. Open Medicinal Chemistry Journal, 5(2): 70-77.

Sorich W, Stranks S N, Kowalski S R, et al. 2008. Vitamin B_{12} deficiency in the elderly using metformin long term: prevalence and relationship to putative risk factors. Journal of Pharmacy Practice and Research, 38(2): 111-113.

Sreekanth R, Pattabhi V, Rajan S S. 2008. Molecular basis of chromium insulin interactions. Biochemical and Biophysical Research Communications, 369(2): 725-729.

Stover P J. 2010. Physiology of folate and vitamin B_{12} in health and disease. Nutrition Reviews, 62: 3-12.

Takaya J, Higashino H, Kobayashi Y. 2004. Intracellular magnesium and insulin resistance. Magnesium Research Official Organ of the International Society for the Development of Research on Magnesium, 17(2): 126-136.

Tan G Y, Zheng S S, Zhang M H, et al. 2008. Study of oxidative damage in growing-finishing pigs with continuous excess dietary chromium picolinate intake. Biological Trace Element Research, 126(1/3): 129-140.

Tessier D M, Khalil A, Trottier L, et al. 2009. Effects of vitamin C supplementation on antioxidants and lipid peroxidation markers in elderly subjects with type 2 diabetes. Archives of Gerontology and Geriatrics, 48(1): 67-72.

Thitaram S N, Chung C H, Day D F, et al. 2005. Isomaltooligosaccharide increases cecal Bifidobacterium population in young broiler chickens. Poultry Science, 84(7): 998-1003.

Tkaczyk C, Huk O L, Mwale F, et al. 2009. The molecular structure of complexes formed by chromium or cobalt ions in simulated physiological fluids. Biomaterials, 30(4): 460-467.

Turnbaugh P J, Ley R E, Mahowald M A, et al. 2006. An obesity-associated gut microbiome with increased capacity for energy harvest. Nature (London), 444(7122): 1027-1131.

Upritchard J E, Sutherland W H, Mann J I. 2000. Effect of supplementation with tomato juice, vitamin E, and vitamin C on LDL oxidation and products of inflammatory activity in type 2 diabetes. Diabetes Care, 23(6): 733-738.

Velagapudi V R, Hezaveh R, Reigstad C S, et al. 2010. The gut microbiota modulates host energy and lipid metabolism in mice. The Journal of Lipid Research, 51(5): 1101-1112.

Venancio T, Oliveira A, Silva L, et al. 2003. A protein with amino acid sequence homology to bovine insulin is present in the legume *Vigna unguiculata* (cowpea). Brazilian Journal of Medical and Biological Research, 36(9): 1167-1173.

Vincent J B. 2015. Is the pharmacological mode of action of chromium (III) as a second messenger?

Biological Trace Element Research, 166(1): 7-12.

Wang H J, Chiang B H. 2012. Anti-diabetic effect of a traditional Chinese medicine formula. Food Function, 3(11): 1161-1169.

Wang X, Conway P L, Brown I L, et al. 1999. *In vitro* utilization of amylopectin and high-amylose maize (amylomaize) starch granules by human colonic bacteria. Applied and Environmental Microbiology, 65(11): 4848.

Watanabe M, Houten S M, Mataki C, et al. 2006. Bile acids induce energy expenditure by promoting intracellular thyroid hormone activation. Nature (London), 439(7075): 484-489.

Wolden-Kirk H, Overbergh L, Christesen H T, et al. 2011. Vitamin D and diabetes: its importance for beta cell and immune function. Molecular and Cellular Endocrinology, 347:106-120.

Xia E Q, Zhu S S, He M J, et al. 2017. Marine peptides as potential agents for the management of type 2 diabetes mellitus—a prospect. Marine Drugs, 15(4): 88.

Yadav H, Jain S, Sinha P R. 2007. Antidiabetic effect of probiotic dahi containing *Lactobacillus acidophilus* and *Lactobacillus casei* in high fructose fed rats. Nutrition, 23(1): 62-68.

Yang X, Palanichamy K, Ontko A C, et al. 2005. A newly synthetic chromium complex-chromium $(phenylalanine)_3$ improves insulin responsiveness and reduces whole body glucose tolerance. FEBS Letters, 579(6): 1460-1464.

Yokota K, Kato M, Lister F, et al. 2004. Clinical efficacy of magnesium supplementation in patients with type 2 diabetes. Journal of the American College of Nutrition, 23(5): 506S-509S.

Young K D, Sun J J, Eun L J, et al. 2006. The isoflavonoid aglycone-rich fractions of Chungkookjang, fermented unsalted soybeans, enhance insulin signaling and peroxisome proliferator-activated receptor-gamma activity *in vitro*. BioFactors, 26(4): 245-258.

Yu Z P, Yin Y G, Zhao W Z, et al. 2012. Anti-diabetic activity peptides from albumin against α-glucosidase and α-amylase. Food Chemistry, 135(3): 2078-2085.

Zambrowicz A, Eckert E, Pokora M, et al. 2015. Antioxidant and antidiabetic activities of peptides isolated from a hydrolysate of an egg-yolk protein by-product prepared with a proteinase from Asian pumpkin (*Cucurbita ficifolia*). RSC Advances, 5(5): 10460-10467.

第 5 章　血糖调控相关食品

血糖调控食品主要包括传统主食产品（馒头、面条、米饭、粥等）、副食产品（肉蛋类、水产品、乳制品、豆制品、果蔬类、冲调与休闲食品等）和膳食补充剂（氨基酸、不饱和脂肪酸、维生素、矿物质、肠道微生态制剂等）。本章结合血糖调控食品加工技术，如功能成分的提取、浓缩、分离与纯化、干燥、杀菌、超微粉碎、微胶囊等加工关键技术，对血糖调控食品进行概述；在血糖调控食品质量控制与溯源技术方面，对食品原辅料以及加工和流通过程中的质量控制、生产场地的卫生标准、质量管理认证、溯源技术等进行了详细介绍。

5.1　主 食 产 品

主食是我国居民每日膳食的主要组成部分，包括大米、面粉及各种杂粮。主食是碳水化合物的主要来源，是影响人体餐后血糖控制的最重要因素。为追求更好的口感，人们更愿意选择食用精白米面产品；但是这类主食往往具有较高的 GI 值和较低的膳食纤维含量，不利于餐后血糖的控制。血糖调控主食产品的开发，主要着眼于减缓主食中碳水化合物的消化吸收速率，增加主食中膳食纤维及其他功能性成分含量，通过加工技术改善各种低 GI 的粗、杂粮主食的口感和风味。

5.1.1　馒头

馒头是中国的发酵汽蒸面制食品，享有东方美食的美誉，在世界上通常被称为“蒸制面包”（刘长虹，2015）。馒头通常以小麦粉为主要原料，添加水、发酵剂（如酵母、老面、酵汁等）等和成面团，经过发酵、成型、醒发、汽蒸等工序制备而成（刘长虹，2015；苏东民，2005）。

馒头作为我国的传统主食，在北方面食结构中的消费量约占 2/3，在全国面制品中的消费量约占 46%（张煌，2016；范玉顶等，2005）。第五届中国粮油榜特刊之 2015 年中国小麦（面粉）产业报告指出，馒头、包子、水饺等主食食品面粉用量约占面粉整体消费量的 70%。尽管馒头产品广受消费者喜爱，但是因其膳食纤维含量偏低，碳水化合物含量高达 43.2%（蒸，富强粉），GI 值更是高达 88.1（蒸，富强粉），因而不适于血糖异常人群食用（杨月欣等，2009）。随着物质水平的提高，人们不仅仅满足于馒头的主食功能，更希望其能带来营养功能和保健功能。

1. 杂粮应用于血糖调控馒头开发

杂粮是相对于稻谷、小麦、玉米与大豆等大宗粮食作物，种植面积较小的多种粮豆薯类的总称。杂粮也称为粗粮，虽然其口感粗糙，消化性较差，但很多种类的杂粮都具有大宗粮食所没有的独特生理功能。我国杂粮大体分为四大类：第一类是杂粮类，如荞麦、糜子、高粱、燕麦、谷子、大麦、黑麦、青稞等；第二类是杂豆类，如蚕豆、芸豆、绿豆、红小豆、扁豆、鹰嘴豆、豌豆等；第三类是薯类，主要指红薯、马铃薯等；第四类是特种油料类，如紫苏、核桃、红花、芸芥、油茶籽、亚麻子、沙棘等（阮少兰和郑学玲，2011；谭斌和任保中，2006）。

杂粮中含有明显高于大宗作物的营养素，如蛋白质、脂肪、矿物质、维生素、膳食纤维以及生物活性物质，具有较强的保健功能，在润肠通便、降血压、降血脂、调节血糖、防治癌症、防胆结石、控制体重等方面具有显著功效（路子显等，2017；阮少兰和郑学玲，2011）。国内外对血糖调控杂粮馒头的研究主要集中在三个方面：一是基于一种杂粮的血糖调控馒头研究；二是基于多种杂粮复配的血糖调控馒头研究；三是联合杂粮和膳食纤维复配的血糖调控馒头研究。

一种杂粮的血糖调控馒头开发，是利用某种杂粮含有丰富的功能性成分优势开发不同品种杂粮的血糖调控馒头，如荞麦馒头（Liu et al., 2017；彭芸，2015；许芳溢等，2014）、燕麦馒头（高晶晶和李贞，2017）、青稞馒头（刘娟等，2018）等。研究表明，苦荞粉添加量为 15%制备的荞麦馒头具有低于普通小麦粉馒头的 GI 值，其多酚类物质含量和黄酮类物质含量分别是纯小麦馒头的 2.84 倍和 3.00 倍（彭芸，2015）。馒头配方中加入燕麦粉后其淀粉含量和淀粉的体外消化性下降，燕麦粉添加量不超过 20%时馒头具有较好的品质（高晶晶和李贞，2017）。青稞粉添加量为 60%制备的青稞馒头，其抗性淀粉含量显著高于小麦馒头，GI 值显著低于小麦馒头，可缓解餐后血糖值的升高（刘娟等，2018）。

多种杂粮复配的血糖调控馒头开发。馒头配方中添加 30%鲜南瓜、10%绿豆粉制备的杂粮馒头口感爽口、不黏牙，具有南瓜的清香味，其 GI 值低于 55，具有较好的血糖调控效果（陈颖等，2016）。以面粉、玉米粉、高粱粉、小米粉和大豆粉为配料配制成组合式杂粮面粉，每 100 g 中不溶性膳食纤维（粗纤维）含量为 13.7 g，制备的杂粮馒头餐后血糖绝对增加值和血糖反应曲线下增值面积显著低于葡萄糖（$P<0.05$），GI 值为 52.6（郭宝福等，2006）。路敏（2015）通过配方优化开发了高纤馒头粉，其配方中小麦粉占比为 60.6%，剩余部分为粗粮组合粉，包括豆渣粉 10%、青稞粉 11.2%、全麦粉 9.5%、荞麦粉 8.7%，粗粮组合粉的膳食纤维含量达到 10%，新增加芦丁含量为 120.93 mg/g。

杂粮与膳食纤维复配的血糖调控馒头开发。以 50%鹰嘴豆粉替代高筋小麦粉作为馒头主料，并添加 9%菊糖和 1.5%低聚木糖，制备的馒头体外模拟 GI 值为 54.58，属于低 GI 馒头（高雅君，2018）。任国宝等（2018）开发的高纤馒头粉中小麦粉占 25%～35%、全麦粉占 25%～35%、杂粮粉占 15%～25%、补充膳食纤维占 10%～15%、谷朊粉占 5%～10%、大豆分离蛋白占 0%～5%，以此高纤馒头粉制备的馒头具有较好的外观、质构特性和比容，同时餐后 2h 血糖值比普通白面馒头降低 22.8%～38.5%。

2. 补充膳食纤维应用于血糖调控馒头开发

应用于主食馒头的膳食纤维主要有植物来源膳食纤维（小麦纤维、燕麦纤维等）、抗性淀粉、抗性糊精、菊糖、低聚果糖等。张文青等（2006）研究发现，配方中分别添加纤维粉（燕麦纤维 22 g +小麦富强粉 47 g）、抗性淀粉（Hi-maize1043 18 g +小麦富强粉 47 g）的馒头 GI 值分别为 60.16±14.16 和 47.05±10.22，大幅低于普通小麦粉馒头 88.24±20.84，具有很好的血糖调控效果。

5.1.2　面条

面条是中国生产和消费量较大的面制品之一，但小麦粉制作的面条属于高 GI 食品，不利于血糖异常人群的餐后血糖控制。杂粮，尤其豆类，具有较低的 GI（杨月欣等，2009）。大量研究表明增加膳食纤维摄入有利于血糖控制（Silva et al., 2013）。通过开发含有杂粮或补充膳食纤维的面条产品，既能丰富面条品种和风味，又有利于改善餐后血糖。

1. 杂粮应用于血糖调控面条开发

杂粮中含有丰富的膳食纤维和生物活性物质，籽粒或全粉具有较低的 GI，是血糖调控杂粮挂面产品的优质原料。

豆类杂粮面条产品开发。豆类中膳食纤维和蛋白质含量较高，GI 值较低，是糖尿病患者的理想膳食（杨月欣等，2009）。豌豆粉是食品工业中经常使用的低 GI 原料之一，添加 40%豌豆粉制成的挂面体外葡萄糖利用率显著降低（Bharath Kumar and Prabhasankar，2015）。大豆富含多种营养物质和生物活性物质，如大豆低聚糖、大豆异黄酮、大豆膳食纤维、大豆多肽以及维生素 E 等，但大豆粉添加量不宜过多，以 5%～12%最佳，添加量过多时，面条的品质下降，如易断条、口感较差、豆腥味加重以及色泽加深（屈小燕和陆启玉，2018）。鹰嘴豆含有多酚、α-淀粉酶抑制剂以及高含量的非消化性碳水化合物，如抗性淀粉、非淀粉多糖和低聚糖等，被认为是膳食蛋白质的较好来源，不同含量的鹰嘴豆粉和杜伦小麦粉（0%～60%）的混合物制备的面条体外淀粉消化率从 71%降至 29%（Porwal et al., 2014）。

谷类杂粮面条产品开发。荞麦富含生物活性化合物，其中多酚是主要的膳食抗氧化剂，并含有较多的抗性淀粉，添加 40%荞麦粉的面条能够显著降低 1 型糖尿病大白鼠餐后 2 h 血糖曲线下面积（Ma et al., 2013；韩小存，2013）。燕麦的营养成分均衡，其可溶性膳食纤维特别是 β-葡聚糖的含量较高，添加 40%燕麦粉的面条能够显著降低 1 型糖尿病大白鼠餐后 2 h 血糖曲线下面积（韩小存，2013），添加 70%燕麦粉的面条能够明显改善空腹血糖和餐后血糖（李运通，2018）。此外，小米的添加也有助于血糖调控，添加 30%小米的面条 GI 值显著低于白面条，具有降血糖效果（Shukla and Srivastava，2014）。

2. 补充膳食纤维应用于血糖调控面条产品开发

膳食纤维具有降低血脂、血糖的功效，通过在面粉中加入适量的膳食纤维制备成挂面能够显著降低餐后血糖水平。田宝明（2015）研究指出，添加 6%魔芋精粉、9%微晶纤维素、9%高直链玉米淀粉、6%谷朊粉和 0.5%食盐制备的挂面，其 GI 值仅为 48.8，属于低 GI 食品，适合高血糖患者食用。抗性淀粉中膳食纤维含量高，具有与膳食纤维相似的生理功能，在人体中吸收转化率低，是一种低热量的新型食品添加物，添加 20%抗性淀粉制成的挂面能够降低 2 型糖尿病患者空腹和餐后血糖，是糖尿病人群的理想主食选择（蒋启巍，2017；刘淑一，2015）。可溶性纤维能够提高人体血糖、胰岛素和胆固醇对食物的响应，燕麦膳食纤维中的 β-葡聚糖是一种可溶性纤维，面条配方中添加 10%燕麦 β-葡聚糖能够提升其可溶性纤维的含量，可显著降低面条的 GI 值（Choo and Aziz，2010）。

3. 其他血糖调控面条产品开发

茶多酚是茶叶的重要生物活性物质，能预防或减少与氧化相关的慢性疾病风险，如糖尿病、心脑血管疾病和癌症（Higdon and Frei，2003）。添加 1.0%～2.0%茶提取物制备的面条烹饪质量与白面条相当，但提高了面条的抗氧化性和血糖反应控制性（Xu et al., 2019）。

香蕉富含抗性淀粉，总膳食纤维含量较高，特别是半纤维素，30 %香蕉粉替代面粉制备的面条显示出较低的碳水化合物消化率和较低的 GI 值（Choo and Aziz，2010；Zhang et al., 2005）。

5.1.3　米饭

大米属于高 GI 食品，是我国居民的主食之一，长期单一地以其为主食将不利于餐后血糖的控制。为改善这一状况，需开发糙米饭、杂粮饭、重组米饭等产品，为具有血糖调控需求的消费者提供更丰富、更合适的主食米饭产品选择。

1. 糙米饭

糙米中的植酸、多酚类物质、膳食纤维和油脂含量远高于白米。相比白米，糙米具有更低的体积膨胀率，不易吸水和蒸煮糊化。有研究表明，每天用 50 g 糙米替换白米制作米饭，能显著降低得糖尿病的风险（Sun et al., 2010）。每天吃 2 顿糙米饭对降低糖尿病患者的餐后血糖、HbA1c 和甘油三酯水平有利，同时能增加胰岛素敏感性（Nakayama et al., 2017）。动物试验结果表明，发芽糙米能抑制葡萄糖异化，从而有效控制 2 型糖尿病的血糖升高，这与二甲双胍的作用类似（Patil and Khan，2011）。这些可能是糙米饭具有血糖调节作用的原因。

糙米虽然更利于血糖控制，但其不易蒸煮且口感不佳，开发美味、方便的糙米饭是目前方便主食的研究热点之一。林永华（2015）优化了一种糙米食疗米饭的工艺流程，通过优化浸泡和蒸煮时间、调整补水方式和干燥条件，使糙米食疗米饭的品质达到最佳。鲁明等（2014）以发芽糙米为原料开发了一种软罐头发芽糙米饭。其加工主要包括浸泡、预蒸煮、充填包装、高温杀菌等工序。当浸泡时间为 60 min、预蒸煮时间为 15 min、高温杀菌时间为 30 min 时，发芽糙米饭的口感品质最好。

2. 杂粮饭

豆类通常含有较多的膳食纤维，GI 值较低，单独或随餐摄入能够增加膳食纤维的摄入量和提高饱腹感，同时有助于降低膳食的 GI 值，从而对中长期血糖控制和体重控制有利（Ramdath et al., 2016；Sievenpiper et al., 2009）。分别用斑豆、黑豆或红腰豆替代三分之一的白米制作米饭，能显著降低 2 型糖尿病患者的餐后血糖水平（Thompson et al., 2012）。随机对照研究结果表明，在相同能量摄入和相同膳食结构前提下，与摄入高谷物纤维相比，每天摄入 211 g 低 GI 杂豆可显著降低 2 型糖尿病患者的 HbA1c 水平和冠心病发病风险（Jenkins et al., 2012）。

荞麦的营养结构较为均衡，而且属于低 GI 食品。荞麦中含有一种荞麦碱，具有抑制 α-糖苷酶的作用，可起到降低葡萄糖转化吸收率和控制餐后血糖的功效。荞麦口感不如大米松软，将荞麦米与大米以适当比例复配，能够提高荞麦饭的接受度。丁慧等（2017）研究发现添加 24%荞麦米的复配米饭 GI 值可降低 23.7%，复配荞麦米饭具有优异的风味和口感品质。

为提高杂粮饭制作的方便性，可通过对杂粮进行浸泡、蒸煮、干燥等加工处理，缩短杂粮饭的蒸煮时间。许晓兰等（2015）以吸水率、感官评分为指标，开发了一种含燕麦、高粱、黑米、薏仁、荞麦的杂粮饭及其工艺。亓盛敏等（2016）针对粗粮口感差、难以煮熟的问题，对不同的粗粮原料所适合的熟化技术进行深入研究，提出了适合于以黑豆、红小豆、小扁豆、黑米、红粳米、燕麦、荞麦、大黄米、糯米、玉米糁、白芝麻以及黑芝麻为原料制备速熟粗粮谷物产品的方法，该方法通过漂洗、浸泡、烘焙、冷却等步骤的处理，在保留粗粮的原有外观特点和营养成分的同时，实现了粗粮谷物产品与大米同煮同熟，且混合米饭的谷物香气和口感俱佳。

3. 重组米饭

重组米是以大米或其他谷物为主要原料，添加或不添加膳食纤维、维生素、矿物质及其他功效成分，经调质、挤压成型、干燥而成的一种米制品，也称工程米、人造米、营养复合米等。通过多组分的挤压重组，可以增加米饭中膳食纤维等具有血糖调节功能的营养成分的含量，同时具有较好的感官品质。

方冲（2018）研究发现，添加 20%的燕麦膳食纤维或大米蛋白对重组米的 GI 值无显著影响，但血糖负荷均显著降低。燕麦膳食纤维重组米和大米蛋白重组米均呈现黄棕色且表面粗糙。蒋卉（2013）以碎米为主要原料，与小麦、燕麦等谷物原料进行复配，经挤压成型，制成杂粮复合米方便米饭，既改善了杂粮的粗糙口感，又能提高碎米的附加值。研究表明，以籼米：小麦：燕麦=4.5：4.5：1 的比例制备的重组米品质最佳。添加单甘酯、黄原胶、海藻酸钠等添加剂，可进一步改善复合米的理化特性、复水特性及复水后粒形的保持性能。

4. 蒸谷米饭

蒸谷米是将稻谷先进行浸泡、蒸煮和干燥处理，再按常规加工方法进行砻谷、碾米和抛光而成的大米产品。糙米胚芽和皮层内含有的丰富的维生素 B 和无机盐等水溶性物质，在通常的碾米过程中会随着胚芽和皮层的去除而流失；而在水热处理蒸谷米过程中，这些水溶性营养物质大部分能随水分渗透到胚乳内部，从而减少了碾米过程中的损失。检测结果表明，蒸谷米比普通白米含有更高的硫胺素、烟酸、磷、铁等营养成分，营养价值更高，且易于人体消化吸收。Heinemann 等（2005）比较了蒸谷米和原料米的灰分及矿物质的含量，结果发现，蒸谷米的灰分含量比原料米高 18%，钾和磷的含量也高于原料米，但锰、钙和锌含量却低于原料米，其余矿物质和原料米含量相当。

蒸谷米通常比其原料白米 GI 值更低，食用蒸谷米饭有助于餐后血糖值维持在比较稳定的状态，且具有较强的饱腹感（王勇等，2017）。Wolever 和 Jenkins（1986）对比了不同品种蒸谷米和白米的 GI 值。以白面包为参照，普通长粒白米的 GI 值为 83±5，而加工成蒸谷米后 GI 值为 67±5。当降低米饭熟化程度，则长粒白米和蒸谷米的 GI 值分别下降为 58±4 和 54±4。Casiraghi 等（1993）也得出类似的研究结论。Pathiraje 等（2010）以 8 个品种大米（Bg300、Bg352、Bg358、Bg406、LD356、Rathkaral、Wedaheenati 以及 Heendikwel）为材料，对比加工成蒸谷米前后 GI 值的变化，发现 Bg352 蒸谷米的 GI 值下降最多，比原料白米降低 10%。

5. 高抗性淀粉大米饭

抗性淀粉可作为一种新型膳食纤维广泛应用（Johnston et al., 2010；杨月欣，2004），摄入高抗性淀粉的膳食对改善糖尿病患者的胰岛素抵抗有明显效果（吴伟等，2006）。2004 年，浙江大学原子核农业科学研究所国际原子能机构——浙江大学植物诱变种质创新与研发合作中心选育出抗性淀粉含量高达 10%的大米，其 GI 值比原品种降低了 55%，达到 46.03%，满足低 GI 食物的要求（王蕾蕾等，2017）。

5.1.4 粥

粥是我国具有几千年食用历史的传统主食产品，通常以米为主粮添加其他成分熬制而成，种类多样，易于消化吸收，广受人们的喜爱，还经常加入各种药食同源的食材，赋予其一定的养生功能。粥的原料极其丰富，除大米外，各种杂粮、薯类、水果、蔬菜、肉类甚至膳食纤维等各种功能保健成分都可以作为粥的原辅料。粥通常含水量高，加上经长时间熬制，淀粉糊化更加充分，比米饭和馒头等主食更容易消化吸收，不利于餐后血糖的控制。为改善食粥的餐后血糖，国内外主要在粥的原料配方上进行研究和改进，如选择低 GI 的杂粮原料、薯类，添加膳食纤维等。

八宝粥是我国的传统食品，受到广大消费者的喜爱，但其谷类和豆类成分中淀粉含量相对较高，且高温高压的杀菌工艺使原料的 GI 升高。为开发低 GI 的八宝粥，主要选择淀粉消化率低的原料进行配方设计。研究表明，以燕麦为主，同时添加大麦仁、魔芋、鹰嘴豆、白芸豆、银耳等常用的八宝原料制成的八宝粥符合低 GI 要求（舒志成等，2016）。

青稞又称裸大麦、元麦、米大麦，是藏区居民的主要粮食作物，主要分布在我国西藏、青海、四川、云南、甘肃等地区。青稞经脱皮后可制得青稞米，青稞米可直接用于煮粥或煮饭食用。青稞具有高蛋白、高纤维、高维生素、低脂肪和低糖的营养特点。研究发现，空腹血糖受损患者食用青稞米粥的餐后血糖值和血糖波动比进食含有等量碳水化合物的大米粥更低（王丛丛等，2017）。

在粥中添加膳食纤维可以改变膳食中的碳水化合物构成，从而影响食用者的餐后血糖。王莹等（2016）研究了添加膳食纤维的白米粥对健康成年人血糖反应的影响，结果发现，在等量碳水化合物的前提下，通过添加膳食纤维，有效降低了白米粥的 GI 值，这可能有利于平稳保持糖尿病患者的血糖。

薯蓣也称面山药，除含有蛋白质、维生素、淀粉、钙、磷等基本营养素外，还含有黏多糖、黏蛋白、皂苷等功能性成分。黏多糖具有刺激和调节人体免疫系统的作用。黏蛋白是一种糖蛋白的混合物，有利于减缓脂肪在心脑血管上的沉积，保持血管的弹性，防治动脉粥样硬化。薯蓣中的皂苷具有调节血压、降低血糖、降低血脂、抑制肿瘤等作用。有研究发现，食用薯蓣粥能有效降低糖尿病模型大鼠的血糖、糖化血红蛋白和血脂水平（陈美珍等，2017）。

5.1.5　其他

1. 米粉

米粉又称为米线，以大米为主要原料，是很多南方省份的传统正餐主食。在鲜湿米粉中添加浓缩诱导型海藻酸钠凝胶，不仅能提高米粉的口感和储藏品质，而且有助于降低人体餐后 2 h 的血糖值，使鲜湿米粉具有较好的高血糖人群食用适宜性（赵文静等，2018）。对于健康人群，挤压型米粉的淀粉消化率下降 15%，GI 降低 36%。对于 1 型和 2 型糖尿病人群，其减少 GI 幅度相似，均降低 24%。这表明挤压型米粉可能对正常人和糖尿病患者的健康都有好处（Panlasigui et al., 1992）。用高直链淀粉大米可开发 GI 较低的米粉，在制备米粉时，添加 1.5%的阿拉伯树胶能有效减少淀粉体外消化率和改善米粉的烹饪属性（Bae et al., 2019）。

2. 意大利面

意大利面是传统的地中海饮食中的一种重要面制食品。最好的意大利面是用硬质小麦粗粒小麦粉制成的，具有优良的流变和感官性质。在高碳水化合物的食物中，意大利面的 GI 较低，对体重管理、血糖和胰岛素代谢、血浆脂质控制具有有益的影响（Giacco et al., 2016；Kristensen et al., 2010）。研究发现，相对于面包，食用意大利面产生的血糖和胰岛素反应低而且稳定（Barkeling et al., 1995）。用鹰嘴豆粉替代部分面粉制成的意大利面具有更低的血糖反应（Goñi and Valentín Camazo，2003）。

5.2　副 食 产 品

《中国糖尿病膳食指南（2017 版）》提出，糖尿病患者应遵循平衡膳食的原则，以满足机体对各种营养素的需求。除了在膳食中占主要地位的主食产品外，各种副食产品也是影响人体能量摄入以及血糖控制的主要因素。副食产品主要包括肉蛋类、水产品、乳制品、豆制品、果蔬类以及一些冲调与休闲食品等。血糖调控副食产品的选择及开发主要着眼于满足人体营养素的需求，增加功能性成分以达到辅助降糖的目的。

5.2.1　肉（含水产品）蛋类

1. 肉（含水产品）类的营养特点及其与血糖相关研究

1）肉（含水产品）类的营养特点

鱼、禽、畜肉是优质蛋白质来源，蛋白质的摄入有利于刺激胰岛 B 细胞释放胰岛素，对控制餐后血糖有利。通常，猪肉、牛肉、羊肉等畜肉称为红肉，鸡肉、鸭肉及鱼虾等的肉称为白肉。红肉的特征在于肌肉纤维粗硬，并且含有较多的饱和脂肪酸（向红丁，2018a）。此外，红肉中也含有多种维生素和矿物质，如维生素 A、维生素 B_{12}、铁、锌、硒等。白肉的特征在于肌肉纤维细腻，并且含有较多不饱和脂肪酸。尤其是鱼类的不饱和脂肪酸含量较高，对预防高脂血症具有重要作用（向红丁，2018b）。此外，白肉中也含有多种维生素和矿物质，如维生素 A、维生素 B_1、维生素 D、铁、钙、磷等。

2）加工肉制品的特点

加工肉制品指经过腌制、风干、发酵、熏制或其他为增加香味或改善保存而处理过的肉类。大部分加工肉制品含有猪肉或牛肉，也可能包含其他红肉、禽肉、动物杂碎，或包括血在内的肉类副产品（朱秋劲等，2015）。2015 年，世界卫生组织的国际癌症研究机构基于食用加工肉制品会提高患结/直肠癌风险，将加工肉制品归为“人类致癌物”（1 类）。所涉及的风险物质主要是肉类加工过程中由于高温烟熏或烤制产生的杂环胺和多环芳烃。

3）肉类及水产品与血糖相关研究

有研究认为，红肉摄入量与体重增加、高脂血症、糖尿病及心脑血管疾病等风险呈正相关（Song et al., 2004），造成这一结果的主要因素可能与红肉中脂肪、饱和脂肪酸、反式脂肪酸的含量有关。而禽肉摄入量与 2 型糖尿病发病风险没有显著相关性（Li et al., 2011）。此外有研究认为，摄入脂肪含量较高的鱼类可降低 2 型糖尿病的发病风险（Patel et al., 2012）。

加工肉类中的亚硝酸盐，被认为是加工肉制品与糖尿病风险相关的因素。加工肉类经常使用亚硝酸盐和硝酸盐，这两种化合物能通过在胃中或食物中的相互作用形成亚硝胺。亚硝胺可对胰岛 B 细胞造成损伤，血液中亚硝酸盐浓度与胰岛素反应受损有关（中国营养学会糖尿病营养工作组，2017）。有研究显示，加工肉类的摄入与 2 型糖尿病发病风险呈正相关（Micha et al., 2010）。

2. 蛋类营养特点及其与血糖相关研究

1）蛋类营养特点

蛋类含丰富的优质蛋白质，每 100g 鸡蛋含有 13.3g 蛋白质（杨月欣等，2009），主要为卵蛋白和卵黄蛋白。其蛋白质的氨基酸组成与人体组织中的蛋白质非常相似，因此吸收率可高达 99.7%。鸡蛋中还含有重要的营养素，主要集中在蛋黄中，如钾、钠、镁、磷等矿物质，尤其是蛋黄中铁的含量可达 7 mg/100g。此外，维生素 A、维生素 D、维生素 E 及维生素 B 含量也较为丰富。

2）蛋类与血糖相关研究

荟萃分析表明，每天摄入 1 个鸡蛋与 2 型糖尿病发病风险没有相关性，且对糖尿病患者的血糖、胆固醇、甘油三酯、高密度脂蛋白、低密度脂蛋白水平没有显著影响（Pearce et al., 2011）。但与从不吃鸡蛋或每周食用少于 1 个鸡蛋的人相比，每天鸡蛋摄入量超过 1 个，糖尿病患者患心脑血管疾病的风险会有所增加（Rong et al., 2013）。

3. 具体食品营养特点及其控糖机制

1）牛肉

每 100 g 牛肉含碳水化合物 2.0 g、脂肪 4.2 g、蛋白质 19.9 g（杨月欣等，2009）。牛肉有强身健体、提高机体免疫力等作用。牛肉中的铬、锌能提高人体对胰岛素的敏感性，提高肌肉和脂肪细胞对葡萄糖的利用率，适量食用能够帮助调节血糖。牛肉中的亚油酸能够调节血脂，可预防或降低心脑血管疾病的发病率，帮助糖尿病患者预防慢性并发症（向红丁，2018a）。

2）鸡肉

每 100 g 鸡肉含碳水化合物 1.3 g、脂肪 9.4 g、蛋白质 19.3 g（杨月欣等，2009）。鸡肉中含有丰富的锌元素，能够增强胰岛素敏感性，帮助调节血糖。鸡肉还含有丰富的优质蛋白质，是糖尿病患者摄取蛋白质的重要来源。此外，鸡肉能够补充 2 型糖尿病患者因胰岛素抵抗消耗的维生素 B，可避免并发微血管病变和肾病（向红丁，2018a）。

3）鸭肉

每 100 g 鸭肉含碳水化合物 0.2 g、脂肪 19.7 g、蛋白质 15.5 g（杨月欣等，2009）。鸭肉中含有丰富的蛋白质、烟酸、维生素 E、硒等营养成分，有助于维持正常消化功能和神经功能。其中，硒和烟酸具有抗氧化的功效，可以保护胰岛少受过氧化物的损伤，对维持胰岛 B 细胞正常的分泌功能有一定作用。

4）鲫鱼

每 100 g 鲫鱼含碳水化合物 3.8 g、脂肪 2.71 g、蛋白质 17.1 g（杨月欣等，2009）。鲫鱼富含优质蛋白质、多不饱和脂肪酸以及钾、钙、镁、锌、硒等矿物质。不饱和脂肪酸对预防及改善糖尿病患者高脂血症具有一定作用。钙、镁、锌、硒等矿物质能够促进胰岛素正常分泌，升高血清中胰岛素的水平，降低血糖和尿糖水平。

5）鳕鱼

每 100 g 鳕鱼含碳水化合物 0.5 g、脂肪 0.5 g、蛋白质 20.4 g（杨月欣等，2009）。鳕鱼富含优质蛋白质、维生素 D 以及钙、镁、硒、二十二碳六烯酸（DHA）等营养素，不仅能够保护心脑血管系统，还能健脑益智、保护视力。DHA 有助于保护心脑血管，对减少动脉硬化、冠心病及高血压等有所帮助。但需注意，鳕鱼含有较多嘌呤，痛风患者和尿酸过高者慎食。

5.2.2 乳制品与豆制品

1. 乳制品及豆制品营养特点及其与血糖相关研究

1）乳制品及豆制品的营养特点

乳与乳制品营养成分完全且易于消化吸收，是优质蛋白质的良好来源，含有人体所必需的氨基酸。乳与乳制品中的矿物质尤其是钙、磷、钾含量丰富。钙大多以酪蛋白钙的形式存在，具有较高的吸收率。此外，乳制品还富含维生素 A、维生素 B_2、维生素 D。

大豆及豆制品的蛋白质含量高达 35%～40%，属于优质蛋白质，其脂肪以不饱和脂肪酸为主，含有丰富的维生素 B、维生素 E 和钙、铁等（中国营养学会糖尿病营养工作组，2017），此外还含有大豆膳食纤维、大豆异黄酮等有益物质。

2）乳制品及豆制品与血糖相关研究

有研究发现，乳及乳制品摄入量较高的人群和摄入量较低的人群相比，患糖尿病的风险可下降约 20%。每天增加一份乳制品，可减少 9%的患病机会（Choi et al., 2005）。乳制品中含有乳糖，但因含量较低不会引起血糖的快速上升；乳制品中所含的饱和脂肪酸及反式脂肪酸，在合理控制总能量的前提下，不会诱导糖尿病心脑血管并发症（李楠楠和范志红，2010）。

此外有研究发现，2 型糖尿病患者若每日豆制品的摄入量占蛋白质摄入量的 35%以上，其空腹血糖、空腹胰岛素及糖化血红蛋白水平均有明显下降（Viguiliouk, 2015）。若大豆及其制品的摄入量达到 20 g/d 以上，总胆固醇、甘油三酯及低密度脂蛋白水平均显著降低，高密度脂蛋白水平明显升高（Yang et al., 2011）。

2. 具体食品营养特点及其控糖机制

1）牛奶

牛奶富含优质蛋白质及钙元素，有刺激胰岛 B 细胞的作用，能够促进胰岛素的正常分泌，同时能够避免骨质疏松。有研究发现，牛奶中的钙与糖尿病风险降低没有相关性，但若同时摄入高剂量维生素 D，钙的摄入量与糖尿病发病风险则呈现负相关性，这表明钙虽然不是降低 2 型糖尿病风险的独立因子，但其与维生素 D 的组合能够降低糖尿病发病风险（Kirii et al., 2009）。

2）酸奶

酸奶富含优质蛋白质及钙元素，且由于经过发酵更容易被人体消化吸收。有研究表明，2 型糖尿病患者若每天补充益生菌酸奶 300 g，其空腹血糖、糖化血红蛋白、总胆固醇和低密度脂蛋白胆固醇水平相较于补充普通酸奶的患者，有明显下降（Bayat et al., 2016；Ejtahed et al., 2011）。但应食用不含蜂蜜和蔗糖的原味酸奶。

3）豆制品

豆制品含有丰富的大豆异黄酮。大豆异黄酮结构类似于雌激素，活性成分主要是大豆苷元、大豆黄素和染料木黄酮，大部分以苷元形式存在（韩小存和丁长河，2012）。异黄酮是天然降血糖的功效成分，作用机制主要包括：维持胰岛 B 细胞的活性，抑制细胞凋亡；抑制小肠对葡萄糖的吸收，平稳餐后血糖；胰岛素样作用，促进外周组织利用葡萄糖。此外，大豆异黄酮还具有抗氧化、改善糖脂代谢等作用。

5.2.3　果蔬类

1. 果蔬类营养特点及其与血糖相关研究

1）果蔬类营养特点

果蔬类的主要营养物质包括矿物质、维生素、膳食纤维等。据联合国粮食及农业组织统计，90%人体必需的维生素 C、60%的维生素 A 均来自果蔬。不同种类、颜色的蔬菜和水果的营养特点不同，一般而言，颜色越深，所含营养成分就越多。绿色叶菜、黄色蔬菜、十字花科蔬菜含有多种抗氧化物质，包括类胡萝卜素、维生素 C、维生素 E 以及植物多酚等（中国营养学会糖尿病营养工作组，2017）。

2）果蔬类与血糖相关研究

糖尿病重要的发病机制之一是由高血糖引起的氧化应激反应。蔬菜水果中的抗氧化物质有助于降低糖尿病的发病风险（中国营养学会糖尿病营养工作组，2017）。有研究发现，较高的蔬菜水果摄入量能够降低 2 型糖尿病患者的 HbA1c 水平（Tabesh et al., 2013）。新鲜水果的摄入量与 2 型糖尿病的发病、死亡以及发生血管系统并发症的风险呈明显的负相关（Du et al., 2017；Jenkins et al., 2011）。

此外，研究发现，随着每日蔬菜摄入量的增加，糖化血红蛋白水平呈降低趋势（Tabesh et al., 2013）；在各类蔬菜中，深绿色蔬菜（菠菜、空心菜、油菜、芥蓝、西蓝花等）控糖效果较好。

2. 具体食品营养特点及控糖机制

1）白菜

白菜含有维生素 C、胡萝卜素、钙、膳食纤维等营养物质。白菜中丰富的膳食纤维不仅能够促进胃肠蠕动，还具有减缓餐后血糖上升、降低血糖及血脂的功效。此外，白菜中钠的含量也很少，不会使机体保存多余水分，能减轻心脑血管疾病风险。

2）菠菜

菠菜含大量膳食纤维及叶酸、类胡萝卜素、维生素 C 以及钙、铁、钾、磷等矿物质。膳食纤维可促进肠道蠕动，减缓餐后血糖上升，降低血糖及血脂水平；类胡萝卜素可以减轻蓝光对视网膜造成的损害，对糖尿病视网膜病变患者有一定益处。

3）黄瓜

黄瓜富含膳食纤维、维生素 C、类胡萝卜素、磷等营养成分。所含的果糖不参与通常的糖代谢，因此糖尿病患者可以用它代替淀粉类食物充饥。黄瓜所含的羟基丙二酸可抑制糖类物质转变为脂肪，对预防糖尿病有重要意义（向红丁，2018a）。

4）番茄

番茄含有苹果酸、柠檬酸、胡萝卜素、维生素 C、番茄红素等营养成分。番茄红素具有强抗氧化作用，可减少氧化作用对胰岛 B 细胞的损害，增强胰岛素受体敏感性，降低血糖水平。同时，番茄中的维生素 C、芦丁、果酸等可降低胆固醇水平，预防心脑血管疾病（向红丁，2018a）。

5）苦瓜

苦瓜含有苦瓜素、苦瓜苷、苦瓜皂苷以及 5-羟色氨酸、谷氨酸等 8 种氨基酸。研究表明，苦瓜皂苷具有抗氧化、降低血糖及胆固醇、修复胰岛 B 细胞等作用，是糖尿病患者的理想食品。

6）苹果

苹果富含膳食纤维、维生素 C、苹果酸、铬、钾等多种营养成分。铬能提高糖尿病患者的胰岛素敏感性。钾能与人体中多余的钠盐结合，将其排出体外，降低血压。

7）山楂

山楂富含维生素 C、有机酸、黄酮等营养成分。有机酸、黄酮能够增加肝糖原储备，促进胰岛素分泌，降低血糖水平。此外，山楂还具有抗氧化、降血压、降低胆固醇及甘油三酯等功效。

8）桑葚

桑葚含有膳食纤维、维生素 C、维生素 E、苹果酸、花青素等营养成分。花青素抗氧化能力很强，可清除自由基，保护胰岛 B 细胞，其中的芦丁能够保护毛细血管壁，对预防糖尿病患者视网膜出血有一定作用（向红丁，2018a）。

5.2.4 冲调与休闲食品

冲调食品大多为固体或半液体，包装形式多采用小包装（除蜂蜜外），携带方便，即饮即冲，一般可分为奶粉、麦片、谷物及奶茶系列等。随着经济发展和消费水平提高，休闲食品逐渐成为人们日常的必需消费品，主要分为谷物膨化、果仁、干制果蔬、畜禽鱼制品系列等。这两类食品由于良好的口味口感，深受人们的喜爱，但也因含有大量精制糖、脂肪、盐等成分，糖尿病患者需谨慎选择食用。

1. 冲调食品

1）糖尿病全营养配方食品

糖尿病全营养配方食品属于特殊医学用途配方食品中的一类，其作为单一营养来源应能满足糖尿病或高血糖相关疾病患者在特定疾病或医学状况下的营养需求。配方应以医学和（或）营养学的研究结果为依据，其安全性及功效性均需要经过科学证实（《食品安全国家标准糖尿病全营养配方食品（征求意见稿）》，2018）。

糖尿病全营养配方食品的配方要求如下。一、能量：每 100 mL（液态产品或可冲调为液体的产品在即食状态下）或每 100 g（直接食用的固体非液态产品）所含有的能量应不低于 295 kJ（70 kcal）。二、蛋白质：供能比在 10%～20%，含量应不低于 0.90 g/100kJ（3.75 g/100kcal），其中优质蛋白质所占比例不低于 50%。糖尿病肾病临床肾病期患者应限制高于 10%蛋白质供能比的配方。三、脂肪：供能比应在 20%～35%，含量应不高于 1.33 g/100kJ（5.56 g/100kcal）。饱和脂肪酸供能比应不超过 10%，反式脂肪酸应不超过 1%。可适当提高多不饱和脂肪酸摄入量，但供能比不宜超过 10%。可适量增加 *n*-3 多不饱和脂肪酸摄入量。四、碳水化合物：可吸收利用的碳水化合物供能比在 30%～60%，含量应不低于 1.79 g/100kJ（7.5 g/100kcal），多选择低 GI 成分，配方总体 GI 值应不高于 55。增加膳食纤维摄入量，含量应不低于 0.3 g/100kJ（1.4 g/100kcal）。膳食纤维来源应为可溶性纤维与不溶性纤维来源。五、维生素和矿物质：应符合表 5-1 的要求。六、可选择添加成分：除添加规定成分外，若在产品中选择添加或标签标示含有表 5-2 的一种或多种可选择性成分，其含量应符合表 5-2 的规定（《食品安全国家标准糖尿病全营养配方食品（征求意见稿）》，2018）。

表 5-1 维生素和矿物质指标

营养素	每 100 kcal		每 100 kJ		检验方法
	最小值	最大值	最小值	最大值	
维生素 A/μg RE[a]	39.00	225.00	9.32	53.78	GB 5009.82
维生素 D/μg[b]	0.90	3.14	0.22	0.75	GB 5009.82
维生素 E/mg α-TE[c]	0.80	N.S.[e]	0.19	N.S.	GB 5009.82
维生素 K_1/μg	4.40	N.S.	1.05	N.S.	GB 5009.158
维生素 B_1/mg	0.07	N.S.	0.02	N.S.	GB 5009.84
维生素 B_2/mg	0.07	N.S.	0.02	N.S.	GB 5009.85
维生素 B_6/mg	0.07	N.S.	0.02	N.S.	GB 5009.154
维生素 B_{12}/μg	0.13	N.S.	0.03	N.S.	GB 5413.14

续表

营养素	每 100 kcal		每 100 kJ		检验方法
	最小值	最大值	最小值	最大值	
烟酸/mg NE[d]	0.20	N.S.	0.05	N.S.	GB 5009.89
叶酸/μg	22.20	N.S.	5.31	N.S.	GB 5009.211
泛酸/mg	0.29	N.S.	0.07	N.S.	GB 5009.210
维生素 C/mg	5.60	N.S.	1.34	N.S.	GB 5413.18
生物素/μg	2.20	N.S.	0.53	N.S.	GB 5009.259
钠/mg	83.00	N.S.	19.84	N.S.	GB 5009.91
钾/mg	111.00	N.S.	26.53	N.S.	GB 5009.91
铜/μg	44.00	500.00	10.52	119.50	GB 5009.13
镁/mg	18.30	N.S.	4.37	N.S.	GB 5009.241
铁/mg	0.83	2.30	0.20	0.55	GB 5009.90
锌/mg	0.40	2.20	0.10	0.53	GB 5009.14
锰/μg	25.00	611.00	5.98	146.03	GB 5009.242
钙/mg	56.00	N.S.	13.38	N.S.	GB 5009.92
磷/mg	40.00	N.S.	9.56	N.S.	GB 5009.87
碘/μg	6.70	N.S.	1.60	N.S.	GB 5009.267
氯/mg	N.S.	218.00	N.S.	52.10	GB 5009.44
硒/μg	3.30	22.20	0.79	5.31	GB 5009.93

a. RE 为视黄醇当量。1 μg RE=3.33 IU 维生素 A=1 μg 维生素 A。维生素 A 只包括预先形成的维生素 A，在计算和声称维生素 A 活性时不包括任何类胡萝卜素组分。

b. 钙化醇，1 μg 维生素 D=40 IU 维生素 D。

c. 1 mg α-TE（α-生育酚当量）=1 mg D-α-生育酚。

d. NE 为烟酸当量，烟酸不包括前体形式。

e. N.S.为没有特别说明。

表 5-2　可选择性成分指标

营养素	每 100 kcal		每 100 kJ		检验方法
	最小值	最大值	最小值	最大值	
铬/μg	1.80	55.60	0.43	13.29	GB 5009.123
钼/μg	5.60	50.00	1.34	11.95	—
氟/mg[a]	N.S.[b]	0.20	N.S.	0.05	GB/T 5009.18

续表

营养素	每 100 kcal		每 100 kJ		检验方法
	最小值	最大值	最小值	最大值	
胆碱/mg	22.20	166.70	5.31	39.84	GB 5413.20
肌醇/mg	4.20	140.00	1	33.46	GB 5009.270
牛磺酸/mg	N.S.	20.00	N.S.	4.78	GB 5009.169
左旋肉碱/mg	1.30	N.S.	0.31	N.S.	—

a. 氟的化合物来源为氟化钠和氟化钾，其他成分的化合物来源参考 GB 14880。

b. N.S.为没有特别说明。

2）含降糖功能因子的药食同源类冲调食品

药食同源是指有些中草药既具有食物的营养价值，又具有中药防病治病的功效。在国家卫生健康委员会公布的药食同源目录中，丁香、八角茴香、刀豆等 86 种物质既可作为食品又可作为药品，且无使用范围和剂量限定。人参、山银花、姜黄、党参、肉苁蓉等 24 种物质，在限定使用范围和剂量内可药食两用。目前在药食同源类食物中所发现的具有降糖功能的活性成分主要包括多糖类、黄酮类、皂苷类、生物碱类、多肽类等营养物质。

药食同源类植物营养丰富、含有多种功能因子，作为食品很受消费者的欢迎。例如，将一些药食同源类植物（如桑叶、枸杞子、葛根、玉竹等）作为原料，加工成易于食用的冲调食品，作为糖尿病患者的早餐或加餐食用，既能补充多种营养成分，又能有效控制血糖水平，是糖尿病患者的上佳选择。

目前市场上出现了一些调节血糖的药食同源产品，大部分产品中添加了山药、葛根等成分，如天津阿尔发保健品有限公司的消渴茶，主要配料为苦荞麦、桑叶、绿茶、枸杞子、乌梅、菊花，黄酮含量为 0.4%～1.2%，每日三餐前冲泡半小时，随餐一同服用，调节血糖水平。同仁堂的益平茶主要配料为桑白皮、桑葚、黄芪、桑叶、玄参、乌龙茶等，黄酮含量为 0.77%，每日泡饮两次有辅助降血糖功效。

2. 休闲食品

1）坚果

坚果营养丰富，脂肪含量较高，多以不饱和脂肪酸为主，还含有植物固醇、精氨酸、膳食纤维及钾、钙、镁等矿物质，适合作为糖尿病患者的零食加餐食用（中国营养学会糖尿病营养工作组，2017）。适合加餐的坚果有核桃仁、扁桃仁、开心果等，但为避免摄入的总热量过高，需注意适量食用，一般每天摄入 15～20 g 比较合适。

研究表明，混合坚果（开心果、核桃、扁桃仁等六种坚果等比例混合）搭配白面包同时食用，能够延缓餐后血糖升高，降低餐后血糖水平（Kendall et al., 2011）。若用扁桃仁代替每日 20%的膳食总能量，2 型糖尿病患者的空腹血糖、总胆固醇以及低密度脂蛋白胆固醇水平均有明显下降（Li et al., 2011）。

2）无糖/低糖食品及饮料

目前在市场上无糖食品已经越来越被人们所认知与接受，无糖/低糖食品一般是指不含或少含蔗糖、葡萄糖、麦芽糖、果糖等的甜味食品，但其必须含有糖醇或低聚糖等不造成血糖升高并能替代蔗糖的甜味剂。根据 GB 28050—2011《食品安全国家标准 预包装食品营养标签通则》的规定，“无糖或不含糖”是指每 100 g 或 100 mL 固体或液体食品的含糖量不高于 0.5 g，“低糖”是指每 100 g 或 100 mL 固体或液体食品中的含糖量不高于 5 g。

目前市场上常见的无糖/低糖产品有糖果、饮料、点心等。无糖/低糖糖果和饮料中大多用糖醇或甜味剂代替蔗糖，此类产品虽然能量低、血糖生成指数低，但考虑添加的甜味剂的安全性、适用范围，糖尿病患者应根据自身情况，在医生的指导下食用这类食品。有些甜味剂相对安全，如山梨糖醇，热量低于葡萄糖，副作用小。但是有些甜味剂并不适合所有人食用。例如，木糖醇超过一定剂量容易引起腹泻，甚至造成胃肠功能紊乱。无糖/低糖点心中虽未添加蔗糖，但仍然含有淀粉、脂肪等成分，依旧会造成血糖的升高。此外，研究表明，长期摄入人工甜味剂，其会通过影响葡萄糖转运体的表达而降低机体葡萄糖耐受性，影响胰岛素的分泌（蔡雯雯，2014）。糖尿病患者需慎重选择此类无糖/低糖食品。

5.2.5 其他

1. 茶叶

茶汤是世界上仅次于水的饮用最广泛的饮料。茶叶中含有多种活性成分，如茶多糖、茶多酚等，其具有抗氧化、抗炎作用，并能有效降低糖尿病、心脑血管等慢性疾病及癌症的风险。流行病学研究发现，每天饮用茶汤可以降低糖尿病患病风险（Iso et al., 2006）。茶叶中对糖尿病具有预防作用的功能成分主要有以下几种。

1）茶多糖

茶多糖是茶叶中具有生物活性的复合多糖，是一类酸性糖蛋白。其具有调节糖代谢过程中相关酶的活性，被认为是茶多糖预防糖尿病的主要机制之一。研究发现，不同茶类的茶多糖都有明显的降糖功效，其中绿茶茶多糖具有明显量效关系，高剂量普洱茶多糖比低剂量普洱茶多糖降糖效果好（陈浩等，2012）。

2）茶多酚

茶多酚是茶叶中重要的活性物质，具有抗氧化、抗炎等多种生理功能。有研究发现，茶多酚的主要成分儿茶素，特别是表没食子儿茶素没食子酸酯具有调节由氧化应激诱导的血糖升高的作用（Kao et al., 2006）。此外，茶多酚能增加谷胱甘肽含量，增加超氧化物歧化酶和谷胱甘肽过氧化物酶的活性，从而降低脂质过氧化水平，改善脂肪代谢，并对糖尿病有一定的预防作用（陈浩等，2012）。

3）茶色素

茶色素通常分为水溶性色素和脂溶性色素。有研究显示，红茶中提取的水溶性色素，如茶黄素、茶红素等，能够降低胆固醇及甘油三酯水平，提高高密度脂蛋白胆固醇水平，并对心脑血管疾病有一定预防和治疗作用（陈浩等，2012）。此外，茶色素还能改善糖尿病患者血液流变、缓解微循环障碍。

4）其他成分

除茶多糖、茶多酚、茶色素外，茶叶中的其他物质也对糖尿病的预防及治疗有积极作用。其中，咖啡因可以调节葡萄糖的吸收利用和脂质代谢；维生素 C 能保持微血管的正常坚韧性、通透性，对保护微血管脆弱的糖尿病患者有利；维生素 B_1 对预防糖代谢障碍有利。

2. 咖啡

咖啡是世界上广泛饮用的饮品之一，我国居民对咖啡饮品的接受程度也越来越高。咖啡中含有丰富的活性物质，其中多酚类化合物占咖啡豆干重 0.2%～10%，咖啡因占 2%左右。绿原酸和咖啡因是其中重要的活性成分，具有抗氧化、抗病毒等多种生理作用（龙文静，2010）。大量研究表明，中等剂量咖啡的规律摄入，有利于减少 2 型糖尿病的发病风险，并且具有明显的量效关系（Ding et al., 2014）。咖啡中对糖尿病作用的主要功能成分有以下几种。

1）绿原酸

以绿原酸为主的酚类化合物，抗氧化能力强于对羟基苯甲酸、丁基羟基茴香醚和维生素 E，与丁基羟基甲苯相当（龙文静，2010）。它可能通过多种机制影响 2 型糖尿病的发生发展。有研究发现，咖啡能通过绿原酸的强抗氧化作用降低 2 型糖尿病的发生风险（Natella et al., 2007）。同时，绿原酸能抑制 6-磷酸葡萄糖酶的活性，增强葡萄糖转运蛋白-4 的表达，增加胰高血糖素样肽-1 的分泌，增强胰岛 B 细胞的功能（丁琳和毕宇芳，2014）。此外，有研究发现，绿原酸能够激活腺苷酸活化蛋白激酶，从而刺激葡萄糖的转运，增加外周组织对葡萄糖的摄取（Ong et al., 2012）。

2）咖啡因

咖啡因又名咖啡碱，属于生物碱类化合物。它能够刺激中枢神经，对神经系统、心脑血管系统、消化系统等均有一些积极的作用。研究发现，咖啡因通过腺苷受体拮抗作用降低去甲肾上腺素的浓度，抑制磷酸二酯酶活性和上调环腺苷酸依赖蛋白激酶，从而导致能量消耗和脂肪氧化的增加（Hursel and Westerterp-Plantenga，2013）。此外，咖啡因在调节脂质代谢和抑制肝脏脂肪堆积等方面也存在积极的作用。

肥胖是 2 型糖尿病发生的高危因素，咖啡因控制肥胖的作用已比较明确。一项长达 7.6 年 1141 例的随访研究发现，糖尿病高风险者（伴有肥胖、遗传等）糖尿病患病率受咖啡浓度的影响很大，尤其是高浓度咖啡因咖啡的摄入（12 杯/日）降低了 67%的糖尿病发生率和进展程度（Zhang et al., 2011）。另一项研究分析了长期饮用咖啡对糖尿病的影响，发现每天摄入 4 杯 150 mL 的咖啡或者 400 mg 咖啡因能够升高胰高血糖素样肽-1，减少患 2 型糖尿病的风险（Pimentel et al., 2009）。

5.3 膳食补充剂

1994 年，美国国会颁布了《膳食补充剂健康与教育法》，将膳食补充剂定义为：一种旨在补充膳食的产品（而非烟草），它可能含有一种或多种如下膳食成分，一种维生素、一种矿物质、一种草本（草药）或其他植物、一种氨基酸、一种用以增加每日总摄入量的补充膳食食物成分，或以上成分的一种浓缩物、代谢物、成分、提取物或组合产品等。在产品标签上需要标注“膳食补充剂（dietary supplement）”（张荣平，2003）。膳食补充剂的产品形式为固体片剂、胶囊或口服液，是日常普通膳食的辅助补充。

在我国，膳食补充剂不同于保健食品，只是普通食品的一种。膳食补充剂配方中特殊营养成分的含量与普通食品相比会有显著差异，在日常膳食之余摄入膳食补充剂的主要目的是提高机体健康管理水平和有效降低各种疾病复发的风险。

经临床学者研究验证，得知以下食物对血糖调节有较好的作用：南瓜、苦瓜、冬瓜、番薯叶、黄瓜、洋葱、魔芋、胡萝卜、蘑菇、核桃、大蒜、大豆、山药、玉米等。因此，一些作为辅助降血糖的保健食品是以上述具有保健功能的食物的成分为主要原料生产的。

对高血糖水平具有调控抑制作用和含有糖功能抑制因子的药用植物有：人参、党参、白术、玄参、黄精、山药、地黄、熟地黄、麦冬、知母、玉竹、何首乌、五味子、石斛、乌梅、丹参、田三七、黄连、玉米须、泽泻、苍术、茯苓、葛根、枸杞、桑白皮、桑葚、五倍子等。

近年来，关于血糖生理调控和多功能保健食品的临床研究，以多种降血糖的保健食物和常用中草药的降糖功效主要成分为主，开发研制出了多种新型降血糖功能型膳食补充剂。血糖调控类膳食补充剂成分中常用的食品原料有膳食纤维、黄酮类天然活性化合物、维生素类、微量元素（如硒、铜和铬）、小分子活性多肽、生物活性多糖类、二硫化物、生物碱等，均有较强的降糖作用。

5.3.1 氨基酸

1. 生理作用

氨基酸是构成人体主要蛋白质的基本组成单位，不仅是人体开展正常心理生命活动的重要物质基础，而且是人体不可或缺的重要营养成分。氨基酸在人体内合成各种组织蛋白和具有活性的生物多肽分子，其中包括催化新陈代谢的各种酶、激素等，其可参与葡萄糖或脂肪的新陈代谢转化途径，从而维持人体内氧和氮的平衡，产生一碳单位，并合成嘌呤和嘧啶等，与人类身体健康具有十分密切的关系。目前已发现的构成人体蛋白质的氨基酸有 20 多种，其中所包含的“必需氨基酸”有：赖氨酸、苏氨酸、甲硫氨酸、色氨酸、苯丙氨酸、缬氨酸、亮氨酸和异亮氨酸。必需氨基酸是人体不能自主合成的氨基酸，必须从食物中摄入。其他“非必需氨基酸”，如精氨酸等，虽可由人体合成，但营养摄取不均衡会影响其中某些氨基酸的合成，进而不能充分满足人体正常需要。长期大量缺乏必需氨基酸会导致人体生理代谢功能异常，从而影响人类机体代谢的正常进行，出现多种机体代谢功能障碍，最终导致各种代谢疾病，如妊娠期糖尿病等。

2. 氨基酸类膳食补充剂

氨基酸产品在现代医学上的作用功效及临床应用已经逐渐被人们所熟知。目前国内外市场上出现的氨基酸类膳食补充剂产品剂型主要有口服液、胶囊、片剂，配方组成有复合氨基酸和单一氨基酸产品。

近年来，我国保健品市场上出现了品种众多的复合氨基酸口服液、复合氨基酸胶囊、复合氨基酸片剂等氨基酸保健品。这些产品多以各种优质蛋白水解或提取得到的复合氨基酸粉为主要生产原料，同时辅以各种名贵植物中草药提取物及维生素、矿物质等复合而制成，具有提高免疫力等保健功能。例如，灵芝氨基酸口服液是在复合氨基酸粉的基础上，特别添加了灵芝氨基酸提取物；铁锌氨基酸口服液，是由复合氨基酸、乳酸亚铁、乳酸锌等组成；还有同时添加维生素 C 的氨基酸保健产品。

目前由于我国氨基酸食品行业缺乏国家标准，国内单一氨基酸产品大多以药品形式出现在药品市场上，市面上几乎没有单一氨基酸保健品，因此我国保健品市场上氨基酸产品以复合氨基酸产品销售为主。国内众多氨基酸原料生产企业纷纷遭遇国内产品标准滞后等问题，将单一氨基酸原料以饲料级别出口到国外，在国外被广泛加工成各种单一氨基酸产品，并在欧美、日本等国外膳食补充剂市场上占据了重要主导地位。国外市场上最常见的单一氨基酸产品主要包括赖氨酸、精氨酸、牛磺酸、谷氨酰胺、瓜氨酸、鸟氨酸、酪氨酸等产品。其中，L-赖氨酸被广泛认为是人体八种必需氨基酸中最重要的一种，对促进人体生长发育、调节机体代谢平衡、提高机体对多种谷类和蛋白质的消化吸收，以及改善人体膳食营养均有重要作用。牛磺酸是一类含硫氨基酸，其虽然不是组成蛋白质的重要成分，但它以游离状态广泛分布于生物体内各组织器官内的组织间液和细胞间液中，是人体内的必需氨基酸，可以有效调节机体的正常生理活动。牛磺酸可以增强机体细胞内抗氧化酶的活性以及细胞膜的抗氧化能力，调节脂类消化与吸收，提高机体免疫力，是膳食补充食品的重要组成部分。

5.3.2　不饱和脂肪酸

1. 生理作用

多不饱和脂肪酸不能由机体自身合成，必须由食物油脂供给。保证多不饱和脂肪酸的充足摄入量，能够有效防治人体慢性疾病，如糖尿病等。

近年来，关于多不饱和脂肪酸是否影响人体脂肪代谢的研究取得了许多重要进展。多不饱和脂肪酸被证明能够显著减少脂肪沉积，改善人体的血脂指标。多不饱和脂肪酸目前已经广泛进入生物制药和专业营养保健品的应用领域。

多不饱和脂肪酸分为 *n*-3、*n*-6、*n*-7、*n*-9 等系列，其中 *n*-3 和 *n*-6 系列与人类健康密切相关，具有重要生物学意义。膳食补充剂中应用较多的 *n*-3 系列不饱和脂肪酸有 α-亚麻酸、二十碳五烯酸和二十二碳六烯酸等；*n*-6 系列主要有亚油酸、亚麻酸、花生四烯酸等。这两个系列的多不饱和脂肪酸共同调节着生物体的正常生理代谢。

在自然界中，*n*-3 多不饱和脂肪酸系列中的 α-亚麻酸在油料作物种子中含量丰富，以亚麻子油、豆油和紫苏油中含量最高；另外，部分食草反刍动物的肉制品和乳制品也含有一定含量的 α-亚麻酸。二十碳五烯酸和二十二碳六烯酸多存在于海产品中，而消费者日常膳食中鲑鱼、鲭鱼、金枪鱼等海产鱼的食用频率普遍较低，因而通过膳食补充剂来补充多不饱和脂肪酸非常必要。

2. 含不饱和脂肪酸类补充剂

目前市场上以浓缩鱼肝油软胶囊形式出售的多不饱和脂肪酸保健品较多，主要以深海鱼为原料，产品中明确标明二十碳五烯酸和二十二碳六烯酸含量，产品功效声称以预防心脏病、清除血管垃圾、降三高（高血压、高血脂、高血糖）等为主。鱼肝油是二十碳五烯酸和二十二碳六烯酸的良好来源，但同样存在缺点，主要为令人讨厌的鱼腥味和胶囊材质的味道，以及污染物汞的存在。因此，目前藻类也被用于商业生产二十碳五烯酸和二十二碳六烯酸，但利用藻类生产时需要使用较昂贵的设备、复杂媒介以及藻类品种，使产品的成本较高。近年来亚麻子油因同时含有 *n*-3、*n*-6、*n*-9 多不饱和脂肪酸而被重视，其中同时含有 α-亚麻酸（*n*-3）、亚油酸（*n*-6）和油酸（*n*-9）；另外，有的产品复配了不同来源的脂肪酸；

有的产品将鱼油、亚麻子油和琉璃苣油复配在一起，使得产品中同时含有 *n*-3、*n*-6、*n*-9 多不饱和脂肪酸，配方更加营养，满足人体需求。

5.3.3　维生素

1. 生理作用

维生素 B 是一个维生素复合族群。作为水溶性维生素，其通过人体泌尿系统代谢排出体外，很少在体内存积，因而有必要经常通过食物或膳食补充剂来摄取，以满足机体营养和代谢需要。由于维生素 B、高同型半胱氨酸血症和糖尿病并发症之间紧密的关联性，医学研究人员已经建议在治疗糖尿病的同时，需搭配维生素 B 给药，特别适用于治疗伴有高同型半胱氨酸血症的糖尿病患者。例如，吴锦丹等（2003）建议对 2 型糖尿病患者用维生素 B_{12} 和叶酸进行干预性治疗，以阐明高同型半胱氨酸血症对血管病变发病的影响。李兴等（2001）用甲钴胺对 2 型糖尿病合并高同型半胱氨酸血症的患者进行干预治疗。

维生素 C 又称为抗坏血酸，属于水溶性维生素，具有抗氧化自由基的作用，能够改善脂肪和胆固醇的新陈代谢。研究发现，维生素 C 与 2 型糖尿病及其并发症有密切关系。

维生素 D 是人体不可或缺的营养素，其可以提高机体对钙、磷的消化吸收利用率，使其在血浆中的水平达到饱和程度，维持人体正常的新陈代谢。目前有学者研究，补充维生素 D 可有效改善 2 型糖尿病患者骨密度、甲状腺功能、肾病、周围神经病变、胰岛素抵抗、颈动脉斑块、糖尿病足等并发症。

维生素 E 又称为生育酚，属于脂溶性维生素，是过氧化自由基的强效清除剂，能促进激素分泌，延缓衰老，并可预防冠心病、癌症等疾病。

2. 维生素类膳食补充剂

目前市场上流通的维生素类膳食补充剂多以咀嚼片、粉剂、软胶囊的剂型存在，针对儿童还开发了软糖类维生素产品。主要的国际品牌有汤臣倍健、善存、汤普森、纽崔莱等。目前已审批通过的维生素类保健品品牌有汉德森（维生素 B 片）、汤臣倍健（维生素 D、维生素 K 钙片、维生素矿物质混合片剂）、康恩贝（维生素 B 片）、康麦斯、修正药业、黄金搭档等。

5.3.4　矿物质

1. 生理作用

人体内 98%的钾存在于细胞中，参与机体内糖类、蛋白质的正常代谢。镁是人体中含量居第三位的矿物质，在糖转变为能量的过程中，担任着非常重要的角色，其作用一般表现在防止骨质钙化、维护神经功能以及减轻糖尿病患者的痛苦等方面。人体如果长期缺乏镁，会在心脏或者血管中留下钙的沉淀物，有发生心脏病的危险，同时镁也是糖尿病患者不可缺少的营养元素。锌元素不能在体内直接合成，只能依靠外来膳食提供，是人体许多重要酶的组成部分，也是合成胰岛素所必需的元素，机体缺乏锌元素时不利于体内胆固醇分泌，并且影响血糖水平的稳定。铬元素在机体的糖代谢和脂肪代谢中发挥着特殊作用，铬的各种化合物中，具有生物活性的是三价铬。人体对铬的需要量虽然不多，但它是重要的血糖调节剂，能显著提高胰岛素的敏感性，提高葡萄糖进入细胞的效率。硒元素在人体中遍布于各组织器官和体液中，与人体免疫功能和抵抗力的提高相关。糖尿病患者适量摄入硒元素，不仅可减少病痛，还可以起到一定的医疗预防和辅助治疗的作用。

2. *矿物质类膳食补充剂*

目前，市场上针对糖尿病患者补充的维生素和矿物质产品主要是以将维生素和矿物质复配在一起，并添加一些其他的降血糖功能因子。例如，美国 Webber Naturals 公司糖尿病专用综合维生素和矿物质产品 Diabetex，每天推荐服用 2 片，产品信息见表 5-3。其中添加了苜蓿汁粉、螺旋藻、小麦草汁粉、生姜以及类胡萝卜素（如姜黄素、叶黄素、番茄红素等）。另外，还有美国 Nature Made 公司生产的适于糖尿病患者每天服用的健康小包产品 Diabetes Health Pack，由复合维生素、矿物质组成，并添加硫辛酸、绿茶提取物、茶多酚、深海鱼油、类胡萝卜素及番茄红素等，具体产品信息见表 5-3。在产品配方中，维生素 B 添加量差别较大，另外不同公司复配的降血糖功能因子也存在差异。

表 5-3　糖尿病专用复合维生素和矿物质产品信息

成分	含量	
	Webber Naturals Diabetex	Nature Made Diabetes Health Pack
维生素 A	1.5 mg	2500 IU
维生素 D_3	2.5 μg	1500 IU
维生素 C	125 mg	590 mg
维生素 E	33.5 mg	50 IU
维生素 B_1	1.5 mg	1.5 mg
维生素 B_2	2.5 mg	1.7 mg
维生素 B_6	12.5 mg	3 mg

续表

成分	含量	
	Webber Naturals Diabetex	Nature Made Diabetes Health Pack
烟酰胺	25 mg	20 mg
生物素	125 μg	30 μg
叶酸	200 μg	500 μg
维生素 B_{12}	100 μg	30 μg
泛酸	25 mg	10 mg
钙	100 mg	220 mg
镁	100 mg	300 mg
锌	7.5 mg	11 mg
锰	0.75 mg	2.3 mg
碘	0.075 mg	150 μg
铬	100 μg	395 μg
铜	0.375 mg	0.9 mg
硒	25 μg	55 μg
钼	6.25 μg	45 μg
钒	18.75 μg	10 μg
苜蓿汁粉	12.5 mg	—
螺旋藻	12.5 mg	—
小麦草汁粉	12.5 mg	—
姜黄素	6.58 mg	—
生姜	6.25 mg	—
叶黄素	125 μg	250 μg
番茄红素	125 μg	300 μg
硫辛酸	—	50 mg
绿茶提取物	—	50 mg
茶多酚	—	25 mg
深海鱼油	—	1200 mg

5.3.5 肠道微生态制剂

1. 生理作用

益生菌是广泛应用于各类食品中的对人体健康有益的活的微生物。越来越多的临床研究结果显示，益生菌可有效调节肠道的菌群比例，进而表现出体重控制、血脂调节、维持血压稳定和血糖调控等作用。益生菌的血糖调节功效机制见本书 4.4.2 节。

2. 微生态膳食补充剂

目前市场上已经出现了调节血糖的益生菌产品，多由复合益生菌菌株和具有降血糖功效的益生元类食品级原料协同组合而成。此外，也有采用药食同源的食品原料的微生态菌剂产品，主要的功效目的是在改善肠道菌群的同时改善消费者机体的营养状况，起到调控体内血糖、消除胃肠饥饿感、辅助调节消化道功能的重要作用，可以使高血糖或糖尿病人群在适当减少降糖药物服用量的情况下，有效维持血糖平稳，延缓和预防糖尿病及并发症。目前已被应用的药食同源食品原料主要包括淮山药、宁夏枸杞、桑叶粉、白扁豆、茯苓等。国家规定允许使用的益生菌菌株有植物乳杆菌、嗜酸乳杆菌、干酪乳杆菌、长双歧杆菌等，现有的益生菌粉剂产品多为多株菌剂的组合。益生菌产品通常要求每克产品中含有的益生菌的活菌数不低于 10^6 CFU，目前上市的产品通常标识活菌数量在 10^{10} CFU/g 以上。这是由于活菌的冻干和包埋技术已相当成熟，大的微生物菌剂公司能够保证菌粉在常温密闭干燥环境下的活性，通过高密度发酵技术能够得到高浓度活菌数的菌粉。另外很多益生菌膳食补充剂中还添加了蛋白粉、膳食纤维、维生素和矿物质等成分，在辅助保持菌株活性的同时，发挥这些营养成分对机体的功能。

微生态膳食补充剂的产品形式以粉剂居多，其次是胶囊，由于液态食品中菌株的活性难以控制，对产品的储藏和运输条件要求高，益生菌补充剂很少做成口服液和滴剂。杜邦公司和科汉森公司的菌种资源占国内市场的 85%以上，目前市场上的益生菌膳食补充剂类产品所采用的菌株多来自这两大企业。国内近年来在血糖调控等功能性菌株的开发和产业化方面也做了很多工作，成规模的大企业有江苏微康生物科技有限公司、河北一然生物科技有限公司等。在降血糖微生态产品的开发上，各家公司都已推出了各自的优势菌株。国内市场上排名靠前的益生菌产品品牌有合生元、汤臣倍健、修正药业、妈咪爱、益倍适、景岳、科汉森、康萃乐、纽曼斯等。以国内修正药业为例，其出品的益生菌菌粉的主要原料包括嗜酸乳杆菌菌粉、干酪乳酸菌菌粉、双歧杆菌菌粉、低聚木糖（≥200 mg）、奶粉、麦芽糊精等。

5.3.6 其他膳食补充剂

1. 植物提取物

目前，有学者总结了来自 133 个属的 419 种植物提取物具有调节血糖的报道，但其中很少有报道是关于其在人体中的效果的。同时，市场上出现多种辅助降血糖的植物提取物，主要包括肉桂提取物、人参提取物、茶提取物、蜂胶等。其中研究及产品最多的是肉桂提取物，有的产品在功效声明中明确标注调节糖代谢。

2. 糖醇

苦荞颗粒冲剂具有降低血糖的作用，所含荞麦糖醇是其主要物质基础（马挺军等，2011）。张荣欣等（2012）报道了以赤藓糖醇为主要成分的芭尔糖产品，能有效抑制餐后血糖的升高，降低餐后 2 h 血糖曲线下面积。因此，糖醇等功能糖成分被认为具有辅助调节人体血糖的重要功效，在我国食品工业中主要作为食品添加剂，可以代替蔗糖成为甜味剂，特别适于高血糖和 2 型糖尿病人群日常食用。

3. 磷脂

磷脂分泌不足会导致胰脏正常分泌胰岛素的功能下降，胰岛素的缺失影响葡萄糖的正常转运和吸收利用，从而导致糖尿病的发生。对 2 型糖尿病患者体内红细胞膜脂质构成的临床研究分析结果表明，糖尿病患者体内胆固醇与磷脂分子的比例明显升高，显示机体组织内磷脂减少。实践表明，在糖尿病患者每日膳食的基础上补充大豆磷脂 20 g 以上，对糖尿病症状的恢复具有显著的作用。因此，市场上卵磷脂类产品可起到调节血糖的功能。

5.4 血糖调控食品加工技术

5.4.1 功能成分的提取

在生产血糖调控食品时，常常需要从一些功效成分含量较高的动植物原料中提取调节血糖的功能活性成分，如氨基酸、蛋白质、活性多肽、活性多糖、功能性脂类、糖醇类、维生素、多酚类以及生物碱类等。由于提取工艺不同，提取的有效活性成分的含量也有一定差异，如何选择合适的提取方法，合理高效地提取活性成分，提高原材料的利用率显得十分重要。目前，国内外常用的提取血糖调控功能活性成分的方法主要有溶剂提取法、酶解法、超声波提取法、微波提取法和超临界流体萃取技术（阮冲等，2014）。

1. 溶剂提取法

溶剂提取法主要原理是根据功能活性成分在不同溶剂中的溶解性，选择对目标活性成分溶解度较大且对不需要溶出成分溶解度小的溶剂，利用提取溶剂的扩散和渗透作用，从而将功能活性成分从组织内溶解出来。具体过程为：当溶剂加入经过适当粉碎的动植物原料中，提取溶剂通过扩散和渗透作用从细胞壁进入细胞内，细胞内的浓溶液不断向外扩散，可溶性活性物质被溶出。溶剂极性越大，对组织细胞的穿透力越强。溶剂提取就是溶剂不断地透入细胞内，功能活性成分不断地溶出或释放至细胞外的过程。

溶剂提取的方法形式多样，主要有：浸渍法、渗滤法、煎煮法、回流加热提取法以及连续回流提取法等。浸渍法多用于遇热容易不稳定或者含多糖成分较多的原料提取，是将原材料经过粉碎之后放在适当溶剂（多为水或稀醇类）中在常温下浸泡，但该法浸出时间长、提取效率低且提取液易发霉。渗滤法是将原料粉碎后放入渗漉筒中，渗漉筒上部加入提取溶剂，溶剂向下流动渗过原料的过程中提取出有效成分。渗滤提取法的缺点是所需溶剂体积多，时间长。煎煮法是提取中药类原材料最常用的方法，将粉碎成粗粉的原料置于适宜煎煮容器中，加水浸泡使有效成分充分溶出，浸泡后加热煮沸，再改文火微沸，分离煎出液，滤渣依法煎煮数次，至煎液味淡为止，合并各次煎出液，浓缩至规定浓度。此法提取效率高，但容易破坏不耐热的功能成分，且难以过滤含多糖较多的成分。回流加热提取法是通过回流加热装置，有机溶剂可以反复通过原材料，反复加热提取直至活性成分完全被提出。此法的优点是提取效率高，缺点是容易破坏某些功能成分，需回流设备且需多次提取完成。连续回流提取法原理与回流加热提取法类似，是以索氏提取器回流提取，使天然产物连续不断地被纯溶剂萃取。

植物多酚的分子结构中含有多个羟基，通常与蛋白质和多糖等以氢键和疏水键形式形成稳定的化合物，用于提取植物多酚的有机溶剂有甲醇、乙醇、丙酮和乙酸乙酯等。多糖是极性大分子化合物，常用水或醇作为提取溶剂，水提醇沉是提取多糖的一种应用较广的方法。用水作溶剂来提取多糖时，既可用热水浸煮提取，也可用冷水浸提，其工艺成本低、安全，适合工业化大生产。苦瓜是含有多种降糖活性成分，研究人员采用有机溶剂提取法和薄层层析法从苦瓜果实及苦瓜籽中分离出降糖碱性多肽，后来又有不少研究对传统有机溶剂提取法进行了改进，提高了苦瓜中降糖多肽的提取效率。番茄红素有良好的抗氧化性，具有预防糖尿病、抑制肿瘤、减少心脑血管疾病、抗氧化及延缓衰老、提高人体免疫力等多种功效。国际食品添加剂联合专家委员会认定番茄红素为 A 类营养素并被 50 多个国家和地区作为营养着色双重作用的食品添加剂而广泛应用于保健食品、医药和化妆品工业。番茄红素是脂溶性色素，不溶于水，难溶于甲醇、乙醇，但易溶于氯仿、二氧化硫、苯等有机溶剂，可利用亲油性的有机溶剂浸提番茄红素。1-脱氧野尻霉素（DNJ）是桑叶中特有的生物碱，含有多个羟基，与天然糖结构类似，极性很大，具有降血糖功能。桑叶提取液中常含有脂质、色素及鞣质等杂质，为了提取 DNJ，研究人员将桑叶浓缩液用氯仿萃取，保留水相，水相以正丁醇萃取，保留正丁醇相，浓缩至小体积，收集析出的固相，所得产物中 DNJ 含量不少于98%。

2. 酶解法

酶是具有生物催化功能的高分子物质，大多数为蛋白质，少数为 DNA 和 RNA。作为一种生物催化剂，酶能降低化学反应的活化能，使反应在较低能量水平进行，可以加速反应，具有高度的专一性、高效性及温和性等特点。酶解法是根据细胞壁的构成，利用酶促反应高度专一性等特点，选择合适的酶将植物细胞壁的组成成分水解或降解，破坏细胞壁结构，将细胞内有效成分提取出来的方法。常用酶包括纤维素酶、果胶酶、蛋白酶等。

对于一些植物原料，有效血糖调控功能成分主要存在于植物细胞的细胞质中，选择合适的酶（如纤维素酶、半纤维素酶、果胶酶）对植物原料进行处理，能分解构成植物细胞壁的纤维素、半纤维素及果胶，破坏细胞壁的结构，减少细胞壁和细胞间质的阻力，使有效成分能够快速溶出细胞，提高提取效率，有利于植物原料中血糖调控功能成分的提取。常用的酶解法有单酶法和协同不同酶作用的复合酶法。酶解法在降糖功能因子活性多糖、多酚的提取方面得到了广泛应用。

酶解法除了采用特定的酶作用于植物细胞壁提取有效成分外，还可以作用于目标产物。对功能成分中空间立体结构大的物质，可使用葡萄糖苷酶、淀粉酶等分解糖苷键等。此法改变了有效成分的物理化学性质，增大极性，减少有机溶剂的用量，降低成本，提高效率。例如，在提取银杏叶黄酮类物质时，使用转苷酶对银杏叶进行处理，提高黄酮苷元和黄酮苷的极性，使目标成分能在较低浓度的乙醇溶剂中提取出来，达到在较高乙醇浓度提取条件下的提取效果。

3. 超声波提取法

超声波指频率在 20 kHz 以上，超过人耳所能感受频率的声波，其频率上限为 5×10^6 kHz。超声波提取是一种物理破碎过程，与传统有机溶剂提取相比，超声波提取或辅助提取技术无明显加热过程，不会改变活性成分的分子结构和性质，适宜不耐热的活性成分提取。

目前普遍认为其空化效应、热效应和机械作用是超声波技术在天然产物提取中的三大理论依据。超声波辅助提取的强化动力来源于其空化作用，空化效用引起了湍动效应、微扰效应、界面效应和聚能效应等。空化效应是指在超声波的作用下，在液体中形成空泡的一种特有的物理现象。这些空泡随传播的超声波频率伸张和压缩。在超声波与液体介质作用的过程中会产生瞬时的高温高压，并伴随强烈的冲击波和高速射流。这种极端的物理环境，使贮存天然产物的细胞在溶剂中瞬时产生的空泡破裂，以便溶剂渗透到细胞内部，进而使细胞中的有效成分溶于溶剂中。同时，超声波产生的振动作用加强了细胞内物质的释放、扩散及溶解。热效应是指介质通过吸收超声波产生的机械振动，将超声波的机械能转换为介质的内能，引起介质温度升高。这种通过吸收声能而引起温度升高的形式是最稳定的，所以超声波可以在瞬间使植物内部温度升高，加速有效成分的溶解，并且不改变成分的性质。机械作用是指由超声波发生器发出高频的振荡信号，这种振荡信号通过换能器转换成高频的机械振动传播到液体介质中。除此之外，超声波的击碎、乳化、扩散等次级效应也都有利于有效成分的转移。有研究人员从蓝莓、苹果、葡萄等多种富含多酚的植物中采用超声波辅助技术提取膳食多酚，研究表明使用超声波提取多酚的提取率高于未使用超声波多酚的提取率，并具有统计学意义。研究表明，黄酮类化合物具有抗氧化、降血糖、降血脂和预防心脑血管疾病等健康功效，广泛存在于各种天然植物中。黄酮类化合物的传统提取方法主要有煎煮法、浸渍法和有机溶剂萃取法等，缺点是时间长、产生大量废水且提取率较低。研究人员运用超声法提取大豆异黄酮，发现使用 50%（体积分数）的乙醇作溶剂，在 60℃下提取 20 min，可获得最优的提取效率。植物多糖具有抗肿瘤、抗炎、抗病毒和降血糖等健康功效。植物多糖的传统提取方法是采用热水回流或浸提方法提取，但此法缺点是时间长、使用溶剂量大且能耗较多。有研究人员对比了传统提取方法和超声提取法提取玉米芯中的水溶性木聚糖，发现超声提取法可以在较低溶剂体积浓度、较低提取温度和较短时间内获得较高的提取效率，且获得的木聚糖的生物活性高于传统方法（Ashokkumar et al., 2008；Vilkhu et al., 2008）。

4. 微波提取法

微波是一种电磁波，主要是指波长为 0.001～1 m，也就是从 300 MHz 至 300 GHz 的电磁波，具有波动性、高频性等特点。微波提取的原理是微波频率与分子转动频率存在相似性，微波在作用于极性分子之后，能够促进分子转动，并促使分子整体快速转向及定向排列，出现撕裂和摩擦发热等现象，使细胞内温度迅速升高，压力增大，当压力超过细胞壁承受的最大压力时导致细胞破裂，位于细胞内的有效成分自由流出，传递到周围被萃取介质溶解，从而实现有效成分提取。物质自身性质存在较大差别，介电常数也会有所不同，使得微波吸收程度不同，往往在进行成分提取之前，要对活性成分的性质进行分析和研究，为提取目标成分奠定基础。

微波技术在提取天然产物化学成分方面应用比较广泛，基于生产应用实践，微波技术提取的降血糖功能成分主要有黄酮类、生物碱、糖苷类和多糖类成分（王仁舒等，2015）。

微波提取多酚是利用微波使植物细胞产生巨大的热量，使多酚物质从细胞中扩散出来。该方法有效减少了多酚在高温下的氧化，使多酚类物质不被破坏，提取多酚的效率高且对环境无污染，因此被广泛使用。也有研究指出，微波提取法与传统的溶剂提取法相结合，能显著提高多酚的品质和产量。

微波提取技术在植物黄酮类物质成分的提取方面已十分成熟且提取效果显著。微波提取黄酮类物质成分时主要借助于正交试验的方式来开展。植物不同部位的成分具有独特性，特别是植物的根茎部位，宜将其置于密闭的环境中进行微波提取。这种方法提取耗时少且提取效率高，所消耗的溶剂少，是提取黄酮类物质成分的极佳方法。

随着技术的不断创新与发展，微波技术已经大量运用在生物碱成分的提取操作中。在使用微波技术提取生物碱物质成分时，需要根据不同提取对象的特性，选择相应的溶剂和工艺参数或辅助不同的提取方法，才可使提取效率达到最优效果。例如，对于喜树碱提取，当微波技术和传统的生物碱成分提取方法有序结合，耗时仅需 3 min。

随着国内外糖苷类成分的市场需求逐年攀升，如何提高糖苷类物质成分的产率成为植物提取企业重要的研究任务。传统提取工艺提取糖苷类成分主要以超声波技术为主，随着具有效率高、稳定性强、成本低等优势的微波提取技术的出现，越来越多的科研人员和植物提取企业采取微波辅助提取糖苷类物质，进而极大地提升了糖苷类物质成分的产值。

植物多糖类成分是一种用途十分广泛的功能成分，常规的多糖类成分提取方法为水煎醇沉法或浸渍法，提取时间长达几个小时且产生大量的废水污染。使用微波技术极大地缩短了多糖类成分的提取时间，提高了多糖类成分的投入产出比。

5. 超临界流体萃取技术

超临界流体萃取技术是以超临界流体为溶剂，利用该状态下具有的高渗透及高溶解能力，从提取物中萃取有效成分的技术，它既是提取技术，又是较理想的分离技术。

当物质所处的温度高于临界温度、压力大于临界压力时，该物质处于超临界状态。超临界流体是指物质在临界温度和临界压力以上时形成的一种特殊状态的流体。当气体处于超临界状态时，成为性质介于液体和气体之间的单一相态，与液体的密度相近，但是黏度却明显低于液体高于气体，扩散系数变成液体的 10～100 倍，因此，超临界流体既有气体良好的流动性和传递性，又有液体相似的溶解能力。超临界流体萃取以超临界流体为萃取剂，对溶质有很强的溶解能力，且在温度和压力变化时，流体的密度、黏度和扩散系数随之变化，对溶质的亲和力也随之变化。通过调节超临界流体的压力和温度，可以使不同性质的溶质被分段萃取出来，从而分离得到不同成分的活性物质。超临界流体萃取技术的工艺流程如图 5-1 所示。可以作为超临界流体萃取的萃取剂有很多，如 CO_2、NH_3、C_2H_6 和 C_7H_{16} 等，但是由于 CO_2 的临界温度和临界压力较低，可在接近室温条件下萃取，加上 CO_2 具有低沸点、低黏度、低表面张力、无毒无害、不易燃易爆等优点，故 CO_2 成为一种最常用的超临界萃取剂。

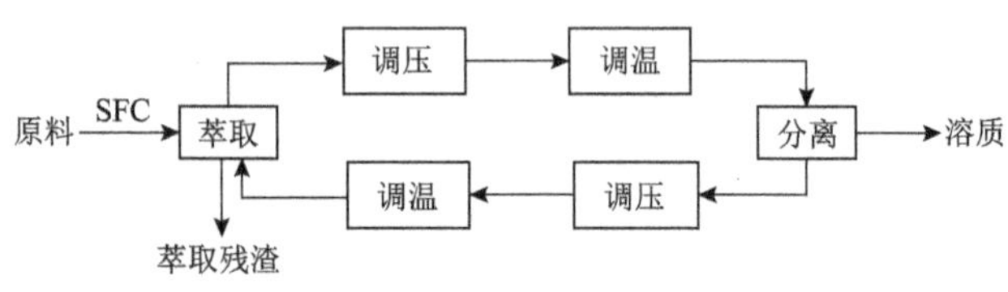

图 5-1　超临界流体萃取技术工艺流程图

SFC 为超临界流体色谱

超临界流体萃取技术在食品工业中的应用十分广泛，主要适用于萃取天然香辛料（如啤酒花、大蒜、生姜、辣根、香荚兰、木香、辛夷、砂仁和八角茴香等）、天然色素（如 β-胡萝卜素、花青素、辣椒红素、番茄红素、可可色素、玉米黄素等）、动植物油脂、天然活性物质（如多酚、苷类以及生物碱类等）。玉米黄素存在于玉米、辣椒、桃、柑橘等多种植物中。采用超临界 CO_2 流体萃取玉米黄素不仅可以避免溶剂残留，还能使获得产品的外观、溶解度、澄清度和色调等指标均优于采用传统有机溶剂萃取所得的产品（陈必春等，2008）。研究人员采用超临界 CO_2 技术从番茄皮中提取番茄红素，将原料粉碎并由果胶酶和纤维素酶酶解处理后，提取压力 270 kgf/cm^2（1 kgf=9.807N），提取温度 40℃，提取率高达 95%。国内用乙醇和大孔树脂得到的银杏叶粗品中有害成分（银杏酸）含量高达 20 g/kg，经过超临界 CO_2 萃取，以乙醇作为夹带剂，提取精制后的银杏叶样品中银杏酸的含量降到 0.2 g/kg。

5.4.2　浓缩

在食品加工过程中，浓缩是重要的操作单元之一，是干燥前的必经工序。通过浓缩操作，可以减少食品物料的质量和体积，回收有机溶剂，除去食品中大量的水分，降低食品包装、贮藏和运输费用。同时，浓缩还可以提高制品浓度，增大渗透压，降低水分活度，抑制微生物的生长，延长食品的货架期。但在实际操作中，伴随着水分的减少和相变，一些水溶性营养成分和热敏性功能活性成分也会减少或劣变，因而选择合适的浓缩方法十分重要。食品工业化生产常用的浓缩方法主要有蒸发浓缩、冷冻浓缩和膜浓缩等方法。

1. 蒸发浓缩

蒸发浓缩是液体物料浓缩的方法之一。液体物料如水果汁、蔬菜汁均可采用蒸发的方法进行浓缩。茶叶的浸提液含有多种有效活性成分，如茶多酚和多糖等，但其浸提液中有效成分的浓度很低，有效固形物仅为 2%～3%，得到的浸提液必须进行浓缩，增大固形物的含量和有效成分含量。传统蒸发是通过加热使料液沸腾而达到蒸发的目的，现代蒸发则使用低温、低压蒸发的方法浓缩物料，避免损坏热敏性的有效成分。

根据操作压力不同，蒸发浓缩过程分为常压蒸发浓缩和真空蒸发浓缩。常压蒸发浓缩是指在冷凝器和蒸发器溶液侧的操作压力为大气压或者略高于大气压，加热使溶液汽化而达到浓缩的方法，此时系统中不凝性气体依靠本身的压力从冷凝器中排出。常压蒸发浓缩设备比较简单，操作方便，但蒸发温度高，能耗较大。尤其是在浓缩后期，溶液浓度升高，沸点进一步上升，溶液中的许多成分容易在高温条件下焦化、分解、氧化，使产品质量下降，因此，在实际生产中常压蒸发浓缩已经用得越来越少。真空蒸发浓缩又称减压浓缩，在工业生产应用中极为普遍，在保健食品生产中采用最多。真空蒸发浓缩是指在低于大气压条件下加热使溶剂汽化、溶质浓缩的过程，此时系统中不凝性气体必须用真空泵抽出。真空蒸发浓缩通过降低液面压力使液体沸点相应降低，且真空度越高沸点就降得越低，故加热时温度比常压浓缩低，所需浓缩时间也短；在较低温度蒸发，还可以节省大量能源；同时，由于某些物料不耐受高温，避免了热不稳定成分的破坏和损失，更好地保存了原料的活性成分和营养物质，特别是某些氨基酸、多酚类、维生素类等物质，可以有效保留一些芳香物质，减少多酚类物质长时间在高温下发生氧化。对于一些糖类、蛋白质、果胶、黏液等黏性较大的物料，低温蒸发可有效防止物料焦化。

2. 冷冻浓缩

冷冻浓缩利用冰与水溶液之间的固-液相平衡原理，通过低温将水分冻结成冰晶，再通过离心除去冰晶，是将水以固态方式从溶液中去除的一种浓缩方法。采用冷冻浓缩方法，溶液在浓度上是有限度的。当溶液中溶质浓度超过低共熔浓度时，过饱和溶液冷却的结果表现为溶质转化成晶体析出。这种操作不但不会提高溶液中溶质的浓度，相反会降低溶质的浓度。但当溶液中所含溶质浓度低于低共熔浓度时，则冷却结果表现为溶剂（水分）形成晶体（冰晶）析出。随着溶剂形成晶体析出，余下溶液中的溶质浓度显然提高了，这是冷冻浓缩的基本原理。

冷冻浓缩根据结晶方式的不同可分为悬浮结晶冷冻浓缩法和渐进冷冻浓缩法。悬浮结晶冷冻浓缩法，是一种不断排除在母液中悬浮的自由小冰晶，使母液浓度增加而实现浓缩的方法。其现已在生产中运用，优点是能够迅速形成结晶的冰晶且浓缩终点比较大，但由于种晶生成、结晶成长、固液分离三个过程要在不同装置中完成，系统复杂，设备投资大，操作成本高。因此，固液界面小的渐进冷冻浓缩法引起了众多研究者的关注。渐进冷冻浓缩法是一种随着冰层在冷却面的生成和成长，固液界面附近的溶质被排除到液相侧，导致液相中溶质质量浓度逐渐升高的浓缩方法。该法最大的特点就是形成一个整体的冰结晶，固液界面小，使母液与冰晶的分离非常容易。同时由于冰结晶的生成、成长，与母液的分离及脱冰操作均在同一个装置中完成，具有良好的浓缩效果且装置简单，可以大幅度降低操作成本与初期投资。目前其成为很多行业的研究热点，有广阔的发展前景。

冷冻浓缩的优点是浓缩过程不涉及加热，适用于热敏性食品物料的浓缩；由于溶液中水分的排除不是采用加热蒸发的方法，而是采用从溶液到冰晶的相间传递，可避免生物活性物质因加热造成的损失，并使色、香、味得到最大程度的保留。冷冻浓缩的主要缺点是：浓缩过程微生物和酶的活性并没有得到抑制，制品还需经过热处理或冷冻保藏；冷冻浓缩的溶质浓度有一定限制，且取决于冰晶与浓缩液的分离程度；冷冻浓缩有溶质损失且成本高。

3. 膜浓缩

膜浓缩是一种类似于过滤的浓缩方法，“过滤介质（过滤膜）”为天然或人工合成的高分子选择性半透膜，如果“过滤膜”只允许溶剂通过，把溶质截留下来，使溶质在溶液中的相对浓度提高，就成为膜浓缩。膜技术在应用中常根据浓缩过程的推动力不同进行分类，膜浓缩的推动力除压力差外，还可以采用电位差、浓度差、温度差等。目前在工业上应用较成功的膜浓缩主要有以压力为推动力的反渗透和超滤以及以电位差为推动力的电渗析。在食品浓缩中应用较多的膜浓缩是反渗透和超滤，主要应用于产品的预浓缩。由于反渗透膜的孔径较小，去除的只有料液中的部分水分，料液中的氨基酸、生物碱、黄酮类化合物、金属离子等小分子物质基本截留。

反渗透是用足够的压力使溶液中的溶剂通过反渗透膜而分离出来，方向与渗透方向相反，可使用大于渗透压的反渗透法进行分离、提纯和浓缩溶液。随着反渗透技术的发展，反渗透的应用领域从海水淡化、苦咸水淡化、纯水制备领域不断延伸，现正逐步应用于果蔬汁、茶汤和多糖浸提液等的浓缩过程中。由于反渗透与传统浓缩处理技术相比有浓缩过程不加热、料液不产生相变、保留营养成分、能耗低等优点，采用反渗透浓缩技术能提高功能成分的稳定性、产品得率和香味品质等。

5.4.3 分离与纯化

功能性成分经提取浓缩之后，常会混合蛋白质、无机盐及色素等小分子杂质，仍是含有多种成分的混合物。如果想要得到单一组分或者功能单体，需要采用适当的方法将各种组分，尤其是将结构相近的异构体等分离出来。一般要先通过提取分离去除非功能组分，再进一步对功能组分进行分离纯化。常用的分离纯化方法可分为初级分离纯化和高级分离纯化。

1. 初级分离纯化

从天然产物固液分离出来的提取液需进行分离纯化，进一步除去杂质。常用的功能成分初级分离纯化技术主要有：萃取分离、沉淀分离、分子蒸馏、树脂分离、膜分离、吸附澄清等。

萃取分离法既是一种重要的提取方法，又是从混合物中初级分离纯化的常用分离方法。常用的萃取分离法除包括传统的浸渍法、水提法、溶剂萃取法和渗流法等，还包括其他一些新型的提取分离技术，如超声波辅助提取、超临界流体萃取、微波辅助提取等。

沉淀分离是利用加入溶剂（或合适的沉淀剂），通过改变条件（溶液的 pH、温度、压力等）使功能活性成分（或杂质）生成不溶性颗粒而沉降的沉淀法，是最常用的分离纯化方法。常用沉淀剂有 4 类，分别为生物碱、无机盐类、蛋白质类和高分子聚合物（如聚乙烯吡咯烷酮、环糊精等），其中无机盐类最为常用。常用的沉淀分离纯化方法主要有盐析法、有机溶剂沉淀法、非离子型聚合物沉淀法、阴离子沉淀法、金属离子沉淀法等。对于功能成分如植物多酚、原花青素等，常采用沉淀分离法，但对于另一些功能活性物质（如酶、蛋白质、多糖等）的沉淀分离，还应考虑沉淀法对目标功能成分的活性和化学结构是否有破坏。例如，季铵盐及其氢氧化物是一类乳化剂，可与酸性糖形成不溶性沉淀，常用于酸性多糖的分离。沉淀法的缺点是无机盐沉淀剂沉淀转溶时 pH 波动较大，极易造成一些功能成分（如植物多酚）被氧化破坏，同时过滤与稀酸转溶过程也易造成功能成分的损失，必须严格控制条件，避免影响功能成分的产率与活性（李群梅等，2010）。

分子蒸馏是一种特殊的液-液分离技术，利用互溶液体混合物中不同物质分子运动平均自由程的差别进行分离。轻、重分子受热后会从液面逸出进入气相，由于轻、重分子的自由程不同，如果在离液面小于轻分子平均自由程而大于重分子平均自由程处设置一个冷凝板，轻分子不断逸出，而重分子达不到冷凝板沿混合液排出，从而打破动态平衡将混合物中的轻、重分子进行分离。

树脂在分离纯化上有着极广泛的应用。树脂分离是功能活性成分初步分离纯化不可缺少的重要方法之一，具有简单高效、操作方便、易于自动化、有利于保护环境防止污染等优点。使用树脂分离纯化有两种操作方法，一种是功能活性成分与树脂结合，将杂质除去后，再洗脱功能成分；另一种是杂质与树脂结合，功能活性成分被分离纯化。初步分离纯化一般采用大孔吸附树脂，一种具有多孔立体结构、人工合成的有机分子聚合物。大孔吸附树脂分离技术的原理是利用大孔树脂的多孔结构和选择性吸附功能从提取液中分离精制有效成分或有效部位。大孔吸附树脂的表面积较大、交换速率较快、机械强度高、抗污染能力强、热稳定性好，能在水溶液和非水溶液中使用，多用于黄酮类、生物碱和糖苷类等成分的分离纯化，而对糖类吸附能力较差。

膜分离法是以压力为推动力，依靠膜的选择透过性进行物质分离纯化的方法，包括微滤、纳滤、超滤、反渗透和电渗析等类型。研究表明，植物原料中提取出来的某些降血糖功能活性成分多是小分子化合物，分子量不超过 1000，而某些不需要的成分（如淀粉、蛋白质等）多是大分子化合物，分子量在 50000 以上。现在膜分离技术可以利用膜孔径的大小对目标成分进行分离纯化，除去不需要的成分及杂质。膜分离法具有比普通分离方法更突出的优点，分离时料液既不受升温影响，又不发生相变化，功能活性成分也不会散失或破坏，容易保持活性成分的功能特性和得到有效单体。同时，膜分离法浓缩和纯化可在一个步骤内完成，设备易放大，可以分批或连续操作。利用超滤膜技术分离大豆异黄酮，可有效缩短生产周期，节省能源，降低生产成本，给后道工序带来便利的条件（黄阿根和董瑞建，2006）。

2. 高级分离纯化

经过初级分离纯化后的功能活性成分，纯度可能还达不到要求，需要进一步进行高级分离纯化，才能满足对功能成分的结构、性质和活性的研究要求。高级分离纯化的方法主要有结晶分离纯化和色谱分离纯化等。色谱分离方法包括纸色谱法、薄层色谱法、气相色谱法、制备型高效液相色谱法（P-HPLC）和高速逆流色谱法（HSCCC）等。新型色谱分离纯化法包括制备型高效液相色谱法和高速逆流色谱法等。新型色谱分离纯化技术因具有纯化制备效率高、操作简捷等优点，逐渐替代传统分离方法，在功能成分分离纯化领域得到了大量应用。

色谱分离法是利用填料对不同种类的功能成分吸附作用的差异，使混合物中各种功能成分彼此分离的方法，是常用的分离纯化多糖、多酚、多肽等功能成分的方法。纸色谱法是以滤纸为支持物的色谱方法，以纸和吸附的水作为固定相，以极性大的含水溶剂为流动相。纸色谱点样量少，分离后的纯品量少，难以大量收集供功能活性成分进一步研究。薄层色谱法是将吸附剂涂布在薄板上作为固定相的液相色谱法。薄层色谱的点样量比纸色谱大，分离纯化效果也比纸色谱好，灵敏度高，可用于纯度鉴定（黄阿根和董瑞建，2006）。许多天然色素如叶绿素、类胡萝卜素及番茄红素等都可用薄层色谱进行分析。

高效液相色谱法是在经典色谱法的基础上发展起来的一项快速的分离纯化技术，具有分离效率高、产品纯度高、操作方便、能有效保持被分离活性成分的活性等优点，但处理样品量少，获取纯品产量低。高效液相色谱法多用于对功能活性成分的研究和鉴定产品纯度。

制备型高效液相色谱法是目前应用较为广泛的分离纯化和收集纯品的技术。它可以根据目标化合物的物理化学性质选择不同的色谱柱（常用的有化学键合相柱和离子交换柱），并配备不同类型的检测器，如紫外检测器、荧光检测器、蒸发光散射检测器等，选择性地分离出功能单体。制备型高效液相色谱法具有分离纯化效率高、收集产物纯度高、节省溶剂使用量、可连续自动化操作等特点，主要应用于功能活性成分如植物多酚类、黄酮类、蒽醌类、生物碱类、萜类、挥发油类以及皂苷类等的分离纯化。

高效逆流色谱法是一种新型液-液色谱分离技术，适用于组分多样、成分复杂以及有效功能成分含量低等特点的功能成分分离纯化。其分离纯化原理是被分离组分在两种互不相溶的溶剂中作高速行星式运动，使被分离组分按在互不相溶的两相溶剂中的分配系数的大小顺序依次得到高效分离，其分离效率和速率可以与高效液相色谱相媲美。高速逆流色谱的优势是比制备型高效液相色谱制备量更大、分离组分更多、溶剂用量少、应用范围广，不采用任何固态的支撑体，排除了被分离组分的不可逆吸附，避免了样品的污染、损耗和变性，其溶剂系统的选择可在较广泛的范围内进行，特别适合天然活性成分的分离纯化。高效逆流色谱法可实现从微克到数十克量级的样品制备提纯。目前，高速逆流色谱法应用于研究氨基酸、嘌呤、吡啶、吲哚类植物激素、抗生素、酸、低肽混合物和中草药中的多酚类、黄酮类、生物碱、蒽醌衍生物等各类活性成分的分离，取得了较好的效果（毛立新等，2007）。

近年来，随着各种技术的不断改进，各种新装置不断被开发出来，多种分离纯化联用技术发展迅速。传统提取分离方法与高效逆流色谱联用技术、制备型高效液相色谱与高效逆流色谱联用技术等多种分离技术的结合，不仅使功能成分的分离更加快速高效，还可以避免样本污染和变质，极大地缩短了样品的制备时间，可以获得更多高纯度的产品。这些多种分离纯化技术联用的技术，具有良好的选择性，能够提升分离效率，对分离纯化天然产物中一些含量较低的功能成分和发现新物质有较大的优势与潜力。

5.4.4 干燥

干燥是一种利用热能使湿物料中的湿分（水分或其他溶剂）气化，并利用气流或真空带走气化的湿分，从而获得干燥物料的处理方法，如湿法制粒中物料的干燥、溶液的喷雾干燥、流浸膏的干燥等。营养功能活性成分的常用干燥方法有喷雾干燥、真空冷冻干燥、气流干燥、辐射干燥和微波干燥等（Knoerzer，2011；张静和袁惠新，2003）。

1. 喷雾干燥

喷雾干燥是流化技术用于液体物料干燥的一种方法，用喷雾器将料液喷成雾滴分散于热气流中，使料液所含水分快速蒸发。19 世纪 60 年代，喷雾干燥最早用于蛋品处理，这种由液态经雾化和干燥在极短时间直接变成固体粉末的过程，在 20 世纪取得了很大的进展，现已广泛应用于食品、制药、化工、环保等诸多领域。虽然喷雾干燥技术的应用已有 100 多年的历史，但在我国发展起步较晚。喷雾干燥由于是瞬间干燥，特别适用于热敏性物料。

2. 真空冷冻干燥

真空冷冻干燥是将湿物料冻结到共晶点温度以下，利用低压状态下的升华作用除去物料中水分的一种干燥方法。一般的真空干燥时，物料中的水分是由液态转变为水蒸气，而冷冻干燥时，水分是在固态下即从冰晶体直接升华为水蒸气。真空冷冻干燥利用水在三相点时，固、液和气三相可同时存在，并且在一定条件下可以相互转化来实现物料的干燥。真空冷冻干燥过程中，首先须将物料的温度降到其冰点以下以完成冻结过程，而要完成升华过程，一方面需要保持物料中的水分处于冻结状态，另一方面需要使环境内的水蒸气压强低于其在三相点时的压强。水的冻结是放热过程，冰的升华是吸热过程，因此，冷冻干燥操作主要由制冷、供热和真空三大操作单元组成。

真空冷冻干燥在低温和真空状态下进行，特别适用于热不稳定性功能活性成分的干燥，使其不变性或失去活性。采用真空冷冻技术干燥食品，食品中的营养成分和风味物质损失较少，最大限度地保留新鲜食品原有的营养、味道、香气和颜色，特别适用于干燥功能成分较多的食品。同时，真空低温下微生物生长和酶作用无法进行，使物料保持原来的性质状态。在真空条件下，易氧化功能成分（如维生素 C、花青素等）可得到更好的保护。冷冻干燥过程中的膨化效应，使表面无硬化，所得干制品不会失去原有形状，具有理想的速溶性和快速复水性（王静等，2018）。

3. 气流干燥

气流干燥是将散粒状固体物料分散悬浮在高速热气流中，在气力输送下进行干燥的一种方法，具有干燥时间短、处理量大、适应性广、结构简单和制造方便等特点。该法在我国应用最广泛、最久远，随着不同新型气流干燥器的开发成功，气流干燥在干燥领域的研究方兴未艾。由于干燥时间短，温升不高，气流干燥适合容易受高温变质物料和易氧化、易燃烧的细粒物料的干燥，不适合黏性大和不允许损伤晶粒的物料干燥。该法由于管道较长，安装高度的限制制约了其发展。

4. 辐射干燥

辐射干燥的原理是构成物质的分子总以自己固有的频率在振动，当一定频率的红外线辐射到物体上，且红外辐射的频率和物体分子热运动频率相一致时，红外辐射会很快被分子吸收而转化为分子的热运动，同时分子运动加速，物料温度上升，导致其失水。辐射干燥是一类以红外线、微波等电磁波为热源，通过辐射方式将热量传递给待干燥物质进行干燥的方法，可在常压和真空两种条件下进行。作为新兴的干燥技术，其具有节能、环保以及干燥后物料品质好的优点，在食品生产中具有很好的应用前景。

5. 微波干燥

利用微波作为热源对物料进行加热干燥的技术称为微波干燥。微波干燥的原理是微波发生器将微波辐射到干燥物料上，当微波射入物料内部时，使水等极性分子随微波的频率做同步旋转，水等极性分子做如此高速旋转的结果使物料瞬时产生摩擦热，导致物料表面和内部同时升温，使大量的水分子从物料中逸出，达到物料干燥的目的。在微波作用下，介质材料可以吸收微波能并转化为热能。微波加热过程是一种复杂的非稳态过程，它与物料的物性、形状、尺寸、微波功率/频率及场分布等密切相关。

微波干燥具有以下几个优点：干燥速率快，加热时间短，加热时间仅为传统加热方法的几分之一；处理过的产品质量高，热量直接产生在内部，而不是从物料外表向内部传递，因而加热均匀，不会引起外焦内湿现象；反应灵敏，易于控制，通过调整微波输出功率，物料的加热情况可以瞬间改变，便于连续生产和实现自动化控制；热能利用率高，节省能源，环保，设备占地少；保持食品营养和风味，微波加热具有热效应和生物效应，能在较低温度下杀灭霉菌和细菌，最大限度保留物料的活性，同时微波干燥水分吸热比干物质多，水分易于蒸发，物料本身吸热少，能保持原有的色、香、味，且食品中的营养成分不会被破坏。近年来，由于微波加热技术突出的优点，研究人员也将其与其他技术相结合，发明了一种新的干燥技术——微波真空干燥技术。该技术是把微波加热技术与真空干燥相结合，特别适用于热敏性食品的深加工。

5.4.5 杀菌（超高压杀菌）

超高压杀菌是 20 世纪 90 年代一家日本公司发明的一种杀菌方法。该方法是将密封于柔性容器内的食品置于压力系统中，以水或其他液体作为传压介质，采用 100 MPa 以上的压力处理食品，以杀死大部分微生物、钝化酶的活性、改善食品功能特性和延长保藏食品的时间。微生物的热力致死是由细胞膜结构变化、酶失活、蛋白质变性、DNA 损伤等主要原因引起的。而超高压破坏了氢键等弱结合键，使基本物性变异，蛋白质受压力影响凝固，酶失活，产生菌体内成分泄漏和细胞膜破裂等多种菌体损伤。当蛋白质经高压处理后，其离子键、疏水键会因体积缩小而被切断，从而导致其立体结构崩溃，蛋白质变性，酶失活。一般来说，100～300 MPa 压力下引起的蛋白质变性是可逆的，但当压力超过 300 MPa 时，蛋白质变性是不可逆。

在超高压杀菌过程中，由于食品组成成分和组织形态十分复杂，因而要根据不同的食品对象采取不同的处理条件。影响超高压杀菌的主要因素有：压力大小、加压时间、加压温度、pH、水分活度、食品成分、微生物生长阶段和微生物种类等。①压力：一般压力越高，加压时间越长，杀菌效果越好，但应用中压力大小和加压时间有一定的使用上限。②温度：受压时过高或过低的温度对杀菌效果有明显影响。③pH：在常温域加压时影响不明显，而在低温域加压时有明显影响。低 pH 和高 pH 环境都有助于杀死微生物。④水分活度：对高压杀菌效果影响也很大。低水分活度产生细胞收缩和对生长的抑制作用，从而使更多的细胞在压力中存活下来。⑤食品成分：食品中的蛋白质或多糖可对微生物有一定的保护作用，影响了超高压的杀菌效果。

传统的加热杀菌法处理食品，易造成食品中热敏性活性成分的破坏，且会发生食品变褐的现象和产生蒸煮味等令人不愉快的气味。超高压杀菌是一种冷杀菌的技术，采用高压杀菌技术处理食品，在杀菌的同时较好地保持了食品原有的色、香、味及营养成分。高压对食品中营养成分的影响主要有以下几个方面：①对蛋白质的影响。超高压可使蛋白质大分子结构中的氢键、离子键、疏水键等化学键遭到破坏，使蛋白质失去活性。研究人员对鱼肉蛋白质进行高压处理，发现鱼肉蛋白质变性的压力比其他蛋白质低很多。在 300～400 MPa 压力下处理鱼糜可得具有高弹性、透明和光泽的凝胶，保持致密的组织性，且放于低温下，弹力会进一步增强。因为酶也是蛋白质，超高压处理对食品中各种酶的活性也有一定的影响。经超高压处理的水产品中的蛋白酶、酪氨酸酶等容易失活，可有效减缓酶促褐变和降解反应。一般压力在 350 MPa 以下范围内，随着压力的升高，酶活性逐渐下降，但压力高于 350 MPa 时，酶活性又有所回升，这种现象可能与酶分子内部结构和活性部位的构象有关。②对淀粉和多糖的影响。超高压可使淀粉改性糊化。常温下加压到 400～600 MPa 可使淀粉糊化而呈透明的黏稠状，且吸水量也发生改变。其原因是压力可使淀粉分子的长链断裂，分子结构发生改变。根据研究报道，对蜂蜜进行高压杀菌处理，结果发现在微生物致死的情况下，高压对糖类几乎没有影响。研究人员研究了玉米淀粉超高压糊化后的冻融稳定性和色泽变化，并和热糊化淀粉的老化特性和色泽变化做了比较，发现超高压处理完全糊化的淀粉冻融稳定性和色泽较好。③对油脂的影响。油脂对压力耐受力较低，常温下加压到 100～200 MPa，基本上变成固体，但高压对油脂是可逆的。压力解除后，固体油脂仍能恢复到原状。研究人员利用拉曼红外光谱仪研究了很多种脂类状态的变化，发现主要临界温度在压力每升高 100 MPa 时，升温 20℃，且呈线性关系。

由此可见，高压对脂类的影响是很明显的。④对食品中其他成分的影响。由于超高压处理主要作用于生物大分子立体结构的非共价键，但不会破坏共价键，对食品中的风味物质、维生素、色素及各种小分子化合物没有直接的破坏作用，因此超高压技术可以广泛应用于黄酮类、生物碱类、酚类、多糖类等降血糖功能成分的杀菌，适用于加工血糖调控功能食品。

5.4.6　超微粉碎

超微粉碎技术可以把原材料加工到微米级甚至纳米级微粉，是近些年来迅速发展起来的一项新兴技术，已经在食品、医药等领域得到了广泛的应用。超微粉碎是利用各种特殊的粉碎设备，通过一定的加工工艺流程，对物料进行碾磨、冲击、剪切等，将粒径在 3 mm 以上的物料粉碎至粒径 10 μm 以下微细颗粒的过程。颗粒的微细化使物料具有高度溶解性、高吸附性、高流动性等多方面的活性和物理化学方面的新特性。与传统的粉碎技术相比，超微粉碎技术得到的粒径更小。超微粉碎技术在食品加工中的应用具有两个方面的重要意义，既可以提高食品的口感且有利于营养物质的吸收，又能重新利用不能被充分吸收的原料，配制和深加工各种功能及特殊食品，增加原料的利用率。

大多数血糖功能因子的有效功能成分主要分布于细胞内，采用常规方式粉碎，单个颗粒通常由几个或数十个细胞组成，细胞的破壁率较低，有效成分溶出率也较低。当较大的颗粒进入胃肠以后，颗粒内部的有效成分将穿过几个至数十个细胞壁及细胞膜才能释放，释放速度慢，在有限的时间内，总释放率较低，同时较大的颗粒难以吸附于肠壁，部分颗粒的有效功能成分未释放完全就被排出体外。采用普通粉碎方法加工血糖调控食品功能成分原料，功能成分的生物利用度会很低，难以被人体充分吸收。但是，超微粉碎技术加工的产品分散度、溶解度、溶解速率、吸附性等性能均优于常规的粉碎方法，因此，该技术应用于有特殊营养功能的食品将有巨大技术优势。超微粉碎法可以有效提高血糖调控原料中功能成分的溶出，提高食品营养价值的利用率，赋予食品更加细腻的口感，延长食品的保鲜期，改善原料的加工性能，开发新型软饮料，最大限度地保留食品中的生物活性成分等。

近年来，大量的研究表明，膳食多酚化合物尤其是黄酮类化合物具有抗氧化、抗衰老、清除自由基、抗肿瘤、降血脂、降血糖、保护心脑血管和中枢神经系统的作用。茶叶、葡萄、巧克力、可可粉、咖啡豆以及很多蔬菜和水果是膳食多酚的主要来源，应用超微粉碎技术可以提高这些物料中黄酮类物质的提取率和利用率。例如，葡萄籽是葡萄酒产业的副产品，其中含有多种微量元素及多酚等生物活性物质。运用现代超微粉碎技术，对葡萄籽进行破壁处理，可将其粉碎到粒度 25 μm 以下，超微粉碎后的葡萄籽，降血糖功效成分的溶出速率加快，生物活性和利用率均得到提高。茶叶中含有大量的多酚类、蛋白质、氨基酸、生物碱和维生素等有机物以及多种人体所需的无机矿质元素。传统的开水冲泡方法无法将茶叶的营养成分全部浸出供给人体吸收，而超微粉碎后茶粉的持水力、茶浆的黏度、茶多酚的溶出量都高于原茶。

膳食纤维作为一种功能性食品基料，被列为人类的“第七大营养素”，是具有血糖调控的功能成分，如燕麦中的β-葡聚糖。膳食纤维功能的发挥与其粒度大小有直接的关系，粒度越小，比表面积越大，持水力和膨胀力越强，对肠道产生容积作用易引起饱腹感。经过超微粉碎处理加工的膳食纤维有利于混合操作，在食品中分布均匀，不再具有粗糙的颗粒感，利于人体吸收，持水力强，有利于作为添加成分，增大膳食纤维在体内的利用度。经过超微粉碎的膳食纤维能广泛地应用于各类食品中，可以制作富含膳食纤维的饼干、高纤维低热量的面包、韧性良好的面制品以及作为蜜糖的载体、低热量食品的重要配料和特殊食品的原料等。

超微粉碎对蛋白质的提取率与蛋白质的性质也有一定的影响。随着粒径的不断减小，蛋白质的吸水性和吸油性在一定粒径范围内均有明显提高，而起泡性、泡沫稳定性以及乳化性都降低，乳化稳定性略有增加。目前，超微粉碎技术已经在茶粉、豆类固体饮料、超细骨粉配制的富钙饮料和速溶绿豆精等饮料产品中得到了应用。同时，超微粉碎后的食品原料还可以添加到糕点、糖果、果冻、果酱、冰激凌、酸奶等多种食品中，增加食品的营养，增进食品的色香味，改善食品的品质，丰富食品的品种。食品原料经超微粉碎后的溶解性、吸附性、分散性好，制备的食品容易消化吸收，故可作为营养强化的糖尿病患者专用食品等。

5.4.7　微胶囊技术

微胶囊技术是指利用天然或合成的高分子材料，将分散的固体、液体、气体物质包裹起来，经包囊所形成的一种具有半透性或密封的囊膜微型胶囊的技术。包裹的过程即微胶囊化，形成的微小粒子称为微胶囊。微胶囊由包裹材料和被包裹材料组成。微胶囊内被包裹的材料称作芯材、囊心物、内相、核或填充物，通常是一些性能不稳定的物质。包囊材料可称作壁材、囊膜、载体、保护膜等，通常是性能较稳定的物质。常用的壁材有碳水化合物（麦芽糊精、环状糊精、淀粉、糖等）、胶体物质（阿拉伯胶、刺槐树胶、海藻胶、海藻酸钠等）、蛋白质（酪蛋白、氨基酸、大豆蛋白、明胶等）、纤维素（甲基纤维素、乙基纤维素、硝酸纤维素等）（郑文龙等，2013）。当壁材破裂或溶解时，芯材可从壁材中释放出来而被利用。利用微胶囊技术可巩固改善芯材稳定性、控制释放、改变物性，防止各种组分之间相互干扰。微胶囊的直径一般为 1～500 μm，壁的厚度为 0.5～150 μm。微胶囊技术的研究始于 20 世纪 30 年代，在 50 年代中期得到迅猛发展，并在制药、食品、香料、农用化学品等领域中广泛应用。伴随着微胶囊技术的迅速发展，学者 Narty 在 20 世纪 70 年代末提出了“纳米微胶囊技术”这一概念，纳米微胶囊即具有纳米尺寸的微胶囊，其粒子大小在 1～1000 nm，与传统的微胶囊相比，其颗粒微小，易于分散和悬浮在水中，形成均一稳定的胶体溶液，并且具有良好的靶向性和缓释作用（杨小兰等，2013）。

微胶囊技术非常适合解决血糖调控功能活性物质的稳定性问题。氨基酸、维生素和矿物质等营养素在加工或贮存过程中，易受外界环境因素的影响而丧失营养价值或使制品变色变味。例如，含铁食品不仅铁腥味重而且铁盐具有很强的催化氧化作用，使食品变色、变味、变质，难以保存，若经微胶囊化，则可有效避免上述问题。维生素 C 是人体所必需的维生素之一，糖尿病患者有多尿症状，使得体内维生素 C 水平比正常人偏低，需要补充大量的维生素 C，但维生素 C 十分不稳定，极易被氧化，将其制成微胶囊则解决了维生素 C 的稳定性问题。

血糖调控功能因子，如膳食多酚、膳食纤维、活性多糖、多不饱和脂肪酸、维生素、活性肽和微量元素等活性物质，由于物化性质不稳定，易与其他配料发生相互作用，用微胶囊技术处理可提高它们在功能性食品中的可用性。膳食多酚类物质，包括白藜芦醇、绿原酸、儿茶素等广泛存在于多种食物中，普遍具有抗氧化、清除体内自由基等生物活性，大量的临床研究和流行病学数据表明，膳食多酚有改善心脑血管疾病、降血糖、降血脂、治疗神经退行性疾病等作用。近年来，膳食多酚已经广泛应用在功能性食品、保健食品和药物等领域。膳食多酚在体外所表现出的有效浓度常常比体内测得的浓度高出一个数量级，例如，人体在摄入 50 mg 苷元后，依据不同的多酚种类，其代谢物总量在血浆中的浓度范围为 0～4 μmol/L，排泄的尿液中含有摄入剂量的 0.3%～43%。这些化合物需要进行加工以提供输送时的保护机制，确保其以活性分子的形式直接被消化和到达生物体中的靶器官，对游离多酚进行微胶囊化可以克服它们性质不稳定的缺陷，防止氧化剂、水分以及环境中其他成分对其造成破坏，增加加工适应性，保护生物活性，增加在胃肠道的生物利用率（蔡涛等，2010）。例如，茶多酚是天然抗氧化物质，能调节人体糖代谢障碍，改善血糖水平，具有有效预防和治疗糖尿病的作用。然而，茶多酚分子中的羟基非常活跃，在光照、高温、碱性等条件下极易发生氧化、聚合和缩合等反应，从而失去抗氧化活性功能。采用微胶囊技术对茶多酚进行包埋，可以改善茶多酚的溶解性、光敏性及热敏性等缺点，使茶多酚保持其原有的化学特性和生物活性，有利于增加茶多酚的生物利用度。原花青素具有抗氧化、抗癌、抗炎、预防糖尿病和肥胖等多种生理功能，但其稳定性较差且生物利用率很低，极大地限制了其在食品领域中的应用。采用麦芽糊精等合适的壁材和微胶囊技术对葡萄籽原花青素进行包埋，能有效保持原花青素的生物活性，增加其储藏稳定性。Fernández 等（2016）制备原花青素聚乳酸纳米颗粒，并对微粒物化特性及体外递送效果进行分析，发现该方法对葡萄皮原花色素提取物和葡萄籽原花色素提取物的包埋率分别为 86.9%和 82.9%，平均粒径分别为 291.6 nm 和 351.9 nm，所得微粒性质稳定、大小分布均匀并可在模拟胃肠环境中实现可持续递送。

微胶囊技术不仅可以包裹色素、维生素、香料以及一些小分子功能活性成分等，还可包裹细胞或者细菌等。近年来，采用微胶囊技术制成益生菌的微生态制剂已有越来越多的研究和相关产品问世，微胶囊技术可以保护益生菌抵抗不利的环境，提高菌体在到达肠道后的存活率。例如，乳酸菌和双歧杆菌等益生菌经过蛋白质双层微胶囊化包埋处理后，在胃酸中不容易被溶解，在肠液的中性环境下经过 2～3 min 后再释放出来，从而保证了益生菌在肠道中的定植。

5.5 血糖调控食品质量控制与溯源技术

血糖调控食品与其他功能性食品一样，作为食品产业链，产品的质量控制是一个系统工程，以功能活性成分为主的原辅料质量控制位于产业链的上游，产品下游则是加工和流通过程中的质量控制。然而，能否从源头上保证原料品质质量将直接影响到整个产品加工的质量安全。为了保证消费者可以购买质量有保障的产品，生产厂家开始使用食品溯源技术对产品进行全程追踪。

5.5.1 原辅料的质量控制

血糖调控食品的质量体系包括合理性的配方、有保障的功效以及安全可靠的产品。配方的合理性、功能的有效性是血糖调控食品与消费者沟通的基本条件。目前，除保健食品具有完善的管理法规外，功能性食品在法规上没有单独的规定，也没有专门的配方标准，因此配方一般参照普通食品来管理，执行的是相关品类的国家标准或者企业标准，如果使用的功能成分是新食品原料，则按照新食品原料相关法规进行管理。而产品的安全性离不开质量体系的支撑，质量体系中的重点和难点问题之一为原料的质量控制。如果能保证原料的质量，则单纯的终点控制转变为起点到终点的全过程控制会更容易实现。

与其他功能性食品一致，血糖调控食品常见的安全危害主要包括：①生物性危害，即微生物（如细菌、病毒、寄生虫以及霉菌等）本身及其代谢物对加工过程中所用的原辅料和产品带来的污染；②化学性危害，即重金属、自然毒素、农用化学药物、洗消剂及其他化学药品对原辅料及产品造成的危害；③物理性危害，通常指各种外来异物（如金属屑、石子、植物茎秆、设备零部件、线头、首饰和钥匙等）对血糖调控食品原辅料及产品造成的危害（邓霄，2016）。造成危害的来源主要有原料及食品添加剂、加工过程的污染以及包装材料可能带来的潜在风险等，其中原料和食品添加剂等辅料的质量直接决定了后期产品的质量。

从质量控制要求来看，原辅料的控制指标除了要满足安全指标，污染物限量，如铅、砷、铜、硝酸盐、亚硝酸盐等；真菌毒素限量，如黄曲霉毒素等以外，还要满足感官指标、卫生指标和理化指标。①感官指标包括色泽、滋味、气味、组织状态、口感等，固体粉末状原料还包括溶解性等。②卫生指标包括微生物指标，如菌落总数、大肠菌群、致病菌、霉菌等的含量。③理化指标包括蛋白质、碳水化合物、水分、灰分，含维生素、矿物质的原料还需要对这些指标进行监测。④特征功能成分，除了考察以上指标以外，还需要生产厂家提供特征物质的检测方法、功效实验方法和结果以及实验得到的最低起效量等数据。在生产产品前对原料供应商进行审核时，同时要对有效的感官评定以及原料生产的原始记录进行审核，从而进行综合性评价。

5.5.2　加工过程中的质量控制

血糖调控食品的加工原则包括以下几方面：安全性、食品营养价值、食品包装、风味、卫生情况、货架期、方便性以及功能性等要求。

食品加工的一般过程为：原料→预处理→加工→杀菌→包装→入库等。在加工过程中主要的污染因素首先表现为不规范操作，生产人员在操作过程中不注意操作卫生，导致微生物对原辅料及加工设备造成污染；同时，食品加工助剂的使用量不合乎标准也会给产品带来质量安全风险。其次，食品加工过程中食品添加剂的不规范使用，如过量或者超范围添加的色素、香精、防腐剂、保脆剂、发色剂和护色剂等，都有可能带来一定的风险。

因此，就加工环节来说，卫生指标及理化指标是血糖调控食品检测主要包含的两个方面。其中卫生指标指的是细菌和致病菌等的检测，理化指标是指水分、蛋白质、碳水化合物、脂肪等宏量营养素和矿物质、维生素等微量营养成分及特征功能成分含量的检测。在进行预处理、加工和杀菌的加工环节，质量控制主要是时间、温度、环境和外来污染的控制，包括加工设备、器皿、工具及环境卫生；此外，产品中的微生物主要由加工人员及加工环境引入，因此在开展加工过程中的质量控制活动时，必须对以上条件进行控制。同时，由于有些功能活性成分对热敏感，而且不同原料在各加工环节停留的时间、各加工环节的环境温度都会影响产品的功能活性，所以在选择加工条件时，不适宜采用高温和长时间的热处理。

5.5.3　流通过程中的质量控制

食品流通是指作为商品的食品，以货币为媒介，从生产制造者转移到消费者手里，这一过程视为流通。血糖调控食品作为一类功能性食品，其流通与其他食品类似，过程主要包括贮存、运输、销售和消费，具体来说，还有不可缺少的装卸、搬运、包装、配送等环节。血糖调控食品的流通过程应符合 GB 14881 的相关规定，符合产品标签所标识的贮存条件（鲁燕骅等，2015）。在仓储过程中，首先要保证仓库的卫生条件等符合国家相关标准的要求，放在仓库中存储的产品应严格执行定期检查制度，必要时还应该提供温度记录和湿度记录等资料，一经发现产品异常应当及时处理。与此同时，经过检验后的产品需要如实标识其质量状态，并且具有相应的质量状态及其他信息记录，产品出厂时有详细、清晰可查的出货记录，方便发生问题时可以迅速召回。在选择贮存和运输条件时，需要根据不同血糖调控食品的特点，选择适宜的储藏和运输条件，尤其要保证卫生情况，必要时应配备保温、冷藏、保鲜等附属设施条件。不得将其与有毒、有害或有异味的物品一同贮存运输，以免造成交叉污染。为了保证这些措施的落实，应建立和执行适当的仓储制度、运输制度和风险控制制度，发现异常则需及时处理。血糖调控食品流通过程中，贮存、运输和装卸食品的容器、工器具和设备还应当满足安全、无害、全程保持清洁等要求，从而全面降低食品污染的风险。此外，贮存和运输过程中应避免日光直射、雨淋、显著的温湿度变化和剧烈撞击等，以防止食品受到不良影响。

5.5.4　生产场地卫生标准

血糖调控食品生产卫生标准应符合 GB 14881 的内容规定。考虑到有些血糖调控食品含有降糖的功能成分，这类功能成分除了需要满足一般食品原料要求的卫生指标以外，有的卫生指标要求更高，如益生菌对生产场地微生物指标的要求更高，因此，生产血糖调控食品的厂房和车间应根据产品特点、生产工艺、生产特性和生产过程对清洁程度的要求合理划分作业区，如清洁作业区、准清洁作业区及一般作业区。其中一般作业区与清洁作业区和准清洁作业区应该分隔。根据作业区划分的要求，需要对生产厂区内外的环境、厂房的设施和设备的维护与管理、生产过程质量安全控制、卫生管理、品质追踪等制定相应的全链条管理制度，在这些制度中，明确管理负责人与相应人员的职责明细，做到凡事有专人负责，凡制度有落实措施。同时，生产工厂应该配置专门的食品安全管理部门，各部门配备的食品安全管理人员必须经过专业的培训，安排这些管理人员去生产工厂进行食品安全法规及有关规章制度的宣贯，并负责督查执行的情况并做好有关的记录。所有的记录管理和文件管理均应符合 GB 14881 的相关规定。各项记录均应由执行人员和有关督导人员进行复核签名或签章，记录内容如有修改，应保证可以清楚辨认原文内容，并由修改人在修改文字附近进行签名或签章注明。所有生产和品质管理记录还需要交由相关部门审核，并确定所有处理是否均符合国家规定，一旦发现异常现象，必须立即处理（毕玉琦等，2014；赵博，2013）。

5.5.5　质量管理认证

现代食品安全控制体系以良好操作规范（GMP）、卫生标准操作程序（SSOP）

为基础，实施危害分析和关键控制点（HACCP）体系管理，最终实现全程质量把控，保障食品质量安全。血糖调控食品主要是控制原料从加工到成品出厂全过程的质量安全，保证产品符合法律法规和相关标准的规定，并采取合适的管理措施，建立健全企业的食品安全管理制度。

1）GMP

GMP 是一种包括 4M 管理要素的质量保证制度，即选用规定要求的原料（materials），以合乎标准的厂房设备（machines），由胜任的人员（man）按照既定的方法（methods），制造出品质稳定、安全、卫生的合格产品的一种质量保证制度。该规范也是一种尤为注重产品在整个加工过程中品质与卫生的保障制度。

GMP 旨在监督食品企业生产出安全卫生的食品，在操作规范中，从食品生产、加工、包装、贮存到运输和销售的规范性要求都做了详细具体的规定。多数情况下，GMP 会以法规、条例推荐性法案和准则等形式公布，其主要内容包括加工环境、厂房设施与结构、卫生设施、生产用水、设备与加工器具、人员卫生、原材料管理、生产管理（如加工、包装、消毒、标签、贮存、运输等）、成员管理与实验室检测、卫生和食品安全控制等方面。

2）HACCP

该体系被世界公认为保证食品安全的有效控制体系，这一概念不但被美国食品药品监督管理局接受，还被世界食品贸易中的权威机构——国际食品法典委员会所采纳。这一体系共包含七个原则：分析危害，确定关键控制点，确定每个关键控制点的关键限值，确定关键控制点监控要求，建立纠正措施，制定记录保存程序和建立验证程序。对食品原料的种植/饲养、收获、加工、贮存、流通到消费的过程即整个产业链中存在或潜在的危害进行危险性评价，找出对最终产品的安全、品质有重大影响的关键控制点，针对这些关键控制点制定相应的预防/控制措施及纠偏措施，以保证在危害发生前及时进行把控和防御，有效控制食品的安全、卫生及质量，从而最大限度地降低具有危害性的不合格产品出现的风险。

在确定风险和响应的同时，还要保证所有原材料以及负责每项工作的个人都可以追溯和确定并且可以随后进行独立审计。因此，这不是一件小事，但一旦完成并承担，质量风险肯定会降到最低。较大的组织经常进行此类分析，包括所有风险领域。即使不采用正式流程，也应该包含非正式分析，以便了解并准备采取行动保护产品、公司的盈利能力和声誉，尤其是公司员工个人的安全。

3）ISO22000 食品安全管理体系

这是一种根据 HACCP 原理制定出的食品安全管理国际标准体系。我国目前遵循的是 GB/T 22000—2006 的 ISO22000 食品安全管理体系标准（唐月敏，2008；王菁和刘文，2007；郑建文，2007）。在整合了危害分析和关键控制点体系的原理及国际食品法典委员会制定的实施步骤的基础上，该标准采用 ISO9000 标准体系结构。功能性食品的管理模式具备了 ISO22000 的前提方案，但其对产品的管理更多的是侧重产品有效成分的管理，而忽略了产品潜在的危害管理，ISO22000 正好弥补了这一缺陷，而血糖调控食品作为一种功能性食品，又正好符合 ISO22000 的使用条件。

在具体应用中，需要对原辅料、内包装材料进行逐一描述，尤其是用量较大的原辅料，应对其来源进行详细的描述，不同的来源，其活性、微生物指标以及农药残留和重金属含量不同，原辅料的描述也直接影响原辅料的危害分析。此外，需要对产品做细致的描述，如功能成分，营养成分，生物、物理和化学特性，预期用途及适宜人群，包装形式，标签说明，分销方式，销售地点和不适宜人群及注意事项。同时，需要描述工艺流程图的原料验收、配料、混料、包装、成品入库等；还需要提供前提方案（PRP）和操作性前提方案（OPRP），以及危害分析、HACCP 计划表、关键限值确定依据、体系运行等。由于 ISO22000 食品安全管理体系是一个动态的管理系统，企业在体系运行中应重视体系的更新和改进，通过沟通、内部审核、管理评审、验证、确认、纠正措施等来持续改进体系的有效性，保证血糖调控食品的安全。

5.5.6　食品溯源技术

为了保证食品安全，确保产品从原料采购、生产、贮存一直到销售的所有环节都可进行有效追溯，生产企业都应按照有关规定建立产品追溯制度。当发现某一批次或类别的产品含有或可能含有对消费者健康造成危害的因素时，需立即启动追溯体系，并按照国家相关法律法规要求召回该产品，并及时向食品安全有关部门通告，做好相关的记录，召回的食品应分别采取无害化处理、销毁等措施。

目前，“可追溯性”还没有统一的定义，相关法规从不同角度对其进行了阐述。国际食品标准委员会从信息流的角度对食品可溯性进行了初步定义，认为“食品可溯性即食品在生产流通阶段信息流的连续保障能力”，而欧盟则认为是“在食品生产、加工及流通环节中，能够通过有效手段对其痕迹进行追踪”（Sylvain et al., 2014）。虽然两者表述不同，但其内涵核心是一致的，均可高度概括为对食品或食品成分的可正向或逆向追踪的特征。按照应用原理的特点，食品溯源技术可以分为物理技术溯源、化学技术溯源和生物技术溯源，其中物理技术包括近红外光谱、条形码技术、二维码技术和射频识别技术（RFID）。化学技术溯源主要包括同位素溯源、矿质元素溯源和电子舌（鼻）技术溯源。生物技术主要指 DNA 溯源技术、虹膜识别技术等。其中同位素分析技术和红外光谱分析技术都是通过分析食品的元素含量或有机成分组成为食品溯源提供依据，从微观层面对食品的元素含量或有机组分进行溯源；而条形码技术和 FRID 则是通过电子编码技术来实现溯源。DNA 溯源技术虽然具有精度高、效果好的优点，但却需要耗巨资建立巨大的 DNA 数据库，耗资巨大，难于实现。虹膜识别技术在生物识别领域得到快速发展，但目前主要用于大型肉类食品的溯源。

目前食品溯源系统众多，由于国内在这方面还缺少统一的管理和规划，没有形成统一的编码和标识，各个机构和企业系统之间彼此不能交换数据，难以达到信息共享。因此，每个企业可以根据不同食品自身的特点选择相适应的食品溯源系统。血糖调控功能性食品主要以固体为主，原料成分比较多，从原材料到食品成品，经过了分离、提取、纯化、混配、灌装等工艺，流程众多，整个过程信息量大、时间长，可以考虑 RFID 电子标签进行溯源，不但识别性高，存储信息量大，信息还可更改。对于生产周期短、售价低的产品，不适合采用高成本的电子标签溯源，应该使用低成本的二维码或条形码即可满足其溯源要求。因此，企业要根据产品成本特点选择合适的溯源系统（郭振华和陈换美，2017）。

参 考 文 献

毕玉琦, 田甜, 凌云. 2014. GB 14881—2013《食品生产通用卫生规范》解读. 标准科学, 4: 65-68.

卜文婕, 李艳, 童丽, 等. 2017. 不同食用油脂对大鼠胰岛素抵抗和糖异生的影响. 食品工业科技, 38(7): 361-364.

蔡涛, 王丹, 宋志祥, 等. 2010. 微胶囊的制备技术及其国内应用进展. 化学推进剂与高分子材料, 8(2): 20-26.

蔡雯雯. 2014. 人工甜味剂长期暴露引起葡萄糖耐受性的改变及其分子机制研究. 杭州: 浙江工商大学.

陈必春, 毛多斌, 郭鹏,等. 2008. 超临界萃取技术在食品工业中的应用. 食品工程, 2: 6-9.

陈浩, 徐平, 张志会, 等. 2012. 茶叶对糖尿病的预防作用及其机理研究进展. 茶叶, 38(3): 136-141.

陈美珍, 黄苏萍, 庞书勤, 等. 2017. 薯蓣粥对 2 型糖尿病大鼠血糖、血脂影响的研究. 福建中医药, 48(5): 34-35.

陈颖, 王风雷, 陈秋平. 2016. 南瓜绿豆馒头的研制及其对血糖值的影响研究. 食品研究与开发, 37(20): 86-88.

程晓雨, 张江临, 胡福良. 2017. 蜂胶的降血糖作用及其分子机制研究进展. 天然产物研究与开发, 29(6): 1070-1076.

寸育琴. 2016. 发酵 DHA 油脂对 2 型糖尿病作用效果的动物实验研究. 武汉: 华中科技大学.

邓霄. 2016. 食品安全管理体系在小麦粉加工企业的建立及问题探讨. 粮食与饲料工业, 5: 24-28.

丁慧, 彭晴, 乔宇, 等. 2017. 富含荞麦碱米饭的配方筛选及其对血糖生成指数的影响. 沈阳农业大学学报, 48(1): 42-54.

丁琳, 毕宇芳. 2014. 咖啡与 2 型糖尿病患病风险的研究进展. 内科理论与实践, 9(4): 293-296.

段佳丽. 2009. 胆盐和食用油脂对小鼠结肠肿瘤形成及血糖血脂的影响. 昆明: 昆明医学院.

范玉顶, 李斯深, 孙海艳, 等. 2005. HMW-GS 与北方手工馒头加工品质关系的研究. 作物学报, 31(1): 97-101.

方冲. 2018. 不同添加物对挤压重组米血糖生成指数及性质的影响. 南昌: 南昌大学.
方洁生. 2018. 清燥润肠通便法联合益生菌对糖尿病便秘患者血糖水平的影响. 中国现代药物应用, 12(9): 125-126.
高晶晶, 李贞. 2017. 燕麦粉添加量对馒头营养特性及活性化合物的影响. 粮食与油脂, 30(9): 86-91.
高雅君. 2018. 低血糖指数馒头加工工艺及其功能特性研究. 郑州: 河南工业大学.
谷彩霞. 2008. 藻酸双酯钠及其分级组分铬络合物的制备与降血糖活性研究. 青岛: 中国海洋大学.
郭宝福, 翟成凯, 姜明霞, 等. 2006. 复配式粗杂粮的营养成分特征及其对人体血糖生成的影响. 卫生研究, 35(4): 450-452.
郭振华, 陈换美. 2017. 食品溯源技术研究现状及分析. 新疆农机化, 6: 34-37.
韩小存. 2013. 低血糖指数豆类品种的筛选及其在面制品中的应用. 郑州: 河南工业大学.
韩小存, 丁长河. 2012. 大豆纤维和大豆异黄酮对糖尿病影响. 粮食与油脂, 6: 6-9.
衡晓香. 2009. 一种新型的测试方法——脱水山梨糖醇在糖尿病病人中的应用. 镇江: 江苏大学.
黄阿根, 董瑞建. 2006. 功能性成分提取与分离纯化方法研究进展. 扬州大学烹饪学报, 23: 59-62.
蒋卉. 2013. 杂粮复合米方便米饭品质改良研究. 武汉: 武汉轻工大学.
蒋启巍. 2017. 抗性淀粉挂面加工技术研究及其降血糖功能评价. 镇江: 江苏大学.
杰弗里·里夫赛. 2005. 异麦芽酮糖醇降低血糖及有益健康的研究动态. 中国公共卫生, 21(3): 375-376.
李鸿雁. 2008. 锌诱导金属硫蛋白在高脂血症及糖尿病发生过程中的作用及机制研究. 长春: 吉林大学.
李楠楠, 范志红. 2010. 乳制品与糖尿病的饮食防控. 中国食物与营养, 3: 71-74.
李群梅, 杨昌鹏, 李健, 等. 2010. 植物多酚提取与分离方法的研究进展. 保鲜与加工, 1: 16-19.
李兴, 朱亦堃, 史书红. 2001. 甲钴胺对 2 型糖尿病患者高同型半胱氨酸血症的影响. 山西临床医药杂志, 10(12): 883-884.
李运通. 2018. 七成燕麦挂面对代谢综合征人群血糖血脂水平的影响. 中国食品科学技术学会第十五届年会论文摘要集：246-247.
林永华. 2015. 糙米食疗米饭的工艺优化及其降血糖、降血脂机理的初步探究. 杭州: 浙江大学.
刘长虹. 2015. 馒头生产技术. 北京: 化学工业出版社.
刘京松. 2011. 金属离子对胰高血糖素纤维生长的影响. 宁波: 宁波大学.
刘娟, 李俏, 张玉红, 等. 2018. 青稞全麦馒头的营养、质构及体外淀粉水解特性. 应用与环境生物学报, 24(5): 1073-1080.
刘淑一. 2015. 抗性淀粉挂面的降血糖功能评价. 中国食品科学技术学会第十二届年会暨第八届中美食品业高层论坛论文摘要集:158-159.
刘雯, 文萍, 张红梅, 等. 2018. 蜂胶醇提物及其单体的抗氧化、降血糖作用研究. 江西中医药, 49(1): 61-64.
刘永进, 杜博, 邵江健, 等. 2017. 益生菌制品对 2 型糖尿病糖脂代谢和炎症反应影响的 meta 分析. 临床荟萃, 32(9): 787-792.
龙文静. 2010. 咖啡豆中咖啡因与绿原酸的研究进展. 广西轻工业, 1: 1-2.

鲁明, 王小鹤, 张良晨, 等. 2014. 软罐头发芽糙米饭制备工艺研究. 农业科技与装备, 3: 51-53.
鲁燕骅, 陈柄旭, 杨丽仙. 2015. 结合 GB 14881—2013、食品生产许可审查通则谈食品生产许可现场对生产场所核查的内容和方法. 食品安全质量检测学报, 6(5): 1953-1958.
路敏. 2015. 高膳食纤维杂粮馒头粉的研究. 天津: 天津科技大学.
路子显, 韩飞, 李爱科. 2017. 杂粮营养成分对模式动物和人类健康影响的研究进展. 粮食科技与经济, 42(1): 11-15.
马挺军, 陕方, 贾昌喜. 2011. 苦荞颗粒冲剂对糖尿病小鼠降血糖作用研究. 中国食品学报, 11(5): 15-18.
毛立新, 刘诚, 杨小兰. 2007. 高速逆流色谱在保健食品功能成分纯化中的应用. 食品科学, 28(2): 372-374.
彭芸. 2015. 苦荞馒头品质及其功能特性的研究. 郑州: 河南工业大学.
亓盛敏, 谢天, 任晨刚. 2016. 速熟粗粮谷物产品及其制备方法: CN 201611231600.4 (2018.7.6).
屈小燕, 陆启玉. 2018. 大豆挂面的品质研究与进展. 食品科技, 43(2): 185-188.
阮冲, 肖小华, 李攻科. 2014. 天然产物有效成分提取分离制备方法研究进展. 化学试剂, 36(3): 193-200, 258.
阮少兰, 郑学玲. 2011. 杂粮加工工艺学. 北京:中国轻工业出版社.
施秀芳. 2007. 肌肽铬配合物的合成及降糖活性研究. 天津: 天津大学.
舒志成, 王华, 郭秀峰, 等. 2016. 一种具有低血糖生成指数(GI 值)特点的八宝粥研制. 中国食品添加剂, 1: 127-132.
苏东民. 2005. 中国馒头分类及主食馒头品质评价研究. 北京: 中国农业大学.
苏建辉, 张玉, 刘成祥, 等. 2018. 牡丹籽油及植物提取物的降血糖降血脂活性. 食品与生物技术学报, 37(7): 739-746.
孙倩, 万向元. 2018. 益生菌缓解高血脂和高血糖的研究进展. 河南工业大学学报(自然科学版), 39(6): 125-132.
谭斌, 任保中. 2006. 杂粮资源深加工技术研究开发现状与趋势. 中国粮油学报, 21(3): 229-234.
谭菊花. 2012. 超声和金属离子对胰高血糖素聚集的影响. 宁波: 宁波大学.
唐月敏. 2008. GB/T 22000—2006 在企业运用过程中普遍存在的问题. 食品安全导刊, 2: 72-73.
田宝明. 2015. 低血糖指数挂面的研制及其对糖尿病大鼠糖脂代谢影响的研究. 重庆: 西南大学.
王波. 2007. 番石榴叶提取物辅助降血糖作用及其机制研究. 成都: 四川大学.
王丛丛, 胡南, 范大剑, 等. 2017. 青稞米对空腹血糖受损患者血糖波动的影响及其相关因素分析. 中华灾害救援医学, 5(10): 561-565.
王菁, 刘文. 2007. 构筑安全管理体系有效保障食品安全——GB/T 22000：2006《食品安全管理体系 食品链中各类组织的要求》内容解析. 中国标准化, 1: 58-60.
王静, 张卫卫, 石勇, 等. 2018. 真空冷冻干燥技术对食品品质的影响. 农产品加工, 1: 36-38.
王蕾蕾, 何芳, 樊慧茹, 等. 2017. 高抗性淀粉大米血糖生成指数测定及对糖尿病患者血糖调控的干预研究. 营养学报, 39(2): 197-199.
王仁舒, 冯静, 王盼, 等. 2015. 微波技术在提取天然产物化学成分中的运用. 化工管理, (18): 99.
王雪梅, 王飞飞, 田海霞, 等. 2015. 巴西蜂胶和国产蜂胶乙醇浓缩液对 2 型糖尿病大鼠糖、脂代谢的影响研究. 糖尿病新世界, (17): 56-59.
王莹, 袁静珏, 苏峰, 等. 2016. 膳食中添加食物纤维改善血糖指数的研究. 医学研究杂志,

45(10): 39-41.
王勇, 应剑, 董志忠, 等. 2017. 低升糖指数大米研究进展. 生物产业技术, 4: 41-47.
魏萍. 2018. 中国蜂胶的主要胶源植物中降血糖功效成分及活性研究. 武汉: 华中农业大学.
吴锦丹, 马建华, 陶晓军. 2003. 高同型半胱氨酸血症与 2 型糖尿病肾脏病变的关系. 放射免疫学杂志, 16(2): 124-126.
吴伟, 刘鑫, 杨朝柱, 等. 2006. 抗性淀粉及预防糖尿病和肥胖症功能稻米研究进展. 核农学报, 20(1): 60-63.
夏道宗, 蔡振波. 2011. 功能性食品添加剂调节血糖和血压的作用及机制研究进展. 中国医药科学, 1(18): 12-13.
向红丁. 2018a. 向红丁图解糖尿病“三五”防糖法. 北京: 中国轻工业出版社.
向红丁. 2018b. 向红丁教你糖尿病就该这样吃. 北京: 中国轻工业出版社.
许芳溢, 李五霞, 吕曼曼, 等. 2014. 苦荞馒头抗氧化品质、体外消化特性及感官评价的研究. 食品科学, 35(11): 42-47.
许晓兰, 朱晶, 任建军. 2015. 方便杂粮米饭配方及主要工艺参数的优化设计. 粮食科技与经济, 40(4): 54-57.
杨小兰, 袁娅, 谭玉荣, 等. 2013. 纳米微胶囊技术在功能食品中的应用研究进展. 食品科学, 34(21): 359-368.
杨月欣. 2004. 食物血糖生成指数. 北京: 北京大学医学出版社.
杨月欣, 王光亚, 潘兴昌, 等. 2009. 中国食物营养成分表. 第 2 版. 北京: 北京大学医学出版社.
喻建辉, 余春涛, 江平屿. 2018. 蜂胶软胶囊辅助降血糖功能研究. 农产品加工, 12: 66-69.
张海平, 李微, 李瑞英, 等. 2018. 益生菌发酵乳对糖尿病大鼠血糖水平和肠道菌群的影响. 营养学报, 40(5): 454-458.
张煌. 2016. 压面机压延工艺在馒头生产中对面团及馒头特性的影响. 食品研究与开发, 37(17): 4.
张继媛. 2017. 三种植物提取物联合改善 2 型糖尿病小鼠糖脂代谢效果及对肠道菌群的影响研究. 天津: 天津农学院.
张继媛, 刘金福, 肖萍, 等. 2016. 三种植物提取物对Ⅱ型糖尿病小鼠糖脂代谢改善作用研究. 食品与机械, 32(12): 142-147.
张静, 袁惠新. 2003. 几种食品干燥新技术的进展与应用. 包装与食品机械, 21(1): 29-32.
张荣平. 2003. 中国食品和保健食品的理论与实践. 云南: 云南科技出版社.
张荣欣, 徐庆, 刘英华, 等. 2012. 芭尔糖及其组分对小鼠餐后血糖和胰岛素的影响. 军医进修学院学报, 33(2): 127-129.
张文青, 张月明, 杨月欣. 2006. 不同碳水化合物食品血糖生成指数和胰岛素指数的评估. 营养学报, 28(6): 483-486.
张月华, 姬凤彩, 姚刚. 2013. 不同动物油脂对大鼠血糖血脂及血液相关因子的影响研究. 新疆农业大学学报, 36(4): 275-280.
赵博. 2013. GB 14881—2013《食品安全国家标准 食品生产通用卫生规范》. 中国标准导报, 8: 77-77.
赵磊, 王鑫, 姜飞, 等. 2018. 南瓜、山药、葛根和桑叶提取物复方对四氧嘧啶模型小鼠的降血糖作用. 食品科学, 39(1): 149-155.
赵文静, 周艳青, 王圆圆, 等. 2018. 浓缩诱导型海藻酸钠凝胶对鲜湿米粉储藏品质与餐后血糖的影响. 中国粮油学报, 33(11): 1-6.

郑建文. 2007. 危害分析在 GB/T 22000—2006 中的运用. 福建质量管理, 9: 62-63.

郑文龙, 郭玉蓉, 李帅, 等. 2013. 多酚微胶囊化技术应用研究进展. 西北农林科技大学学报(自然科学版), 41: 120-126.

中国营养学会. 2016. 中国居民膳食指南（2016 版）. 北京: 人民卫生出版社.

中国营养学会糖尿病营养工作组. 2017. 中国 2 型糖尿病膳食指南及解读. 营养学报, 39(6): 521-529.

中华人民共和国国家卫生健康委员会. 2018. 食品安全国家标准糖尿病全营养配方食品(征求意见稿).

中华人民共和国卫生部. 2011. GB 28050—2011《食品安全国家标准 预包装食品营养标签通则》. 北京：中国标准出版社.

朱秋劲, 刘娜, 梁美莲, 等. 2015. 红肉与加工肉制品致癌风险及风险评估研究进展. 肉类研究, 29(12): 17-23.

Ashokkumar M, Sunartio D Kentish S, et al. 2008. Modification of food ingredients by ultrasound to improve functionality: a preliminary study on a model system. Innovative Food Science & Emerging Technologies, 9(2): 155-160.

Bae I Y, Oh I K, Jung I K, et al. 2019. Influence of arabic gum on *in vitro* starch digestibility and noodle making quality of Segoami. International Journal of Biological Macromolecules, 125(3): 668-673.

Barkeling B, Granfelt Y, Bjorck I, et al. 1995. Effects of carbohydrates in the form of pasta and bread on food intake and satiety in man. Nutrition Research, 15(4): 467-476.

Bayat A, Azizi-Soleiman F, Heidari-BeniM, et al. 2016. Effect of cucurbita ficifolia and probiotic yogurt consumption on blood glucose, lipid profile and inflammatory marker in type 2 diabetes. International Journal of Preventive Medicine, 7(1): 30.

Bharath Kumar S, Prabhasankar P. 2015. A study on noodle dough rheology and product quality characteristics of fresh and dried noodles as influenced by low glycemic index ingredient. Journal of Food Science and Technology, 52(3): 1404-1413.

Casiraghi M C, Brighenti F, Pellegrini N, et al. 1993. Effect of processing on rice starch digestibility evaluated by *in vivo* and *in vitro* methods. Journal of Cereal Science, 17(2): 147-156.

Choi H K, Willett W C, Stampfer M J, et al. 2005. Dairy consumption and risk of type 2 diabetes mellitus in men. Archives of Internal Medicine, 165(9): 997-1003.

Choo C L, Aziz N A A. 2010. Effects of banana flour and β-glucan on the nutritional and sensory evaluation of noodles. Food Chemistry, 119(1): 34-40.

Ding M, Bhupathiraju S N, Chen M, et al. 2014. Caffeinated and decaffeinated coffee consumption and risk of type 2 diabetes. Diabetes Care, 37(2): 569-586.

Du H, Li L, Bennett D, et al. 2017. Fresh fruit consumption in relation to incident diabetes and diabetic vascular complications: a 7-y prospective study of 0.5 million Chinese adults. PLOS Medicine, 14(4): e1002279.

Ejtahed H S, Mohtadi-Nia J, Homayouni-Rad A, et al. 2011. Effect of probiotic yogurt containing *Lactobacillus acidophilus* and *Bifidobacterium lactis* on lipid profile in individual with type 2 diabetes mellitus. Journal of Dairy Science, 94(7): 3288-3294.

Fernández K, Aburto J, Plessing C V, et al. 2016. Factorial design optimization and characterization of poly-lactic acid (PLA) nanoparticle formation for the delivery of grape extracts. Food Chemistry, 207: 75-85.

Giacco R, Vitale M, Riccardi G. 2016. Pasta: role in diet. Encyclopedia of Food and Health: 242-245.

Goñi I, Valentín Gamazo C. 2003. Chickpea flour ingredient slows glycemic response to pasta in healthy volunteers. Food Chemistry, 81(4): 511-515.

Heinemann R J B, Fagundes P L, Pinto E A, et al. 2005. Comparative study of nutrient composition of commercial brown, parboiled and milled rice from Brazil. Journal of Food Composition and Analysis, 18(4): 287-296.

Higdon J V, Frei B. 2003. Tea catechins and polyphenols: health effects, metabolism, and antioxidant functions. CRC Critical Reviews in Food Technology, 43(1): 89-143.

Hursel R, Westerterp-Plantenga M S. 2013. Catechin and caffeine-rich teas for control body weight in humans. The American Journal of Clinical Nutrition, 98(Suppl6): 1682-1693.

Iso H, Date C, Wakai K, et al. 2006. The relationship between green tea and total caffeine intake and risk for self-reported type 2 diabetes among Japanese adults. Annals of Internal Medicine, 144(8): 554-562.

Jenkins D J A, Kendall C W C, Augustin L S A, et al. 2012. Effect of legumes as part of a low glycemic index diet on glycemic control and cardiovascular risk factors in type 2 diabetes mellitus. Archives of Internal Medicine, 172(21): 1653-1660.

Jenkins D J A, Srichaikul K, Kendall C W C, et al. 2011. The relation of low glycaemic index fruit consumption to glycaemic control and risk factors for coronary heart disease in type 2 diabetes. Diabetologia, 54(2): 271-279.

Johnston K L, Thomas E L, Bell J D, et al. 2010. Resistant starch improves insulin sensitivity in metabolic syndrome. Diabetic Medicine, 27(4): 391-397.

Kao Y H, Chang H H, Lee M J, et al. 2006. Tea, obesity, and diabetes. Molecular Nutrition and Food Research, 50(2): 188-210.

Kendall C W C, Esfahani A, Josse A R, et al. 2011. The glycemic effect of nut-enriched meals in healthy and diabetic subjects. Nutrition, Metabolism and Cardiovascular Diseases, 21(Suppl 1): S34-S39.

Kirii K, Mizoue T, Iso H, et al. 2009. Calcium, vitamin D and dairy intake in relation to type 2 diabetes risk in a Japanese cohort. Diabetologia, 52(12): 2542-2550.

Knoerzer K. 2011. Innovative Food Processing Technologies. New Jersey: Wiley-Blackwell/IFT Press.

Kristensen M, Jensen M G, Riboldi G, et al. 2010. Wholegrain vs. refined wheat bread and pasta. Effect on postprandial glycemia, appetite, and subsequent ad libitum energy intake in young healthy adults. Appetite, 54(1): 163-169.

Li S C, Liu Y H, Liu J F, et al. 2011. Almond consumption improved glycemic control and lipid profiles in patients with type 2 diabetes mellitus. Metabolism, 60(4): 474-479.

Liu W, Brennan M, Serventi L, et al. 2017. Buckwheat flour inclusion in Chinese steamed bread: potential reduction in glycemic response and effects on dough quality. European Food Research and Technology, 243(5): 727-734.

Ma Y J, Guo X D, Liu H, et al. 2013. Cooking, textural, sensorial, and antioxidant properties of common and tartary buckwheat noodles. Food Science and Biotechnology, 22(1): 153-159.

Micha R, Wallace S K, Mozaffarian D. 2010. Red and processed meat consumption and risk of incident coronary heart disease, stroke and diabetes mellitus: a systematic review and meta-analysis. Circulation, 121: 2271-2283.

Nakayama T, Nagai Y, Uehara Y, et al. 2017. Eating glutinous brown rice twice a day for 8 weeks improves glycemic control in Japanese patients with diabetes mellitus. Nutrition & Diabetes, 7(5): e273.

Natella F, Nardini M, Belelli F, et al. 2007.Coffee drinking induced incorporation of phenolic acids into LDL and increases the resistance of LDL to *ex vivo* oxidation in humans. The American Journal of Clinical Nutrition, 86(3): 604-609.

Ong K W, Hsu A, Tan B K H. 2012. Chlorogenic acid stimulates glucose transport in skeletal muscle via AMPK activation: a contributor to the beneficial effects of coffee on diabetes. PLOS One, 7(3): e32718.

Pan A, Sun Q, Bernstein A M, et al. 2013.Changes in red meat consumption and subsequent risk of type 2 diabetes mellitus: three cohorts of US men and women. JAMA Internal Medicine, 173(14): 1328-1335.

Panlasigui L N, Thompson L U, Juliano B O, et al. 1992. Extruded rice noodles: starch digestibility and glycemic response of healthy and diabetic subjects with different habitual diets. Nutrition Research, 12(10): 1195-1204.

Patel P S, Forouhi N G, Kuijsten A, et al. 2012. The prospective association between total and type of fish intake and type 2 diabetes in 8 European countries: EPIC-InterAct Study. The American Journal of Clinical Nutrition, 95(6): 1445-1453.

Pathiraje P M H D, Madhujith W M T, Chandrasekara A, et al. 2010. The effect of rice variety and parboiling on *in vivo* glycemic response. Tropical Agricultural Research, 22(1): 26-33.

Patil S B, Khan M K. 2011. Germinated brown rice as a value added rice product: a review. Journal of Food Science and Technology, 48(6): 661-667.

Pearce K L, Clifton P M, Noakes M. 2011. Egg consumption as part of an energy-restricted high-protein diet improves blood lipid and blood glucose profiles in individuals with type 2 diabetes. The British Journal of Nutrition, 105(4): 584-592.

Pimentel G D, Zemdegs J C, Theodoro J A, et al. 2009. Does long-term coffee intake reduce type 2 diabetes mellitus risk? Diabetology & Metabolic Syndrome, 1: 6.

Porwal V B, Bharath Kumar S, Madhumathi R, et al. 2014. Influence of health based ingredient and its hydrocolloid blends on noodle processing. Journal of Food Measurement and Characterization, 8(4): 283-295.

Ramdath D, Renwick S, Duncan A M. 2016. The role of pulses in the dietary management of diabetes. Canadian Journal of Diabetes, 40(4): 355-363.

Rong Y, Chen L, Zhu T, et al. 2013. Egg consumption and risk of coronary heart disease and stroke: dose-response meta-analysis of prospective cohort studies. British Medical Journal, 346: e8539.

Shukla K, Srivastava S. 2014. Evaluation of finger millet incorporated noodles for nutritive value and glycemic index. Journal of Food Science and Technology, 51(3): 527-534.

Sievenpiper J L, Kendall C W, Esfahani A, et al. 2009. Effect of non-oil-seed pulses on glycaemic control: a systematic review and meta-analysis of randomised controlled experimental trials in people with and without diabetes. Diabetologia, 52(8): 1479-1495.

Silva F M, Kramer C K, de Almeida J C, et al. 2013. Fiber intake and glycemic control in patients with type 2 diabetes mellitus: a systematic review with meta-analysis of randomized controlled trials. Nutrition Reviews, 71(12): 790-801.

Song Y, Manson J E, Buring J E, et al. 2004. A prospective study of red meat consumption and type 2 diabetes in middle-aged and elderly women: the women's health study. Diabetes Care, 27(9): 2108-2115.

Sun Q, Spiegelman D, van Dam R M, et al. 2010. White rice, brown rice, and risk of type 2 diabetes in US men and women. Archives of Internal Medicine, 170(11): 961-969.

Sylvain C, Brian S, Sanaz H, et al. 2014. Comparison of global food traceability regulations and requirements. Comprehensive Reviews in Food Science and Food Safety, 13(5): 1104-1123.

Tabesh M, Hariri M, Askari G, et al. 2013. The relationship between vegetables and fruits intake and glycosylated hemoglobin values, lipid profiles and nitrogen status in type 2 inactive diatbetic patients. International Journal of Preventive Medicine, 4(suppl 1): S63-S67.

Thompson S V, Winham D M, Hutchins A M. 2012. Bean and rice meals reduce postprandial glycemic response in adults with type 2 diabetes: a cross-over study. Nutrition Journal, 11(1): 23.

Viguiliouk E. 2015. Effect of replacing animal protein with plant protein on glycemic control in diabetes: a systematic review and meta-analysis of randomized controlled trial. Nutrients, 7(12): 9804-9824.

Vilkhu K, Mawson R, Simons L, et al. 2008. Applications and opportunities for ultrasound assisted extraction in the food industry—a review. Innovative Food Science & Emerging Technologies, 9(2): 161-169.

Wolever T M S, Jenkins D J A. 1986. The use of the glycemie index in predicting the blood glucose response to mixed meals. The American Journal of Clinical Nutrition, 43(1): 167-172.

Xu M, Wu Y, Hou G G, et al. 2019. Evaluation of different tea extracts on dough, textural, and functional properties of dry Chinese white salted noodle. London Weekend Television, 101: 445-462.

Yang B, Chen Y, Xu T C, et al. 2011. Systematic review and meta-analysis of soy products consumption in patients with type 2 diabetes mellitus. Asia Pacific Journal of Clinical Nutrition, 20(4): 593-602.

Zhang P, Whistler R L, Bemiller J N, et al. 2005. Banana starch: production, physicochemical properties, and digestibility—a review. Carbohydrate Polymers, 59(4): 443-458.

Zhang Y, Lee E T, Cowan L D, et al. 2011. Coffee consumption and the incidence of type 2 diabetes in men and women with normal glucose tolerance: the Strong Heart Study. Nutrition Metabolism and Cardiovascular Diseases, 21(6): 418-423.

第 6 章　血糖调控食品评价技术

6.1　功能评价方法概述

针对糖代谢异常人群开发及推广针对性的健康饮食，主要涉及三个方面：一是以主食为主的基础饮食的改良，二是调节糖代谢功能因子的筛选及应用，三是构建适于糖代谢异常人群的完整膳食模式，保证膳食供给能够满足此类人群的营养与健康诉求。为充分论证各类产品是否具有所需的营养或功能特征，需要从糖代谢的生理过程及产品自身的特点出发，开展体外、动物、人群等一系列针对性的评价，明确量效关系，研究作用机制。

不同类型的研究，其工作目的不同，存在各自的优势与不足。体外研究的主要优点是可以进行靶向性考察、重复性好、通量高、时间少、成本低；缺陷在于其并非真实体内环境，不能反映众多正常生理过程，无法将消化、吸收、分布的影响，以及食物成分的代谢过程考虑在内。虚拟计算将单成分、单靶点的研究转化为系统研究，有助于对食品这一复杂物质多靶点作用的系统认知，但是虚拟计算有赖于数据库的完善和算法的准确度，只能作为试验研究的预试验或者佐证材料。动物试验的优点是其比体外试验更接近于完整的人体，且可以在严格控制的条件下进行科学试验，排除混淆因素的干扰。利用动物模型模拟人体不同的生理及病理状态，被广泛用于调研假设的生物学合理性，是开展人群研究之前的必要检测步骤。动物研究的缺陷在于动物与人的物种差异，导致其无法完全模拟人对研究对象的反应，不能得到物质与人类健康问题之间关系的科学定论。人群研究是唯一能对物质与人体疾病的关联得出直接科学证据的研究；但是干预性临床试验涉及医学伦理，需要在充分论证安全性、有效性的前提下开展，不宜作为评价研究的先选方案；而观察性的人群研究由于缺乏严格可控的环境，不能建立因果关系，仅能用于预测关联性。

6.1.1　基于生理功能的评价策略

1. 碳水化合物的消化、吸收与血糖反应

主食品种、淀粉含量及结构差别会影响主食淀粉的消化。人体血液中的葡萄糖主要来自食物中碳水化合物的消化、吸收，是人体最直接的能量来源。血液中的葡萄糖也来自体内肝脏等组织中糖原的分解。脂肪、蛋白质等营养素的消化和吸收、神经激素及内分泌激素也会影响血糖的吸收与利用，从而影响血糖反应。

碳水化合物在消化过程中陆续释放葡萄糖分子。碳水化合物的消化从口腔开始，首先被唾液淀粉酶水解，之后在小肠中一系列淀粉消化酶的作用下继续水解。小肠中的消化过程较为复杂，肠腔中胰腺分泌的胰淀粉酶将淀粉降解成 α-糊精，其在葡萄糖淀粉酶的作用下继续水解为麦芽糖和麦芽三糖；之后，在小肠上皮刷状缘，麦芽糖分解为两分子的葡萄糖。蔗糖在胃肠中由转化酶转化成一分子葡萄糖和一分子果糖。葡萄糖通过小肠上皮细胞蛋白转运体的作用，从肠腔转运至血液，成为血糖的基础。

血液中的葡萄糖有三个去向：①被组织细胞摄取，通过有氧氧化和酵解途径为细胞供能；②进入肝细胞和骨骼肌细胞，合成糖原贮存；当机体需要葡萄糖供能时，贮存的糖原分解释放葡萄糖；③在摄入的碳水化合物过量的情况下，葡萄糖进入脂肪组织转化为脂肪贮存。葡萄糖进入组织，同样需要转运蛋白的参与。

胰岛素和胰高血糖素是影响血糖的两种最重要的内分泌激素。胰岛素由胰脏内的胰岛 B 细胞分泌，是一种蛋白质类激素，也是体内唯一能降低血糖的激素。胰高血糖素伴随胰岛素由胰脏的胰岛 α 细胞分泌，由于胰高血糖素升高血糖，因此具有拮抗胰岛素的作用。内源性胰高血糖素样肽-1（GLP-1）和糖依赖性胰岛素释放肽（GIP）可以促进胰岛素的分泌，同时抑制胰高血糖素的分泌。因此保护和增强 GLP-1 和 GIP 的活性，有助于改善胰岛素功能。二肽基肽酶-4（DPP-4）是一种细胞表面的丝氨酸蛋白酶，其可以灭活 GLP-1 和 GIP。因此 DPP-4 的活性抑制剂也可以调节胰岛素的功能。

2. 干预靶点及评价策略

糖代谢健康饮食可以作用于特定的靶点。关于这些靶点的研究，可以借鉴药物研发的经验。目前 2 型糖尿病的治疗药物主要包括胰岛素增敏剂、胰岛素分泌促进剂、抑制碳水化合物吸收的药物、醛糖还原酶抑制剂、胰岛素类似物及其制剂等，分别作用于糖代谢有关的各个环节。食品研究可以借鉴药物研发，但也不能完全等同。可以从如下角度考虑功能因子的筛选：减缓淀粉消化，减少葡萄糖吸收，促进葡萄糖在肝脏、肌肉、脂肪等组织的摄取，促进胰岛素的分泌，减少胰岛素的降解，调节肠道微生态。

（1）减缓淀粉消化：通过抑制肠道淀粉消化酶活性，减缓淀粉消化速率；或者直接利用难消化淀粉作为功能因子，减少食物的消化速率，从而使得相同时间内产生的可吸收的葡萄糖总量减少，生成血糖的速率和数量降低。对应的评价模型包括：体外单酶反应体系、体外模拟消化研究（多酶反应体系）、动物消化研究等。

富含多酚类化合物、黄酮类化合物等植物源功能因子的食物或者其提取物往往具有抑制淀粉消化酶的作用。例如，桑叶提取物中的生物碱 1-脱氧野尻霉素抑制 α-葡萄糖苷酶的活性较强，可以降低餐后血糖的峰值（Chen et al., 1995）。茶叶及其提取物也有抑制 α-葡萄糖苷酶和 α-淀粉酶的作用（Li et al., 2018），对前者的抑制作用更强。还有一些蛋白类的成分也有类似的作用，如白芸豆提取物中就含有蛋白类的淀粉酶抑制剂。

（2）减少葡萄糖吸收：通过抑制小肠上皮细胞上转运蛋白的活性，减慢葡萄糖从肠腔向血液转运的速率。例如，Villa-Rodriguez 等证明洋甘菊茶和绿茶都可以通过抑制葡萄糖转运蛋白-2 的转运来减少细胞对葡萄糖的吸收，其中洋甘菊茶还可以通过抑制葡萄糖转运蛋白-5 来减少葡萄糖的转运。

对应的评价模型主要是 Caco-2 细胞葡萄糖吸收或转运模型，以及衍生的细胞模型。近年来的研究尝试将体外模拟消化与细胞模型联用，也就是将消化与吸收过程相连，以求更好地模拟体内环境。例如，用模拟消化/Caco-2 联用研究燕麦及含燕麦食品，发现燕麦多酚含量为 500 μg 没食子酸当量时，对淀粉酶起抑制作用。

（3）促进葡萄糖在肝脏、肌肉、脂肪等组织的摄取：对应的评价模型主要是肝脏/肌肉/脂肪细胞胰岛素抵抗细胞模型，可以开展葡萄糖摄取试验。例如，石榴的一些肠道菌群代谢物可以影响肝脏细胞对碳-14 脱氧葡萄糖的摄取（Kerimi et al., 2017）。

（4）促进胰岛素的分泌，减少胰岛素降解：对应的评价模型包括体外 DPP-4 抑制模型、葡萄糖刺激的胰岛素释放试验等。例如，桑叶生物碱及桑叶多糖可以促进 B 细胞分泌胰岛素，进而促进细胞摄取和利用葡萄糖，从而改善糖代谢，最终达到降血糖的效果。

（5）调节肠道微生态：膳食纤维和植物化学物质等膳食和中药活性成分，可改变肠道菌群组成（抑制致病菌、促进有益菌），影响菌群代谢物，抑制有害物生成，改善肠道环境。对应的评价模型包括体外发酵模型和调节肠道菌群动物模型等。

对功能因子和功能性食品进行功效评价，需要有具体可测量的指标。对于干预性的动物研究和临床研究，主要观测指标如下。

（1）餐后 2 h 血糖：在一定程度上反映胰岛素分泌的情况和机体对胰岛素的敏感程度，是一种简化的葡萄糖耐量试验。例如，在一项针对蔓越莓的研究中，发现食用蔓越莓可以稳定食用高脂早餐后的血糖反应，而血胰岛素水平没有显著差异（Schell et al., 2017）。

（2）空腹血糖：反映的是胰岛 B 细胞的胰岛素分泌功能。例如，一项针对益生菌类膳食补充剂的研究发现，食用含有乳杆菌属、双歧杆菌属及链球菌属等活菌的补充剂 6 周，益生菌组的空腹血糖水平显著下降，这也是糖脂代谢有关指标中最显著的改善指标（Razmpoosh et al., 2019）。

（3）糖化血红蛋白：是血红蛋白与血清中糖类相结合的产物。由于糖化血红蛋白是通过缓慢、持续及不可逆的糖化反应形成的，可以有效地反映糖尿病患者此前 1～2 个月内的血糖情况，因而被用作糖尿病控制的观测指标。例如，一项针对乳清蛋白和瓜尔豆的研究发现，连续 12 周进餐前食用受试物，可以使糖化血红蛋白水平比安慰剂组降低 0.1%（Watson et al., 2018）。

（4）血糖波动性：又称血糖变异性，是指以平均血糖为基准的血糖波动，包括从波峰到波谷的振幅、频率、持续时间等。研究发现，不降低血糖变异性，而仅降低平均血糖是很危险的，容易增加低血糖的发作次数，并增加心脑血管意外的风险（Jeannie, 2015）。随着连续血糖仪的面市，越来越多的研究注意到膳食质量与血糖波动性的关联。例如，在青少年 1 型糖尿病患者合并乳糜泻人群中发现，进食无麸质饮食会增加血糖波动性，且膳食模式持续的时间越长，波动越大。进一步分析发现，无麸质饮食组钙、叶酸和膳食纤维摄入不足，而饱和脂肪酸及钠摄入过多（Pham-Short et al., 2017）。血糖波动性将成为糖尿病调控饮食研发、膳食模式优化及配餐设计的重要检测指标。

（5）肠道微环境：包括肠道菌群、免疫及炎症水平、肠道屏障的完整性、代谢物等。以色列威兹曼科学院的研究人员发现，即使吃相同的食物，不同的人餐后血糖水平也会大不一样，肠道微生物不同引起的个人差异可能是导致这一现象的主要原因。为此研究人员将肠道菌群、血液检测、健康问卷、身体测量指标以及食物日志等数据相结合，开发了一套“机器学习”算法，结果准确地预测和改变了受试者的血糖水平（Zeevi et al., 2015）。随着肠道菌群研究的发展，其与血糖水平乃至糖尿病进展的关联已经成为共识。通常认为，变形菌门、肠杆菌科和放线菌门的丰度与餐后血糖升高呈正相关，而梭菌和普雷沃氏菌科的存在与较低的餐后血糖相关。在血糖调控饮食的开发中，既可以将肠道菌群的变化作为衡量饮食对机体影响的一个指标，也可以将肠道菌群信息用于指导个性化营养计划的制定（Nunes-Alves，2016）。在评价富含膳食纤维和植物化学物质的中药对 2 型糖尿病的改善作用时，研究将短链脂肪酸等生物活性菌群代谢物、肠道屏障、炎症、胰岛素抵抗、糖脂代谢等作为考察指标，并认为利用靶向 Akk 菌的调节作用，以及多种膳食成分的多靶点作用，是防治 2 型糖尿病的有效策略（Nie et al., 2019）。

（6）代谢组学：是近年来的一门新学科，是对某一生物或细胞在特定生理时期内所有低分子量代谢物同时进行定性和定量分析的方法。一项利用 2 型糖尿病大鼠开展的阿拉伯木聚糖试验研究发现，车前子来源的阿拉伯木聚糖改变了动物的尿样代谢组学特征，表现为丙酮、葡萄糖、2-氧戊二酸和亮氨酸水平显著增加，肌酸、组氨酸、赖氨酸、L-色氨酸、马尿酸盐、L-半胱氨酸、犬尿氨酸和阿拉伯糖醇浓度显著降低；经分析，阿拉伯木聚糖主要影响三羧酸循环；这 12 种代谢物可用作 2 型糖尿病的生物标志物做进一步研究（Nie et al., 2018）。

（7）并发症相关指标：如果评价针对的应用对象是糖尿病并发症群体，那么，除与糖代谢相关的生理指标外，与并发症有关的指标也应一并考虑在内。例如，一项针对 60 名糖尿病肾病患者开展的含凝结芽孢杆菌蜂蜜研究，除胰岛素水平外，也将高敏性 C 反应蛋白和丙二醛水平作为考察指标（Mazruei Arani et al., 2018）。

除了上述指标之外，由于糖代谢异常与肥胖、高血脂等代谢异常相关，在干预性试验研究中，体重、体脂比、脂肪分布、腰围、血脂水平、血压等测量型指标往往也会同步记录，用作对机体整体代谢健康改善的衡量依据。而在观察性的流行病学研究中，还会根据试验类型，考察发病率、死亡率，计算相对风险。

需要注意的是，具有调节糖代谢作用的物质不一定作用于所有生理通路，因而较少有所有指标都发生改善的情形。将所有血糖调控功能因子和食品的功能泛泛地概括为降血糖的作用是不准确的，应具体到其确切的作用机制（如减缓淀粉消化）或者功效特征（如稳定餐后血糖、调节肠道菌群）。

6.1.2　基于产品类型的评价策略

为实现血糖调控的目的，食品研发内容涉及功能因子的开发、功能性食品的开发与改进、膳食组合的设计与优化等类别。

通常，在开始研究一种潜在的功能因子、功能性食品或者膳食模式时，建议从文献综述与法规分析开始，其主要的意义在于：①通过广泛查阅各国法规文件，可了解已获得合法健康声称的食物原料及成分信息，包括适宜人群、量效关系、潜在不良反应、标志性成分、食用方法等信息，为相似功能因子或功能性食品的开发提供参考。对于以获得健康声称为目的的研发，能够有据可依地进行试验设计。②通过系统地检索与特定功能相关的研究文献，可了解现代科学研究进展以及存在的局限性，特别是关注功能评价结果的一致性、量效关系、作用机制等内容，能够了解可能影响功能作用的影响因素。③通过检索过去的经典典籍记载，有助于推测潜在功能及适宜人群。但是，依据最终产品的不同类型，评价重点及方法也有所不同。

1. 功能因子评价策略

功能因子包括营养素、植物提取物、益生菌等类型。评价功能因子活性的主要目的是筛选，以及确定量效关系、标志性成分、影响因素、制备工艺及关键参数。

如果研究的目的是从一种富含功能成分的原料中鉴定、分离功能成分并制备功能因子，研究工作通常基于体外模型开展。需要针对拟研究的生理问题选用适当的体外活性模型（如寻找减缓淀粉消化的功能因子，常选用 α-淀粉酶抑制模型、α-葡萄糖苷酶抑制模型、体外模拟消化模型等），以原料粗提物或者分离成分为研究对象，考察其活性特点，逐步定义可能的功能因子。功能因子的确定通常要求基于良好的量效关系，但是对于起效剂量的要求，在食品领域并没有明确定义。

如果研究的目的是论证功能因子是否具有特定功效，通常采用动物模型。除功效的有无外，还会进一步考察其量效关系、生物利用度及安全性。在动物试验的基础上，根据需求进一步进行人群研究。人群试验的受试物一般要求是开发完善的、具有可描述的成分组成特点、被论证食用安全、具有可信的临床前功效研究数据。

如果研究的目的是研究功能因子的作用机制。一般在开展动物试验时，针对特定生理通路进行分子生物学研究。如需进一步验证，则结合体外试验进行针对性的验证。虚拟计算也能起到辅助作用。

如果研究的目的是考察影响功能的影响因素，用于规范原料选择、制备工艺、储藏条件等，在样品量较多的情况下，首选的也是体外评价模型。如果样品量较少，也可以根据具体需求选择其他评价模型。

2. 食品评价策略

主食、副食等食品，既可以通过适度加工达到更适合糖代谢健康的目的，也可以作为功能因子的载体，强化其糖代谢健康作用。食品评价的目的包括：①验证其糖代谢健康功效；②考察其发挥健康作用的机制；③确定量效关系，制定食用建议；④观察影响功效的可能因素，对使用方法予以完善。

可以参考相同研究目的功能因子研究中所采用的评价策略来评价食品。但是，由于食品是复杂的混合物，评价前需要先对评价对象的性质进行考察。如果评价对象是包含不可溶固形物的复合物，那么一些体外研究的方法可能是不适宜的，至少是需要改进的。例如，需要先通过模拟消化体系来制备消化物，才能开展葡萄糖转运的细胞试验；在进行动物试验之前，应对食物的给予方法进行考察。

3. 膳食评价策略

主食、副食及膳食补充剂都是日常膳食的组成。被论证具有调节糖代谢健康作用的功能因子、食品，为目标人群摄入符合生理需求、均衡、营养、健康的膳食提供了选择素材以及选择依据，但最终对机体的健康作用是通过长期的膳食来体现的。组合不同的健康食材，安全、有效地达到调节糖代谢健康的目的，需要进行配餐设计和健康管理。设计适宜的营养评分方法，对膳食质量进行定性、定量的描述。开展大规模的观察性研究，考察膳食模式与疾病风险的关联；或者开展干预性研究，考察特定膳食模式是否具有改善某种病理指标的作用。

6.1.3　影响因素

影响血糖调控功能的因素很多，包括原料、加工、烹饪及食用方式等。

1. 原料种类及成分差异

主食品种、淀粉含量及结构差别会影响主食淀粉的消化。不同大米品种的直链淀粉含量范围差异较大，为 0%～40%，大多数品种在 20%左右。特殊品种的高直链淀粉大米 GI 值较低。在针对山药的研究中也发现类似现象，快消化淀粉含量、多糖含量、直支链比例、皂苷含量、淀粉含量均可以影响山药的升糖能力。

膳食纤维的来源、结构和分子量也会引起作用的差异。例如，采用断奶非肥胖糖尿病（NOD）雌性小鼠测试荷兰 Sensus 公司的两种菊苣菊糖——短链型（2＜聚合度＜25）和长链型（10＜聚合度＜60），饲喂 24 周后发现，只有长链菊糖能降低自身免疫性糖尿病的发病率。

食药用植物也是如此，可以参考中药中关于道地药材的描述。以茶叶为例，不同产地的茶叶由于茶多酚等功能成分的含量存在差异，会进一步影响其功效作用的强度。

2. 加工与烹饪过程

无论是主食、副食还是功能因子，其成分都可能受到加工与烹饪条件的影响，进而影响其功效强度甚至有无功效。例如，不同干燥工艺会影响糙米的 GI 值。热风干燥后的大米，其 GI 值明显低于日晒干燥的大米；并且随着热风温度升高，大米 GI 值有降低的趋势。而不同蒸煮方式加工得到的米饭，其中抗性淀粉含量会有区别，从而影响米饭的消化速率。

以面条为例，相同原料下面粉的粒径越小，面条越容易消化，GI 值也就越高。不同工艺制作对人体餐后血糖和胰岛素应答的影响也存在差异。用酸面团发酵的面包，比用酿酒酵母发酵的面包更加有助于餐后血糖的稳定，可能与有机酸有关。烹饪方法、醒面时间和部分烘焙冷冻技术影响淀粉的结构和回生，从而影响机体对面包的血糖反应（Stamataki et al., 2017）。

以茶叶为例，焙火处理使得红茶提取物对 α-淀粉酶和 α-葡萄糖苷酶的抑制作用均增强。可能的原因是：焙火后低极性茶多酚增加，影响了茶叶与 α-淀粉酶和

α-葡萄糖苷酶的综合相对作用（Tong et al., 2018）。

以白芸豆为例，其含有 α-淀粉酶抑制剂，但是该成分对热不稳定。试验发现，经过 80℃水浴 2 h 后，α-淀粉酶抑制剂的抑制率下降 20%左右。如果在储藏过程中过度暴露于高温环境，其稳定性会受到影响，从而降低对淀粉酶的抑制作用。芸豆烹调后，对淀粉酶的抑制作用也会降低，这一影响甚至超过了因芸豆品种不同存在的差异（Ombra et al., 2018）。

6.1.4 安全性与量效关系

在筛选功能因子时，除体外活性外，也要考虑体内生物利用度、安全性等问题，并且初步预测量效关系。本节以代表性的功能成分为案例，描述这些问题。

1. 生物利用度

植物化学成分的生物利用度是在功能因子研究中需要考虑的问题。这里以黄酮类化合物为案例。黄酮类化合物是常见的植物类食品的功能成分，在茶叶、中草药、果汁、白酒、水果、蔬菜、橄榄油、蜂蜜、谷物和豆类中含量丰富。这类化合物在体外试验中往往表现出良好的活性，但是在体内的生物利用度却较低，且在肠道和肝脏发生广泛代谢，一般人体血浆内浓度不足 1 μmol/L（Hostetler et al., 2017）。因此，此类化合物不能将体外活性等同于实际的生理作用。一般来说，黄酮类化合物表现为抑制消化酶的活性时，作用潜力较大，因为这些化合物的确可以在肠腔中与消化物及消化酶直接相互作用。如果黄酮类化合物的作用机制是调节胰岛素分泌，或者促进葡萄糖在组织的摄取，或者其他需要在吸收入血后才能发生的作用，则是其体外活性与体内功效未必等同，需要慎重做推论。

近年来，随着肠道微生物研究的发展，越来越多的证据表明，黄酮类化合物可能是潜在的益生元。肠道中的黄酮类化合物不仅直接调节肠道菌群，而且可被肠道菌群代谢为芳香酸或酚酸，或与肠道上皮细胞结合，其活性代谢物可能被机体利用（Oteiza et al., 2018）。例如，茶叶中的 EGCG 在体外试验中往往表现出良好的活性。但是 EGCG 是一种难以被吸收的成分，口服摄入的 EGCG 被水解成 EGC 和没食子酸；EGC 进一步代谢成 EGC-M5 及其结合产物，并被机体吸收利用（Unno et al., 2017）。

人群研究也表明，黄酮类化合物的确与糖代谢健康相关。一项针对果蔬中黄酮类化合物与糖尿病风险的研究发现，女性摄入黄酮类化合物的量与稳态模型胰岛素敏感指数呈显著正相关，这说明摄入黄酮类化合物有助于降低成年早期 2 型糖尿病的风险（Penczynski et al., 2018）。

考虑到以黄酮类化合物为代表的植物成分在体内的吸收代谢过程极其复杂，

需要结合流行病学的统计学数据、体外活性数据、对照型的动物模型及临床研究数据、代谢动力学数据，进行综合评价。

2. 与功能机制一致的安全性评估

膳食纤维通过空间位阻、酶抑制等作用减缓碳水化合物的消化，而发挥调节餐后血糖的作用。膳食纤维可以被肠道微生物发酵而产生气体，因此存在导致腹部不适的可能。例如，最常见的膳食纤维菊糖，对某些敏感人群可引起胀气、腹泻、胃杂音、打嗝、痉挛等胃肠道不良反应（Coussement，1999）。葡甘露聚糖具有调节血糖的作用。在临床试验中，用于调节糖脂代谢和减肥的葡甘露聚糖用量为 1.2～15.1 g/d;用于治疗儿童便秘的每天用量为 100 mg/kg,但每天不超过 5 g。但是观察到，部分成人食用葡甘露聚糖 10 g/d 可能引起胃部不适，部分儿童每天食用 100 mg/kg 引起腹泻，表明一些人群不适宜通过食用葡甘露聚糖改善健康状况，或者食用的葡甘露聚糖应该减量。当食用魔芋粉制品时，建议根据葡甘露聚糖含量进行换算，避免因过量食用带来安全隐患（Loening-Baucke et al., 2004）。类似的问题也存在于其他类型的淀粉酶抑制剂，最主要的不良反应是腹部不适，其主要原因是过度抑制淀粉酶，导致中短链碳水化合物在肠道蓄积，在肠道微生物作用下产气。

3. 与功能机制不同的安全性评估

植物提取物的生物利用度和安全性是共性的问题。2018 年 3 月 14 日，欧洲食品安全局发布了关于绿茶儿茶素的科学见解，专家共识的基础是已经发表的科学论文，包括干预性研究、学术专著、国内外权威机构发布的报告以及面向公众搜集的数据。基于现有数据，专家组认为，利用传统方式冲泡绿茶饮用是安全的，与传统绿茶饮用量等同的改良茶饮料也是安全的。但是，在干预性临床研究中，绿茶儿茶素作为膳食补充剂摄入，摄入量≥800 mg/d 时，会使血清中的转氨酶水平升高。

益生菌类功能因子或功能性食品的主要安全隐患在于生物安全性。一名 65 岁女性在正常食用含干酪乳杆菌干酪亚种 CNCM I-1518 株的酸奶后，因微生物感染产生严重肝脓肿和菌血症，因此免疫功能低下人群应慎重摄入活菌（Pararajasingam and Uwagwu，2017）。

4. 食物-药物相互作用

由于功能性食品及功能因子带来额外的糖代谢健康益处，对于已在服用降血糖药物的目标人群，需要考虑其与药物相互作用导致的安全性。发生相互作用的原因主要有如下几个方面。

（1）因直接的物理或化学反应，导致药物发生变化。

（2）因作用于相同的生理通路，增强了药物作用。

（3）因作用于相反的生理通路，削弱了药物作用。

（4）因作用于与药物代谢有关的肠道菌群或酶系，导致药物活性增强或降低。

增强药物作用的例子，如具有抑制消化酶活性的功能因子或饮食与阿卡波糖联用。阿卡波糖的作用机制是抑制 α-葡萄糖苷酶，同时也有一定的抑制 α-淀粉酶的作用。前者是减少葡萄糖吸收最主要的机制，后者贡献了一部分活性，但是也会引起肠道的不良反应。大量摄入富含多酚类化合物的饮食或功能因子，由于增强了 α-葡萄糖苷酶的作用，理论上应当减少阿卡波糖的用量。而低浓度绿茶能够协同阿卡波糖的抑制作用，高浓度反而拮抗，其功效及不良反应的方向难以预期。由于缺乏足够的相互作用证据，不建议在服用阿卡波糖的同时通过饮食或膳食补充剂来大量摄入此类功能成分（Gao et al., 2013）。

肠道菌群可以代谢抗糖尿病药物，影响其吸收和体内分布。益生菌和益生元由于对肠道菌群有调节作用，可能进一步影响药物代谢，但是具体相互作用的特点仍需更多研究（Whang et al., 2019）。

6.2 食品血糖生成指数评价

血糖，即血液中的葡萄糖，主要来源于食物的消化、肝糖原分解以及非糖物质转化三种途径，其中食物消化是最主要的途径。食物中的淀粉和糖原需要先经唾液中的淀粉酶初步短暂的消化后，再被胰酶作用于糖苷键，水解为 α-糊精、麦芽寡糖、麦芽糖等，后经多种酶继续分解为葡萄糖，才能最终被人体所吸收。

6.2.1 血糖生成指数

血糖生成指数（GI）的概念最早于 1981 年由加拿大多伦多大学的营养学教授 Jenkins 提出（Jenkins et al., 1981），用于在临床研究糖尿病人群时替代“碳水化合物交换份法”的模式。GI 定义为：50 g 碳水化合物食物餐后 2 h 的血糖应答曲线下面积与等量碳水化合物标准参考物餐后 2 h 的血糖应答曲线下面积之比。

Jenkins 教授的研究过程为：招募 34 名非糖尿病志愿者，随机食用 62 种常见食物或糖，采用与糖耐量一样的试验方法，在受试者食用后的第 0 min、15 min、30 min、45 min、60 min、90 min、120 min 采指末梢血，测定血糖。该研究发现，根茎类蔬菜的 GI 最高（70%±5%），其次是谷类早餐（65%±5%）、饼干（60%±3%）、水果（50%±5%）、乳制品（35%±1%）和干的豆类（31%±3%）。62 种食物的脂肪、蛋白质、糖和膳食纤维含量与 GI 的关系（图 6-1）表明，食物中的脂肪和蛋白质含量与 GI 呈负相关，而膳食纤维与 GI 没有相关性，并认为 GI 比“碳水化合物交换份法”更适用于预测人体生理反应。

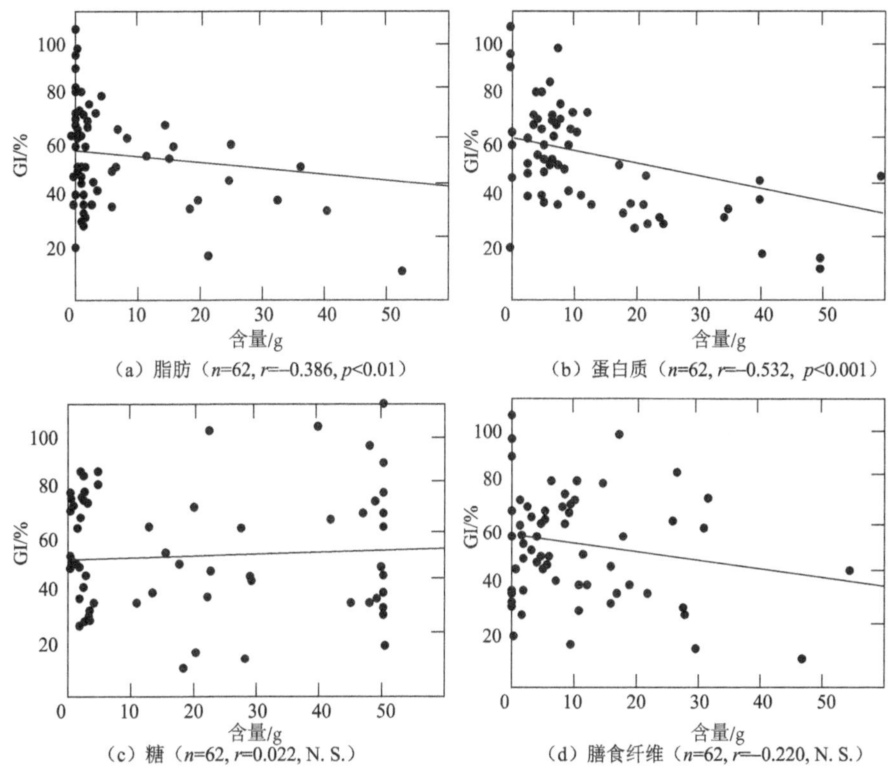

（a）脂肪（n=62, r=−0.386, p<0.01）　（b）蛋白质（n=62, r=−0.532, p<0.001）

（c）糖（n=62, r=0.022, N. S.）　（d）膳食纤维（n=62, r=−0.220, N. S.）

图 6-1　62 种食物的脂肪、蛋白质、糖和膳食纤维含量与 GI 的关系

此后，世界范围内的学者陆续对各种食物的 GI 进行试验研究。1997 年，GI 的概念被联合国粮食及农业组织和世界卫生组织（FAO/WHO）所认可。FAO/WHO 专家评议委员会发表声明称，GI 的概念有助于人们正确选择含碳水化合物的食物，帮助维持人体健康和治疗一些疾病（Mann et al., 2007）。目前，观察性研究、临床试验、荟萃分析和动物模型的机制研究都认为，GI 与肥胖及其他慢性疾病之间存在联系。因此，GI 在控制慢性病中有很大的应用价值。

GI 是一个相对数值，表示食物与葡萄糖或白面包相比，升高血糖的能力和速度。高 GI 的食物由于进入肠道后消化较快，葡萄糖能够迅速进入血液，机体的血糖反应迅速；而低 GI 的食物由于进入肠道后停留时间长，释放缓慢，葡萄糖进入血液后峰值较低，引起餐后血糖反应较小，需要的胰岛素也相应减少，从而避免了血糖的剧烈波动（杨月欣，2004），如图 6-2 和图 6-3 所示。

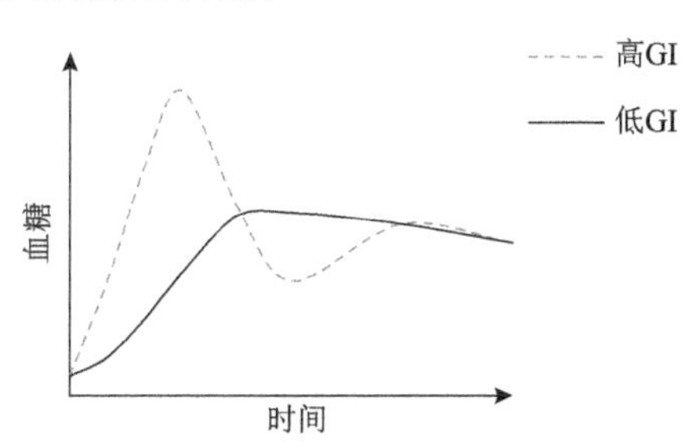

图 6-2　不同血糖反应模式图

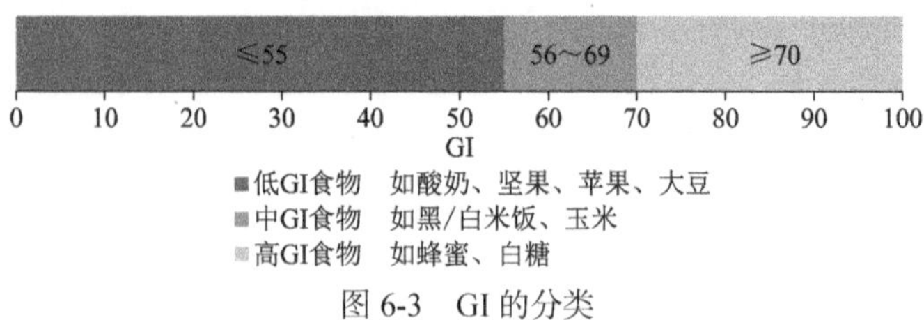

图 6-3　GI 的分类

需要注意的是，GI 虽然描述的是食物升高血糖的能力，但是它并不能完全代表餐后人体的血糖反应。因为血糖反应不仅与食物本身的血糖生成能力相关，也同时取决于一餐中实际摄入的碳水化合物总量，也就是说，高 GI 值的食物如果摄入量小，对血糖的影响并不大。因此又产生了血糖负荷（GL）的概念。GL 的提出弥补了 GI 系统的一部分缺陷，实现了碳水化合物“质”与“量”的统一。GL 是对摄入总体膳食后血糖效应的定量测定，其计算公式为

GL=GI（%）×摄入食物的可利用碳水化合物含量（g）

通常低 GI 的食物，有较低的 GL；而高 GI 的食物，GL 的变化范围较宽，如图 6-4 所示。以高 GI 食物西瓜为例，其 GI 值为 72，根据中国食物成分表，西瓜中碳水化合物含量为 6 g/100g。摄入质量为 200 g 的西瓜，GL 值为 8.64（72%×200×0.06），可以认为其对血糖的影响并不大。但若一次进食 500 g 西瓜，GL 达 21.6（72%×500×0.06），则对血糖的影响较大。

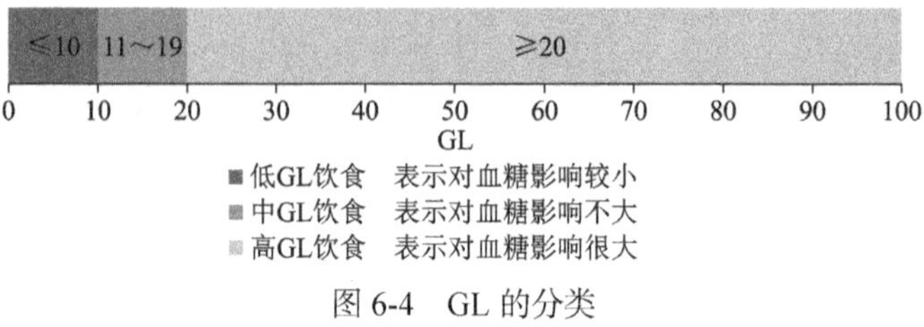

图 6-4　GL 的分类

因此，控制高 GI 食物的碳水化合物摄入量十分关键，糖尿病患者进行饮食选择时需特别关注。表 6-1 中列出了 62 种常见食物的 GI 值，可以帮助指导日常食物选择。

表 6-1　62 种常见食物的 GI 值

高碳水化合物食物		谷物早餐		水果及其制品		蔬菜	
食物	GI 值	食物	GI 值	食物	GI 值	食物	GI 值
白面包	75±2	玉米片	81±6	苹果（生）	36±2	马铃薯（煮）	78±4

续表

高碳水化合物食物		谷物早餐		水果及其制品		蔬菜	
食物	GI 值	食物	GI 值	食物	GI 值	食物	GI 值
全麦面包	74±2	小麦饼干	69±2	橙子（生）	43±3	马铃薯（泥）	87±3
特殊谷物面包	53±2	燕麦片粥	55±2	香蕉（生）	51±3	马铃薯(煎炸)	63±5
未发酵小麦面包	70±5	即食燕麦粥	79±3	菠萝（生）	59±8	胡萝卜（煮）	39±4
小麦卷饼	62±3	大米粥	78±9	芒果（生）	51±5	红薯（煮）	63±6
薄饼	52±4	小米粥	67±5	西瓜（生）	76±4	南瓜（煮）	64±7
玉米饼	46±4	木斯里	57±2	枣（生）	42±4	芋头（煮）	53±2
米饭（煮）	73±4			桃子罐头	43±5	蔬菜汤	48±5
糙米（煮）	68±4			草莓酱/果酱	49±3		
大麦	28±2			苹果汁	41±2		
甜玉米	52±5			橙汁	50±2		
意大利面（普通）	49±2			大蕉	55±6		
意大利面（全麦）	48±5						
米粉	53±7						
乌冬面	55±7						
古斯米	65±4						
乳制品及其替代品		**豆类**		**零食**		**糖**	
食物	GI 值	食物	GI 值	食物	GI 值	食物	GI 值
全脂牛奶	39±3	鹰嘴豆	28±9	巧克力	40±3	果糖	15±4
脱脂牛奶	37±4	豆角	24±4	爆米花	65±5	蔗糖	65±4
冰激凌	51±3	扁豆	32±5	薯条	56±3	葡萄糖	103±3
水果酸奶	41±2	大豆	16±1	软饮料/苏打	59±3	蜂蜜	61±3
豆奶	34±4			米饼/薯片	87±2		
大米乳	86±7						

注：数据为不同实验室的研究结果，数值表示方式采用平均值±标准误差。

资料来源：Atkinson et al., 2008.

现有研究表明，高 GI 食物比低 GI 食物更容易引起靶组织胰岛素敏感度降低，造成胰岛素抵抗。低 GI 食物可以延缓葡萄糖的释放，因此可以降低血糖峰值，减少机体对胰岛素的需求，从而降低胰岛素抵抗，改善人体血糖、甘油三酯、尿 C 肽水平等。因此，长期低 GI 饮食能够帮助糖尿病患者改善血糖的控制能力。《中国 2 型糖尿病膳食指南（2017）》中明确建议糖尿病患者在选择主食时参考 GI

和 GL 两个参数，并提倡选择低 GI 的主食。应当注意的是，选择含碳水化合物的食物不应该仅仅以 GI 或 GL 为基础，还应该考虑食物的能量密度以及营养素组成特点，综合评价食物对机体健康的影响。

6.2.2　血糖生成指数的计算法

1. 食物 GI 加权法

食物 GI 加权法是计算食物 GI 值的经典方法。在已知每种食物 GI 的前提下，通过加权方式，计算一餐膳食的 GI 值。该方法主要考虑碳水化合物的种类和含量。

$$\text{一餐膳食GI} = \sum \frac{\text{食物GI} \times \text{该食物碳水化合物含量}}{\text{该餐碳水化合物总量}}$$

但是，这一方法对 GI 值的预测能力有限。例如，一项在澳大利亚进行的食物 GI 预测试验发现，将 7 种食物及这 7 种食物组合成的 3 种餐食进行人体 GI 的测定，加权法得到的结果比实际测定结果要高 12～19 个 GI 单位值。其原因在于食物对血糖应答因素的影响是多方面的，包括：①碳水化合物的含量；②食物的结构，如淀粉的组成，脂肪、蛋白质、膳食纤维等的含量，抗营养素的存在等；③食物的加工方式，如烹饪方式、食物颗粒的大小等。这些因素在食物的消化、吸收过程中均通过不同的机制发挥作用，影响血糖应答（Dodd et al., 2011）。因此仅依靠简单的加权法计算 GI 存在较大缺陷。

改良的食物加权法如下：

$$\text{一餐膳食GI} = \sum [1.5 \times \text{GI} \times (1 - e^{-0.018 \times \text{GAvCHO}}) + 13]$$

其中，GAvCHO 为这一餐中摄入的可利用碳水化合物的含量，单位为 g；GI 为单一食物 GI 值。在正常受试者中，该法可以解释 90%左右的混合膳食引起的平均葡萄糖反应变化，相比改良前的加权法预测准确度有了很大的提升（Wolever et al., 2006）。

2. 混合膳食加权法

在一项随机交叉饮食试验中，研究人员为 28 名健康青年男子提供 13 份在能量和宏量营养素上有很大差异的早餐和一份对照餐，并通过回归分析得出 GI 预测模型：

$$\text{GI} = \frac{1}{(0.0057 \times \text{碳水化合物} + 0.0005 \times \text{脂肪} + 0.0006 \times \text{蛋白质})}$$

试验结果发现，预测模型和 GI 之间没有关联性，计算法并不能准确预测混合膳食模式下的 GI 值（Flint et al., 2004）。我国的膳食构成有别于欧美国家，以植物性食物为主且食物种类和搭配更加丰富，因此国外的研究结果可能并不适用于中国人群。为此，中国疾病预防控制中心营养与食品安全所构建了一系列我国特色的餐后 GI 预测模型，包括产能营养素的 GI 模型、理化因素的 GI 模型、膳食全因素的 GI 模型和简化 GI 模型等，并评估了膳食成分、理化特性、加工等因素对 GI 的权重贡献（刘静，2008）。

（1）产能营养素的 GI 模型：GI=48.84−1.26×蛋白质−0.1×脂肪+0.43×碳水化合物−0.89×膳食纤维。该模型可解释 47%的 GI 变化，其中，碳水化合物是 GI 值最大的影响因素，其次为蛋白质和膳食纤维，脂肪的作用无统计学意义。

（2）理化因素的 GI 模型：GI=67.02−19.02×蔬菜水果−35.27×乳类豆类−16.97×饮料+12.38×精制糖−8.11×烹调方式。该模型可解释 50%的 GI 值变化，食物颗粒大小、谷类薯类均未能纳入模型。

（3）膳食全因素的 GI 模型：GI=(8.01−0.04×蛋白质+0.01×碳水化合物−0.06×膳食纤维−1.14×蔬菜水果−1.83×豆类乳类−1.10×饮料−0.43×煮−0.57×混合食物−0.03×脂肪)^2。该模型可解释 60%的 GI 值变化。

（4）以全因素 GI 模型为基础的简化 GI 模型：GI=64−0.6×蛋白质−0.3×脂肪+ 0.2×碳水化合物−0.9×膳食纤维−16×蔬菜水果−23×豆类乳类−16×饮料 − 6×煮−9×混合食物。该模型的预测平均误差为−0.5，标准误差为 13.97，GI 值高低分类判断正确率为 81.2%。

6.2.3　模拟消化法预测血糖生成指数

体外胃肠模拟消化法是指在实验室环境下，模拟实际生物体内消化过程的一种方法，一般主要有三种研究阶段。

（1）在体外通过分别模拟口腔、胃、肠等消化器官的环境，从而模拟人的消化。这是一个半连续化的过程，通过分别添加口腔、胃部、肠部模拟液来模拟消化环境，采用搅拌机模拟口腔的咀嚼，摇床模拟胃肠道的蠕动，是一个基于人体的生理条件建立起来的系统。

（2）在上一阶段的基础上，增加了模拟吸收的装置，如超滤膜或者透析袋。

（3）采用 Caco-2 细胞，观察细胞对消化后营养素的吸收、传送过程。

上述方法综合考虑消化酶的存在及浓度、pH、消化时间和离子浓度等因素，模拟实际人体内的生理条件。这些模型通常为静态模型，即每一步消化过程中膳食与酶、盐、胆汁酸等的比值恒定的模型。也有一些计算机化的复杂模型，如荷兰 TNO 胃肠道模型、英国食品研究所或法国 INRA3 的模型、我国中粮营养健康研究院的仿生模拟消化系统模型。这些模型增加了动态的考量，如消化食物的运输、变化的酶浓度和 pH 随时间的变化等，具体介绍可参考本书 8.2 节。

由于人类消化过程的复杂性，虽然体外淀粉消化率法在预测高淀粉食品的 GI 方面较为成功，但仍然不能替代人体 GI 值的测定。且目前尚无国际标准对离体淀粉消化率检测方法进行规定，不同模型使用的消化参数存在显著差异。主要体现在：初始食物分解过程的差异、消化酶的数量和类型的差异、pH 的差异以及使用非限制性（试管）或限制性（透析袋）系统的差异等几个方面。此外，数据的处理方式也各不相同，这就使得跨研究的结果比较和结果推论受到了限制。

尽管如此，体外模型具有条件可控、重复性好、易于在感兴趣的部位取样、可同时测定多个样本等优点，使得其非常适合于机制研究和假设构建以及产品配方的优化，是一种更快、更经济有效的方法，它可以规避体内试验的伦理学限制、耗时长、成本高等缺点，已经成为当前食物消化研究的趋势。

为了优化并固定模拟食物消化的条件，来自 32 个国家从事消化领域研究的 200 多名科学家组成了一个国际工作小组。该小组意识到，制定一套接近人体生理状况、实用、可视的为解决各种研究问题的基本方法是势在必行的，虽然实际使用过程中可能需要对这个方法进行或多或少的修正。例如，模拟婴儿或老年人的消化时，可能需要在酶浓度上进行调整，或者使用动态模型来更准确地模拟体内条件。

图 6-5 列出了该组织提供的模拟体外消化方法的流程图，包含了口腔、胃部和肠部三个消化阶段，并对各阶段消化液中所含无机离子、消化时间、消化 pH

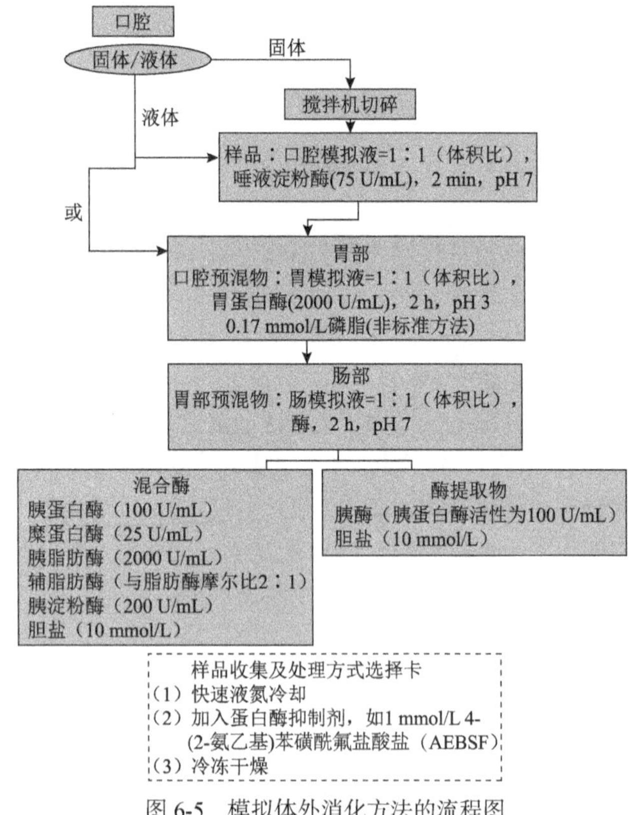

图 6-5　模拟体外消化方法的流程图

等因素均进行了建议，是一个较为完善的三步静态消化模型。表 6-2 给出的是基于人体体内实际数据，推荐的模拟唾液（SSF）、模拟胃液（SGF）和模拟肠液（SIF）中电解质的浓度（Minekus et al., 2014）。

表 6-2　模拟唾液、模拟胃液和模拟肠液中电解质的浓度

成分	模拟唾液/（mmol/L）	模拟胃液/（mmol/L）	模拟肠液/（mmol/L）
K^+	18.8	7.8	7.6
Na^+	13.6	72.2	123.4
Cl^-	19.5	70.2	55.5
$H_2PO_4^-$	3.7	0.9	0.8
HCO_3^-,CO_3^{2-}	13.7	25.5	85
Mg^{2+}	0.15	0.1	0.33
NH_4^+	0.12	1.0	—
Ca^{2+}	1.5	0.15	0.6

静态模型对于研究特定条件下单一基质或简单膳食的消化是有用的，但是静态模型缺乏对真实酶底物比、pH 分布、转运时间和消化产物的吸收排出等方面的模拟，因此对体内物质利用率（如实际通过肠壁的吸收情况）的准确预测是有限的。在使用静态模型时，应根据其预期用途，对方法进行准确性和重复性的验证，并在此基础上确定方法的适用范围及参数。

除应用条件造成的局限性外，消化物的处理方式、试验设计和结果分析方法都对消化的评估有很大的影响。例如，物质已消化部分和未消化部分应该得到充分的分离，而离心步骤只能分离出密度足够大的不溶性未消化物质，且未消化的化合物也可能是不易于离心的胶体形式，因此，超滤或透析可能是更好的选择。

另外，若试验采用流程图中的酶系，通过分析游离葡萄糖、氨基酸或脂肪酸来观察宏观营养素的消化率也是不合适的，因为胰腺的消化并不彻底。需要额外添加淀粉葡萄糖苷酶或者肽酶来完成淀粉或蛋白质的消化。而脂质的消化分析通常在固定的 pH 条件下进行，假设生成的脂肪酸含量与中和它的碱量相等，可通过连续添加 Ca^{2+}离子的形式，将产生的游离脂肪酸皂化、沉淀，以克服其对未消化部分的抑制作用。

6.2.4　餐后血糖负荷试验

1. 血糖负荷试验简述

血糖负荷试验主要是依据 GI 值的概念，测定人体食用含有 50 g 碳水化合物的食物后血糖变化情况。虽然人体试验过程烦琐且涉及伦理学审批，但是它仍然是计算 GI 值最主要和最精确的方法，也是目前国内外测定食品 GI 的标准方法。

想要指导人群根据 GI 选择食品，首先需要获取每种食品 GI 的信息。几十年来，各国科学家和专业机构在 GI 测定的标准方法上做了很多探索。目前 GI 测定的主要参考标准为澳大利亚在 2007 年出台的 AS 4694—2007 Glycemic index of foods，还有一些国际组织如 FAO/WHO 和 ISO 分别发布的 Carbohydrates in human nutrition（1998 年发布）和 ISO 26642：2010 Food products-determination of the glycaemic index（GI）and recommendation for food classification（2010 年发布），以及 Brouns 实验室颁布的有关食物中 GI 测定的标准（Brouns et al., 2005）。2019 年 6 月，我国卫生健康委员会发布了推荐性卫生行业标准 WS/T 652—2019《食物血糖生成指数测定方法》，该标准为我国首次颁布检测 GI 的全国性标准。

人体试验测定 GI 的方法受到多种因素的影响，包括受试对象身体健康状况、受试人数、测试前饮食状况、运动及用药情况、参考食物和被测食物中可利用的碳水化合物含量、测试程序中的频次、葡萄糖监测方法及数据处理等（表 6-3）。在试验过程中应尽量减少这些影响因素的干扰。需要说明的是，虽然血糖负荷试验都是在健康人身上完成的，但是它的结果对糖尿病或其他病理人群同样适用，因为人体对食物的消化吸收及血糖反应在大趋势上是相同的。

表 6-3　人体试验测定 GI 不同方法对比表

方法分类	方法内容	ISO 26642：2010	AS 4694—2007	FAO/WHO 标准	Brouns 实验室标准
受试者要求	至少 10 名健康人	√	√	√	√另建议同时包含男性和女性
	用药和其他身体要求	√	√	√	√
食物及参照物要求	10～50 g 可利用碳水化合物	√	√	√	√
	参照物应与被测物有相同的可利用碳水化合物含量	√	√	√	√
	以 50 g 无水葡萄糖为参照物	√	√	√	√
	同一组内参考食物的血糖变异系数的要求	≤30%	≤40%	≤30%	≤30%
试验方案	伦理委员会审批	√	√	√	√
	受试者签署知情同意书	√	√	√	√
	试验前 10 h 禁食禁水；试验前一天禁酒；试验当天早上无剧烈运动	√	√	√	√

续表

方法分类	方法内容	ISO 26642：2010	AS 4694—2007	FAO/WHO 标准	Brouns 实验室标准
试验方案	空腹血糖 5 min 测定两次取平均值	√	√	—	—
	完成进食并适当饮水	√	√	√	√
	在 15 min、30 min、45 min、60 min、90 min、120 min 分别采血	√	√	√	√
	推荐采手指毛细管血样	√	√	√	√
	对使用仪器变异系数的要求	＜3.6%	＜3%	—	—
计算方法	采用 IAUC 计算曲线下面积	√	√	√	√
	计算结果为受试者平均 GI 值	√	√	√	√

注：—为方法中未明确规定；IAUC 为增加曲线下面积。

2. 不同标准方法之间的差异

1）受试者的情况

理想的情况下，GI 的测定应该在一个相对较大的人群基数下进行，但考虑到操作的成本及可行性，各方法均认为完成至少 10 例或以上受试者的测定即可认为结果有效。为消除因生理或病理状态对结果造成的影响，选用的人群一般建议为健康人。虽然现有研究未发现由性别引起的血糖应答差异，但也有方法建议人群中应同时包含男性和女性。受试者应无食物过敏或不耐受情况，且未服用已知会影响血糖耐受情况的药物。ISO 26642 中对人群的用药情况有了更细化的要求，明确了一些可以使用的药物，包括口服避孕药、阿司匹林、甲状腺素、维生素、矿物质或者治疗高血压和骨质疏松的药物，禁止服用的药物有抗高血糖药、胰岛素、类固醇、蛋白酶抑制类药和抗精神病药等。

2）参比食物的选择

测定 GI 值需要参比物，ISO 26642 对参考食物的范围进行了扩展，由原来的无水葡萄糖，扩展到一水合葡萄糖、白面包及其他含有稳定 GI 值的碳水化合物食品。同时明确了无水葡萄糖以外食物的换算方法，如白面包的 GI 值为 71，所测食物血糖应答为白面包的 80%，则其 GI=80×0.71=56.8≈57。由于市售白面包的组成形式不固定，因此多数研究采用葡萄糖或者一水合葡萄糖作为参比物。试验时将 50 g 无水葡萄糖或 55 g 一水合葡萄糖溶于 250 mL 水中，冷藏，于 72 h 内饮用即可。

3）被测物中成分的测定

GI 计算公式中的碳水化合物指的是可以被人体消化吸收利用的碳水化合物。ISO 26642 与 AS 4694 均对碳水化合物的定义和计算方法进行了说明，明确抗性淀粉不属于能生成血糖的碳水化合物，应在总碳水化合物中减去，同时对不可消化的碳水化合物内容进行了说明，见表 6-4。部分机构在实施过程中也会直接采用营养成分表上的数据。

表 6-4　不可消化的碳水化合物

碳水化合物类别	名称
不可消化的低聚糖	果聚糖（低聚果糖、菊糖） 棉子糖、水苏糖 低聚半乳糖、低聚木糖
不可消化的多糖	纤维素及其衍生物 羟丙基纤维素 甲基纤维素 阿拉伯木聚糖、阿拉伯半乳聚糖 果胶 *β*-葡聚糖 抗性淀粉 抗性糊精 瓜尔胶、阿拉伯树胶、结冷胶、角叉菜胶等 葡聚糖

目前国内和国际上关于膳食纤维和抗性淀粉的检测方法见表 6-5。

表 6-5　国内外膳食纤维和抗性淀粉检测相关方法

类别	方法号及方法名称
国际方法	AOAC 2002.02《淀粉与植物性基质中的抗性淀粉　酶消化法》 AOAC 2001.03《测定特定食品中的总膳食纤维　抗性麦芽糊精酶重量法和液相色谱法》 AOAC 991.43《膳食纤维的测定》 AACC 32-40.01《淀粉与植物性基质中的抗性淀粉酶消化法》
国内方法	GB 5009.88—2014《食品安全国家标准　食品中膳食纤维的测定》 GB/T 22224—2008《食物中膳食纤维的测定　酶重量法和酶重量法-液相色谱测定》（部分有效）

若测试物为水果等碳水化合物含量较低的食物，可能 50 g 碳水化合物对应的食物体积会非常大（图 6-6），不适宜一餐食用，可酌情将碳水化合物含量降低为 25 g，最低不得低于 10 g。

约一小碗米饭
一块个头偏大的土豆
60颗樱桃
14条鲫鱼

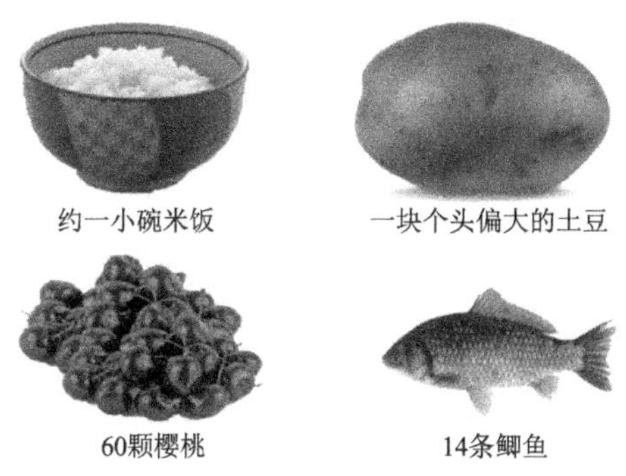

图 6-6　50 g 碳水化合物对应的四种常见食物

食品应按照食品标签上的说明进行制备，若谷物早餐类的产品需要添加牛奶，应用等量水替代。对于成分相同而口味不同的产品，可分别选取 5 人进行测试，若两组结果无显著性差异，则可以用 10 人的 GI 平均值作为两种产品的 GI 值。

若食物的产品配方发生变化，从而导致产品中宏量营养素含量发生了改变，或食品的加工方式发生了改变，或浓度、渗透压、酸度和其他物理、化学因素发生了变化，则该食物的 GI 值需要重新测定。

4）测定过程

受试者一般应在 12～14 min 将食物吃完并额外饮水 250 mL，但 ISO 26642 规定只需保证试验期间饮品的一致性，饮用水、咖啡或茶（可根据需要添加 30 mL 牛奶和非营养型甜味剂）均可。采血通常推荐采血量少、稳定性和重复性更好的采手指毛细管血样的方式，使用静脉全血或静脉血浆也可以，但无论采用哪种方式，应保证整个试验实施过程中采血方式的一致性。AS 4694 建议每个时间点采血两次，而 ISO 26642 要求一次即可。要注意的是，并不是所有市售血糖仪都可以用于测定，使用的血糖仪应经过校准，以保证其结果的可靠性。AS 4694 和 Brouns 建议用血糖仪检测标准溶液时，其变异系数应小于 3%，而 ISO 26642 将这一标准放宽至 3.6%。ISO 26642 建议三个月完成三次针对参考食物的测定，至少为两次；其他标准均要求三个月内完成三次测定。AS 4694 要求同一组内参考食物的血糖变异系数不高于 40%，而 ISO 26642 则要求不高于 30%，若大于规定变异系数，则应复测直至达标。

GI 定义中的曲线下面积（AUC）有两种表示方法，一种是总 AUC（TAUC），指的是在血糖为零以上的曲线下面积，它表示的是试验过程中的平均血糖浓度；另外一种是 IAUC，指的是在空腹血糖水平以上曲线下面积，当血糖水平低于空腹血糖水平时，低的部分面积不计。目前大部分 GI 的数据是以 IAUC 来计算的，计算时依据梯形或三角形规则进行，如图 6-7 所示。

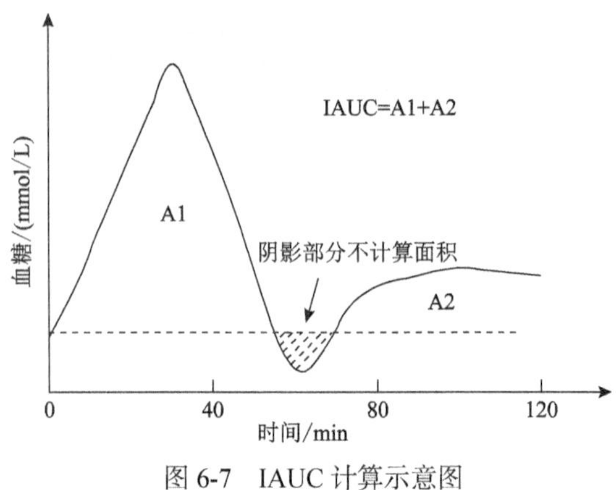

图 6-7　IAUC 计算示意图

6.2.5　食物理化特性对血糖的影响

食品经过加工和烹调，其质构、营养特性均会发生变化，对血糖反应的影响亦然。表 6-6 列出了影响食物中淀粉消化率的一些因素，同时也是影响食物与膳食的 GI 以及人体血糖反应的因素。

表 6-6　淀粉消化率的影响因素及其作用机制

影响因素	作用机制
淀粉	直链/支链淀粉比例越高，淀粉的消化率越低
	淀粉的糊化程度越低，淀粉颗粒越紧密，消化率越低
食物的物理形式	颗粒越大，食物的纤维包衣、细胞壁越完整，消化酶进入淀粉内部的概率降低，在烹调过程中不易糊化，消化率低
	半成熟的、生的食物，淀粉消化率通常比成熟的食物低
其他	β-葡聚糖或其他黏性纤维作为物理屏障，增加了肠道内容物的黏性，减缓食物的消化和流动过程，限制了食物和消化酶的接触，从而降低消化率
	蛋白质、脂肪含量的增多通常可以降低胃排空率，导致食物的消化率降低
	果糖和乳糖有比葡萄糖或者蔗糖更低的 GI，且糖的添加会限制水与淀粉的结合，从而限制淀粉的糊化，降低消化率
	食物中的植酸、多酚、多糖等因子会抑制 α-淀粉酶的活性，降低消化率
	食物中的酸性物质可以降低胃排空能力，降低消化率

1. 淀粉的消化性能与结构

淀粉是食物中重要的供能物质，也是大米、小麦等我国主要粮食作物中碳水化合物最主要的存在形式。研究发现，淀粉在结肠菌群产生的复杂酶体系下被催化水解后，才最终被完全消化，英国科学家 Englyst 将这种不能被上消化道降解的淀粉定义为抗性淀粉。同时，依据淀粉在人体内消化速率的差异，依靠体外模拟消化技术，将食物中的淀粉分为以下几种（图 6-8）。

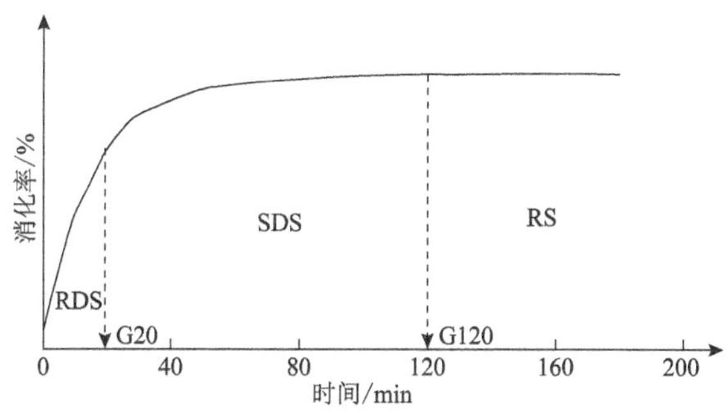

图 6-8　RDS、SDS 和 RS 定义示意图

（1）快消化淀粉（RDS）：即 20 min 内可以被消化酶转化为葡萄糖的淀粉。这部分淀粉在体内会被迅速分解、消化和吸收，易刺激餐后血糖升高。

（2）慢消化淀粉（SDS）：即 20～120 min 内可以被消化酶转化为葡萄糖的淀粉。SDS 有助于维持餐后血糖平稳变化，被认为是一种可用于制造高品质食品的功能型原料。机械加工、热处理、酶处理、贮存方式等均可改变食物中 SDS 含量。

（3）抗性淀粉（RS）：120 min 都未能被降解的淀粉，不能在小肠中被吸收，但可在大肠中被微生物发酵，从而产生益生作用。抗性淀粉有类似膳食纤维的性质，但对产品的质构和口感影响较小，因此也被越来越广泛地应用到食品工业中。

淀粉按其结构可以分为直链淀粉和支链淀粉，如图 6-9 所示。直链淀粉中葡萄糖以 α-1,4-糖苷键紧密结合连接成直线形式，淀粉颗粒较小，分子排列规整，与消化酶结合的位点少，且水分子难以进入，导致其消化和糊化较难。支链淀粉是具有随机叉点的淀粉分子，分支点由 α-1,6-糖苷键连接，其余由 α-1,4-糖苷键连接，与酶的接触位点多且有较多的空隙，更容易被消化和糊化。

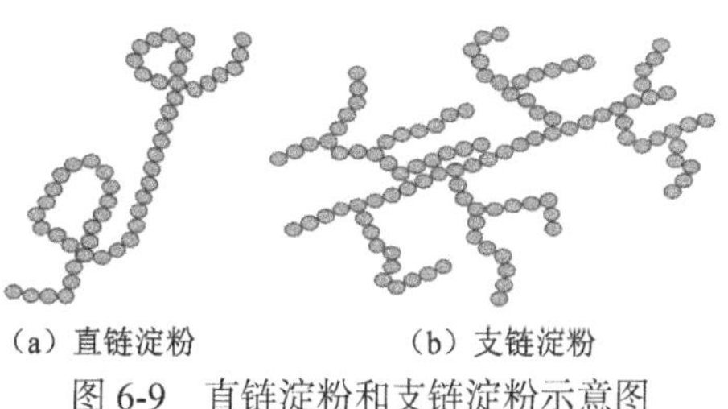

图 6-9　直链淀粉和支链淀粉示意图

因此直链淀粉含量高的食物通常拥有较低的 GI，如豆类、高直链玉米淀粉。而大多数谷物类食品直链淀粉的含量一般只有 20%～30%左右，其余均为支链淀粉，GI 也较高。

2. 蛋白质/脂肪

蛋白质对淀粉有包埋作用，从而限制了淀粉与消化酶的接触，使淀粉难以消化吸收。高脂肪的食物，如核桃、奶油和曲奇饼干等，相比白面包和煮马铃薯反而拥有较低的 GI，这是因为脂肪能够延缓胃排空，同时与淀粉形成复合物，从而减缓淀粉的消化速率，降低餐后血糖反应。这也从另一个角度说明，低 GI 的食物并不等同于健康食物，需要多角度的考量。

3. 膳食纤维

膳食纤维是一类不能够被人体消化吸收的非淀粉多糖。虽然人体消化液没有水解膳食纤维的能力，肠道微生物却可以加以利用，将其转化为人体所需的物质。

膳食纤维在食物中与淀粉共存，也经常以添加剂的形式加入食品以改善其理化或营养特性。多数研究认为，膳食纤维的添加在一定程度上会抑制淀粉的消化，从而降低食物的 GI 值。β-葡聚糖就是一种常见的可溶性膳食纤维，在大麦、燕麦、青稞等作物中含量丰富。有研究发现，食物中 β-葡聚糖含量越多，延缓淀粉消化效果越显著。这是因为 β-葡聚糖溶液具有较高的黏度，易形成凝胶覆盖在淀粉颗粒表面，从而阻碍消化酶与淀粉颗粒的接触，减缓和抑制淀粉的消化。此外，这种高黏度的环境也会影响消化酶的构象，抑制其活性。

4. 其他成分

食物中的多酚、多糖等功能性成分会抑制淀粉酶活性，减缓淀粉在小肠的消化速率，抑制葡萄糖的吸收。无论在健康人或糖尿病患者中，GI 都与食物中的多酚摄入量呈负相关。

食物的酸碱度也影响 GI 值。有报告指出，含有醋或柠檬汁的沙拉可显著降低血糖，这种作用强度似乎与酸度有关，因为乳酸和丙酸也能降低 GI。

另外，糖的性质不同，GI 也不同。葡萄糖的 GI 为 100，蔗糖、果糖、乳糖和麦芽糖的 GI 分别为 65、23、46 和 105。可见，很多糖的 GI 要比白米饭、白面包低，简单地把糖作为糖尿病的罪魁祸首是错误的，应更多关注碳水化合物的组成，用复合碳水化合物替代简单碳水化合物。

5. 食物的加工方式

淀粉在食品加工及贮存过程中较易发生变化，加工前的淀粉分子之间相互紧密结合，机体难以消化。但在水和热的同时作用下，淀粉分子逐渐吸水膨胀甚至破裂，这就是淀粉的糊化过程，也是把生米煮成熟饭的过程（图 6-10）。

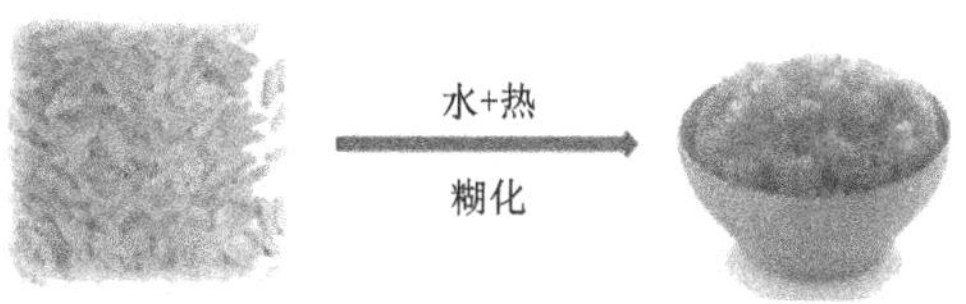

图 6-10　淀粉的糊化

糊化后的淀粉具有较大的空隙，更容易接触消化酶，也更容易被消化吸收从而导致血糖升高。当食物的颗粒大小发生变化时，其 GI 值也会受到影响。颗粒越小，与酶接触的表面积越大，越容易被降解。例如，在等量碳水化合物的前提下，精制谷物比整粒天然谷物的 GI 高，马铃薯泥的 GI 值比完整马铃薯的 GI 值高了 13%。生香蕉和苹果比熟香蕉和苹果汁有较低的 GI 值，如图 6-11 所示。

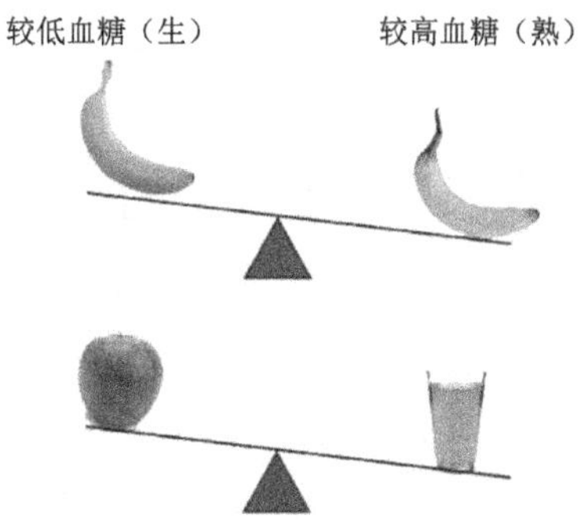

图 6-11　生香蕉和苹果比熟香蕉和苹果汁有较低的 GI 值

6.3　功能因子筛选与评价技术

6.3.1　信息挖掘与系统综述法

1. 文献调研

文献调研是了解研究对象的第一步。围绕着拟研究的对象，调研的内容一般包括如下部分：历史背景、加工工艺、健康功效及研究证据等级、功效机制、主要功能成分、量效关系、安全性、产品现状等。文献的来源主要是：①综合性文献数据库，如 MEDLINE、EMBASE；②专业数据库，如专业小组资料库、中医药库；③可信的商业数据库；④通过重要网站及会议挖掘信息，提取有用信息，或与作者联系（卫茂玲和谭志娟，2017）。

不同类型的文献记载，可提炼不同的信息。例如，传统典籍及数据库，对可能存在的功效、安全性及适用人群等信息通常记录比较完整，可以作为研究的出发点。安全性及不良反应的报道，有助于判断研究对象是否有进一步开发的价值。关于成分的理化研究，有助于充分认识研究对象的自身特点。流行病学研究，通常观察研究对象与特定健康问题的关联性，为因果关系的研究提供参考。临床前动物研究及临床研究，通常用于判定研究对象是否具有特定的功效，并描述其起效的剂量范围、食用方法，其中高质量的研究有助于确认因果关系。体外生物化学及分子生物学研究、虚拟计算研究、临床前动物试验以及临床研究中与机制相关的部分，通常用于解释研究对象及其功能成分发挥特定功效作用的生物学机制。另外，还要关注关于品种、加工工艺、贮存过程、食用方式等与研究对象成分、活性的关联，考察可能的影响因素。

从功能性的判定来看，只有当研究对象具有如下特点时，才能表明现有研究已经足以描述其功能性：①明确的食物成分或者组成特征；②明确的活性或功能；③科学证据完整、一致；④对于发挥功能的条件具有明确的描述和限定（如使用方法、量效关系等）。其中，关于科学证据的分析，常使用循证医学工具。2001年，英国牛津大学循证中心制定了证据分级标准。2004 年，世界卫生组织等 19 个国家和国际组织的 67 名临床指南专家、循证医学专家和主要标准制定者及研究人员共同制定了 GRADE 系统，即“推荐分级的评价、制定与评估（Grading of Recommendations Assessment，Development and Evaluation）”。

需要指出的是，我国丰富的食药用植物资源大多数停留在典籍记载的层面。在食品研究领域，大量原料或成分缺乏现代药理学和医学研究。但不能因为缺乏充分的证据判定其没有功能性，而只能说，现有研究的证据不足，需要更多科学研究的投入。

2. *法规信息分析*

由于功能因子的应用应符合所面向地区法律法规的要求，检索各国法规的记录是必需的。一方面，可以优先选择符合法规要求的，对已允许进行健康声称的对象予以进一步开发；另一方面，对于新发现的功能因子，根据法规要求，开展功能性和安全性研究，以获得合法的健康功能声称。

各国对申报健康声称的要求不尽相同，但总体来说，其所描述的对象应该是一种可以指明或测量的物质，其所声明的主题应该是具体的疾病或健康问题；在此基础上，评估科学证据的完整性和一致性。美国 FDA 要求对研究类型、研究质量、支持和反对声明的证据数量、与特定人群的相关性、研究结果的可复制性、证据的连贯性进行考察。欧洲食品安全局也认为，明确的食物成分组成、声称的功效与人体健康的相关性、声称科学证据的完整性与一致性、声称使用条件的完备性是必需的。

我国没有与 GI 相关的功能声称。最接近的保健品声称为辅助降血糖。目前该功能的评价方法正在征求意见中。根据有关文件，该功能声称要求受试品通过改善胰岛素抵抗，对 2 型糖尿病人群和模型动物有益，但不影响正常动物的餐后血糖。这不等同于低 GI 的定义。

根据 FDA 要求，健康声称必须具备某一物质和某一疾病两大要素，并且以所有公开可获得的科学依据为基础。健康声称被通过后，可以按照规定进行使用。但是，目前 FDA 尚未允许任何物质进行调节餐后血糖的健康声称。

欧洲食品安全局允许部分食品原料做与糖代谢健康有关的声称。符合这一声称要求的对象包括：小麦胚乳中提取的阿拉伯木聚糖、来源于燕麦或者大麦的 β-葡聚糖、羟丙基甲基纤维素、抗性淀粉等。每项声称都有一定的使用条件，如食用方式、食用量等。

加拿大卫生部所接受的健康声称中，有一项是“多糖复合物降低餐后血糖反应”。声称相关文件详细描述了支持声称的科学证据。

日本厚生省允许下列类型的食物成分进行与血糖相关的健康声称：难消化糊精、小麦白蛋白、番石榴茶多酚、L-阿拉伯糖等。允许食糖声称 GI 功能，如“寡糖有助于维持良好的 GI”等。

澳大利亚新西兰食品标准局（FSANZ）允许 GI 和 GL 的营养声称。澳大利亚新西兰相关法规分为营养声称和健康声称。健康声称又分为一般健康声称和高级健康声称。一般健康声称指的是食物或食物成分一般的健康价值，不与疾病关联。而高级健康声称则与疾病或者疾病标记物相关。

3. 基于文本挖掘的文献信息分析

文献文本挖掘，是近年来发展起来的一种对文献关键信息进行分析的技术。利用该技术挖掘并分析糖尿病有关功能性食品和功能因子的研究信息，有助于提高文献检索的效率。例如，申请号为 CN201811210771.8 的发明专利“食药用植物的功能成分评估方法及机器可读存储介质”中，设计了一种用于获取食药用植物及相关物品科研数据的文本挖掘算法。以茶与糖代谢研究为例，以“tea”和“diabetes”为关键词，在 PUBMED 数据库检索与茶和糖代谢相关的研究性论文，并获取文献摘要；计算机按照茶叶类别、成分、生物学机制等提供的关键词，基于文献摘要的文本，对每篇研究性论文进行解读分析。根据分析结果，认为基于现有研究，不同茶叶改善糖代谢的主要功能成分存在差异。绿茶以儿茶素为主要功能成分，乌龙茶和红茶主要关注儿茶素、茶黄素和茶红素；黑茶则主要关注茶多酚、咖啡因和茶多糖。同样基于关键词信息提取，发现大多数茶叶研究关注 2

型糖尿病及其相关症状。绿茶与胰岛素系统，白茶与糖尿病前期，乌龙茶、红茶与餐后血糖，黑茶与餐后血糖和胰岛素系统，是不同茶类目前改善糖代谢的不同关注点，说明其作用机制和适用人群存在差异；这一差异性与功能成分的组成有关（应剑等，2018）。

6.3.2　体外快速筛选法

在功能性食品研究领域，与糖代谢健康相关的酶生化模型主要有：α-葡萄糖苷酶抑制模型、α-淀粉酶抑制模型、DPP-4 抑制模型、体外模拟消化模型等。

1）α-葡萄糖苷酶抑制模型

α-葡萄糖苷酶存在于小肠黏膜层的刷状缘，是糖苷水解酶 GH31 家族的一员。其主要功能是水解葡萄糖苷键，释放葡萄糖。因此，α-葡萄糖苷酶抑制剂可以延缓碳水化合物的消化和吸收，使餐后血糖峰值降低并后移；进而使空腹血糖和糖化血红蛋白值下降。阿卡波糖是糖尿病药物中最知名的 α-葡萄糖苷酶抑制剂，建议在功能性食品及功能因子的评价中，作为阳性对照。

α-葡萄糖苷酶抑制试验可以购买商业化的动物胰酶，也可以从动物小肠上段中分离酶液。试验的底物可以是蔗糖或麦芽糖，也可以是糖的结构类似物，如对硝基苯基-α-D-吡喃葡萄糖苷。在进行高通量筛选时，宜用后者，以便于利用酶标仪进行检测分析。

α-葡萄糖苷酶抑制试验广泛应用于糖代谢健康功能性食品的研究，最主要的研究对象是食药用植物。多酚、黄酮、多糖等植物成分是天然产物研究对象，常作为药物研发的前体。因此，富含上述植物化学物质的食物，如苦荞等杂粮、紫薯等富含花青素的食物、小麦麸皮、茶、苦瓜等（屠洁，2015），往往可以作为针对糖代谢健康的候选功能性食品或者功能因子的来源。需要注意的是，研究发现，一些食药用植物的水粗提物，可能比单体表现出更强的抑制作用，可能是多种植物成分相互作用、协同作用的结果。

2）α-淀粉酶抑制模型

α-淀粉酶是由胰腺分泌的一种水解酶，以活性状态排入消化道，主要在肠道发挥作用。α-淀粉酶是作用于可溶性淀粉、直链淀粉、糖原等 α-1,4-葡聚糖，水解 α-1,4-糖苷键的酶。

由于 α-淀粉酶是碳水化合物消化过程中的关键酶，抑制其活性可以减缓碳水化合物的消化。但是，过度抑制 α-淀粉酶会导致中短链碳水化合物在腹部积累、发酵，产生腹痛、腹泻等不适反应，阿卡波糖即是一例。因此，α-淀粉酶往往不作为药物筛选模型，反而在抑制 α-葡萄糖苷酶的同时弱化抑制 α-淀粉酶的活性更为适宜。功能性食品的作用强度低于药物，对 α-淀粉酶产生较低程度的抑制作用，有助于降低人体对食物的血糖反应，所以 α-淀粉酶抑制模型广泛应用于食品研究领域。抗性淀粉、一些植物化学物质都有抑制 α-淀粉酶的作用。

3）DPP-4 抑制模型

DPP-4 是位于细胞表面的一种丝氨酸肽酶。其底物 GLP-1 在体内具有抑制血糖升高的作用，容易被降解而失活。DPP-4 抑制剂能够通过抑制 DPP-4 的活性，有效延长 GLP-1 半衰期，从而发挥调节血糖的作用。目前，DPP-4 抑制剂已经成为降糖药的开发热点之一。这一模型也可以用于食品功能因子的筛选及评价领域。

目前，国际上筛选 DPP-4 抑制剂的方法主要有以带荧光基团（AMC/AFC）的 Gly-Pro-AMC/AFC 为底物的荧光底物法和以甘氨酰脯氨酸对硝基苯胺（Gly-Pro-PNA）为底物的发色底物法。前者通过荧光分光光度计测定荧光值高低来确定酶活，相对快速，灵敏度高，但成本、技术和仪器要求均比较高；后者用普通酶标仪即可测定。

近年来的研究表明，海地瓜多肽可有效抑制 DPP-4 活性，具备体外降糖活性。中粮营养健康研究院在工作中，也发现了茶叶水提物对 DPP-4 具有抑制活性。

4）体外模拟消化模型

体外模拟消化模型，是模拟人胃肠道环境配制的消化液，内含淀粉酶、葡萄糖苷酶、脂肪酶等多种酶系，预测人体消化环境。详见本章 6.2 节。

6.3.3 细胞试验

细胞试验常见细胞模型有 Caco-2 葡萄糖转运模型、肝脏/肌肉/脂肪细胞胰岛素抵抗细胞模型、3T3-L1 前脂肪细胞分化及葡萄糖转运模型、脂肪组织和脂肪细胞葡萄糖转化模型、脂肪细胞葡萄糖转运模型、葡萄糖刺激的胰岛素释放试验、PPARγ 激动剂细胞模型等。

除 Caco-2 细胞模拟的小肠环境能与饮食消化物直接接触外，其他细胞模型均是模拟的食物成分入血之后的环境。因此，Caco-2 细胞结合体外消化系统评价葡萄糖的吸收最适合用于研究碳水化合物消化至单糖并吸收入血的过程，以及评价饮食干预的作用。其他细胞模型可用于食物成分或者组分的研究，或者用于功能性食品以及功能因子的功能初筛。为此，本节重点介绍 Caco-2 细胞模型。

Caco-2 细胞分离自结肠腺癌细胞，1989 年首次作为细胞模型被提出。分化成熟的 Caco-2 细胞可以形成致密的单细胞膜，其形态和功能均与小肠上皮细胞相似，其中，肠腔侧可以分化出小肠微绒毛结构，称为绒毛面 AP 侧（肠腔侧），基底侧可以分化出基底面 BL 侧（肠内壁侧，又称浆膜侧）。AP 侧可以分泌典型的小肠微绒毛水解酶，以及糖类、氨基酸、二肽、胆酸和细胞抑制剂等物质的转运载体，发挥物质转运作用。

Caco-2 细胞的培养方式分为两种，一种是常规培养方式，可以研究细胞对葡萄糖的摄取，模拟葡萄糖从肠腔进入细胞的过程；另一种是用 transwell 小室培养，用于研究葡萄糖的转运，模拟葡萄糖从肠腔吸收入血的过程。通过检测培养液中葡萄糖含量的变化，或者荧光标记物的变化，可直接对葡萄糖的转运程度进行评判。另外，检测 Caco-2 细胞上葡萄糖转运蛋白表达量的变化，可以考察食物成分对小肠上皮细胞转运功能的影响。

Caco-2 细胞的培养试验时间较长，目的是使细胞分化出试验所需的结构和功能。尤其在用 transwell 培养时，需要 20～23 d 的时间。为了确定 Caco-2 细胞模型是否建立成功，通常采用以下指标测定其完整性。①细胞形态观察：使用电镜或光学倒置显微镜观察微绒毛结构及细胞间的紧密连接是否形成；②在单细胞层培养的不同阶段，测定小肠刷状缘细胞标志酶碱性磷酸酶的活性；③常用跨膜电阻值作为判定单层细胞膜完整性的标志；④采用甘露糖、荧光黄和 PEG4000 等荧光或放射性漏出标志物，测量单细胞膜的跨膜通量；⑤采用辣根过氧化物酶测定 Caco-2 细胞的胞饮功能。

基于 Caco-2 模型研究发现，燕麦多酚剂量依赖性地降低葡萄糖的转运，说明燕麦多酚可能是燕麦调节血糖的重要成分（Li et al., 2017）。宁夏枸杞多糖也被发现可以通过抑制 Caco-2 细胞表达的 SGLT-1 来减少葡萄糖摄取（Cai et al., 2017）。针对石榴汁的研究则发现，石榴多酚在体外可以有效抑制 α-淀粉酶，但不能抑制葡萄糖在 Caco-2 细胞的转运，表明石榴多酚并不影响葡萄糖吸收的过程（Kerimi et al., 2017）。

但是，Caco-2 细胞模型也存在许多不足，因而无法完全模拟肠道环境。除 Caco-2 细胞表达的酶系和转运蛋白与小肠上皮存在差异外，该细胞模型缺乏分泌黏液的杯状细胞，无法模拟小肠上皮的中黏液层，也无法模拟肠道复杂的微生物环境以及免疫功能。为此，近年来根据不同的研究目的，涌现出多种以 Caco-2 细胞为主的衍生模型。

例如，将 Caco-2 细胞与杯状细胞 HT29-MTX 细胞共同培养以表达黏液层，并加入免疫样细胞 THP-1，甚至加入共生菌群，所构建的混合细胞培养模型，可以在体外更好地模拟小肠环境（Calatayud et al., 2019）。也有基于微流体技术的肠道芯片，可以模拟肠道内腔-毛细血管组织，将 Caco-2 细胞培养于内腔，再接入预先培养的细菌，形成宿主-菌群微生态系统，并模拟肠道的生物流体力学（Kim et al., 2016）。

6.3.4 虚拟计算法

1. 分子对接

分子对接原本是药物研究中所采用的计算方法，通过受体的特征以及受体和药物分子之间的相互作用方式来辅助开展药物设计。针对食物这一复杂体系进行研究时，借用分子对接方法，研究食物中的不同成分与糖代谢通路上靶蛋白的相互作用，有助于预测食物中发挥调节糖代谢作用的功能成分，了解其作用机制，以进行下一步的食品开发。

例如，申请号为 CN201811210771.8 的发明专利“食药用植物的功能成分评估方法及机器可读存储介质”中，关注 α-葡萄糖苷酶、α-淀粉酶、DPP-4、GLP-1 受体、SGLT-2 受体等与糖代谢过程紧密相关且已解析蛋白质结构的靶点，与茶叶中已被报道的代表性成分做分子对接。按照“与多个靶蛋白均有较强结合能力”和“针对单个靶蛋白结合能力较强”对茶叶化学组分进行排序。最终筛选出茶叶中的 23 个可能影响糖代谢的功能成分。结果表明，茶叶中的儿茶素、黄酮苷、皂苷等成分与其调节血糖的作用相关。其中，黄酮苷类成分的作用靶点最多，可能通过抑制淀粉消化、减少葡萄糖转运、促进胰岛素分泌等多通路发挥稳定餐后血糖作用。

2. 网络药理学

网络药理学是近年来发展起来的一种新型研究方法，适用于考察多成分复杂体系对机体多靶点的活性作用，因此被应用于中药复方的药理学机制研究。我国的药食同源物料通常以提取物的形式应用于最终产品，因此，这种复杂体系也适宜采用网络药理学方法予以分析。

一篇针对绿茶的网络药理学研究通过结构相似比对，预测多种茶多酚类物质可能的疾病靶标，并构建“成分-靶标-疾病”相互作用网络。研究发现，绿茶中的茶多酚类物质可以与糖尿病相关的 p53 信号通路和 2 型糖尿病通路上的多种靶蛋白相互作用，从而发挥多靶点调节糖代谢健康的作用（Zhang et al., 2014）。

以我国蜂胶中主要的黄酮类、酚酸及酯类成分为研究目标，利用网络药理学方法阐述蜂胶成分改善代谢性疾病的“多成分、多靶点”特征，发现 PPARγ、ESR1、ESR2、SIRT1、PTPN1 是蜂胶化合物总体作用概率最高的靶标，其中 PPARγ 是黄酮类化合物与酚酸类化合物的共同重要靶标。蜂胶中的黄酮类化合物是与改善糖脂代谢活性关联最为密切的一类物质，此外部分酚酸及酯类化合物也发挥了协同作用。蜂胶成分可能分别或者共同作用于糖脂代谢相关的多条通路，通过促进糖摄取、促进胰岛素分泌、改善胰岛素抵抗、促进脂代谢、抑制脂肪细胞分化等途径改善糖脂代谢（应剑等，2017）。

6.3.5　常见动物模型

试验动物模型是应用较广泛的功能模型。在糖代谢健康领域，主要采用大鼠和小鼠进行研究。需要注意的是，没有一种动物模型可以完全模拟人的情况。对于功能因子和功能性食品的功效评价，主要围绕其降低疾病风险、预防疾病或者延缓疾病进展的作用开展，模拟的是如下应用场景：①对于糖代谢异常，但还没有发展为糖尿病的人群，改善其糖代谢；②对于伴随有肥胖、高血脂等症状的人群，在调节糖代谢的同时减重或者降血脂；③对于已经患糖尿病的人群，稳定其餐后血糖，改善糖代谢，减少并发症的发生。因此，在选择动物模型时，应根据试验目标、试验条件选择适宜的模型进行研究，并注意造模的程度。对于以预防为主的饮食干预物，如果造模过重，则难以观察到其效果。

1. 药理学研究中与糖代谢相关的常见动物模型

（1）试验性糖尿病动物模型：包括四氧嘧啶诱导的糖尿病动物模型、链脲霉素糖尿病动物模型、隐球菌感染的试验性糖尿病动物模型、外科手术制备的试验性糖尿病动物模型（胰腺切除或者全胰切除）（李平平和申竹芳，2012；宋光明等，2012；秦川，2007）。

（2）自发性糖尿病动物模型：包括原发性糖尿病 BB 大鼠模型、原发性糖尿病中国地鼠模型、NOD 瘦型糖尿病小鼠模型、原发性糖尿病沙鼠模型、非胰岛素依赖性糖尿病（NIDDM）SHR/N-cp 大鼠模型、遗传性糖尿病 KK 小鼠模型、db/db 肥胖型糖尿病小鼠模型、遗传突变型肥胖小鼠模型、GK 大鼠模型、肥胖 Zucker 大鼠模型、NSY 鼠模型、转基因和基因剔除动物模型等。

2. 糖代谢异常分类与动物模型的选择

1）1 型糖尿病

研究主要采用试验性糖尿病动物模型。胰腺切除法是最早的糖尿病动物模型，但是目前几乎不用。链脲霉素法和四氧嘧啶法均是用化学物质特异性地破坏胰岛 B 细胞，从而导致糖代谢异常。自发性糖尿病模型中，中国仓鼠、BB 大鼠、NOD 瘦型小鼠等动物由于自身免疫等病因，胰岛 B 细胞受损，造成胰岛素缺乏；而且动物不肥胖，也用于研究 1 型糖尿病。

2）与饮食相关的糖代谢异常及 2 型糖尿病

试验性肥胖及糖尿病大鼠模型：给大鼠注射小剂量链脲霉素，造成胰岛 B 细胞轻度损伤，可以使大部分动物产生糖耐量异常。在此基础上，饲喂高热量饲料，可引起动物肥胖、高血脂、高胰岛素血症以及胰岛素抵抗等症状。

肥胖性胰岛素抵抗 MSG 动物模型：出生 2 d 的小鼠给予皮下注射大剂量 L-谷氨酰胺，损伤下丘脑；约 8 周开始出现肥胖，并表现出脂代谢异常、胰岛素抵抗等特征。该模型需要雌雄分别饲养。

自发性 2 型糖尿病模型：主要包括 ob/ob 肥胖小鼠模型、db/db 肥胖型糖尿病小鼠模型、KK 小鼠模型、NZO 小鼠模型、Zucker 大鼠模型等。这些动物大多数较为肥胖，且伴随有胰高血糖素以及胰岛素抗性，与人类的 2 型糖尿病较为相似。ob/ob 肥胖小鼠在 10～14 d 时，即表现为脂肪组织增加，脂肪细胞变大、数目增加；且活动量也有所降低；其成年动物超重的体重中，90%为脂肪；肥胖动物的肾、肝、脂肪及淋巴细胞膜的胰岛素受体都降低。db/db 肥胖型糖尿病小鼠在 1 个月时即开始贪食并发胖，进而血糖、胰岛素和胰高血糖素也升高；胰岛 B 细胞呈渐进性脱颗粒直至消失；动物超重部分均为脂肪，一般在 10 个月内死亡。KK 小鼠是一种轻度肥胖型糖尿病小鼠，杂交后形成的 KKay 小鼠和 T-KK 小鼠在 2 月龄时出现葡萄糖耐量异常和贪食，4～9 个月时出现明显的高血糖及胰岛素抵抗；3 月龄以上可能并发肾病。但是，这些动物的饲养要求较高，价格较贵。

3）糖尿病并发症模型

根据研究对象，采用链脲霉素诱发大鼠高血糖，继而并发神经病变，可以模拟糖尿病神经病变；利用高浓度半乳糖饲料饲喂大鼠，模拟糖性白内障；利用链脲霉素诱发高血糖，并在持续高血糖状态下引起糖尿病早期肾病；利用高糖饲料诱发 SHR/N-cp 大鼠肾病。

4）其他

除上述动物模型外，正常动物模型也用于糖代谢调控食品的功效评价。通常考察干预前后空腹血糖或者餐后 2 h 血糖曲线的变化。

我国保健品评价方法中关于辅助降血糖功能的评价，所允许使用的方案有两项。方案一：空腹血糖和糖耐量二项指标中一项指标阳性，且对正常动物空腹血糖无影响，即可判定该受试样品辅助降血糖功能动物试验结果阳性。方案二：空腹血糖和糖耐量二项指标中一项指标阳性，血脂（总胆固醇、甘油三酯）无明显升高，且对正常动物空腹血糖无影响，即可判定该受试样品辅助降血糖功能动物试验结果阳性。其中，方案一中采用四氧嘧啶或链脲霉素诱导造成胰岛损伤高血糖模型；方案二用地塞米松诱导胰岛素抵抗糖/脂代谢紊乱，同时应饲喂高热量饲料。但是，随着我国保健品监管机制的改进，评价方法正在进行更新，对评价方法的要求进一步提高。

6.3.6　人群研究

人群研究在所有研究中有着最特殊的意义，因为只有此类研究才能够对物质与人体疾病的关联得出科学结论。人群研究主要分为临床研究和流行病学研究。前者属于干预研究，后者属于观察研究（黄悦勤，2012）。

1. 干预研究

干预研究中，随机、对照试验被认为是证据等级较强的试验类型，可以就干预和结果之间的因果关系，提供令人信服的最佳证据。在此类试验中，干预组的受试者采用干预物质（即功能性食品或功能因子），对照组则采用安慰剂。通过随机分组，将受试者分配至两组中，减少人为选择偏差。通过“盲性”研究，即受试者或者受试者和研究人员都不了解分组情况，可进一步降低可能的偏差。但是，随机分组也可能因为个体差异的存在（如观测指标极限值水平显著不同），影响对干预结果的判断。此外，当研究对象为食品时，不一定能够提供合适的安慰剂，从而无法保证研究的“盲性”，但是仍然应该设置对照组。

如果干预研究基于特定人群，那么将研究推广到其他人群可能不具备科学可靠性。因此，对于干预结果的描述，应充分考虑其所针对的人群特征（年龄、性别、人种、地域、疾病或健康状态等），并对受试物的特征也进行详尽的描述。

随机对照试验通常采用平行设计或交叉设计。平行设计将受试者分为测试组和对照组，两组同时接受干预或互为对照；交叉设计是在一个指定阶段结束后，将干预组和对照组的受试者互换。

2. 观察研究

观察研究的对象是自由生活的群体，这与干预研究中严格控制环境有所不同。观察研究用于评估物质与疾病之间的关联，但不能建立因果关系。为了最大限度地降低偏差，需要收集和调整疾病风险的已知混杂因素。例如，糖尿病风险随着年龄增加而增大，因此需要对年龄这个参数做出调整。

由于研究的对象是食物，因此需要重点记录食物的摄入。关于食物测量的方式，主要是记录受试者自我报告的饮食（如饮食记录、24 h 回顾法、饮食历史和食用频率问卷等）。但是，这些报告只是对摄入食物的估计，不能准确反映摄入量。

观察研究可以是前瞻性或者追溯性的。前瞻性研究是在受试者发生疾病结果之前就对其进行观察，并将发病率与物质食用状况进行对比。追溯性研究则是在疾病发生后审查受试者病例和（或）访谈受试者。由于追溯性研究有赖于受试者的记忆，容易出现偏差。

队列研究属于前瞻性研究，是最可靠的观察研究。队列研究对比摄入研究物质的受试者与没有摄入研究物质的受试者之间发病率的差异，生成相对风险估计。

病例对照研究属于追溯性研究，其可靠性低于队列研究。此类研究将得病与不得病的受试者进行比较（病例组与对照组），并对过往摄入的物质进行估算。病例对照研究生成发病概率，即对得病相对风险的估计。

巢式病例对照研究或病例队列研究是从预先定义的队列中挑选被诊断患病的受试者。此类研究可以计算相对风险或发病概率，其可靠性低于队列研究，但高于病例对照研究。

横断面研究用于确定物质摄入与发病率之间的相关系数，但不能确定物质的摄入是影响风险的因素还是结果。此类研究基于暴露风险计算发病率，得出的结果可能是患者存活率而不是发病风险，其可靠性低于队列研究和病例对照研究。

生态研究比较不同群体之间的发病率。病例报告描述单一受试者或一小批受试者的观察结果。这两类研究的可靠性在观察研究中最低。

3. 临床流行病学研究

临床流行病学最早由 1938 年美国耶鲁大学的 John Paul 教授提出，于 20 世纪 80 年代初被认可。这是一种将现代流行病学及生物统计学的原理和方法引入临床医学领域，研究患病群体的疾病自然史、诊断方法和治疗效果评价的交叉学科。

6.4　膳食模式评价方法

合理膳食是健康的保障，膳食是由谷物类、蔬菜类、水果类、肉类等各种营养素含量不同的食物构成的，膳食中各种食物之间、食物的各个成分之间是存在相互作用的，因此，关注膳食整体质量比关注单一食物更有意义。膳食指数法是一种常用的膳食整体质量评价方法，主要是依据不同国家的居民膳食指南、膳食宝塔、居民膳食营养调查的数据等设计建立的，用于快速评价人群或个体的膳食营养状况，及时发现并改善人群或个体膳食问题，指导人们改善营养状况，对开展与膳食相关的疾病的研究工作具有非常重要的意义。

目前国内外已有的各种膳食指数大致可分为三类：①以营养素为基础的膳食指数，如营养质量指数（NQI）；②以食物和食物种类为基础的膳食指数，如中国膳食平衡指数（DBI）；③包含营养素和食物种类或饮食行为的混合膳食指数，如健康饮食指数（HEI)）和膳食质量指数（DQI）。

这些膳食指数主要是针对正常成年人的营养需求提出的，适用于正常成年人的膳食评价。儿童青少年、孕妇和乳母、老年人以及各种慢性病人群由于特殊的生理特点，对营养的需要量与正常成年人有很大差别，因此，研究人员针对这些特殊人群的营养需求，在适用于正常成年人的膳食指数基础上建立了一些适用于特殊人群的膳食评价指数。例如，在 DQI 的基础上建立的学龄前儿童膳食质量指数（RC-DQI）（Kranz et al., 2006），在 HEI 的基础上建立的青少年健康饮食指数（YHEI）（Feskanich et al., 2004），与心脑血管疾病、癌症等营养慢性病相关的交替健康饮食指数（AHEI）（McCullough ct al., 2002）等。

关于专门用于糖尿病患者的膳食质量评价方法较少，目前仅有 2015 年在 HEI 的基础上，根据巴西居民膳食指南和巴西糖尿病协会营养素推荐量建立的巴西糖尿病健康饮食指数（DHEI）。由于建立时间不长，该指数的有效性仍需进一步研究。糖尿病患者（合并严重肝、肾等并发症者除外）的日常饮食是在控制总能量条件下的均衡饮食，其饮食结构与健康人相近；因此，研究人员（何定留等，2016；陆静燕等，2014；Lin et al., 2004）通常用 DBI、HEI 等适用于正常成年人的膳食评价方法对糖尿病人群或个体（妊娠糖尿病、合并严重感染及严重肝肾功能损害等糖尿病患者除外）的整体膳食质量进行评价，以便发现当前存在的问题，并给予及时的饮食指导和调整，缓解并发症发生及其进程，达到指导饮食治疗的目的。本节重点介绍几种应用较为广泛的膳食指数。

6.4.1 健康饮食指数

1. 健康饮食指数的建立与发展

HEI 是美国农业部（USDA）基于《美国居民膳食指南》建立的用来评估美国居民膳食质量是否符合膳食指南的工具（Kennedy et al., 1995）。原始版本的 HEI 是 USDA 基于 1995 年版《美国居民膳食指南》，利用 1994～1996 年个体食物摄入调查中连续 2 d 24 h 膳食回顾的数据建立并发布的。HEI 包括 10 个评分项，其中谷类、蔬菜、水果、奶类和肉类 5 个评分项与食物金字塔的 5 组食物相一致，此外还包括总脂肪、饱和脂肪酸、胆固醇和碘 4 个营养素及食物种类。每个评分项的分值范围为 0～10 分，总分范围为 0～100 分。HEI 分值高于 80 分，意味是“良好膳食”；分值在 51～80 分之间，表明是“需要改善的膳食”；HEI 分值低于 50 分，意味是“不良膳食”。

此后 USDA 多次对 HEI 进行了细微的修订。2005 年、2010 年、2015 年《美国居民膳食指南》各进行了一次修订，HEI 也相应地修订了三次，分别是 HEI-2005、HEI-2010 和 HEI-2015（Krebs-Smith et al., 2018；Guenther et al., 2013；Guenther et al., 2008）。与原始版本相比，HEI-2005 基于能量密度的方式评价膳食质量，并引入了新的评分项目（共 12 个评分项）以及 3 个食物亚组，同时重新设置了食物多样性的评分方法。HEI-2010 保留了 HEI-2005 主要评分项以及基于能量密度的评分方法，同时修改了部分项目，增加了“海产品及植物来源蛋白质”，用“脂肪酸构成比”代替了“油及饱和脂肪酸”等。HEI-2015 在 HEI-2010 的基础上将原来的“纯能量”拆分成“添加糖”和“饱和脂肪酸”两个项目，评价项目从原来的 12 个变成 13 个；评价结果表达方式在原来总分的基础上增加了雷达图的表达方式，可以反映各个评分项得分情况从而反映整体膳食模式情况。

在 HEI 的基础上，研究人员还建立了针对不同国家不同人群的 HEI，如适用于加拿大的 HEI-C 和其修订版 HEIC-2009（Woodruff and Hanning，2010；Shatenstein et al., 2005）、美国青少年健康饮食指数（Feskanich et al., 2004）、芬兰儿童健康饮食指数（FCHEI）（Kyttälä et al., 2014），以及用来预测心脑血管疾病、癌症发展危险的交替健康饮食指数（McCullough et al., 2002）。

2. HEI-2015

1）HEI-2015 的评分项构成

HEI-2015 由 13 个评分项目构成，包括水果总量（包括果汁）、水果（不包括果汁）、蔬菜总量、绿色蔬菜和豆类、全谷物、奶类、蛋白类食物总量、海产品与植物蛋白、脂肪酸组成 9 个反映摄入充足的评分项目和精制谷物、钠、添加糖、饱和脂肪酸 4 个反映摄入适量的评分项目。13 个评分项与《美国居民膳食指南（2015）》的核心条目相对应，见表 6-7。13 个评分项涵盖了除酒精以外的所有食物和饮料，但是在计算总能量摄入量时应包含酒精的能量。各个评分项与食物和营养素的对应关系见图 6-12。

表 6-7　HEI-2015 的评分项与《美国居民膳食指南（2015）》的对应关系

HEI-2015 的评分项	《美国居民膳食指南（2015）》核心推荐
水果总量、水果、蔬菜总量、绿色蔬菜和豆类、全谷物、奶类、蛋白类食物总量、海产品与植物蛋白、脂肪酸组成、精制谷物、钠、添加糖、饱和脂肪酸	始终维持健康膳食模式，食物和饮品的选择对实现合理的热量摄入至关重要
水果、绿色蔬菜和豆类、全谷物、奶类、海产品与植物蛋白、脂肪酸组成	健康膳食模式包括： • 摄入水果尤其是整个水果 • 保证蔬菜种类的丰富性，包括深绿色蔬菜、红色蔬菜、橙色蔬菜、豆类、淀粉类蔬菜等 • 摄入的全谷类食物至少占主食的一半 • 增加无脂或低脂奶及其制品的摄入，如牛奶、酸奶、奶酪、强化豆奶 • 选择各种各样的高蛋白食品，包括海产品、瘦肉、禽肉、鸡蛋、大豆和杂豆、大豆制品以及一定量的坚果和果实种子 • 食用油
饱和脂肪酸、添加糖、钠	限制添加糖、饱和脂肪酸、反式脂肪酸和盐的摄入
添加糖、饱和脂肪酸、钠	对于几种需要严控摄入量的膳食组成做了明确的摄入量的限定： • 添加糖所含热量占一天中总热量的比例＜10% • 饱和脂肪酸所含热量占一天中总热量的比例＜10% • 钠摄入量不超过 2300 mg/d（约合盐 6 g/d） • 饮酒要适量：男性≤2 杯/d，女性≤1 杯/d；仅适用于达到法定饮酒年龄的成年人

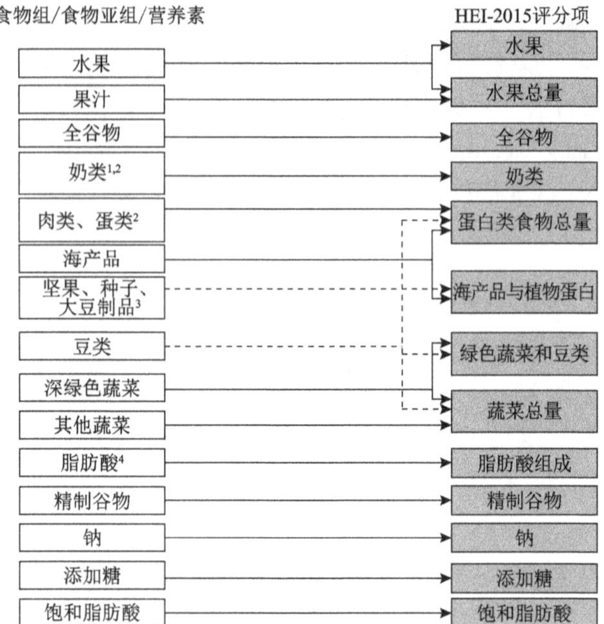

图 6-12 食物组/食物亚组/营养素与 HEI-2015 评分项的对应关系

1.包括液体奶、酸奶、奶酪、强化豆奶等；2.不包括饱和脂肪酸部分；3.包括坚果、种子、大豆制品，不包括饮料；4.用“（单不饱和脂肪酸+多不饱和脂肪酸）/饱和脂肪酸”表示

2）HEI-2015 评分项的分值设定方法

每个评分项的最高分和最低分（0 分）的摄入量界限值见表 6-8，摄入量介于最高分和最低分标准之间的得分按比例分配。

表 6-8 HEI-2015 评分项的分值设定方法

HEI-2015 评分项[1]	最高分	最高分标准	最低分（0 分）标准
水果总量[2]	5	≥0.8 杯当量/1000kcal	摄入量为 0
水果[3]	5	≥0.4 杯当量/1000kcal	摄入量为 0
蔬菜总量	5	≥1.1 杯当量/1000kcal	摄入量为 0
绿色蔬菜和豆类[4]	5	≥0.2 杯当量/1000kcal	摄入量为 0
全谷物	10	≥1.5 oz/1000kcal[6]	摄入量为 0
奶类[5]	10	≥1.3 杯当量/1000kcal	摄入量为 0
蛋白类食物总量	5	≥2.5 oz/1000kcal	摄入量为 0
海产品与植物蛋白	5	≥0.8 oz/1000kcal	摄入量为 0
脂肪酸组成	10	(PUFA[7]+MUFA[8])/SFA[9]≥2.5	(PUFA+MUFA)/SFA≤1.2
精制谷物	10	≤1.8 oz/1000kcal	≥4.3 oz/1000kcal

续表

HEI-2015 评分项[1]	最高分	最高分标准	最低分（0 分）标准
钠	10	≤1.1 g/1000kcal	≥2.0 g/1000kcal
添加糖	10	≤6.5%总能量摄入量[10]	≥26%总能量摄入量
饱和脂肪酸	10	≤8%总能量摄入量	≥16%总能量摄入量

1.摄入量介于最高分和最低分标准之间的得分按比例分配；2.包括果汁；3.不包括果汁；4.干制豆类食物也属于此类；5.包括液体奶、酸奶、奶酪、强化豆奶等所有奶类；6.1oz=28.349 g；7. PUFA 为多不饱和脂肪酸；8. MUFA 为单不饱和脂肪酸；9. SFA 为饱和脂肪酸；10.在计算总能量摄入量时应包括酒精提供的热量。

3）HEI-2015 分值计算方法

（1）总分：将所有评分项的分值累加，分值范围是 0～100 分。需要注意的是，HEI 是一种定性分析方法而非定量分析方法，其评分是基于能量密度的方式而非绝对摄入量；因此在分析总分时应结合整体能量摄入水平。例如，在整体能量摄入水平适当的情况下，当总分较低时建议减少精制谷物、钠、添加糖、饱和脂肪酸 4 个反映摄入适量的评分项的分数，同时增加其他几个反映摄入充足的评分项的得分；在整体能量摄入水平过高的情况下，当总分较低时建议首先降低精制谷物、添加糖、饱和脂肪酸的分数；在整体能量摄入水平过低的情况下，当总分较低时建议增加水果、蔬菜、全谷物、奶类、蛋白类食物的摄入量提高相应评分项的分数，精制谷物、添加糖、饱和脂肪酸可保持不变。

（2）雷达图：各个评分项的得分占各评分项的最高分的百分比，分值范围 0～100 分。雷达图可以反映各个评分项得分情况从而反映整体膳食模式情况，如图 6-13 所示。

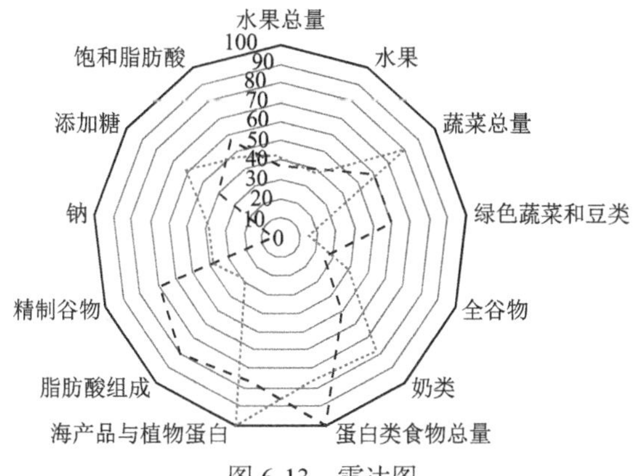

图 6-13　雷达图

——总分和各评分项得分均为 100 分；……和- - -总分均为 50 分，但各评分项得分不同，说明二者膳食模式不同

4）HEI-2015 应用方法

可以用 24 h 膳食回顾法、记账法、食用频率法等方法收集目标人群的膳食状况数据；查询食物成分表并计算评分项目中需要的营养素摄入量数据；根据评分项分值设定标准计算得分。

6.4.2 膳食质量指数

1. 膳食质量指数的建立与发展

DQI 是研究人员在 1994 年以美国食品和营养公告中推荐的标准为基础，利用 1987～1988 年美国全国食物消费调查（NFCS）的数据建立的混合膳食指数（Patterson et al., 1994）。膳食调查采用 3 d 24 h 膳食回顾和 2 d 食物记录的方法，最初用于与膳食相关的慢性病的研究。最初的 DQI 由 8 个元素构成，包括总脂肪、饱和脂肪酸、胆固醇、蛋白质、钠、钙 6 个营养素组以及水果和蔬菜、谷类和豆类 2 个食物组。每个元素有三个分值 0 分、1 分、2 分，分别表示达标、一般、较差。总分 0～16 分，分数越低，则膳食质量越好。随后，研究人员又在 1999 年依据 1995 年版膳食指南和膳食金字塔对 DQI 进行了修订，得到 DQI-R（Haines et al., 1999）。与原始版本相比，DQI-R 评分项在原来的基础上去掉了蛋白质，增加了铁、膳食多样性和膳食适宜度，变为 10 个元素，并且为膳食多样性和膳食适宜度各自设置了附表。同时每项分值取值范围为 0～10 分，总分为 0～100 分，分值越高表示越符合膳食指南的规定。

同 HEI 一样，研究人员还建立了针对不同国家不同人群的 DQI，如依据 1997 年版《中国居民膳食指南》和中国健康与营养调查的数据建立的适用于中国人群膳食质量评价的中国膳食质量指数（INFH-UNC-CH DQI）（Stookey et al., 2000）、可用于国家间膳食质量比较的国际膳食质量指数（DQI-I）（Kim et al., 2003）、针对美国 2～5 岁学龄前儿童建立的学龄前儿童膳食质量指数（Kranz et al., 2006）。

2. DQI-I

1）DQI-I 的评分项构成

DQI-I 包括多样性、充足性、适度性、总体平衡四类共 17 个评分项。其中，多样性包括总体多样性和蛋白质来源的多样性 2 个评分项；充足性包括蔬菜、水果、谷类、膳食纤维、蛋白质、铁、钙、维生素 C 共 8 个评分项；适度性包括总脂肪、饱和脂肪酸、胆固醇、钠、纯能量食物 5 个评分项；总体平衡包括能量来源平衡和脂肪酸组成均衡 2 个评分项。

2）DQI-I 评分项的分值设定方法（表 6-9）

表 6-9　DQI-I 评分项的分值设定方法

DQI-I 评分项		分值范围/分	分值设定方法（按照能量摄入水平）		
			7118 kJ	9211 kJ	11304 kJ
多样性（0～20 分）	总体多样性（包括 5 个亚类：肉蛋类、奶类和豆类、谷物、水果、蔬菜）	0～15	5 亚类摄入量均≥1 g/d=15 分 缺少 1 个亚类/d=12 分 缺少 2 个亚类/d=9 分 缺少 3 个亚类/d=6 分 缺少 4 个亚类/d=3 分 都缺少=0 分		
	蛋白质来源的多样性（包括 6 个亚类：畜肉类、禽肉类、鱼类、奶类、豆类、蛋类）	0～5	≥3 个亚类/d=5 分 2 个亚类/d=3 分 1 个亚类/d=1 分 0 个亚类/d=0 分		
充足性（0～40 分）	蔬菜	0～5	≥3 份/d=5 分；0 份/d=0 分；介于中间的摄入量分值按比例分配	≥4 份/d=5 分；0 份/d=0 分；介于中间的摄入量分值按比例分配	≥5 份/d=5 分；0 份/d=0 分；介于中间的摄入量分值按比例分配
	水果	0～5	≥2 份/d=5 分；0 份/d=0 分；介于中间的摄入量分值按比例分配	≥3 份/d=5 分；0 份/d=0 分；介于中间的摄入量分值按比例分配	≥4 份/d=5 分；0 份/d=0 分；介于中间的摄入量分值按比例分配
	谷类	0～5	≥6 份/d=5 分；0 份/d=0 分；介于中间的摄入量分值按比例分配	≥9 份/d=5 分；0 份/d=0 分；介于中间的摄入量分值按比例分配	≥11 份/d=5 分；0 份/d=0 分；介于中间的摄入量分值按比例分配
	膳食纤维	0～5	≥20 份/d=5 分；0 份/d=0 分；介于中间的摄入量分值按比例分配	≥25 份/d=5 分；0 份/d=0 分；介于中间的摄入量分值按比例分配	≥30 份/d=5 分；0 份/d=0 分；介于中间的摄入量分值按比例分配
	蛋白质	0～5	供能比≥10%=5 分；供能比为 0%=0 分；介于中间的摄入量分值按比例分配		
	铁	0～5	≥100% RDA（AI）/d=5 分；0% RDA（AI）/d=0 分；介于中间的摄入量分值按比例分配		
	钙	0～5	≥100% AI/d=5 分；0% AI/d=0 分；介于中间的摄入量分值按比例分配		

续表

DQI-I 评分项		分值范围/分	分值设定方法（按照能量摄入水平）		
			7118 kJ	9211 kJ	11304 kJ
充足性（0～40分）	维生素 C	0～5	≥100% RDA（RNI）/d=5 分；0% RDA（RNI）/d=0 分；介于中间的摄入量分值按比例分配		
适度性（0～30分）	总脂肪	0～6	≤20%总能量摄入量=6 分；＞20%～30%=3 分；＞30%总能量摄入量=0 分		
	饱和脂肪酸	0～6	≤7%总能量摄入量=6 分；＞7%～10%总能量摄入量=3 分；＞10%总能量摄入量=0 分		
	胆固醇	0～6	摄入量≤300 mg/d=6 分；300 mg/d＜摄入量≤400 mg/d=3 分；摄入量＞400 mg/d=0 分		
	钠	0～6	摄入量≤2400 mg/d=6 分；2400 mg/d＜摄入量≤3400 mg/d=3 分；摄入量＞3400 mg/d=0 分		
	纯能量食物（所有营养素密度之和<1 的食物）	0～6	≤3%总能量摄入量=6 分；＞3%～10%总能量摄入量=3 分；＞10%总能量摄入量=0 分		
总体平衡（0～10分）	能量来源平衡（三大营养素供能比，即碳水化合物：蛋白质：脂肪）	0～6	55～65：10～15：15～20=6 分；52～68：9～16：13～27=4 分；50～70：8～17：12～30=2 分；其他=0 分		
	脂肪酸组成均衡（脂肪酸组成比例，即 PUFA：MUFA：SFA）	0～4	PUFA：SFA=1～1.5 且 MUFA：SFA=1～1.5=4 分；PUFA：SFA=0.8～1.7 且 MUFA：SFA=0.8～1.7=2 分；其他=0 分		

注：份的计算方法参考美国膳食金字塔（1994 年）；RDA 参考美国推荐膳食营养素供给量；AI 参考中国适宜摄入量；RNI 参考中国居民营养素推荐摄入量。

3）DQI-I 分值计算方法

将所有评分项的分值累加得到总分，分值范围是 0～100 分，用来评价整体膳食质量。同时可以计算多样性、充足性、适度性、总体平衡四项各自的分值，分值范围分别是 0～20 分、0～40 分、0～30 分和 0～10 分，从而反映膳食各个方面存在的问题。

6.4.3 中国膳食平衡指数

1. 中国膳食平衡指数的建立与发展

DBI 是何宇纳等在 2005 年依据 1997 年版《中国居民膳食指南》及平衡膳食宝塔，并参照 HEI、DQI 和 INFH-UNC-CH DQI 建立的膳食评价体系。与 HEI 和 DQI 相比，DBI 仅用食物组作评分项，不需要计算营养素。DBI 包含谷类食物、蔬菜水果、奶类和豆类、动物性食物、酒精、盐、食用油、食物种类 8 个评分项，每个评分项设定了最大点数，当每个指标达到推荐量时分值为 0，与摄入不足相关的指标（蔬菜水果、奶类和豆类、食物种类）取负分，与摄入过量相关的指标（酒精、盐、食用油）取正分，与摄入不足和摄入过量均相关的指标（谷类食物、动物性食物）取值有正也有负。总分范围为–58～36。除总分外，DBI 还引入了正端分、负端分和膳食质量距三个指标，三者一起使用可反映膳食营养不良和营养过剩问题以及问题的程度，各项分值越接近于 0，膳食质量越好。以 DBI 正端分、负端分的分值水平的不同组合定义的 9 种膳食模式中，不同的模式说明膳食存在不同类型的问题。

随着 2007 年版《中国居民膳食指南》和平衡膳食宝塔的发布，何宇纳等（2009）对 DBI 进行了修订。与原始版本不同的是，DBI-07 包含 7 个评分项，将原来的酒精、盐和食用油合并为一个指标，同时增加了饮水量，并且将每个指标的最高分值都统一为 12 分，总分范围为–72～44。与 2007 版平衡膳食宝塔相对应，DBI-07 还将原有的按照低、中、高三级体力活动水平提供的食物推荐量改为 7 个能量水平，并对建议的摄入量也进行了调整。

2. DBI-07

1）DBI-07 的评分项构成

DBI-07 包括 7 个评分项，即谷类食物、蔬菜水果、奶类和豆类、动物性食物、酒精和调味品、食物种类和饮水量，与《中国居民膳食指南（2007 版）》的核心条目相对应，见表 6-10。如果缺乏饮水量数据，评价时可忽略该项。

表 6-10 DBI-07 的评分项与所对应的《中国居民膳食指南（2007 版）》

DBI-07 的评分项	《中国居民膳食指南（2007 版）》核心推荐
食物种类、谷类食物摄入量	食物多样，谷类为主，粗细搭配
蔬菜水果摄入量	多吃蔬菜水果和薯类
奶类和豆类摄入量	每天吃奶类、大豆或其制品
动物性食物摄入量	常吃适量的鱼、禽、蛋和瘦肉
食用油、盐摄入量	减少烹调油用量，吃清淡少盐膳食
—	食不过量，天天运动，保持健康体重
—	三餐分配要合理，零食要适当
饮水量	每天足量饮水，合理选择饮料
酒精摄入量	饮酒应限量
—	吃新鲜卫生的食物

2）DBI-07 评分项的分值设定方法

DBI-07 各单项指标的分值均采用分段取值，每个指标的最大绝对分值为 12，分值的定义依据平衡膳食宝塔的推荐量，见表 6-11。

表 6-11　DBI-07 评分项的取值方法

DBI-07 评分项	总分值范围/分	子评分项	分值范围/分	取值方法（按照能量摄入水平）						
				6700 kJ	7550 kJ	8350 kJ	9200 kJ	10050 kJ	10900 kJ	11700 kJ
C1-谷类食物[1]	−12～12	C1-1-谷类食物	−12～12[2]	0～49 g=−8 分	0～25 g=−10 分	<25 g=−12 分	<25 g=−12 分	<75 g=−12 分	<125 g=−12 分	<175 g=−12 分
				200～250 g=0 分	225～275 g=0	275～325 g=0 分	275～325 g=0 分	325～375 g=0 分	375～425 g=0 分	425～475 g=0 分
				>500 g=12 分	>525 g=12 分	>575 g=12 分	>575 g=12 分	>625 g=12 分	>675 g=12 分	>725 g=12 分
C2-蔬菜水果	−12～0	C2-1-蔬菜	−6～0	≥300 g=0 分		≥350 g=0 分	≥400 g=0 分	≥450 g=0 分	≥500 g=0 分	
				150～299 g=−2 分		175～349 g=−2 分	200～399 g=−2 分	225～449 g=−2 分	250～499 g=−2 分	
				1～149 g=−4 分		1～174 g=−4 分	1～199 g=−4 分	1～224 g=−4 分	1～249 g=−4 分	
				0 g=−6 分		0 g=−6 分	0 g=−6 分	0 g=−6 分	0 g=−6 分	
		C2-2-水果	−6～0	≥200 g=0 分		≥300 g=0 分		≥400 g=0 分		≥500 g=0 分
				100～199 g=−2 分		150～299 g=−2 分		200～399 g=−2 分		250～499 g=−2 分
				1～99 g=−4 分		1～149 g=−4 分		1～199 g=−4 分		1～249 g=−4 分
				0 g=−6 分		0 g=−6 分		0 g=−6 分		0 g=−6 分
C3-奶类和豆类	−12～0	C3-1-奶类	−6～0	≥300 g=0 分，摄入量每减少 50 g，得分减少 1 分						
		C3-2-豆类	−6～0	≥30 g=0 分		≥40 g=0 分			≥50 g=0 分	
				15～29 g=−2 分		20～39 g=−2 分			25～49 g=−2 分	
				1～14 g=−4 分		1～19 g=−4 分			1～24 g=−4 分	
				0 g=−6 分		0 g=−6 分			0 g=−6 分	
C4-动物性食物	−12～8	C4-1-畜禽类	−4～4	0 g=−4 分			0 g=−4			
				1～25 g=−2 分			1～50 g=−2			

续表

DBI-07 评分项	总分值范围/分	子评分项	分值范围/分	取值方法（按照能量摄入水平）						
				6700 kJ	7550 kJ	8350 kJ	9200 kJ	10050 kJ	10900 kJ	11700 kJ
C4-动物性食物	−12～8	C4-1-畜禽类	−4～4	25～75 g=0 分			50～100 g=0 分			
				75～125 g=2 分			100～150 g=2 分			
				＞125 g=4 分			＞150 g=4 分			
		C4-2-水产类	−4～0	＜20 g=−4 分		＜30 g=−4 分			＜40 g=−4 分	
				20～29 g=−3 分		30～44 g=−3 分			40～59 g=−3 分	
				30～39 g=−2 分		45～59 g=−2 分			60～79 g=−2 分	
				40～49 g=−1 分		60～74 g=−1 分			80～99 g=−1 分	
				≥50 g=0 分		≥75 g=0 分			≥100 g=0 分	
		C4-3-蛋类	−4～4	＞75 g=4 分；＞50～75 g=2 分；＞25～50 g=0 分；＞0～25 g=−2 分；0 g=−4 分						
C5-酒精和调味品	0～12	C5-1-食用油	0～4	≤25 g=0 分				≤30 g=0 分		
				25～50 g=2 分				30～60 g=2 分		
				＞50 g=4 分				＞60 g=4 分		
		C5-2-盐	0～4	≤6 g=0 分；＞6～12 g=2 分；＞12 g=4 分						
		C5-3-酒精	0～4	男性：≤25 g=0 分；＞25～50 g=1 分；＞50～75 g=2 分；＞75～100 g=3 分；＞100 g=4 分［25 g 酒精≈750 mL 啤酒≈250 mL 葡萄酒≈75 g 白酒（＜38°）≈50 g 白酒（＞38°）］ 女性：≤15 g=0 分；＞15～30 g=1 分；＞30～45 g=2 分；＞45～60 g=3 分；＞60 g=4 分［15 g 酒精≈450 mL 啤酒≈150 mL 葡萄酒≈50 g 白酒（＜38°）≈30 g 白酒（＞38°）］						
C6-食物种类	−12～0	C6-1-食物种类	−12～0	表 6-12 中 12 个食物亚组，食物最低限量值大豆类 5 g，其他 11 种食物 25 g。每种食物达到或超过最低限量值分值取 0，低于最低限量值分值为−1						
C7-饮水量	−12～0	C7-1-饮水量	−12～0	1200 mL=0 分，＜100 mL=−12 分，饮水量每减少 100 mL 得分减少 1 分						

1. 谷类食物包括米、面、干豆类（不包括大豆）和块茎类。摄入量指鲜量。计算时，番薯类的摄入量按照鲜重除以 3 计算；马铃薯的摄入量按照鲜重除以 4 计算；山药类摄入量按照鲜重除以 6 计算。2. C1-1-谷类食物每增加（减少）50 g，分值增加（减少）2 分。

食物种类依据食物营养成分的不同分为 12 个亚组，包括米及米制品、面及面制品、粗粮及薯类、深色蔬菜（每百克蔬菜中含胡萝卜素≥500 μg）、浅色蔬菜（每 100 g 蔬菜中含胡萝卜素<500 μg）、水果、大豆及豆制品、奶及奶制品、畜肉、禽肉和野味、蛋、水产品，见表 6-12。

表 6-12　DBI-07 食物种类的食物构成及取值方法

食物亚组	分值	代表性食物
F1-米及米制品	–1～0	米饭、粥、米制品
F2-面及面制品	–1～0	馒头、面条、烙饼
F3-粗粮及薯类	–1～0	玉米、大麦、小米、荞麦、番薯、山药、芋头、马铃薯、绿豆、红豆
F4-深色蔬菜	–1～0	菠菜、胡萝卜、番茄
F5-浅色蔬菜	–1～0	白菜、黄瓜、泡菜
F6-水果	–1～0	新鲜水果、干果
F7-大豆及豆制品	–1～0	黄豆、绿豆、豆腐
F8-奶及奶制品	–1～0	鲜奶、奶粉、奶酪
F9-畜肉	–1～0	牛肉、猪肉、羊肉、动物肝脏、香肠
F10-禽肉和野味	–1～0	鸡肉、鸭肉、兔肉
F11-蛋	–1～0	鸡蛋、鸭蛋
F12-水产品	–1～0	鱼、虾、蚌

3）DBI-07 分值计算方法

DBI-07 的分值包括正端分、负端分、膳食质量距、总分。分值的评价，0 为好，低于 20%总分值为较适宜，≥20%～40%总分值为低度，≥40%～60%总分值为中度，高于 60%总分值为高度。

（1）负端分：将所有评分项中的负分相加的绝对值，分值范围为 0～72 分，反映膳食中摄入不足的程度。其中，分值 0 分表示无摄入不足，1～14 分为较适宜，15～29 分为低度摄入不足，30～43 分为中度摄入不足，43 分以上为高度摄入不足。如果缺乏饮水量数据，负端分的分值范围为 0～60 分。其中，分值 0 分表示无摄入不足，1～12 分为较适宜，13～24 分为低度摄入不足，25～36 分为中度摄入不足，36 分以上为高度摄入不足。

（2）正端分：将所有评分项中的正分相加的绝对值，分值范围为 0～32 分，反映膳食中摄入过量的程度。其中，分值 0 分表示无摄入过量，1～6 分为较适宜，7～13 分为低度摄入过量，14～19 分为中度摄入过量，19 分以上为高度摄入过量。

（3）膳食质量距：将每个评分项分值的绝对值相加，分值范围为 0～84 分，综合反映一个特定膳食中的问题。分值 0 分表示膳食中既不存在膳食不足，又不存在摄入过量问题。分值 1～17 分为较适宜，18～34 分为低度膳食失衡，35～50

分为中度膳食失衡，50 分以上为高度膳食失衡。如果没有饮水量数据，膳食质量距的分值范围为 0～72 分。其中，分值 0 分表示膳食均衡，分值 1～14 分为较适宜，15～29 分为低度膳食失衡，30～43 分为中度膳食失衡，43 分以上为高度膳食失衡。

（4）总分：将所有评分项的分值累加，分值范围是–72～44 分，反映总体膳食质量的平均水平。如果总分为负值，说明在平均水平更趋向于摄入不足；如果总分为正值，说明在平均水平更趋向于摄入过量；如果总分为 0 分，可能说明膳食中所有指标均符合膳食推荐量，也可能是膳食过量和不足的程度相等，相互抵消。因此在实际应用中应该将几项分值综合使用。

4）DBI-07 应用方法

（1）人群膳食质量评价。通常用 24 h 膳食回顾法调查目标人群的膳食状况，计算每个个体平均每日各组食物的摄入量。确定每个个体能量摄入水平，可以按照食物成分表计算实际能量摄入量，也可以按照中国成年人的平均能量摄入水平；按照 DBI-07 各评分项的分值设定标准计算分数并分析结果。由于 2007 年版的膳食指南和平衡膳食宝塔适用于一般健康成人，因此 DBI-07 适用于一般健康成年人的膳食质量评价。但是也有研究人员将其用于评价老年人、青少年、冠心病患者、糖尿病患者等人群的膳食质量评价，用于发现研究人群膳食质量中存在的问题，提供科学的膳食指导建议。

（2）个体膳食质量评价。个体膳食质量评价方法同人群膳食质量评价方法相同，但尤其要注意的是所收集的膳食摄入量数据要能反映个体的日常膳食状况，因而应尽量以多日的膳食摄入量数据进行评价分析。

参 考 文 献

董洋，范志红. 2014. 食物成分对餐后血糖影响的研究进展. 中国食物与营养, (11): 70-73.

何定留，凡亚云，高红兰. 2016. 应用膳食平衡指数评价 213 例住院 2 型糖尿病患者膳食质量. 现代预防医学, 43(23): 4272-4279.

何宇纳，翟凤英，葛可佑. 2005. 建立中国膳食平衡指数. 卫生研究, 34(2): 208-211.

何宇纳，翟凤英，杨晓光. 2009. 修订中国膳食平衡指数. 营养学报, 31(6): 532-536.

黄悦勤. 2012. 临床流行病学. 第 3 版. 北京：人民卫生出版社.

李平平，申竹芳. 2012. 糖尿病离体实验//张均田，杜冠华. 现代药理学实验方法. 北京：中国协和医科大学出版社: 1724-1738.

刘静. 2008. 膳食血糖生成指数影响因素及预测模型建立的研究. 北京：中国疾病预防控制中心.

刘鸣. 2017. 系统评价、meta-分析设计与实施方法. 北京：人民卫生出版社.

刘燕，姜红，张小庆，等. 2018. 膳食平衡指数法评价冠心病患者的膳食质量状况. 中国食物与营养, 24(12): 67-71.

陆静燕，冯晓慧，马爱勤，等. 2014. 两种膳食评价方法在 2 型糖尿病患者中的应用比较. 中华健康管理学杂志, 8(6): 384-387.

秦川. 2007. 常见人类疾病动物模型的制备方法. 北京: 北京大学医学出版社.

宋光明, 申竹芳, 谢明智. 2012. 糖尿病及有关并发症的动物模型//张均田, 杜冠华. 现代药理学实验方法. 第 2 版. 北京: 中国协和医科大学出版社: 1717-1724.

屠洁. 2015. 小麦麸皮 α-葡萄糖苷酶抑制剂的筛选及其对 2 型糖尿病的干预. 镇江: 江苏大学.

卫茂玲, 谭志娟. 2017. 临床研究检索与常用数据库介绍//刘鸣. 系统评价、meta-分析设计与实施方法. 北京: 人民卫生出版社: 24-49.

杨月欣. 2004. 食物血糖生成指数. 北京: 北京大学医学出版社.

应剑, 侯粲, 肖杰, 等. 2019-03-01. 食药用植物的功能成分评估方法及机器可读存储介质: 中国, CN201811210771. 8.

应剑, 张波, 王春波, 等. 2017. 基于网络药理学预测我国蜂胶改善代谢性疾病的生物学机制. 食品科学, 11: 95-102.

张均田, 杜冠华. 2012. 现代药理学实验方法. 第 2 版. 北京: 中国协和医科大学出版社.

Arani N M, Emam-Djomeh Z, Tavakolipour H, et al. 2018. The effects of probiotic honey consumption on metabolic status in patients with diabetic nephropathy: a randomized, double-blind, controlled trial. Probiotics and Antimicrobial Proteins, 11: 1195-1201.

Atkinson F S, Foster-Powell K, Brand-Miller J C, et al. 2008. International tables of glycemic index and glycemic load values: 2008. Diabetes Care, 31: 2281-2283.

Brouns F, Bjorck I, Frayn K N, et al. 2005. Glycaemic index methodology. Nutrition Research Reviews, 18(1): 145-171.

Cai H, Yang X, Cai Q, et al. 2017. *Lycium barbarum* L. Polysaccharide (LBP) reduces glucose uptake via down-regulation of SGLT-1 in Caco2 cell. Molecules, 22(2): 341.

Calatayud M, Dezutter O, Hernandez-Sanabria E, et al. 2019. Development of a host-microbiome model of the small intestine. FASEB Journal, 33(3): 3985-3996.

Chen F, Nakashima N, Kimura I, et al. 1995. Potentiating effects on pilocarpine-induced saliva secretion, by extracts and N-containing sugars derived from mulberry leaves, in streptozocin-diabetic mice. Biological and Pharmaceutical Bulletin, 18(12): 1676-1680.

Chen K, Chen H, Faas M M, et al. 2017. Specific inulin-type fructan fibers protect against autoimmune diabetes by modulating gut immunity, barrier function, and microbiota homeostasis. Molecular Nutrition & Food Research, 61(8): 1601006.

Chiu C J, Liu S, Willett W C, et al. 2011. Informing food choices and health outcomes by use of the dietary glycemic index. Nutrition Reviews, 69(4): 231-242.

Coussement P A. 1999. Inulin and oligofructose: safe intakes and legal status. Journal of Nutrition, 129(7 Suppl): 1412S-1417S.

Dodd H, Williams S, Brown R, et al. 2011. Calculating meal glycemic index by using measured and published food values compared with directly measured meal glycemic index. American Journal of Clinical Nutrition, 94(4): 992-996.

Dong J Y , Zhang Y H , Wang P, et al. 2012. Meta-analysis of dietary glycemic load and glycemic index in relation to risk of coronary heart disease. The American Journal of Cardiology, 109(11): 1608-1613.

Feskanich D, Rockett H R, Colditz G A. 2004. Modifying the Healthy Eating Index to assess diet quality in children and adolescents. Journal of the American Dietetic Association, 104(9): 1375-1383.

Flint A, Moller B K, Raben A, et al. 2004. The use of glycaemic index tables to predict glycaemic index of composite breakfast meals. British Journal of Nutrition, 91(6): 979-989.

Gao J, Xu P, Wang Y, et al. 2013. Combined effects of green tea extracts, green tea polyphenols or epigallocatechin gallate with acarbose on inhibition against α-amylase and α-glucosidase *in vitro*. Molecules, 18(9): 11614-11623.

Guenther P M, Casavale K O, Reedy J, et al. 2013. Update of the healthy eating index: HEI-2010. Journal of the Academy of Nutrition and Dietetics, 113(4): 569-580.

Guenther P M, Reedy J, Krebs-Smith S M. 2008. Development of the healthy eating index-2005. Journal of the American Dietetic Association, 108(11): 1896-1901.

Haines P S, Siega-Riz A M, Popkin B M. 1999. The Diet Quality Index revised: a measurement instrument for populations. Journal of the American Dietetic Association, 99(6): 697-704.

Hostetler G L, Ralston R A, Schwartz S J. 2017. Flavones: food sources, bioavailability, metabolism, and bioactivity. Advances in Nutrition, 8(3): 423-435.

International Organization for Standardization. 2010. ISO 26642:2010. Food Products—Determination of the Glycaemic Index (GI) and Recommendation for Food Classification. Provided by IHS under license with ISO.

Jeannie T. 2015. Glycemic variability: assessing glycemia differently and the implications for dietary management of diabetes. Annual Review of Nutrition, 35: 389-424.

Jenkins D J, Wolever T M, Taylor R H, et al. 1981. Glycemic index of foods: a physiological basis for carbohydrate exchange. American Journal of Clinical Nutrition, 34(3): 362-366.

Kennedy E T, Ohls J, Carlson S, et al. 1995. The healthy eating index:design and applications. Journal of the American Dietetic Association, 95(10): 1103-1108.

Kerimi A, Nyambe-Silavwe H, Gauer J S, et al. 2017. Pomegranate juice, but not an extract, confers a lower glycemic response on a high-glycemic index food: randomized, crossover, controlled trials in healthy subjects. American Journal of Clinical Nutrition, 106(6): 1384-1393.

Kim H J, Lee J, Choi J H, et al. 2016. Co-culture of living microbiome with microengineered human intestinal villi in a gut-on-a-chip microfluidic device. Journal of Visualized Experiments, 114: e54344.

Kim S, Haines P S, Siega-Riz A M, et al. 2003. The Diet Quality Index-International (DQI-I) provides an effective tool for cross-national comparison of diet quality as illustrated by China and the United States. Journal of Nutrition, 133(11): 3476-3484.

Kranz S, Hartman T, Siega-Riz A M, et al. 2006. A diet quality index for American preschoolers based on current dietary intake recommendations and an indicator of energy Balance. Journal of the American Dietetic Association, 106(10): 1594-1604.

Krebs-Smith S M, Pannucci T E, Subar A F, et al. 2018. Update of the healthy eating index: HEI-2015. Journal of the Academy of Nutrition and Dietetics, 118(9): 1591-1602.

Kyttälä P, Erkkola M, Lehtinen-Jacks S, et al. 2014. Finnish Children Healthy Eating Index (FCHEI) and its associations with family and child characteristics in pre-school children. Public Health Nutrition, 17(11): 2519-2527.

Li M, Koecher K, Hansen L, et al. 2017. Phenolics from whole grain oat products as modifiers of starch digestion and intestinal glucose transport. Journal of Agricultural and Food Chemistry, 65(32): 6831-6839.

Li X, Li S, Chen M, et al. 2018. (−)-Epigallocatechin-3-gallate (EGCG) inhibits starch digestion and improves glucose homeostasis through direct or indirect activation of PXR/CAR-mediated phase Ⅱ metabolism in diabetic mice. Food & Function, 9(9): 4651-4663.

Lin Y, Guo H, Deng Z, et al. 2004. Evaluating dietary quality of type 2 diabetics in Macao by Healthy Eating Index. Chinese Journal of Hygiene Research, 33(6): 737-740.

Loening-Baucke V, Miele E, Staiano A. 2004. Fiber (glucomannan) is beneficial in the treatment of childhood constipation. Pediatrics, 113(3): 259- 264.

Mann J, Cummings J H, Englyst H N, et al. 2007. FAO/WHO scientific update on carbohydrates in human nutrition: conclusions. European Journal of Clinical Nutrition, 61 (1): 1-4.

Mazruei Arani N, Emam-Djomeh Z, Tavakolipour H, et al. 2018. The effects of probiotic honey consumption on metabolic status in patients with diabetic nephropathy: a randomized, double-blind, controlled trial. Probiotics and Antimicrobial Proteins, 11: 1195-1201.

McCullough M L, Feskanich D, Stampfer M J, et al. 2002. Diet quality and major chronic disease risk in men and women: moving toward improved dietary guidance. American Journal of Clinical Nutrition, 76(6): 1261-1271.

Micha R, Rogers P J, Nelson M. 2011. Glycaemic index and glycaemic load of breakfast predict cognitive function and mood in school children: a randomised controlled trial. British Journal of Nutrition, 106(10): 1552-1561.

Minekus M, Alminger M, Alvito P, et al. 2014. A standardised static *in vitro* digestion method suitable for food—an international consensus. Food & Function, 5 (6): 1113-1124.

Nantel G. 1999. Carbohydrates in human nutrition. Food Nutrition and Agriculture, 6-10.

Nie Q, Chen H, Hu J, et al. 2018a. Arabinoxylan attenuates type 2 diabetes by improvement of carbohydrate, lipid, and amino acid metabolism. Molecular Nutrition & Food Research, 62(20): e1800222.

Nie Q, Chen H, Hu J, et al. 2018b. Dietary compounds and traditional Chinese medicine ameliorate type 2 diabetes by modulating gut microbiota. Critical Reviews in Food Science and Nutrition, 59(6): 848-863.

Nunes-Alves C. 2016. Microbiome: microbiota-based nutrition plans. Nature Reviews Microbiology, 14(1): 1.

Ombra M N, D'acierno A, Nazzaro F, et al. 2018. Alpha-amylase, alpha-glucosidase and lipase inhibiting activities of polyphenol-rich extracts from six common bean cultivars of Southern Italy, before and after cooking. International Journal of Food Sciences and Nutrition, 69(7): 824-834.

Oteiza P I, Fraga C G, Mills D A, et al. 2018. Flavonoids and the gastrointestinal tract: local and systemic effects. Molecular Aspects of Medicine, 61: 41-49.

Pararajasingam A, Uwagwu J. 2017. Lactobacillus: the not so friendly bacteria. BMJ Case Reports, 13: 218423.

Patterson R E, Haines P S, Popkin B M. 1994. Diet quality index: capturing a multidimensional behavior. Journal of the American Dietetic Association, 94(1): 57-64.

Penczynski K J, Herder C, Krupp D, et al. 2018. Habitual flavonoid intake from fruit and vegetables during adolescence and serum lipid levels in early adulthood: a prospective analysis. Nutrients, 10(4): 488.

Pham-Short A, Donaghue K C, Ambler G, et al. 2017. Greater postprandial glucose excursions and inadequate nutrient intake in youth with type 1 diabetes and celiac disease. Scientific Reports, 7: 45286.

Razmpoosh E, Javadi A, Ejtahed H S, et al. 2019. The effect of probiotic supplementation on glycemic control and lipid profile in patients with type 2 diabetes: a randomized placebo controlled trial. Diabetes & Metabolic Syndrome: Clinical Research & Reviews, 13(1): 175-182.

Schell J, Betts N M, Foster M, et al. 2017. Cranberries improve postprandial glucose excursions in type 2 diabetes. Food & Function, 8(9): 3083-3090.

Shatenstein B, Nadon S, Godin C, et al. 2005. Diet quality of Montreal-area adults needs improvement: estimates from a self-administered food frequency questionnaire furnishing a dietary indicator score. Journal of the American Dietetic Association, 105(8): 1251-1260.

Stamataki N S, Yanni A E, Karathanos V T. 2017. Bread making technology influences postprandial glucose response: a review of the clinical evidence. British Journal of Nutrition, 117(7): 1001-1012.

Stookey J D, Wang Y, Ge K, et al. 2000. Measuring diet quality in china: the INFH-UNC-CH diet quality index. European Journal of Clinical Nutrition, 54(11): 811-821.

Tong D P, Zhu K X, Guo X N, et al. 2018. The enhanced inhibition of water extract of black tea under baking treatment on α-amylase and α-glucosidase. International Journal of Biological Macromolecules, 107(2018): 129-136.

Unno K, Pervin M, Nakagawa A, et al. 2017. Blood-brain barrier permeability of green tea catechin metabolites and their neuritogenic activity in human neuroblastoma SH-SY5Y cells. Molecular Nutrition & Food Research, 61(12): 1700294.

Watson L E, Phillips L K, Wu T, et al. 2018. A whey/guar "preload" improves postprandial glycaemia and glycated haemoglobin levels in type 2 diabetes: a 12-week, single-blind, randomized, placebo-controlled trial. Diabetes, Obesity and Metabolism, 21(4): 930-938.

Whang A, Nagpal R, Yadav H. 2019. Bi-directional drug-microbiome interactions of anti-diabetics. EBioMedicine, 39: 591-602.

Wolever T M , Yang M , Zeng X Y , et al. 2006 . Food glycemic index, as given in Glycemic Index tables, is a significant determinant of glycemic responses elicited by composite breakfast meals. The American Journal of Clinical Nutrition, 83(6): 1306-1312.

Woodruff S J , Hanning R M. 2010. Development and implications of a revised Canadian Healthy Eating Index (HEIC-2009). Public Health Nutrition, 13(6): 820-825.

Yoshida M, Vanstone C A, Parsons W D, et al. 2006. Effect of plant sterols and glucomannan on lipids in individuals with and without type Ⅱ diabetes. European Journal of Clinical Nutrition, 60(4): 529-537.

Younes M, Aggett P, Aguilar F, et al. 2018. Scientific opinion on the safety of green tea catechins. EFSA Journal, 16(4): e05239.

Zeevi D, Korem T, Zmora N, et al. 2015. Personalized nutrition by prediction of glycemic responses. Cell, 163(5): 1079-1094.

Zhang S, Shan L, Li Q, et al. 2014. Systematic analysis of the multiple bioactivities of green tea through a network pharmacology approach. Evidence-Based Complementary and Alternative Medicine, 2014: 1-11.

第 7 章　糖代谢异常人群健康管理

预防医学根据疾病的发生、发展及结局提出了针对各种疾病的三级预防（詹思延，2012）。糖代谢异常人群的健康管理可以遵循三级预防的原则和策略：一级预防是控制糖代谢异常的危险因素，预防糖代谢异常的发生；二级预防是早发现、早诊断和早治疗糖代谢异常的患者，在已诊断的糖代谢异常患者中预防并发症的发生；三级预防是延缓已发生的糖代谢异常并发症的进展、降低致残率和死亡率，并改善患者的生存质量。

7.1　糖代谢异常人群分类与健康管理策略

糖代谢异常人群的健康管理策略概括起来主要包括：针对患者的健康教育、着重于饮食和运动的生活方式干预、药物预防和治疗、血糖监测等（中华医学会内分泌学分会，2014）。但是针对不同情况下的糖代谢异常人群管理有不同方向的侧重：对高危人群侧重于疾病的筛查和生活方式干预；糖尿病前期患者侧重于生活方式干预（饮食和运动）、药物预防和健康教育；针对糖尿病患者，积极的自我管理至关重要，所以健康教育尤为重要，自我管理包括血糖监测、生活方式改善、按要求服药等，同时要辅以医院的随访跟踪管理；针对糖尿病并发症要根据不同情况积极对症进行不同的管理。

7.1.1　以筛查、预防为目标的高危人群健康管理

针对糖代谢异常高危人群的健康管理包括糖代谢异常人群健康管理中非常重要的一级预防和二级预防，对高危人群进行正确的健康干预，减少糖代谢异常发生的危险因素，减少发展为糖代谢异常的概率，同时进行正规疾病筛查，及早发现糖代谢异常状态，从而指导后续的治疗（田惠光等，2013）。

1. 糖代谢异常高危人群的筛查

糖代谢异常高危人群的定义见第 3 章，此处不再赘述。针对糖代谢异常高危人群开展定期筛查，有助于及早发现糖尿病，同时，提高糖尿病及其并发症的防治水平，筛查后的有效干预可以降低接近 50%的糖尿病发病率。《中国 2 型糖尿病防治指南（2017 版）》指出，可以通过建立居民健康档案、基本公共卫生服务

和机会性筛查（如在健康体检中或在进行其他疾病的诊疗时）等渠道发现糖尿病高危人群。针对成年人糖尿病高危人群，宜及早开始进行糖尿病筛查。而对于儿童和青少年糖尿病高危人群的筛查，宜从 10 岁开始，如果个体的青春期提前则推荐从青春期开始时进行第一次筛查。首次筛查结果正常者，宜每 3 年至少重复筛查一次（中华医学会糖尿病学分会，2018）。

有关糖尿病高危人群的筛查方法，《中国 2 型糖尿病防治指南（2017 版）》建议对具有至少一项危险因素的高危人群应进一步进行空腹血糖或任意点血糖筛查。其中空腹血糖筛查是简单易行的方法，宜作为常规的筛查方法，但有漏诊的可能性。如果空腹血糖≥6.1 mmol/L 或任意点血糖≥7.8 mmol/L，《中国 2 型糖尿病防治指南（2017 版）》建议做口服葡萄糖耐量测试（空腹血糖和糖负荷后 2 h 血糖），也推荐采用中国糖尿病风险评分表（表 7-1），对 20～74 岁的普通人群进行糖尿病风险评估。该评分表的制定源自 2007～2008 年全国 14 省、自治区及直辖市的糖尿病流行病学调查数据，评分值的范围为 0～51 分，总分≥25 分者应进行口服葡萄糖耐量测试（中华医学会糖尿病学分会，2018）。

表 7-1　中国糖尿病风险评分表

评分指标		分值/分
年龄/岁	20～24	0
	25～34	4
	35～39	8
	40～44	11
	45～49	12
	50～54	13
	55～59	15
	60～64	16
	65～74	18
体重指数	＜22	0
	22～23.9	1
	24～29.9	3
	≥30	5
腰围/cm	男性＜75，女性＜70	0
	男性 75～79.9，女性 70～74.9	3
	男性 80～84.9，女性 75～79.9	5
	男性 85～89.9，女性 80～84.9	7

续表

评分指标		分值/分
腰围/cm	男性 90～94.9，女性 85～89.9	8
	男性≥95，女性≥90	10
收缩压/mmHg	<110	0
	110～119	1
	120～129	3
	130～139	6
	140～149	7
	150～159	8
	≥160	10
糖尿病家族史（父母、同胞、子女）	无	0
	有	6
性别	女性	0
	男性	2

北京大学首钢医院的大型 2 型糖尿病普查研究（16056 例）对筛查标准做了补充，研究指出糖化血红蛋白与空腹血糖联合测定是一种筛查诊断糖尿病高危人群方便而有效的方法，并建议对 5.6 mmol/L≤空腹血糖≤7 mmol/L 或糖化血红蛋白≥6.1%的人群应进行口服葡萄糖耐量测试以降低糖尿病的漏诊率（郭来敬等，2016）。

芬兰、泰国、丹麦、美国目前也在应用 2 型糖尿病风险评估工具通过问卷的形式调查普通人群生活中的危险因素，计算潜在的发病风险，形成风险评估量表，预测未发病个体的糖尿病潜在发病风险的高低，并与糖尿病诊断技术结合发现未被诊断的现有糖尿病患者，实现“早发现、早预防和早治疗”的公共卫生目的。这四个国家的糖尿病风险评估工具中，芬兰糖尿病风险评分法最具权威性，应用也最为广泛，具有较好的灵敏性与特异性；泰国糖尿病风险评分法的评分指标基于亚洲人群的特点设定，更适合亚洲人进行预测，但模型选取的研究对象均为泰国的中产阶级，结果会有一些局限性；丹麦糖尿病风险评分法采用横断面调查的研究结果建立模型，并且加入了性别这一变量进行预测；美国糖尿病风险评分问题简单，只需要填 7 个简单问题，就可快速计算得分得到个体的发病风险，省去了烦琐的计算累计分数这一步骤（郑启文等，2010）。

中国的糖尿病风险评估模型综合了国外的研究结果并对参数进行了相应的调整，更适合我国人群使用，但尚缺乏大型前瞻性队列的验证。并且现有的各国糖尿病风险评估工具均较少将遗传因素考虑在内，仅根据个人家族史的调查，这样其实不足以全面评估个体由遗传因素导致发病的风险。随着人类基因组的全面破译，从易感基因角度进行 2 型糖尿病的发病风险预测已越来越受到各国学者们的关注，在今后的研究中不仅要考虑环境危险因素，还要着重于遗传因素的探讨，并研究二者的交互作用。只有综合了遗传因素和环境因素，才能全面为个体做出准确的预测。所以，现有的 2 型糖尿病风险预测工具还需不断加以完善。

2. 对高危人群进行生活方式改善为目的的健康管理

流行病学资料显示，糖代谢异常高危人群中，每年有 10%～20%将自然转归为糖尿病患者。既往的国内外研究均表明，生活方式干预可以延缓或防止糖代谢异常高危人群中 2 型糖尿病的发生。我国的大庆研究经过 6 年干预，后续随访发现，饮食和运动的共同干预使 2 型糖尿病相对危险度下降了 51%（Li et al., 2008；徐峰，2008）。芬兰的糖尿病干预研究，干预方式主要包括饮食和运动干预，发现 4 年随访干预组 2 型糖尿病相对危险性下降 58%（Lindström et al., 2006）。前面提到的研究表明针对糖代谢异常高危人群的健康管理的重点是：改变不良饮食习惯，控制体重，增加体育活动，关键是同时矫正若干危险因素的综合方法的建立（焦亮，2010）。

对高危人群的健康管理要采取综合健康管理模式，提高这部分人群的健康意识和技能，增强自我保健能力，建立科学、合理的生活方式，进而达到降低体重、血脂、血压、血糖等多种危险因素的目的，最终获得预防糖代谢异常发生的效果。综合健康管理模式需要社区卫生服务中心的医务人员、健康管理相关企业或者社区健康管理工作站和糖代谢异常高危人群自身共同完成，主要包括健康档案的建立、身体检查、健康状态评估、健康管理计划的制定、健康教育和随访跟踪。健康教育的主要目标为：使高危人群清楚糖代谢异常的危害和严重性，能够正视自身的健康状态，帮助高危人群进行生活方式的改善。生活方式改善的目标为：积极控制体重；改善静坐生活方式，定时定量运动；控制血压血脂到正常水平；健康饮食；积极主动地进行血糖监测。

对高危人群进行体检后，可由经专业培训的医生和护士或健康管理师成立健康管理小组，为高危人群建立个人健康档案，根据其血糖情况给予健康管理，管理之前说明管理目的和糖尿病危害性，取得参与者配合。可通过健康大讲堂、发放书面健康教育资料、食物模具认知、个体咨询指导等方式对高危人群进行健康教育。健康教育包括以下指导：①心理健康指导。糖代谢异常高危人群多合并焦虑、恐惧和抑郁情绪，要帮助其了解自身病情并督促其积极配合，消除不良情绪对其遵医行为的影响。告知参与者通过积极配合，建立健康的生活习惯，糖尿病高危现象可有效逆转，可避免糖代谢异常的发生，以提高参与者信心。②饮食指导。告知参与者进食低脂低糖低盐食物，适当增加粗纤维食物摄入以增加饱腹感，更有利于体重和血糖控制。要改变高危人群高油高糖的饮食习惯，吃清淡食物和杂粮类食物，补充膳食纤维和维生素，要改变以米饭、馒头为主食的习惯，以粗粮或蔬菜为主食；要多吃豆类食物和蔬菜，可以多吃南瓜、黄豆等食物，降低血糖；所有糖尿病高危人员要控制吃糖类或含糖量较高的食物，如饮料、零食、蜜饯等食物。饮食上做到定时定量进餐。③运动指导。高危人群应该改变久坐的习惯。指导参与者结合自身爱好和血糖、体重，选择有氧运动方式，如游泳、慢跑、踩单车、爬山等，每次运动 30～60 min，每周至少 5 次。对参与者介绍运动的好处，如可增强免疫力、改善糖代谢、减轻体重、改善脂代谢、缓解紧张焦虑情绪等，使其增强坚持运动的信心。④血糖监测指导。指导参与者进行血糖监测，并要求家属监督，根据血糖情况及时就诊。可通过电话随访、微信联系（不定时）和上门随访的方式进行随访和监督，检查健康管理计划落实情况，核实膳食日志和运动时间及运动产生的能量消耗等情况，在此基础上调整膳食和运动计划。

总之，对糖代谢异常高危人群进行综合的健康管理是一种简单高效的方法，可以从根源上降低糖代谢异常患者的数量，而且不会给高危人群带来很大的痛苦，是降低糖尿病发病率的有效措施之一。对高危人群进行健康教育是健康管理的重中之重，主要是对促进糖代谢异常发生的危险因素从饮食和运动两方面进行教育和干预，进而改变高危人群不健康的生活习惯，从而减少糖代谢异常的发生。

7.1.2 以延缓进程或逆转为目标的糖尿病前期人群的健康管理

糖尿病前期若不及时控制，发展到 2 型糖尿病的风险会增高（阎燕等，2016）。但是，这并不意味着所有的糖尿病前期患者都会发展到 2 型糖尿病（应焱燕和许国章，2016）。很大一部分患者在良好控制和生活方式干预之后都恢复了正常血糖水平。减重和保持每周 150 min 的中等强度运动被证明是很有效的治疗糖尿病前期的干预手段（李颖等，2013）。前面已经提到，糖尿病前期包括空腹血糖受损和糖耐量减低两类人群。空腹血糖受损为餐后血糖正常，但空腹血糖高于正常水平却又未达到糖尿病诊断标准；糖耐量减低则相反，空腹血糖值正常，餐后血糖高于正常水平同时未达到糖尿病诊断标准；患有空腹血糖受损和（或）糖耐量减低的人群有着较高的糖尿病以及心脑血管相关并发症的发生风险（杜群等，2004）。

1. 生活方式干预

糖尿病的生活方式干预是一级预防，指在一般人群中开展健康教育，提高人群对糖尿病防治的知晓度和参与度，倡导合理膳食、控制体重、适量运动、限盐、控烟、限酒、心理平衡的健康生活方式（Stentz et al., 2016；Hämäläinen et al., 2005），提高人群的糖尿病防治意识（Davy et al., 2017）。

参见前面“3.1 膳食干预的重要性”部分，针对糖尿病前期人群的健康管理主要是生活方式的干预。生活方式干预的内容主要包括饮食和运动两方面（Pan et al., 1997）。

1）饮食干预

参见前面“3.3 糖尿病前期人群的营养膳食建议”部分的膳食建议，进行简要小结。针对糖尿病前期人群一般性的饮食建议包括：谷类为主是平衡膳食模式的重要特征，每天摄入谷薯类食物 250～400 g；提倡餐餐有蔬菜，推荐每天摄入 300～500 g，其中深色蔬菜应占 1/2；天天吃水果，推荐每天摄入 200～350 g 的新鲜水果，果汁不能代替鲜果；吃各种奶制品，摄入量相当于每天液态奶 300 g；经常吃豆制品，每天相当于大豆 25 g 以上，并适量吃坚果；推荐每周吃鱼 280～525 g，畜禽肉 280～525 g，蛋类 280～350 g，平均每天摄入鱼、禽、蛋和瘦肉总量 120～200 g；成人每天食盐不超过 6 g，每天烹调油 25～30 g（Ma et al., 2016）。同时不建议饮酒，成人如果饮酒，一天饮酒的酒精量男性不超过 25 g，女性不超过 15 g。我国传统饮食模式也是一种能降低糖尿病发生的饮食模式，因此比较推荐中国的传统型饮食：主、副食划分明显，荤、素混食，豆类及豆制品摄入多，鱼虾类摄入多，烹调方法以炒、炖为主。

2）运动干预

我国的一项大型临床流行病学研究表明，无论是业余时间的休闲运动，还是规律的日常运动，均能显著降低糖尿病的发病率；国际上对糖尿病预防的研究也都证实运动对预防糖尿病的发生有积极作用。运动能降低体重，研究发现体重的降低可以有效降低糖尿病的发生风险，即运动可以有效降低糖尿病的发生风险；另外既往研究发现，运动不但可以改善体重，还可以改善肌肉胰岛素敏感度，从而改善餐后高血糖；随着体重的减轻，脂肪组织减少，可以改善肝脏胰岛素敏感度，改善空腹血糖（Malin et al., 2016）。如果持续 6 个月不运动，与代谢有关的健康指数，如体重、腰围、腰臀比、体内脂肪分布均呈现不同程度的增加，而胰岛素敏感性和身体健康指数均呈现下降现象。美国糖尿病预防计划研究结果支持中等强度的有氧运动每天 30 min，至少 150 min/周，以及芬兰糖尿病预防研究支持每日 30 min 中等强度体育锻炼，联合低热量的饮食，目标是使体重下降 5%～10%，对逆转糖尿病前期状态至关重要（Goldberg et al., 2009）。近来推荐抗阻运动，抗阻运动指的是肌肉在克服外来阻力时进行的主动运动。抗阻运动包括杠铃弯举、直立提拉、躬身提拉、卧推、过头推举、仰卧起坐、深蹲起、哑铃提踵、其他举重方法（单臂哑铃弯举、哑铃交替弯举、摆铃弯举、斜卧哑铃弯举等）。抗阻运动尤其适用于老年人及体质瘦弱者。每周 1～2 次的抗阻运动能改善葡萄糖代谢。一项研究发现，糖尿病前期患者每周进行 2 次抗阻训练，3 个月时 34%的糖尿病前期逆转为正常血糖状态，15 个月时 30%的糖尿病前期发生逆转。此外，随着久坐生活方式的发展，出现越来越多的糖尿病及糖尿病前期发生在BMI正常的腹型肥胖人群中，且久坐的生活方式会增加心脑血管疾病的风险，打破久坐的生活方式能减少心脑血管疾病、代谢性疾病风险。

虽然运动对糖尿病前期患者的作用重要，但是并不是所有人都适用于运动干预，有10%～20%的人运动不敏感，运动和体重下降并不能获益，需要通过其他方式进行糖代谢异常状态的改善。

基于上述论述，本书建议，糖尿病前期患者通过饮食控制和运动以降低糖尿病的发生风险。医疗机构或健康管理者应定期随访，给予糖尿病前期患者足够的社会心理支持，以确保患者的生活方式改变能够长期坚持；此外督促患者应定期检查血糖；同时密切关注其他心脑血管危险因素（如吸烟、高血压、血脂异常等），并给予适当的干预措施。《中国2型糖尿病防治指南（2017版）》指出，针对糖尿病前期患者饮食和运动干预的具体目标为：使超重或肥胖者BMI达到或接近24，或体重至少下降7%；每日饮食总热量至少减少400～500 kcal；饱和脂肪酸摄入占总脂肪酸摄入的30%以下；中等强度体力活动至少保持在150 min/周。

2. 药物干预预防2型糖尿病

糖尿病前期何时开始药物治疗尚无统一定论，2014年版《中国成人2型糖尿病预防的专家共识》推荐糖尿病前期进行强化生活方式干预困难或坚持6个月以上血糖水平不能达标，同时年轻、经济条件好，有高健康需要和医疗条件者可考虑进行药物干预，还推荐用于糖尿病前期的药物有二甲双胍、阿卡波糖、噻唑烷二酮类药物。其中，二甲双胍和阿卡波糖在糖尿病前期人群中长期应用的安全性证据较为充分，而其他药物长期应用时则需要全面考虑花费、不良反应、耐受性等因素。然而，由于目前尚无充分的证据表明药物干预具有长期疗效和卫生经济学益处，故国内外相关指南尚未广泛推荐药物干预作为预防糖尿病的主要手段。《中国2型糖尿病防治指南（2017版）》提出，对于糖尿病前期个体，只有在强化生活方式干预6个月效果不佳，且合并有其他危险因素者，方可考虑药物干预，但必须充分评估效益/风险比和效益/费用比，并且做好充分的医患沟通和随访。需要指出的是，目前已经完成的药物预防糖尿病的临床研究并未采用生活方式干预失败的患者作为研究对象，因此对生活方式干预无效的糖尿病前期患者是否对药物干预敏感尚无临床证据。

3. 健康教育

美国糖尿病学会指出，糖尿病前期人群和糖尿病人群一样，适合参加糖尿病自我管理教育（DSME）计划和自我管理支持（DSMS）计划，获得教育和支持以改善与保持可以预防或延缓糖尿病发病的行为（Powers et al., 2016）。DSME是指促进糖尿病患者获取自我保健所需的知识、技能和能力的过程；DSMS 是指持续实施和维持自我管理所需的应对技能及行为所需的支持。虽然医疗保健团队和社区卫生服务者可以为 DSME/DSMS 过程做出贡献，但对于医疗保健提供者及大型医疗环境来说，拥有这些教育和支持资源与正确的转诊非常重要，以确保 2 型糖尿病患者可以同时接受 DSME 和 DSMS。开始的 DSME 通常由医生或专业健康管理人员提供，后续的 DSMS 可由专业健康管理人员和各种基于社区的医疗资源提供。DSME/DSMS 计划旨在解决患者的健康信念、文化需求、当前知识、身体限制、情感问题、家庭支持、财务状况、病史、健康素养、计算能力以及影响每个人获取这些能力应对自我管理众多挑战的其他因素。有效的自我管理和生活质量是 DSME 和 DSMS 的主要目标，应该作为治疗的一部分进行评估和监测。DSME 和 DSMS 应该包括心理咨询，因为良好的情绪与良好的糖尿病预后相关。中国是世界上人口最多的国家，糖尿病前期的人口约有 5 亿，高频率的监督和随访对于中国来讲是一个巨大的挑战，单靠医务工作者根本无法完成。近年来，国外一些较基层的卫生人员和非卫生人员经糖尿病高危人群生活方式干预的培训，合格后政府颁发其执业资格，这些人从事生活方式干预，医疗保险予以负担相应费用。我国糖尿病预防管理还处于起步阶段，目前已有以社区卫生服务站、体育中心为主对糖尿病前期的健康教育和管理研究，以及网络、运动手环为管理方式的研究。但这些方式的安全性和有效性还有待考证，需要医护人员、社会组织、健康管理人士、公共健康机构、政策制定者以及每个人的共同努力，构建出更加成熟、完善、有效的糖尿病前期的预防健康教育及管理模式。

综上所述，糖尿病前期是指由正常糖代谢向糖尿病转化的过渡阶段，或任何一种类型糖尿病发生过程中的中间阶段，应该在早期对糖尿病前期人群进行生活方式（饮食和运动）、药物干预和健康教育，这些干预可有效地预防糖尿病的发生或延缓糖尿病及其相关心脑血管并发症的出现。

7.1.3　糖尿病患者的自我管理与医院管理

1. 糖尿病患者健康管理的原则

1）血糖控制

《中国 2 型糖尿病防治指南（2017 版）》指出，处于糖尿病早期阶段的患者，严格控制血糖可以显著降低糖尿病微血管病变的发生风险。随后的长期随访结果显示，早期严格血糖控制与长期随访中糖尿病微血管病变、心肌梗死及死亡的发生风险下降相关。这表明，对新诊断的 2 型糖尿病患者，早期进行严格血糖控制可以降低糖尿病微血管和大血管病变的发生（Holman et al., 2008）。对于新诊断、年轻、无并发症或合并症的 2 型糖尿病患者，建议及早采用严格的血糖控制，以降低糖尿病并发症的发生风险（Friedewald，2008）。

2）阿司匹林的使用

《中国 2 型糖尿病防治指南（2017 版）》指出，在新诊断的 2 型糖尿病患者中，强化血压控制不但可以显著降低糖尿病大血管病变的发生风险，还可显著降低微血管病变的发生风险。高血压最佳治疗试验以及其他抗高血压治疗临床试验的糖尿病亚组分析也显示，强化血压控制可以降低无明显血管并发症的糖尿病患者发生心脑血管病变的风险。英国几个大型临床研究均显示，在没有明显血管并发症的糖尿病患者中，采用他汀类药物降低低密度脂蛋白胆固醇（LDL-C）的策略可以降低心脑血管事件的发生风险。多个临床试验进行系统评价的结果显示，具有心脑血管疾病高危因素的 2 型糖尿病患者中，阿司匹林对心脑血管疾病具有一定的保护作用（Duckworth et al., 2009；Reimann et al., 2009）。对于没有明显糖尿病血管并发症但有心脑血管危险因素的 2 型糖尿病患者，应采取降糖、降压（Snow et al., 2003）、调脂（主要是降低 LDL-C）及应用阿司匹林治疗（Zhang et al., 2010），以预防心脑血管疾病和糖尿病微血管病变的发生（Gaede et al., 2008）。

3）心脑血管疾病与血糖、血压、血脂控制

《中国 2 型糖尿病防治指南（2017 版）》指出，强化血糖控制可以降低已经发生的早期糖尿病微血管病变（如非增殖期视网膜病变、微量白蛋白尿等）进一步发展的风险。但在糖尿病病程较长、年龄较大且有多个心脑血管危险因素或已经发生过心脑血管疾病的人群中，强化血糖控制对降低心脑血管事件和死亡发生风险的效应较弱。相反，控制糖尿病心脑血管风险行动研究还显示，在上述人群中，强化血糖控制与全因死亡风险增加存在相关性。已有充分的临床研究证据表明，对已经发生过心脑血管疾病的 2 型糖尿病患者，应采用降压、调脂或阿司匹林联合治疗，以降低 2 型糖尿病患者再次发生心脑血管事件和死亡的风险。因此本书建议，对于糖尿病病程较长、老年、已经发生过心脑血管疾病的 2 型糖尿病患者，继续采取降糖、降压、调脂（主要是降低 LDL-C）、应用阿司匹林治疗等综合管理措施，降糖不应该过分严格，以降低心脑血管疾病及微血管并发症反复发生和死亡的风险，且应依据分层管理的原则。对已出现严重糖尿病慢性并发症者，本书建议其到相关专科治疗。

2. 糖尿病患者的自我管理

糖尿病是一种长期慢性疾病（何展鹏等，2010），患者日常行为和自我管理能力是糖尿病控制与否的关键之一，因此，糖尿病的控制不是传统意义上的治疗而是系统的管理（张雪芹等，2014）。糖尿病的自我管理包括：患者对糖尿病的疾病知识和防治知识有很高的了解度和参与度，合理膳食，控制体重，适量运动（Dempsey et al., 2016），限盐，控烟，限酒，心理平衡，合理监测血糖，有着很高的糖尿病防治意识（Tuomilehto and Schwarz，2010）。

1）糖尿病患者自我管理目标

倾诉自己的意愿和苦衷，保持正确的情绪反应；合理膳食、适当运动、遵医嘱正确用药；掌握血糖监测方法、频次及时机，了解血糖仪和试纸的购买途径等；熟悉糖尿病足护理方法，掌握胰岛素注射部位以及注射前准备工作等；掌握低血糖指标（血浆血糖≤70 mg/dL，指尖血糖≤3.9 mmol/L），了解低血糖的症状，通过自身感觉预测病情变化。

2）糖尿病患者的营养治疗

本书“3.4 糖尿病人群的营养膳食建议”已经进行了详细介绍，此处不再赘述。

3）糖尿病患者的运动治疗

运动疗法作为糖尿病治疗“五驾马车”（糖尿病教育、饮食治疗、运动治疗、药物治疗、自我监测血糖）中的一部分，在糖尿病患者的综合管理中占重要地位。规律运动可降低发病因素，改善胰岛素敏感性、骨骼肌功能、代谢紊乱、不良心理状态，对改善生活质量有正反馈作用（Qaseem et al., 2014；申桂菊，2006）。运动疗法随访管理，是指由医院专业人员对糖尿病患者院外的运动进行指导，以提高糖尿病患者的运动控制效果。对糖尿病患者的运动指导主要参考中华医学会糖尿病学会 2012 年编写发布的《中国糖尿病运动治疗指南》（陈伟等，2014）。

《中国糖尿病运动治疗指南》指出，糖尿病患者的运动治疗应在专业人员指导下进行，严格掌握适应证和禁忌证，以确保运动安全。运动治疗实施前，进行个性化运动评估、系统的身体检查，建议采用功率自行车或活动平板进行心电图负荷运动测验，制定个性化运动处方。运动处方的实施过程中，每一次训练课都应包括准备活动部分、基本部分、整理活动部分。推荐每周进行 3～7 次中等强度及以下有氧运动与抗阻训练相结合的混合运动。如果每次运动量较小且身体允许，则坚持 1 次/d 最为理想，以每次 20～60 min 有氧运动，有效心率的保持时间至少达到 10～30 min 为宜。通过记录运动全程心率、乳酸、耗氧量、自我疲劳感觉分级等评估运动强度，遵循由少到多，由轻到重，适量恢复等原则，定期复查以监测运动治疗效果并及时调整治疗方案。

《中国糖尿病运动治疗指南》还指出，空腹血糖＞16.7 mmol/L、反复低血糖或血糖波动较大、有糖尿病酮症酸中毒（DKA）等急性代谢性并发症、合并急性感染、增殖性视网膜病变、严重肾病、严重心脑血管疾病（不稳定性心绞痛、严重心律失常、一过性脑缺血发作）等情况下禁忌运动，病情控制稳定后方可逐步恢复运动。该指南建议进行运动相关教育，告知低血糖的紧急处理方式，运动前药物未减量者，可以在运动过程中进食缓慢吸收的糖类。避免在注射胰岛素和（或）口服降糖药物发挥最大效应时训练；胰岛素依赖型糖尿病患者不要在空腹时进行运动。若运动前血糖＜5.6 mmol/L，应进食含糖类食物后再运动；睡前血糖＜7.0 mmol/L，预示夜间可能会发生低血糖，建议睡前进食一定量的含糖类食物。运动中低血糖和迟发性低血糖，均应立即进食含 10～15 g 糖类的食物，15 min 后血糖如果仍＜3.9 mmol/L，再进食等量食物。进食后未能纠正的严重低血糖应送医疗中心抢救。规律运动有助于控制血糖，减少心脑血管危险因素，减轻体重，提升幸福感，而且对糖尿病高危人群一级预防效果显著。该指南在大量循证医学的基础上，开创性地结合糖尿病学和运动医学的专业理论及知识，希冀为糖尿病防治医务工作者及患者提供规范、切实可行的指导。

上述内容概括起来，主要是以下几项。

（1）每周至少进行中等强度有氧运动 150 min，鼓励 3 次/周的低、中强度抗阻训练。

（2）成年人 2 型糖尿病患者每周至少 150 min（如每周运动 5 d，每次 30 min）中等强度（50%～70%最大心率，运动时适当用力，心跳呼吸加快但不急促）的有氧运动。研究发现，即使一次进行短时的体育运动（如 10 min），累计 30 min/d，也是有益的。

（3）中等强度的体育运动包括快走、打太极拳、骑车、乒乓球、羽毛球和高尔夫球。较大强度运动包括快节奏舞蹈、有氧健身操、慢跑、游泳、骑车上坡、足球、篮球等。

（4）如无禁忌，每周最好进行 2 次抗阻运动（两次锻炼时间间隔≥48 h），锻炼肌肉力量和耐力。锻炼部位应包括上肢、下肢、躯干等主要肌肉群，训练强度为中等。联合进行抗阻运动和有氧运动可获得更大程度的代谢改善。

（5）运动项目要与患者的年龄、病情及身体承受能力相适应，并定期评估，适时调整运动计划。记录运动日记，有助于提升运动依从性。运动前后要加强血糖监测，运动量大或剧烈运动时建议患者临时调整饮食及药物治疗方案，以免发生低血糖。

（6）养成良好的生活习惯。培养活跃的生活方式，如增加日常身体活动，减少静坐时间，将有益的体育运动融入日常生活中。

（7）空腹血糖＞16.7 mmol/L、反复低血糖或血糖波动较大、有 DKA 等急性代谢并发症、合并急性感染、增殖性视网膜病变、严重肾病、严重心脑血管疾病（不稳定性心绞痛、严重心律失常、一过性脑缺血发作）等情况下禁忌运动，病情控制稳定后方可逐步恢复运动。

4）糖尿病患者的血糖监测

血糖监测方法有很多种。反映瞬时血糖值的血糖监测方法，即利用便携式血糖仪进行的毛细血管血糖监测，包括患者自我血糖监测（SMBG）及在医院内进行的床边快速血糖检测，这是血糖监测的基本形式。此外，还有 1,5-脱水葡萄糖醇检测，反映 1～2 周内血糖情况的血糖监测方法；糖化白蛋白检测，反映 2～3

周平均血糖水平的血糖监测方法，在临床主要用于反映近期血糖控制水平；HbA1c的检测，反映 2～3 个月平均血糖水平的血糖监测方法等。上述方法中除了 SMBG，患者均需要到医院或者体检机构进行检测。

在医院内做的静脉血血糖检测，所检测的是血浆葡萄糖水平，是血糖检测的“金标准”，但是只能在医院内进行。患者可自行进行 SMBG，在家中就可实时监测血糖，该法快捷又简便，可以帮助患者随时发现问题，并及时到医院就医。SMBG 为指血或耳血的毛细血管的血糖值，为全血葡萄糖水平，与静脉血糖值相关性高。但要注意，当寒冷、水肿及血管痉挛时，血糖值会稍受影响，且血浆葡萄糖水平比全血葡萄糖水平高 10%～15%。《中国血糖监测临床应用指南（2015 年版）》中指出，指尖血糖与静脉血糖具有相关性，血糖仪测定指尖血得到的血糖值是全血血糖值，而静脉血糖检测的是血浆或血清的血糖值，若用全血校准的血糖仪检测数值，空腹时较实验室数值低 12%左右，餐后或服糖后毛细血管葡萄糖与静脉血浆血糖较接近。指尖血糖值受多种因素影响，在血糖值异常或临界值时，应进一步检查静脉血糖。SMBG 是糖尿病综合管理和教育的组成部分，建议所有糖尿病患者都应进行 SMBG，更好地掌握自身血糖水平，进而指导血糖的控制。

不同时间点的血糖检测意义如下。①夜间及空腹血糖：有利于发现夜间和空腹高血糖或低血糖，方便找出血糖波动的原因；空腹血糖主要反映在基础状态下（最后一次进食后 8～10 h）没有饮食负荷时的血糖水平，是糖尿病诊断的重要依据。适用于空腹血糖较高、老年人或血糖控制较好者判定是否有低血糖风险。②餐前半小时血糖：有利于检测出低血糖。③餐后 2 h 的血糖：反映胰岛 B 细胞储备功能，即进食后食物刺激 B 细胞分泌胰岛素的能力。测餐后 2 h 的血糖能发现可能存在的餐后高血糖，能较好反映进食与使用降糖药是否合适。适用于空腹血糖已获良好控制，但 HbA1c 仍不能达标者；需要了解饮食和运动对血糖影响者。④睡前血糖：反映胰岛 B 细胞对进食晚餐后高血糖的控制能力，是指导夜间用药或注射胰岛素剂量的依据。适用于注射胰岛素患者，特别是晚餐前注射胰岛素患者。⑤夜间血糖：适用于经治疗血糖已接近达标，但空腹血糖仍高者；或疑有夜间低血糖者。⑥随机血糖：可以了解机体在特殊情况下对血糖的影响，如进餐的多少、饮酒、劳累、生病、情绪变化、月经期等。若出现低血糖症状时应及时监测血糖，剧烈运动前后宜监测血糖。

理想的监测血糖时间如下。①4 点检测法：三餐前，睡前；②5 点检测法：空腹检测 1 次，三餐后 2 h 3 次，睡前 1 次；③7/8 点检测法：三餐前，三餐后 2 h，睡前，必要时下半夜还要再测 1 次；④当患者身体发生不适或异常反应时，应及时测量血糖值，因为这对发现患者出现低血糖、对用餐时间进行调控、对药物使用剂量进行调整等都有着十分重要的作用。

以下是血糖可能出现情况需要进行血糖监测的警示点。①出现饥饿感。许多患者认为，有饥饿感就是低血糖。其实有些患者由于存在胰岛素抵抗，自身血糖很高但不能被身体利用，也会产生饥饿感。因此，觉得特别饿，一定要查查血糖，以避免盲目施治。②口渴。口渴是高血糖的症状之一，因此在喝水前最好搞清楚，到底是因为血糖高还是因为体内缺水。③疲劳。血糖波动时，患者易感疲劳。所以，如果觉得全身没劲，应测一下血糖，采取相应措施。④开车。患者在高血糖或低血糖时开车都是很危险的，血糖不稳定期的患者要先测血糖确保正常再开车。⑤脾气变大。低血糖的症状包括易怒、焦虑、颤抖、心慌、出汗、饥饿等，每个人的感觉不一样，因此出现情绪变糟时，也许该测血糖了。⑥压力骤增。家庭变故、工作压力会使血糖水平升高，如果压力来源持续存在，需要频繁测定血糖。⑦忙碌。忙碌本身会让血糖升高，另外也容易让人忘记测血糖，甚至忘记吃饭。因此，忙的时候不妨用闹钟或便条来提醒自己测血糖。⑧锻炼。运动会使血糖短暂升高，接下来又能降低血糖。应该咨询医生，看看运动前可以接受的血糖是多少。锻炼时要把应急的甜食和手机、血糖仪带在身边。⑨感觉任何不适。糖尿病患者应该对身体的暗示保持敏感，出现任何不适都要尽快测血糖。

正确使用家用快速血糖监测仪要点如下。①仪器设备要保管好。注意防潮，潮湿的空气可以使水分附着在仪器的光路上而影响检测结果。另外，试纸条取出后马上加盖，以免吸附水分变性。②血糖仪的测定方法要正确。结果提示，自然流出的指尖血更准确可靠，不可过分挤压，以免混入组织液对结果造成稀释。正确方法为：用 75%的酒精消毒左手的无名指指尖，根据患者指尖皮肤的厚度选择刺针的档次，针刺后自然流血，滴入试纸，保证血滴覆盖整个测定区。③要注意某些药物对结果的影响，如维生素、谷胱甘肽等，对异常结果要再次复检。④末梢情况差的患者会影响准确性，如过度水肿、角质层加厚等。建议可采取耳垂取血，在需要紧急检测的时候一定要具体问题具体分析，因人而异，以求结果的准确。⑤定期校正：采用已知值的标品对仪器进行校正，以便对仪器的准确性做出评价。

SMBG 可反映实时血糖，方便、快速和经济。SMBG 的频率应根据患者病情的实际需要来决定，兼顾有效性和便利性。但是 SMBG 只能反映任意点时间的血糖值，无法完全反映患者全天血糖值。目前国内糖尿病患者 SMBG 行为不容乐观。虽然部分患者已意识到 SMBG 的重要性，但 SMBG 行为的执行力较差。有研究显示，在 SMBG 行为调查方面，48.6%的患者没有进行 SMBG。11.4%的患者 SMBG 后没有记录；每次身体感到不适时，仅 19.1%的患者进行 SMBG，50.5%的患者从不监测血糖；在就诊时，46.7%的患者不能向医师主动提供 SMBG 数值。

SMBG 的方案应该根据不同病情而制定。胰岛素治疗患者：①强化胰岛素治疗患者在治疗开始阶段应每天监测血糖 5～7 次，建议涵盖空腹、三餐前后、睡前，如有低血糖表现需随时测定血糖；如出现不可解释的空腹高血糖或夜间低血糖应监测夜间血糖。达到治疗目标后每日监测血糖 2～4 次。②基础胰岛素治疗者在血糖达标前每周监测 3 d 空腹血糖，每 2 周复诊 1 次，复诊前 1 d 加测空腹、三餐后和睡前 5 个时间点血糖；血糖达标后每周监测空腹、早餐后和晚餐后血糖，每月复诊 1 次，复诊前 1 d 加测 5 个时间点血糖。③每日 2 次预混胰岛素治疗者在血糖达标前每周监测 3 d 空腹血糖和 3 次晚餐前血糖，每 2 周复诊 1 次，复诊前 1 d 加测 5 个时间点血糖；血糖达标后每周监测 3 次血糖，即空腹、早餐后和晚餐后，每月复诊 1 次，复诊前 1 d 加测 5 个时间点血糖。口服降糖药患者：①短期强化监测方案适用于有低血糖症状，旅行，感染等应激状态，正在对用药、饮食或运动方案进行调整等，需获得更多血糖信息的患者。在获得充分血糖数据并采取相应治疗后，可调整为交替配对 SMBG 方案，监测法为每周 7 d 交替监测早餐前后、午餐前后或晚餐前后血糖。②餐时配对方案适用于口服降糖药治疗患者血糖控制稳定时，建议每周 3 d 分别配对监测早餐、午餐和晚餐前后血糖水平。生活方式治疗患者：建议每周选择 1 d 测空腹、三餐后和睡前 5 个时点血糖以指导营养和运动方案。经积极生活方式干预 HbA1c 仍不达标，应尽早开始药物治疗。

根据美国糖尿病指南，临床上一般应用 SMBG 和 HbA1c 评估血糖控制标准。动态血糖监测以及组织间隙葡萄糖测定可作为部分患者血糖监测的有益补充。建议：①对于胰岛素注射次数较少或使用非胰岛素治疗的患者，血糖监测作为教育内容的一部分可能有助于指导治疗决策和（或）患者自我管理。②给予患者血糖监测处方后，应确保患者得到持续的血糖监测技术指导、技术评估、结果评价及使用血糖监测数据调整治疗的能力。③大多数采用胰岛素强化治疗的患者应在餐前或加餐前进行血糖监测，偶尔在餐后、睡前、运动前、怀疑低血糖、低血糖治疗后直到血糖正常进行血糖监测，在关键任务如驾驶操作前也需进行血糖监测。④对于部分成年（年龄≥25 岁）1 型糖尿病患者，正确使用动态血糖监测并联合胰岛素强化治疗有助于降低 HbA1c。⑤虽然目前动态血糖监测降低儿童、青少年及青年患者 HbA1c 的证据不足，但动态血糖监测可能对这些人群有帮助，是否成功与坚持使用该装置的依从性相关。⑥动态血糖监测可作为无症状低血糖和（或）频发低血糖患者血糖监测的一个辅助方法。⑦由于动态血糖监测的依从性变异较大，给予患者动态血糖监测处方前应评估患者持续使用相关设备的准备状态。⑧给予患者动态血糖监测处方时，应加强糖尿病教育、培训和支持，以获得最佳的动态血糖监测实施方案和持续使用。⑨成功使用动态血糖监测的患者应该坚持使用到 65 岁以后。

非妊娠糖尿病成人血糖控制建议：①对非妊娠成年糖尿病患者，HbA1c＜7%较合理。②若没有明显的低血糖或治疗副作用，HbA1c 应控制更严格（＜6.5%），这些患者包括病程较短、仅使用生活方式干预和二甲双胍治疗、预期寿命较长以及没有明显心脑血管疾病的患者。③对有严重低血糖史、预期寿命有限、有晚期微血管或大血管并发症、合并较多并发症以及糖尿病病程较长的患者，尽管进行糖尿病自我管理教育、适当的血糖监测以及使用包括胰岛素在内的多种有效剂量的降糖药物，但血糖仍难达标者，建议放宽 HbA1c 控制目标（如<8%）。

总之，血糖的监测是降血糖药物剂量选择的必要依据，在糖尿病预防、诊断和治疗中起着至关重要的作用。血糖的监测方法有多种，SMBG 是患者自身可以完成的检测方法，我们建议糖尿病患者均应根据自身血糖情况进行合理的血糖监测。

5）糖尿病患者自我管理评价

通过糖尿病知识问卷和中文版糖尿病自我管理行为量表对患者的自我管理进行评价。糖尿病知识问卷的测试内容包括饮食原则、总热量及餐次分配、血糖控制目标、低血糖的预防及处理、胰岛素注射及血糖监测技巧、足部护理等，问卷分为 A、B 卷，均有 20 个条目，每个条目 1～5 分，满分 100 分，60 分以上为合格。中文版糖尿病自我管理行为量表，重测信度为 0.920，克龙巴赫（Cronbach's）α 系数为 0.88，内容涉及饮食控制、规律锻炼、遵医用药、血糖监测、足部护理、预防及处理高（低）血糖 6 个维度，共 26 个条目，采用利克特（Likert） 5 级计分，1～5 分分别代表完全没有做到至完全做到，总分 26～130 分。根据得分将患者自我管理行为分为 3 个等级，≥80 分为良好，61～79 分为一般，≤60 分为差，分值越高说明自我管理能力越强。医务人员或者相关健康管理者可以根据上述评价方法开展对糖尿病患者的评价，根据得分评估患者的自我管理能力，从而指导后续的健康教育内容。

3. 糖尿病患者自我管理教育

保证糖尿病患者能够有效自我管理，前提是要通过多种途径对糖尿病患者进行教育（郭晓蕙和楼青青，2011）。DSME 和 DSMS 在前面“7.1.2 以延缓进程或逆转为目标的糖尿病前期人群的健康管理”的“健康教育”部分已经涉及，其含义在此处不再赘述。美国糖尿病协会指出，糖尿病患者应该参加 DSME 计划和 DSMS 计划，获得教育和支持以控制糖尿病或延缓糖尿病的进展。既往多个研究发现，DSME 为帮助糖尿病患者将治疗决策和活动融入其生活中提供了基础，并可以改善健康结果，DSME 与改善糖尿病知识和自我护理行为、降低 HbA1c 或血红蛋白水平、降低患者体重、改善患者生活质量、降低医疗保健成本有关（Garber et al., 2013）。DSME 的具体目标如下：教授患者糖尿病的基本概念，识别和计算碳水化合物，保持健康的体重，定期锻炼，监测和控制血糖，这些概念需要根据每个患者的具体需要进行教学（Chester et al., 2018）。营养师或经过认证的糖尿病教育者（CDE）可以单独为患者提供咨询，以讨论将所有这些概念纳入日常生活的方法。他们可以为患者提供日常膳食计划的实用工具，而不仅仅专注于个人营养，日常膳食的实用工具有助于为患者创造一种新的未来生活方式与短期饮食。医生和注册营养师之间的伙伴关系可以帮助告知患者有关糖尿病的所有重要主题。DSMS 的主要目标为：帮助糖尿病患者实施和维持管理其病情所需行为的活动。提供的支持类型可以是行为管理、健康教育、心理支持、社会支持和临床上的帮助（Garber et al., 2016）。

我国的糖尿病教育管理起步于 20 世纪 90 年代中期，最初是医护人员组织住院糖尿病患者进行授课，模式单一，患者学习比较被动。随着国外的成功经验不断引入，以专业人员小组授课、个性化自我管理技能培训及病友同伴教育相结合的 DSME 模式开始出现。但目前我国糖尿病教育存在诸多问题，如内容单调、讲者随意性强、缺少系统评估和随访、教育与行为改变脱节、脱离患者需求、缺乏个性化的教育和饮食、运动计划及制定的 DSME 计划无法很好地落实等（吴凤等，2018）。2017 年中华医学会糖尿病学分会糖尿病教育与管理学组组织专家，以 DSME/DSMS 为理论基础，同时加入相关的健康管理与行为改变理论，编写了《中国 2 型糖尿病自我管理处方专家共识（2017 年版）》，提出了自我管理处方的概念，自我管理处方可以更好地实践和支持 DSME/DSMS，该处方需由 CDE 或教育护士主导制定和实施，实施过程由内分泌科医师、营养师、糖尿病专科护士共同完成，根据患者行为改变情况不断改进，是协助医务人员实施糖尿病教育管理与支持以及指导糖尿病患者行为改变的实操性工具。中华医学会糖尿病学分会等学术组织积极推动各级医疗机构普及糖尿病教育，有些地区糖尿病 DSME/DSMS 现已被纳入医疗门诊及社区卫生服务中心常规诊疗项目。该处方的制定和实施对糖尿病患者的自我管理起到了促进作用（中华医学会糖尿病学分会糖尿病教育与管理学组，2017）。

为了更好地促进糖尿病患者的自我管理，糖尿病自我管理教育必不可少。帮助糖尿病患者建立有效自我管理行为是糖尿病行为干预的最佳方法之一，也是糖尿病自我管理教育的定义，还是《中国 2 型糖尿病自我管理处方专家共识（2017 年版）》中主要涉及的内容。糖尿病自我管理教育可促进患者不断掌握疾病管理所需的知识和技能，接受糖尿病自我管理教育的患者，血糖控制优于未接受教育的患者，同时，拥有更积极的态度、科学的糖尿病知识和较好的糖尿病自我管理行为，所以糖尿病自我管理教育可改善临床结局和减少花费（嵇加佳等，2014）。糖尿病自我管理教育应以患者为中心，尊重和响应患者的个人爱好、需求和价值观，并以此来指导临床决策。医护工作者和健康管理者应该在最佳时机为糖尿病患者提供尽可能个性化的糖尿病自我管理教育，这些对患者至关重要的最佳时机包括：糖尿病诊断时，出现新问题、影响自我管理时，需要过渡护理时，每年的教育、营养和情感需求的评估时。糖尿病自我管理教育可以是集体教育，如课堂讲座、小组式讨论，也可以是个体教育。根据患者需求和不同的具体教育目标以及资源条件，可以采取多种教育形式，包括演讲、讨论、示教与反示教、场景模拟、角色扮演、电话咨询、联谊活动、媒体宣传等，还可以应用自我教育管理网站、应用程序及其他新媒体形式的学习资源推荐。糖尿病自我管理教育的基本内容包括：糖尿病的自然病程，糖尿病的临床表现，糖尿病的危害及如何防治急慢性并发症，个性化的治疗目标，个性化的生活方式干预措施和饮食计划，规律运动和运动处方，饮食、运动、口服药、胰岛素治疗及规范的胰岛素注射技术，毛细血管血糖监测和尿糖监测等血糖监测的具体操作技巧，血糖测定结果的意义和应采取的干预措施，口腔护理、足部护理、皮肤护理和具体技巧，特殊情况应对措施（如疾病、低血糖、应激和手术），糖尿病妇女受孕必须做到有计划并全程监护，糖尿病患者的社会心理适应，糖尿病自我管理的重要性。

4. 糖尿病的医院管理

近年来，随着糖尿病发病率不断上升，住院患者中糖尿病患者的比例也逐渐增加。国内重症监护室中的患者约 26.3%～29.0%伴有高血糖，住院患者中 10%～15%伴有糖尿病（胡耀敏等，2010）。在这些住院治疗的糖尿病患者中，大多数是因其他疾病或者糖尿病并发症就诊，所以常分散在内分泌科以外的其他临床科室治疗。既往研究发现，高血糖会严重影响疾病的预后，增加住院时间，增加医院内感染的发生率和病死率等。糖尿病患者在非内分泌科住院治疗时，医护人员若缺乏内分泌专科知识、技术，患者血糖可能得不到及时控制，会导致疾病预后较差。为了使其他临床科室住院的糖尿病患者得到专业的糖尿病相关照顾，避免进行错误的治疗或错误的糖尿病指导，如何有效地进行糖尿病院内管理已成为目前亟需解决的问题（袁丽，2015）。

国内有研究调查了近 200 位非内分泌科住院医师和非内分泌科的护士，这些医疗工作者对血糖管理知识回答正确率为 41.26%，只有不到 30%的医师对胰岛素种类、特点和治疗方案比较熟悉；非内分泌科护士对糖尿病知识掌握较差，专科技术操作水平偏低（纪涛等，2014）。医生如果缺乏糖尿病专业知识，制定的血糖控制方案可能不恰当；护士如果缺乏糖尿病专科护理技术，监测的血糖结果可能不真实（熊真真等，2015），医生和护士对糖尿病患者的管理方式及内容就会有问题（徐晶晶等，2015）。住在非内分泌科的糖尿病患者如果得不到专业的治疗、护理和管理，将会影响患者的治疗效果及护理质量（凌雁等，2008）。为改善以上问题，国内外很多医疗机构都建立了一系列的培训措施。美国和丹麦对全院医护人员或全科护士进行住院糖尿病、高血糖管理的培训，培训包括糖尿病基础课程和沟通技巧；国内部分三甲医院规定进行住院医师规范化培训的医学毕业生都必须到内分泌科轮转学习糖尿病专科知识。另外，为了加强内分泌科与其他科室之间糖尿病专业信息交流，美国、英国、澳大利亚、中国等很多综合性医院都设立了糖尿病联络护士，参与和协助非内分泌科护士进行糖尿病管理，在初步导诊、评估、教育、协调沟通等管理方面起着很强的干预作用。目前，为了进一步提高全院范围内的血糖管理水平，对全院糖尿病患者进行血糖管理监控，实现以患者为中心的个性化血糖管理，成立以内分泌专科医生和护士组成的院内糖尿病管理小组已成为大势所趋。如何护理患不同疾病同时伴有糖尿病的患者，并进行有效的血糖管理，美国糖尿病协会建议，为了更好地控制血糖和改善病情，医院应发挥多科室合作和支持的优势。

国内外综合性医院大部分已开展了糖尿病的院内管理工作，开展形式多样化（高燕飞和徐红燕，2015），如多学科合作、医护一体化管理（马燕兰等，2017）、院内远程糖尿病管理系统应用、开展品管圈活动（高文峰等，2014）等。糖尿病患者的院内管理主要包括：多方人员共同协作（内分泌专科医生、护士、心理医师、营养师、运动康复治疗师、健康管理师和其他科室医生护士、药剂师、信息技术专业人员等），制定糖尿病患者的治疗方案，制定糖尿病患者健康管理的策略和具体措施（包括营养、运动等），糖尿病患者疾病状态的反馈和评估，治疗及管理方案的修改。研究发现，使用这些综合管理方式对糖尿病患者进行院内管理后，空腹、餐后 2 h 及睡前的血糖会明显下降，异常高血糖和严重低血糖发生率也降低了，血糖达标时间增加，低血糖发生率减少，患者满意度增加（Hsia and Draznin，2011）。

1）糖尿病的基层管理

2013 年中国慢性病及其危险因素监测报告显示，全国糖尿病知晓率、治疗率和控制率分别为 38.6%、35.6%和 33.0%，可以发现我国的糖尿病防治任务艰巨。其中，基层糖尿病防治能力和全国糖尿病基层防治的同质化水平亟需提高，以更好地控制糖尿病。由于基层医疗机构对慢性病的防治能力和在医疗系统中的重要作用，所以此部分内容单独进行讲述。本部分主要参考中华医学会糖尿病学分会和国家基层糖尿病防治管理办公室 2018 年发布的《国家基层糖尿病防治管理指南（2018）》，该指南主要针对 2 型糖尿病患者。

糖尿病的基层管理流程如下：通过健康体检、疾病筛查和临床诊断发现糖尿病，若是临床分型不明确的首诊糖尿病患者，则建议患者转诊；若临床分型明确，则评估患者的血糖、血压、危急情况、并存的其他临床症状和生活方式等；若存在危急情况，则紧急转诊；若不存在危急情况，则根据评估结果进行分类干预；若血糖控制满意，无药物不良反应、无新发并发症或原有并发症无加重，则按照原有干预治疗措施继续治疗，同时按期随访；若出现血糖控制不满意或有药物不良反应，则调整药物，2 周时随访，若连续两次随访血糖控制不满意，连续两次随访药物不良反应无改善，有新的并发症出现或原有并发症加重，则转诊。

管理的目标是：血糖、血压、血脂控制达标，减少并发症的发生，降低致残率和早死率。

《国家基层糖尿病防治管理指南（2018）》指出，基层糖尿病防治应遵循综合管理的原则，包括控制高血糖、高血压、血脂异常、超重/肥胖、高凝状态等心脑血管多重危险因素，在生活方式干预的基础上进行必要的药物治疗，以提高糖尿病患者的生存质量和延长预期寿命。根据患者的年龄、病程、预期寿命、并发症或合并症病情严重程度等确定个性化的控制目标。对已确诊的糖尿病患者，应立即启动并坚持生活方式干预，生活方式干预的内容和目标如下。①控制体重：超重/肥胖患者减重的目标是3～6个月减轻体重5%～10%，消瘦者应通过合理的营养计划达到并长期维持理想体重。②合理膳食：供给营养均衡的膳食，满足患者对微量营养素的需求。膳食中碳水化合物所提供的能量应占总能量的50%～65%；由脂肪提供的能量应占总能量的20%～30%；肾功能正常的糖尿病患者，蛋白质的摄入量可占供能比的15%～20%，保证优质蛋白质比例超过三分之一。③适量运动：成人2型糖尿病患者每周至少150 min（如每周运动5 d，每次30 min）中等强度（50%～70%最大心率，运动时适当用力，心跳和呼吸加快但不急促）有氧运动（如快走、骑车、打太极拳等）；应增加日常身体活动，减少坐姿时间。血糖控制极差且伴有急性并发症或严重慢性并发症，不应采取运动治疗。④戒烟、限酒：科学戒烟，避免被动吸烟。不推荐糖尿病患者饮酒。若饮酒应计算酒精中所含的总能量。女性一天饮酒的酒精量不超过15 g，男性不超过25 g。每周不超过2次。⑤限盐：食盐摄入量限制在每天6 g以内，每日钠摄入量不超过2000 mg。⑥心理平衡：减轻精神压力，保持心情愉悦。

生活方式干预是2型糖尿病的基础治疗措施，应贯穿于糖尿病治疗的始终。对初诊血糖控制较好的糖尿病患者，可根据病情及患者意愿采取单纯生活方式干预。如果单纯生活方式干预不能使血糖控制达标，再开始药物治疗。药物治疗应注意以下事项：①在药物治疗前应根据药品说明书进行禁忌证审查。②不同类型的药物可2种或3种联用。同一类药物应避免同时使用。③在使用降糖药物时，应开展低血糖警示教育，特别是对使用胰岛素促泌剂及胰岛素的患者。④降糖药物应用中应进行血糖监测，尤其是接受胰岛素治疗的患者。⑤药物选择时应考虑患者经济能力。基层医疗机构应根据患者的具体病情制定治疗方案，并指导患者使用药物。具体药物治疗方案参照中华医学会糖尿病学分会发布的《中国2型糖尿病防治指南（2017版）》。具体药物禁忌证以药品说明书为准。2型糖尿病药物治疗的首选是二甲双胍。若无禁忌证，二甲双胍应一直保留在糖尿病的治疗方案中。不适合二甲双胍治疗者可选择α-糖苷酶抑制剂或胰岛素促泌剂。如单独使用二甲双胍治疗血糖仍未达标，则可进行二联治疗，加用胰岛素促泌剂、α-糖苷酶抑制剂、噻唑烷二酮类药物、胰岛素等。三联治疗是指上述不同机制的降糖药物可以3种药物联合使用。如三联治疗控制血糖仍不达标，则应将治疗方案调整为多次胰岛素治疗。采用多次胰岛素治疗时应停用胰岛素促泌剂。2 型糖尿病患者除降糖治疗外，还应综合控制血压、血脂和抗血小板治疗。

《国家基层糖尿病防治管理指南（2018）》指出，基层医疗机构还兼具糖尿病患者随访管理的职能。初诊糖尿病患者由基层医疗机构在建立居民健康档案的基础上，建立糖尿病患者管理档案。糖尿病患者的健康档案至少应包括健康体检、年度评估和随访服务记录。基层医疗卫生机构应对糖尿病患者进行初诊评估和年度评估，评估主要内容包括疾病行为危险因素、并发症及并存临床情况、体格检查及实验室检查信息等，同时进行针对性健康指导。按照《国家基本公共卫生服务规范（第三版）》对糖尿病患者开展随访管理。有条件的地区可开展糖尿病前期人群的干预管理。

2）医院对糖尿病患者的延续性护理

严格来讲，这部分内容并不属于糖尿病的院内管理范畴，但对于糖尿病的健康管理来讲，医院对患者的延续性护理至关重要，且延续性护理的实施主体为医院，因此也将这部分内容进行描述（吴丽琴等，2009）。

延续性护理是将医院服务延伸至患者家庭的一种护理模式，目的在于使患者在家中接受持续的护理保健，改善生活质量。延续性护理是一种人性化的护理模式，本质即为健康管理，其在疾病的防治方面有重要的作用（李海燕，2013）。糖尿病患者出院以后，治疗依从性较差，其血糖值并不能控制在正常的范围内，主要与糖尿病知识缺乏、饮食控制不良、未按要求运动、未按要求对血压及血糖进行监测、缺乏家庭成员的支持等因素有关。有资料表明，糖尿病患者知识信念、护患关系、治疗方案等因素对患者治疗依从性有直接的影响，健康教育护理措施对提高患者治疗依从性更为重要。糖尿病患者出院以后，对糖尿病的相关知识会淡忘或忽略，尤其老年糖尿病患者，由于生理功能与社会功能的减退，记忆力较差，更会淡忘治疗的要求，延续性护理在患者出院后给予有针对性的、定期的健康教育，让患者及其家属延续和巩固糖尿病的相关知识，从而达到较好的治疗效果。糖尿病治疗包括饮食疗法、自我血糖监测、运动疗法、药物治疗、糖尿病教育等五项内容，缺一不可，因此，延续性护理也主要包括这五个方面。

（1）饮食随访管理。

饮食随访管理是延续性护理的重要组成部分，是由医院专业人员对糖尿病患者院外的饮食方式进行指导，以提高糖尿病患者的饮食教育效果和护士的工作效率。研究报道，实施连续性的个性化饮食干预能够改变糖尿病患者饮食依从性，干预实施时间越长，临床效果越明显（蔡芹，2013）。

成立饮食管理小组：由有一定工作年限的高年资护士，其中包括护师和主管护士，组成糖尿病饮食管理小组。以上人员具备丰富的护理经验、良好的沟通能力、组织协调能力和表达能力、较强的责任心。由以上人员对老年糖尿病患者实施护理干预。患者出院前建立随访档案，内容包括出院时的血糖、病情、联系方式、家庭住址等。出院日发放糖尿病健康手册，手册上印有病区医师和主管护士的联系方式。患者出院的 2 个月内每 2 周随访 1 次，以后每 1 个月随访 1 次（邓新霞等，2015）。

饮食随访管理的内容有以下几点。①定期评估患者的营养状态：定期为患者提供营养会诊，鼓励患者的亲属参加。结合患者的体检结果（身高、体重、体脂含量）、日常饮食习惯、口味、文化程度等，对患者实施 24 h 回顾性营养膳食调查，根据体重和活动量确定合理的膳食结构，增加膳食纤维，调整三大营养物质的比例。采用集中教育的方式，结合宣传资料、图片、饮食模具为患者讲解糖尿病饮食的相关知识，解释饮食控制对血糖控制、疾病进展的重要意义（魏文婧，2017）。对食物的成分进行分析，指导家属及患者饮食搭配的方法，纠正外出就餐的方式，讲解常用食物成分表和食物成分交换应用法、如何制作标准餐等，告知患者遵医行为的重要性，确保患者能够遵照膳食表进餐。将资料发放给患者及其家属，将健康教育手册内容制成影像资料拷贝给患者家属，方便其院外合理饮食。②电话随访：为一对一的健康教育模式，通过与患者的电话交流，引导患者叙述自己的饮食情况，给予纠错式的健康教育，及时回答患者的疑问，重点指出患者饮食中存在的问题，并提出改进方法（吴颖，2013）。③其他饮食指导：指导患者饮食中选择匀浆类食物（也可半固体或固体饮食为辅搭配饮食），以促进胃排空和加速胃肠蠕动，指导患者在日常熬粥时可适当加入具有健脾通络、调肝理脾的中药，如党参、薏苡仁、川芎、茯苓、甘草等，提高饮食干预的效果（金学勤和徐桂华，2015）。

（2）通过移动医疗对血糖进行监测。

目前在院外血糖的自我管理存在诸多问题，院内治疗的效果难以得到巩固，这是我国糖尿病患者病情控制率不高、并发症多、最终导致死亡的主要原因（吴岩等，2015）。患者住院期间会严格监测血糖并进行饮食、运动等干预治疗，但是院外血糖监测不及时、基本无人监管、缺少相关指导意见等，导致院外患者血糖控制比较困难。近年来，随着移动互联网技术突飞猛进地发展，微信及各种手机软件的应用为糖尿病患者的血糖管理提供了良好的途径（刘素芳等，2015）。医院可以引进血糖信息化管理系统，使患者在院内、院外的血糖数据得以整合，实现了患者全病程跟踪管理。相比传统人工记录、纸质保存、查找不便的现状，这种信息化、直观（图表）、连续、完整的血糖数据更有利于科研项目的实施（吴东红等，2017）。移动互联网与慢病的结合是未来慢病管理的重要方向。应用血糖信息化管理系统与糖尿病患者或家庭互动交流及联系，实现患者院外血糖监测提醒、监测结果上传、在线医生互动以及下次就诊数据互通，教育持续跟进，长期随访跟踪，改变患者的遵医行为，整个过程实行电子信息立体化管理，可帮助糖尿病患者平稳控制血糖，减少并发症以及方便就诊，明显改善临床治疗效果（于大玲等，2016）。

（3）运动疗法随访管理。

主要是医务人员或者健康管理专业人员通过电话或者现场随访，指导糖尿病患者出院后的运动情况，督促患者积极进行运动，同时及时发现患者运动中存在的不合理情况，及时纠正，最大限度发挥运动对糖尿病患者的治疗效果。

（4）药物治疗。

前述内容已经涉及，此处不再赘述。主要是医务人员通过电话或者现场随访，指导糖尿病患者出院后的用药，及时发现并纠正患者用药中存在的不合理情况。

（5）基于移动医疗对出院的糖尿病患者进行全面的个性化健康管理。

通过微信或者各种软件与患者建立沟通平台，患者在微信或者软件中上传血糖监测日志，发表自我血糖管理的小经验，提出日常所遇到的困难和疑惑。糖尿病教育护士定时发送血糖管理知识并解答患者疑问，让患者在家中得到实时的血糖管理指导，提高自我管理能力，并主动做出促进自我血糖管理的行为改变。研究发现，应用微信联合血糖管理软件对糖尿病患者进行院外糖尿病自我管理支持，在患者糖化血红蛋白和体重控制方面都优于传统电话随访糖尿病自我管理支持方法。实施基于移动医疗的个性化护理后能够有效提高医护人员的工作质量，提高患者的满意度和治疗的依从性，有利于患者的预后。血糖监测是血糖管理中重要的组成部分，通过移动医疗监测这种方式降低发生低血糖的风险，很好地预防低血糖的发生。应用移动医疗联合血糖管理软件进行糖尿病患者院外延续血糖管理，不仅能提高患者自我管理的积极性和管理能力，还使患者更主动地做出促进健康的行为改变。

国外医院较少开展大规模的院内糖尿病管理小组，更多是提出院内高血糖或低血糖管理方法和策略；国内大多数医院虽已建立了全院糖尿病管理团队，但研究主要涉及怎样减少患者低血糖及高血糖的发生频率、住院时间、血糖达标率等，以及对医护人员专科知识掌握程度调查及培训方案探讨等，缺乏经济-社会效益的分析研究。未来需要通过更多科研来进行糖尿病信息管理系统的成本效益分析，将糖尿病院内信息管理系统不仅在住院患者中推广应用，更在社区及家庭患者中进行普及。目前所有的糖尿病指南仅从糖尿病专科疾病治疗的角度推行糖尿病教育管理的内容、形式和方法，未从全院的角度提出一个明确有效的糖尿病管理规范，以致我国糖尿病医院管理水平参差不齐，应争取从学会等高级层面推出一部有关糖尿病患者医院管理的指南或规范，明确医院管理团队中各角色的职能及业务，从标准层面保证医院糖尿病管理的有序进行。2015 年，美国糖尿病学会在对 2 型糖尿病的 DSME/DSMS 声明中提出，医生需判断糖尿病患者是否需要进行 DSME/DSMS 转诊，同时应注意评估、实施、调整 DSME/DSMS 的 4 个关键时机（确诊时，年度教育时，出现影响血糖自我管理新的复杂影响、因素时，管理方案发生改变时），且国外已率先开展了糖尿病患者出院后到门诊期间的血糖控制的研究。因此，糖尿病医院管理应在开展会诊的基础上，针对住院患者建立内分泌与非内分泌科室间转诊、协作制度和出院后转到糖尿病教育门诊的工作流程，只有这样才能确保患者在不同阶段得到其适合糖尿病管理所需的信息及支持，从而有效地控制血糖。

综上所述，糖尿病是一种与生活方式息息相关的多因素导致的慢性代谢性疾病，其防治不仅需要专业医护人员的专业医疗指导，还需要医护人员或者运动师、营养师、健康管理师等专业人士的营养和运动指导，更需要患者自身对生活方式的控制和改善，从饮食和运动等多方面入手，从而更好地控制糖尿病患者的病情、延缓其进展。

7.1.4　糖尿病并发症的健康管理

糖尿病并发症包括急性和慢性并发症。急性并发症包括低血糖和高血糖危象，慢性并发症包括糖尿病肾脏病变、糖尿病视网膜病变、糖尿病神经病变和糖尿病足等。

糖尿病患者在治疗过程中会发生血糖过低现象，低血糖可导致不适，甚至有生命危险。糖尿病患者出现交感神经兴奋（如心悸、焦虑、出汗等）或中枢神经系统症状（如神志改变、认知障碍、抽搐和昏迷）时应考虑低血糖的可能，及时监测血糖；糖尿病患者只要血糖水平≤3.9 mmol/L 就属于低血糖范畴；需要补充葡萄糖或含糖食物处理。低血糖纠正后需要了解低血糖发生的原因，调整用药，同时注意饮酒及饮食不按照糖尿病患者规范的饮食进行等行为的改善。

高血糖危象包括 DKA 和高血糖高渗状态（HHS）。血清酮体升高或尿糖和酮体阳性伴血糖增高，血 pH 和（或）二氧化碳结合力降低，无论有无糖尿病病史，都可诊断为 DKA。DKA 的治疗原则为尽快补液以恢复血容量、纠正失水状态，降低血糖，纠正电解质及酸碱平衡失调，同时积极寻找和消除诱因，防治并发症，降低病死率。对伴有酮症者，需适当补充液体和胰岛素治疗，直到酮体消失。HHS 的实验室诊断参考标准是：①血糖≥33.3 mmol/L；②有效血浆渗透压≥320 mmol/L；③血清 HCO_3^- ≥18 mmol/L 或动脉血 pH≥7.30；④尿糖呈强阳性，而血清酮体及尿酮体阴性或为弱阳性；⑤阴离子间隙＜12 mmol/L。HHS 的治疗主要包括积极补液，纠正脱水；小剂量胰岛素静脉输注控制血糖；纠正水、电解质和酸碱失衡以及去除诱因和治疗并发症。预防 DKA 和 HHS 发生最好的办法就是将血糖控制平稳。

糖尿病肾病是指由糖尿病所致的慢性肾脏病（各种原因引起的慢性肾脏结构和功能障碍），诊断主要依赖于尿白蛋白和预估肾小球滤过率水平，治疗强调以降糖和降压为基础的综合治疗，规律随访和适时转诊可改善糖尿病肾病预后。建议为所有糖尿病患者定期进行肾脏病变筛查，包括尿常规和血肌酐测定等。

糖尿病视网膜病变是糖尿病最常见的微血管并发症之一，在确诊糖尿病后应尽快进行综合性眼检查。无糖尿病视网膜病变者，至少每 1～2 年进行复查，有糖尿病视网膜病变者，则应增加检查频率。良好地控制血糖、血压和血脂可预防或延缓糖尿病视网膜病变的进展。

糖尿病神经病变是糖尿病最常见的慢性并发症之一，病变可累及中枢神经及周围神经，表现为肢体疼痛、麻木、感觉异常、面瘫、面部疼痛及听力损害等。所有 2 型糖尿病患者确诊时和 1 型糖尿病患者诊断 5 年后，应进行糖尿病神经病变筛查，随后至少每年筛查一次。良好的血糖控制可以延缓糖尿病神经病变的进展。

所有糖尿病患者随访时应进行足部检查，包括外观、周围神经和周围血管检查。糖尿病足是糖尿病最严重和治疗费用最高的慢性并发症之一，重者可以导致截肢和死亡。在所有糖尿病慢性并发症中，糖尿病足是相对容易识别、预防比较有效的并发症。应对所有糖尿病患者每年进行全面的足部检查，详细询问以前大血管及微血管病变的病史，评估目前神经病变的症状（疼痛、烧灼、麻木感）和下肢血管疾病（下肢疲劳、跛行）以确定溃疡和截肢的危险因素。检查应包括皮肤视诊、足部畸形评估、神经评估、血管评估。糖尿病足溃疡的治疗强调多学科协作诊治，及时转诊或多学科协作诊治有助于提高溃疡愈合率，降低截肢率和减少医疗费用。

针对糖尿病并发症的健康管理方案具体包括健康信息采集、健康促进和行为干预。健康管理信息采集包括：目前健康状况、现有症状、服药情况、家族史、膳食结构、运动锻炼、行为习惯、肝肾功能、空腹血糖、糖化血红蛋白、血脂、心电图、腹部 B 超、胸部 X 光等。糖尿病健康促进及行为干预主要包括以下 4 方面。①糖尿病基本常识：包括糖尿病的定义、病因、临床表现、治疗及并发症，了解血糖主要指标包括空腹血糖、餐后 2 h 血糖、HbA1c 的正常值，以及各种因素对血糖的影响；尤其了解糖尿病并发症发生的相关因素及危害，认识糖尿病并发症的诱发因素、预防措施、临床症状、治疗目标和方法（刘俊娥等，2014）。②饮食控制知识：常用食物的热量，降糖药物与饮食的关系，科学进食，如何均衡搭配营养，以身高、体重等指标计算热量，帮助患者选择适宜的饮食结构。③合理用药：告知患者应坚持合理用药，不可随意停药，常见用药后可能发生的不良反应，服药时间与饮食的关系，定期测定空腹及餐后血糖，根据情况及时调整药物的用量。④运动锻炼：根据患者的爱好选择活动方式，定期监测体重。但是针对慢性并发症糖尿病足需要对患者及其家人开展更详细的健康教育，糖尿病足相关知识教育可以减少糖尿病足高危患者足溃疡的发生，降低糖尿病足溃疡的复发率和增加无溃疡事件的生存率，降低糖尿病足溃疡的截肢率，降低医疗费用和提高患者的生活质量。但是绝大多数糖尿病患者缺乏糖尿病足相关知识，且未接受过糖尿病足相关知识的教育，而临床医师的态度决定了患者对糖尿病足相关知识的掌握程度及能否正确进行日常足部护理实践，强化教育可以使患者掌握糖尿病足相关知识及改善日常足部护理行为，提高患者的满意度。最好由糖尿病足护士而不是普通的护士对糖尿病及糖尿病足患者进行教育，这样才能达到更佳的效果。预防糖尿病足的关键点在于：定期检查患者是否存在糖尿病足的危险因素；识别这些危险因素；教育患者及其家属进行足的保护；穿着合适的鞋袜；去除和纠正容易引起溃疡的因素。糖尿病患者及其家属的教育内容包括：每天检查双足，特别是足趾间；有时需要有经验的他人来帮助检查足；定期洗脚，用干布擦干，尤其是擦干足趾间；洗脚时的水温要合适，低于37℃；不宜用热水袋、电热器等物品直接保暖足部；避免赤足行走；穿鞋前先检查鞋内有否异物或异常；不穿过紧的或毛边的袜子或鞋；足部皮肤干燥可以使用油膏类护肤品；每天换袜子；不穿高过膝盖的袜子；水平地剪趾甲；避免自行修剪胼胝或用化学制剂来处理胼胝或趾甲，由专业人员修除胼胝或过度角化的组织；一旦有问题，及时找到专科医师或护士诊治。

糖尿病之所以可怕，最主要的原因是其对患者健康的长远损害，糖尿病带来一系列并发症，严重影响患者的生命和生活质量。糖尿病并发症的管理，除了积极控制血糖，积极治疗原发病症糖尿病，还要针对不同的并发症进行对症治疗，同时辅以有针对性的健康管理策略，才能更好地防治糖尿病并发症。

7.2 膳食干预与糖代谢异常人群健康管理

膳食干预是糖代谢异常的一项重要基础治疗措施，是糖尿病及其并发症的预防、治疗、自我管理及教育的重要组成部分，应严格长期执行。

7.2.1 膳食干预的重点人群与干预策略分析

膳食干预是糖代谢异常患者的基础治疗手段，糖尿病患者及糖尿病前期患者均需要接受个性化的膳食干预，需要在熟悉糖尿病治疗的营养（医）师或综合管理团队（包括糖尿病教育者）指导下完成，包括对患者进行个性化营养评估、营养诊断、制定相应营养干预计划，并在一定时间内实施及监测。膳食干预应在评估患者营养状况的前提下，设定合理的营养治疗目标，调整总能量的摄入，合理、均衡分配各种营养素，达到患者的代谢控制目标，并尽可能满足个体饮食喜好。膳食干预通过调整饮食总能量、饮食结构及餐次分配比例，有利于血糖控制，有助于维持理想体重并预防营养不良发生，是糖代谢异常及其并发症的预防、治疗、自我管理以及教育的重要组成部分。针对糖代谢异常的膳食干预目标如下：维持健康体重，超重/肥胖患者减重的目标是3～6个月减轻体重的5%～10%；消瘦者应通过合理的营养计划达到并长期维持理想体重；供给营养均衡的膳食，满足患者对微量营养素的需求；达到并维持理想的血糖水平，降低 HbA1c 水平；减少心脑血管疾病的危险因素，包括控制血脂异常和高血压。

7.2.2　干预方案的实施与效果评价

1. 膳食干预方案的实施

首先通过饮食回顾法对糖代谢异常患者的日常膳食情况（一日三餐、加餐、零食等）进行调查记录，记录饮食情况的同时，通过适当的血糖监测方法记录患者全天或者一天中各个重要时间点（如晨起、三餐前、三餐后 1 h、三餐后 2 h、睡前等）的血糖状况，此外要充分了解患者的疾病状况和治疗情况。根据疾病状况、治疗情况、饮食和血糖情况，对患者的膳食营养情况进行评估，而后根据患者本身的情况，制定合理的营养学目标（如控制体重、降糖、降脂、缓解便秘、促进睡眠等），在个性化目标的指引下，调整患者的饮食总能量、饮食结构及餐次分配比例等，以帮助患者更好地控制血糖，改善其他疾病情况。干预方案的实施可以通过健康宣教、一对一膳食指导、手机个性化饮食软件等方式实现，为了确保依从性，还应做长期随访，可以面对面随访，也可以远程随访。

参考 WS/T 429—2013《成人糖尿病患者膳食指导》，针对糖尿病患者个性化膳食干预方案可根据下述原则和方法制定。

1）推荐营养摄入量

（1）能量

糖代谢异常患者应当接受个性化能量平衡计划，目标是既要达到或维持理想体重，又要满足不同情况下的营养需求。超重或肥胖的糖尿病患者，应减轻体重，不推荐糖尿病患者长期接受极低能量（＜800 kcal/d 或＜3347.2 kJ/d）的营养治疗。采用通用系数方法，按照 105 kJ(25 kcal)/(kg·d)～126 kJ(30 kcal)/(kg·d)计算推荐能量摄入。再根据患者身高、体重、性别、年龄、活动强度、应激状况等进行系数调整，具体见表 7-2。

表 7-2　成人糖尿病患者每日能量供应量 [单位：kJ/kg（kcal/kg）]

活动强度	体重过低	正常体重	超重/肥胖
重体力活动（如搬运工）	188～209（45～50）	167（40）	146（35）
中体力活动（如电工安装）	167（40）	126～146（30～35）	126（30）
轻体力活动（如坐式工作）	146（35）	104～126（25～30）	84～105（20～25）
休息状态（如卧床）	105～126（25～30）	84～105（20～25）	63～84（15～20）

注：标准体重参考 WHO 于 1999 年发布的标准，男性标准体重=[身高（cm）−100）]×0.9（kg）；女性标准体重=[身高（cm）−100）]×0.9（kg）−2.5（kg）。根据我国提出 BMI 的评判标准，BMI＜18.5 为体重过低，18.5≤BMI＜24.0 为正常体重，24.0≤BMI＜28.0 为超重，BMI≥28.0 为肥胖。

（2）脂肪

膳食中每日摄入总脂肪量提供的能量应不超过总能量的 30%，对于超重和肥胖者，总脂肪供能比不超过 25%。饱和脂肪酸提供的能量不应超过饮食总能量的 7%，尽量减少反式脂肪酸的摄入，反式脂肪酸供能比不应超过 1%。单不饱和脂肪酸是较好的膳食脂肪酸来源，在总脂肪摄入中的供能比宜达到 10%～20%。适当提高多不饱和脂肪酸摄入量，但供能比不宜超过总能量的 10%，适当增加富含 *n*-3 脂肪酸的摄入比例。参考《中国居民膳食指南（2016 版）》，限制胆固醇摄入，每天不超过 300 mg，血胆固醇高者不超过 200 mg。

（3）碳水化合物

膳食中碳水化合物所提供的能量应占总能量的 50%～60%。对碳水化合物的数量、质量的体验是血糖控制的关键环节。尽量选择低血糖生成指数（GI）和低血糖负荷（GL）食物，限制精制糖摄入。

GI 为进食衡量的食物（含 50 g 碳水化合物）后，2～3 h 的血糖曲线下面积相比空腹时的增幅除以进食 50 g 葡萄糖后的相应增幅。通常定义 GI＜55%为低 GI 食物，55%～70%为中 GI 食物，＞70%为高 GI 食物。GL 为 100 g 的食物中可利用碳水化合物（g）与 GI 的乘积。GL＞20 为高 GL 食物，10～20 为中 GL 食物，＜10 为低 GL 食物。

（4）蛋白质

肾功能正常的糖尿病患者，蛋白质的摄入量可占供能比的 15%～20%，其中至少三分之一来自动物类食物和（或）豆制品。临床糖尿病肾病患者应进一步限制总蛋白质摄入量，推荐蛋白质摄入量约为 0.8 g/(kg·d)，过高的蛋白质摄入［如＞1.3 g/(kg·d)］与蛋白尿升高、肾功能下降、心脑血管及死亡风险增加有关，低于 0.8 g/(kg·d)的蛋白质摄入并不能延缓糖尿病肾病进展，已开始透析的患者蛋白质摄入量可适当增加。

（5）饮酒

不推荐糖尿病患者饮酒。若饮酒应计算酒精中所含的总能量。女性一天饮酒的酒精量不超过 15 g，男性不超过 25 g（15 g 酒精相当于 350 mL 啤酒、150 mL 葡萄酒或 45 mL 蒸馏酒）。每周不超过 2 次。应警惕酒精可能诱发的低血糖，避免空腹饮酒。

（6）膳食纤维

豆类、富含纤维的谷物类（每份食物纤维含量≥5 g）、水果、蔬菜和全谷物食物均为膳食纤维的良好来源。提高膳食纤维摄入对健康有益。建议糖尿病患者达到膳食纤维每日推荐摄入量，即 14 g/4200 kJ（14 g/1003.82 kacl）。

（7）钠

食盐摄入量限制在每天 5 g 以内，每日钠摄入量不超过 2000 mg，合并高血压或者肾脏疾病患者更应严格限制摄入量，每日限制在 3 g 以下。同时应限制摄入含钠高的调味品或食物，如味精、酱油、调味酱、腌制品、盐浸品等加工食品等。

（8）微量营养素

糖尿病患者容易缺乏维生素 B、维生素 C、维生素 D 以及铬、锌、硒、铁、锰等多种微量营养素，应根据营养评估结果适量补充。长期服用二甲双胍者应预防维生素 B_{12} 缺乏。不建议长期大量补充维生素 E、维生素 C 及胡萝卜素等具有抗氧化作用的制剂，其长期安全性仍待验证。

2）膳食原则

（1）平衡膳食

选择多样化、营养合理的食物。

（2）合理计划餐次及能量分配

定时定量进餐，早、中、晚三餐的能量应分别控制在 20%～30%、30%～35%、30%～35%。分餐能量占总能量的 10%，以防低血糖的发生。

（3）膳食计划个性化

不同的膳食干预模式要求在专业人员的指导下，结合患者的膳食干预目标和其他方面要求（如风俗、文化背景、宗教信仰、健康理念、生活方式、经济状况、血糖控制方法及血糖状况、受教育程度、个人喜好等），设计个性化的饮食治疗方案。合理膳食模式指以谷类食物为主，高膳食纤维摄入、低盐低糖低脂肪摄入的多样化膳食模式。

（4）烹调方法

选择少油烹调方式，不建议选择煎、炒、炸等多油烹调方式，推荐蒸、煮、炖等方式。

（5）膳食摄入与体力活动相配合，吃动平衡

保持运动前、中、后适宜的心率，维持运动中心率在（170－年龄）次/min 左右，保持进食能量与消耗能量相匹配，减轻胰岛素抵抗，改善代谢状态。

3）膳食指导处方的制定

糖尿病膳食指导处方的制定是以计算能量和宏量营养素为基础，配合食物交换份法安排一日餐次，应用膳食原则选择食物。

（1）计算每日营养需要量

按照代谢状态，以能量和营养素需要量为基础，计算每日所需蛋白质、脂肪、碳水化合物、膳食纤维量，并提供丰富的维生素及矿物质。

（2）计算每日食品交换份份数

按照计算出的总能量除以 90 得出所需总交换份份数。参考食物交换份表，见表 3-1～表 3-9，把各类食物份数合理地分配于各餐次。

食物交换份是将常见食物按照衡量营养素划分为不同类别，同类食物在一定质量内所含的蛋白质、脂肪、碳水化合物的结构相近且产生能量也相近。食物可以互换。

（3）根据膳食原则及交换份选择食物

常见糖尿病膳食推荐交换份分配表及营养素含量见表 7-3。

表 7-3 常见糖尿病膳食推荐交换份分配表及营养素含量

能量		交换份数/份	食物质量/g								三大营养素含量/g		
kJ	kcal		谷薯类	鱼禽畜肉	蛋	豆制品	蔬菜	水果	奶类	植物油	蛋白质	脂肪	碳水化合物
4602	1100	12	125	50	50	25	500	200	250	10	51.3	28.8	152
5020	1200	13	140	50	50	25	500	200	250	15	52.5	33.8	164
5439	1300	14.5	150	75	50	25	500	200	250	15	57.3	39	172
5858	1400	15.5	175	75	50	25	500	200	250	20	59.2	47	192
6276	1500	16.5	200	75	50	25	500	200	250	20	61.2	47.2	212
6694	1600	17.5	200	90	50	25	500	200	250	25	63.9	54	212
7113	1700	19	225	90	50	25	500	200	250	25	65.9	54.2	232
7531	1800	20	250	100	50	25	500	200	250	25	69.7	55.4	252
7950	1900	21	275	100	50	25	500	200	250	25	71.7	55.6	272
8368	2000	22	300	100	50	25	500	200	250	30	73.7	60.8	292

注：全天食盐食用量控制在 5 g 以内；豆制品以干豆计，其他豆制品按水分含量折算，25 g 干豆=50 g 豆腐干=400 g 豆浆=65 g 北豆腐=120 g 南豆腐。

2. 膳食干预方案的效果评价

根据前述原则和方法为糖代谢异常患者制定个性化膳食干预方案后，指导患者进行饮食改善。同时对患者进行个性化营养健康指导，指导包括个性化膳食和营养状况评估、个性化营养咨询和营养处方制定、根据不同的依从性采用不同频率的随访等。干预后，首先可以通过问卷量表等对患者饮食行为依从性进行评价，评价可以采用糖尿病自护行为量表。该量表由 Toobert 等修订，我国万巧琴等翻译，此外可以再根据不同要求进行调整。该量表包括饮食、运动等 6 个维度，总共 15 个条目，其中饮食行为 5 个条目。该量表采用 7 分制计分，分数的大小表示 7 d 内有几天遵循了自护行为，0 分表示 7 d 中未进行相关自护行为。该量表主要用来反映护理干预前后糖尿病患者日常生活中的自我管理行为。特别是进行饮食依从性行为的比较。经专家评定，该量表内容效能指数是 1.00，各维度 Cronbach's α 系数为 0.76～0.91，重测信度为 0.79～0.93。除了依从性，最重要的评价方式是对患者的健康和疾病状况、血糖情况、并发症情况以及生活满意度等进行调查研究，主要指标包括 BMI、血脂、血压、空腹血糖、餐后血糖、HbA1c、并发症发生情况等。研究显示，对糖代谢异常患者实施膳食干预后，患者的自我管理能力提高，空腹血糖趋于稳定，并发症发生率下降。多中心随机对照研究显示，若有专职营养（医）师提供每年 4～12 次的随访观察，可使糖尿病患者的 HbA1c 获得 12 月甚至更长时间的显著改善。另有研究发现，经过膳食干预，BMI、空腹血糖、餐后 2 h 血糖等均有改善。此外研究还发现，随着干预时间的延长，指标改善情况越好，个性化综合护理干预时间越久，良好的饮食控制坚持得越久，提高患者饮食依从性的效果就更好，对改善糖尿病患者的体重、空腹血糖、餐后血糖及糖化血红蛋白等代谢指标具有很强的实践指导意义。如果需要应用药物降低血糖，也应与饮食和运动习惯相互配合。与制定个性化方案一致，记录饮食的同时监测血糖情况，定期对患者进行监督随访，确保膳食干预方案的实施，及时准确地评价膳食干预对患者血糖改善的效果。除能有效改善临床效果外，个性化营养干预还有助于糖尿病患者以健康的方式最大限度地继续享受喜爱的食物，因此接受干预的糖尿病患者对患病后的生活满意度较高。

7.2.3 干预失败的常见因素与应对措施

膳食干预是糖代谢异常患者治疗中至关重要的一部分，但是有很多干预失败的案例。经过分析，干预失败的原因包括患者依从性差、膳食干预的可获得性差和饮食健康教育不到位等。但是这些原因往往不是独立存在导致干预的失败，而是互相影响，如健康教育不到位导致患者的依从性差、膳食干预的可获得性差导致了依从性差等，最终导致干预失败。

饮食依从性是指患者对饮食治疗的顺应性和应从性，依从性较差的患者很容易造成疾病控制不理想。在治疗糖代谢异常时，常将此项目作为治疗效果的观察指标。患者的血压值低于 130/80 mmHg，体重浮动维持在标准值的 10%范围之内，可以看作患者的饮食依从性良好。如果超过这一范围则可以判断为患者的饮食依从性差。在糖代谢异常的患者中，仅少部分的患者掌握糖代谢异常治疗的饮食知识，尤其是文化程度低、年纪大的患者饮食知识掌握较少。健康教育不到位主要与传统的健康教育形式不当有关，传统的教育形式以理论灌输为主，抽象、缺乏吸引力，患者即使掌握，也容易遗忘，表现为患者对饮食的认知度不高，另外可能是由于缺乏健康教育，患者没有达到应有的认知程度。膳食干预的可获得性差，主要是由于大医院或社区医院的饮食健康教育不到位，患者无法接收到专业的膳食干预指导和切实的膳食干预（高丽，2013）。糖代谢异常患者饮食依从性差，主要是由于患者对饮食治疗的认识度低，同时外界监督管理不足，无法对其产生正向引导作用，另外疾病的长期困扰，使患者产生负面情绪，如悲观、焦虑、抑郁等。同时，抑郁可使患者处于应激状态，并引起胰高血糖素的升高，患者胰岛素敏感性降低而激发胰岛素抵抗，饮食、血糖、心理三者形成恶性循环。

解决患者依从性差、膳食干预的可获得性差和饮食健康教育不到位等问题，需要社会各界的努力，首先制定糖代谢异常的膳食干预规范，对医疗机构的糖代谢异常的饮食治疗进行规范，完善出院后的患者膳食干预随访管理；其次建立糖代谢异常患者从医院治疗后转诊到教育门诊的工作流程，在教育门诊接受相关的健康教育和（或）饮食指导及干预；最后健康教育不仅要落实到每位糖代谢异常患者，还应该对其家人进行教育，能起到监督、帮助患者的作用。

7.3　大数据背景下的糖代谢异常人群健康管理

7.3.1　饮食推荐系统与健康食堂

1. 饮食推荐系统

前面已经提及，饮食干预在糖代谢异常人群的治疗中是至关重要的一部分。传统的饮食干预需要专业的医师或营养师亲自为患者制定饮食策略、配制食谱，编写过程烦琐，导致速度较慢，调配出的食谱种类较固定单一。由于糖代谢异常患者众多，不同情况的患者的需求难以得到满足，同时也给数量有限的专业医师或营养师在工作量和工作效率方面带来了巨大挑战，所以糖代谢异常患者的饮食干预的有效性也受到了挑战。从 21 世纪以后，尤其是在物联网，智能手机和可穿戴设备出现后，计算机以及通信技术的发展使人们的生活更加便捷并发生了巨大的改变，掀起了一种智能生活的热潮。“大数据”的概念已经悄然进入了人们的视野，个性化、定制已经成为当代的潮流，并已经成功在电子商务、新闻娱乐等领域应用。到目前，医学方面的信息化已经非常发达了，各种医疗仪器管理系统层出不穷，如果能将个性化的概念应用于患者和医疗人员，应用到糖代谢异常的健康管理中，那么将对医院的服务质量和患者监督治疗效果起到关键性作用。在互联网技术日趋成熟的今天，个性化推荐已经成为 IT 领域乃至整个行业的一个热点。通常个性化推荐系统被认为是一种收集并且保存用户信息，通过分析获取用户的潜在信息，最后根据分析出的结果选择合适的时间给用户反馈信息的过程。个性化有两个主要特点：针对性和自动性。推荐系统的出现是为了方便使用者做信息筛选，或者作为一种营销手段，能依据用户的信息构建模型，最终构成自动推荐，几乎现在各大电商平台都应用了推荐技术。例如，用户进入淘宝网页，都会弹出小窗口，显示该用户经常点击的商品或近期经常浏览的商品及其近似商品（邢磊，2015）。在糖代谢异常人群的饮食干预健康管理产业中，同样可以引入饮食推荐系统，构建集患者、医生、营养师为一体的综合糖代谢异常饮食推荐平台，以每个患者为核心，满足其不同需求的同时，大大降低了营养师的工作量，也能使医生及时高效监控患者饮食行为习惯，在线结合患者的健康状况进行指导和监督，继而有效控制患者糖代谢异常的病情（盛实旺，2015）。

饮食推荐系统的主要运行模式为（高岩，2015）：针对的用户有医生、营养师、糖代谢异常患者，患者通过移动终端（如手机）设备获取推荐食谱，并且能够获取糖代谢异常相关知识，记录测量的血糖值，并且能和医生、营养师实现在线沟通。医生通过系统的后台管理体系对患者的信息以及饮食数据进行监控跟踪，并能在线解答患者的问题（司慧枫，2015）。营养师通过后台管理系统维护食谱信息和糖尿病系统知识数据。系统提供了患者信息管理、营养菜单管理和统计信息管理三大功能。营养师通过患者信息管理将患者的个人信息录入系统，此时系统会根据患者这些信息自动生成患者的个人营养方案。营养方案包括患者每日需摄入的能量值、每日三餐能量摄入比和每餐营养三要素摄入比等三部分。营养师根据系统的食材表进行小份的营养餐配制，配制完成后系统会自动计算能量值和相关营养物质含量。目前，一些糖尿病患者营养推荐软件普遍是根据患者信息计算出所需摄入的能量后进行营养交换份或者食材推荐。具体交换份与食材的换算由推荐系统平台完成，食材组合制作成菜的过程由营养师完成，并且菜品被制作成小份。这样就可以使患者点餐更加方便，而且小份的菜品可以使患者享用多种口味食物，也使摄入能量和营养物质更加精确地符合要求。营养师通过统计信息管理可以统计患者每餐所食用的食物和花费。通过营养师后台管理系统，营养师可以轻松地完成对患者饮食信息的管理。

2. 健康食堂

餐厅作为就餐的重要场所，其营养质量将对就餐人员的健康产生较为长远的影响（谈立峰等，2015）。2009 年，北京市政府发布的《健康北京人——全民健康促进 10 年行动规划（2009—2018 年）》中明确提出，要“集体用餐单位开展营养知识培训，科学指导市民合理膳食，改变膳食结构不合理、营养不均衡的现状”。北京市疾病预防控制中心健康教育所 2015 年对北京市 19 家集体单位食堂供餐盐油使用情况调查显示，各单位供餐的结构趋于合理，但仍然无法达到《中国居民膳食指南》的膳食标准，尤其是油炸及腌制食品的供应频率较高，应减少食用油和食盐的使用量，加强炊管人员的培训。随着社会经济的快速发展、疾病谱的改变、慢性非传染性疾病的发病率不断增加和发病年龄不断提前，人民的健康意识和健康素养越来越高，对生活质量的要求越来越高，健康食堂也应运而生。广义上讲，“健康食堂”是指能够提供平衡膳食，开展健康教育，实施健康促进，预防或控制营养相关慢性病，有利于就餐者的身体、精神和环境健康的饮食就餐场所（姜凤华，2015）。“健康食堂”的内容包括健康的膳食、健康的环境、健康的服务、健康的膳食指导和健康的膳食安全保障。狭义上讲，“健康食堂”即以食堂为中心，在保障食品安全的基础上，通过提供符合健康需求的膳食、创建食堂的健康环境、开展炊管人员和就餐人员的健康教育，从而改善人们的膳食和营养观念，提高人们对健康膳食的选择以及对日常膳食的搭配能力，并最终提升人们的健康水平（谈立峰等，2014）。在此基础上通过进一步建立每日食谱的营养标签、推荐平衡膳食套餐以及推荐高血压、高血糖、高血脂和肥胖人群套餐等干预措施进一步加强对食堂就餐人员的健康促进干预，探讨形成以“健康食堂”为载体的营养健康促进模式。有研究发现，对 145 名在单位食堂就餐的冶炼厂的工人进行为期 1 年的膳食营养干预，干预人群代谢综合征的患病率从 24.0%下降为 15.6%。因此，采取以食堂为中心进行健康饮食的干预是指导人群开展高血压、糖尿病、肥胖等相关慢性非传染性疾病干预的有效手段。以“健康食堂”为载体的营养健康促进模式也完全符合慢性非传染性疾病预防和控制策略的“全人群策略”、“高危人群策略”。

7.3.2 个性化管理智能医疗应用程序

随着智能手机和物联网技术的发展，基于智能手机的个性化管理智能医疗应用程序在临床获得广泛应用。市场上开始出现不同类型的慢性疾病管理应用程序（APP），大量研究显示，手机 APP 在年轻人和老年人慢性疾病自我管理方面的效果都很明显（李莹等，2016）。这些慢性疾病管理软件包括很多糖尿病管理 APP，如糖护士、掌控糖生活、糖尿病心天地、康迅 360、血糖高管等。这些 APP 系统的工作原理是：由患者的智能手机、无线血糖检测传感器以及医护人员组成，通过无线血糖检测传感器，医务人员可将血糖监测系统与患者的手持终端进行连接，可实现远程会诊和远程数据传送，实时掌握患者血糖控制情况并及时给予调控指导。手机 APP 是比较简单的医疗应用程序，通过血糖监测和记录以及与医生护士简单的沟通，能比较有效地对糖代谢异常患者进行健康管理（Cook et al., 2009）。除此之外，对糖代谢异常人群的管理还可以通过功能更加强大的云系统来进行。基于“智能手机+移动终端”移动医疗健康技术的发展趋势，建立医生和患者间更密切、更有效的管理体系，达到糖尿病患者的个性化管理，从而实现患者健康从被动走向主动的自我管理模式，能提高医疗效率、降低医疗成本，同时借鉴物联网技术在远程医疗系统中的应用和云技术在区域医疗信息化中的应用，开发设计由云客户端和云服务端构成的基于云平台的糖尿病院后健康监测管理系统，以“人-机-人”模式取代传统的往返医院检查体征的模式（曾小华等，2015），利于医护人员对患者体征的家庭跟踪、异常及时干预和患者复诊时信息调阅，打破医疗过程中患者院中、院后医疗及健康信息的隔离，真正实现了以患者为中心的延续医疗服务（孙妞妞等，2017）。这种云系统能更加全面地管理患者，有效避免数据丢失，能存储大量数据，方便不同时间节点健康状况的对比，同时更加能保证患者个人信息的安全。

个性化管理智能医疗应用程序简易实用，能改变传统糖尿病被动的诊治模式和改善患者院后延续医疗服务的救治停滞和延迟，真正体现以患者为中心的院后延续医疗服务，具有较大的实际应用价值和发展前景。但是也存在不足之处，系统均需以智能手机为依托，完成对糖代谢异常患者的管理，糖代谢异常人群有相当大比例的老年人，对智能手机和 APP 的使用存在一定障碍，除了目前传统的糖尿病管理模式，其家人也能更好地帮助其进行疾病管理。

参 考 文 献

蔡芹. 2013. 延伸护理在院外糖尿病患者管理中的应用. 齐鲁护理杂志, (23): 28-29.

陈伟, 高民, 江中立, 等. 2014.《中国糖尿病运动治疗指南》解读. 中华医学信息导报, 29(2): 19.

邓新霞, 陈伟清, 桑红琼. 2015. 延伸性护理在糖尿病患者院外自我管理中的应用效果. 国际护理学杂志, (8): 1089-1091.

杜群, 石福彦, 丁奇龙, 等. 2004. 空腹血糖受损、糖耐量受损人群 2 年自然转归及其影响因素的研究. 中华内分泌代谢杂志, 20(3): 223-226.

高丽. 2013. 护理干预对糖尿病患者饮食依从性的影响. 中国卫生产业, 14(7): 36.

高文峰, 傅晓敏, 谢纳新, 等. 2014. 品管圈活动在糖尿病患者院外健康管理中的应用. 中国循证心血管医学杂志, (6): 744-746.

高岩. 2015. 糖尿病患者饮食营养管理平台设计与实现. 长春: 吉林大学.

高燕飞, 徐红燕. 2015. 糖尿病患者院内健康管理模式的应用研究. 医院管理论坛, 32(11): 33-35.

郭来敬, 王健松, 王闻博, 等. 2016. 2 型糖尿病及其高危人群筛查方法的探讨分析. 中华临床医师杂志(电子版), 10(4): 497-501.

郭晓蕙, 楼青青. 2011. 我国糖尿病教育的问题与思考. 中华内科杂志, 50(1): 6-7.

何展鹏, 米剑媚, 罗宏斌. 2010. 2 型糖尿病患者的健康管理及对慢性并发症的影响. 数理医药学杂志, 23(3): 310-311.

胡耀敏, 刘伟, 陈雅文, 等. 2010. 内科重症监护病房住院患者高血糖临床资料分析——上海仁济医院 2002 至 2009 年资料回顾. 中华内分泌代谢杂志, 26(6): 448-451.

嵇加佳, 刘林, 楼青青, 等. 2014. 2 型糖尿病患者自我管理行为及血糖控制现状的研究. 中华护理杂志, 49(5): 617-620.

纪涛, 刘随意, 翟骁, 等. 2014. 住院医生血糖管理能力的调查分析. 第二军医大学学报, 35(9): 1020-1023.

姜凤华. 2015. 创建健康食堂的实践. 中国保健营养, 25(13): 335.

焦亮. 2010. 2 型糖尿病高危人群强化生活方式干预的效果研究. 中国中医药咨讯, 2(31): 5-6.

金学勤, 徐桂华. 2015. 社区糖尿病患者自我管理干预模式的研究进展. 实用临床医药杂志, (18): 196-199.

李海燕. 2015. 延伸护理服务在护理领域的应用. 中国疗养医学, 21(1): 125-126.
李莹, 谭进, 钟代笛, 等. 2016. 中国糖尿病自主管理应用程序现状分析. 北京生物医学工程, 35(3): 283-289.
李颖, 武亮, 王伟力. 2013. 糖尿病前期人群的健康管理. 第三届全国老年医院联盟大会暨江苏省中西医结合学会老年分会学术年会论文集.
凌雁, 阴忆青, 高鑫. 2008. 中山医院非内分泌科住院患者糖代谢紊乱情况调查. 复旦学报(医学版), 35(3): 376-379.
刘俊娥, 张小丽, 汪凤兰, 等. 2014. 糖尿病并发症病人自我管理水平及相关因素的调查. 护理研究, 28(3): 295-297.
刘素芳, 凌秋平, 黄海燕. 2015. 网络虚拟社区在糖尿病院后血糖管理和不良事件控制中的应用. 护理与康复, 14(11): 1051-1053.
马燕兰, 亢君, 贾喆, 等. 2017. 院内多专科一体化糖尿病管理模式的构建与实践. 中国护理管理, 17(10): 1423-1427.
申桂菊. 2006. 糖尿病患者运动治疗的教育与管理. 中华护理杂志, 41(6): 573-574.
盛实旺. 2015. 个性化的智能饮食推荐系统开发. 杭州：浙江理工大学.
司慧枫. 2015. 糖尿病饮食推荐系统设计与实现. 南昌：江西师范大学.
孙妞妞, 宋润珞, 王宏远, 等. 2017. 于云智能系统对 2 型糖尿病患者院外血糖管理的效果研究. 中国糖尿病杂志, (9): 796-799.
谈立峰, 孙樨陵, 韦明, 等. 2015. 健康食堂创建可持续工作机制的探讨. 江苏卫生事业管理, (5): 139-141.
谈立峰, 孙樨陵, 许强强, 等. 2014. 以健康食堂为载体的营养健康促进模式的干预效果评价. 中华健康管理学杂志, 8(3): 184-188.
田惠光, 窦若兰, 郝淳敏, 等. 2013. 健康管理对糖尿病高危人群危险因素干预的效果研究. 中华健康管理学杂志, 7(5): 300-303.
魏文婧. 2017. 饮食随访管理在老年糖尿病院外饮食控制中的应用研究. 实用临床医药杂志, (12): 39-41.
吴东红, 马晶, 程瑶, 等. 2017. 血糖信息化管理系统在院外糖尿病患者血糖管理中的应用研究. 医疗卫生装备, (6): 87-90.
吴凤, 林红坤, 温德华, 等. 2018. 实施自我管理教育对糖尿病患者自我管理行为的影响评价. 卫生职业教育, (21): 121-123.
吴丽琴, 陈育群, 姚水洪. 2009. 糖尿病管理中心在院外糖尿病患者管理中的作用. 护理与康复, 8(2): 144-145.
吴岩, 赵晓宇, 张玲艳. 2015. 院内糖尿病患者血糖信息化管理的应用. 中国医药导报, (18): 149-152.
吴颖. 2013. 电话随访在院外糖尿病管理中的应用. 内蒙古中医药, 32(23): 121-122.
邢磊. 2015. 基于改进协同过滤的糖尿病饮食推荐系统. 兰州：兰州大学.
熊真真, 袁丽, 贺莉, 等. 2015. 大型综合医院血糖管理团队对非内分泌科血糖异常住院患者血糖控制的效果研究. 中国全科医学, 18(4): 443-445.
徐峰. 2008. 二十年之大庆糖尿病预防研究. 药品评价, 5(8): 375-377.
徐晶晶, 谢晓峰, 黄晓萍, 等. 2015. 非内分泌科胰岛素泵治疗患者的多学科协作优化管理. 护理学杂志, 30(7): 22-25.

阎燕, 杨忠伟, 杨进江. 2016. 社区慢性病管理对糖尿病前期患者糖代谢指标的改善作用. 中国老年学, 36(13): 3173-3175.

应焱燕, 许国章. 2016. 糖尿病前期的研究进展. 实用预防医学, 23(2): 250-253.

于大玲, 王聪, 刘敏, 等. 2016. 微信联合“微糖”管理软件在 2 型糖尿病病人院外延续血糖管理中的应用. 护理研究, 30(18): 2273-2275.

袁丽. 2015. 糖尿病患者的院内管理. 糖尿病天地(临床), 9(11): 533-536.

袁丽, 熊真真, 武仁华, 等. 2009. 成都市三级甲等医院医务人员使用便携式血糖仪操作行为调查. 护理学报, 16(3): 18-20.

曾小华, 郭文明, 朱旭阳, 等. 2015. 基于云平台的糖尿病院后健康监测管理系统. 医疗卫生装备, 36(4): 56-59.

詹思延. 2012. 流行病学. 第 7 版. 北京: 人民卫生出版社.

张雪芹, 吕春明, 梁玉慧, 等. 2014. 2 型糖尿病患者自我管理误区的调查研究. 护理学杂志, 29(21): 29-31.

郑启文, 胡永华, 陈大方. 2010. 2 型糖尿病风险评估方法研究进展. 中国慢性病预防与控制, 18(6): 567-570.

中华人民共和国卫生部. 2012. 中华人民共和国卫生行业标准糖尿病筛查和诊断. 实用防盲技术, 7(4): 180-184.

中华医学会内分泌学分会. 2014. 中国成人 2 型糖尿病预防的专家共识. 中华内分泌代谢杂志, 30(4): 277-283.

中华医学会糖尿病学分会, 国家基层糖尿病防治管理办公室. 2018. 国家基层糖尿病防治管理指南（2018）. 中华内科杂志, 57(12): 885.

中华医学会糖尿病学分会. 2018. 中国 2 型糖尿病防治指南(2017 版). 中华糖尿病杂志, (1): 4-67.

中华医学会糖尿病学分会糖尿病教育与管理学组. 2017. 中国 2 型糖尿病自我管理处方专家共识(2017 年版). 北京: 中华医学电子音像出版社.

Chester B, Stanely W G, Geetha T. 2018. Quick guide to type 2 diabetes self-management education: creating an interdisciplinary diabetes management team. Diabetes Metabolic Syndrome and Obesity Targets and Therapy, 11: 641-645.

Cook C B, Wilson R D, Hovan M J, et al. 2009. Development of computer-based training to enhance resident physician management of inpatient diabetes. Journal of Diabetes Science and Technology, 3(6): 1377-1387.

Davy B M, Winett R A, Savla J, et al. 2017. Resist diabetes: a randomized clinical trial for resistance training maintenance in adults with prediabetes. PLOS One, 12(2): e0172610.

Dempsey P C, Owen N, Yates T E, et al. 2016. Sitting less and moving more: improved glycaemic control for type 2 diabetes prevention and management. Current Diabetes Reports, 16(11): 114.

Duckworth W, Abraira C, Moritz T, et al. 2009. Glucose control and vascular complications in veterans with type 2 diabetes. New England Journal of Medicine, 360(2): 129-139.

Friedewald W T. 2008. Effects of intensive glucose lowering in type 2 diabetes. Journal of Vascular Surgery, 358(24): 2545.

Gaede P, Lund-Andersen H, Parving H H, et al. 2008. Effect of a multifactorial intervention on mortality in type Ⅱ diabetes. New England Journal of Medicine, 358(6): 580-591.

Garber A J, Abrahamson M J, Barzilay J I, et al. 2013. American association of clinical endocrinologists' comprehensive diabetes management algorithm 2013 consensus statement-executive summary. Endocrine Practice Official Journal of the American College of Endocrinology & the American Association of Clinical Endocrinologists, 19(3): 536-547.

Garber A J, Abrahamson M J, Barzilay J I, et al. 2016. Consensus statement by the American association of clinical endocrinologists and american college of endocrinology on the comprehensive type 2 diabetes management algorithm-2017 executive summary. Endocrine Practice Official Journal of the American College of Endocrinology & the American Association of Clinical Endocrinologists, 22(1): 84-113.

Goldberg R, Venditti E M, Nathan P D, et al. 2009. 10-year follow-up of diabetes incidence and weight loss in the diabetes prevention program outcomes study. Lancet, 374(9702): 1677-1686.

Hämäläinen H, Rönnemaa T, Virtanen A, et al. 2005. Improved fibrinolysis by an intensive lifestyle intervention in subjects with impaired glucose tolerance. The Finnish Diabetes Prevention Study. Diabetologia, 48(11): 2248-2253.

Holman R R, Paul S K, Bethel M A, et al. 2008. 10-year follow-up of intensive glucose control in type 2 diabetes. New England Journal of Medicine, 359(15): 1577-1589.

Hsia E, Draznin B. 2011. Intensive control of diabetes in the hospital: why, how, and what is in the future? Journal of Diabetes Science and Technology, 5(6): 1596-1601.

Li G, Zhang P, Wang J, et al. 2008. The long-term effect of lifestyle interventions to prevent diabetes in the China Da Qing Diabetes Prevention Study: a 20-year follow-up study. Lancet, 371(9626): 1783-1789.

Lindström J, Ilanne-Parikka P, Peltonen M, et al. 2006. Sustained reduction in the incidence of type 2 diabetes by lifestyle intervention: follow-up of the Finnish Diabetes Prevention Study. Lancet, 368(9548): 1673-1679.

Juul L, Maindal H T, Zoffmann V, et al. 2014. Effectiveness of a training course for general practice nurses in motivation support in type 2 diabetes care: a cluster-randomised trial. PLOS One, 9(5): e96683.

Ma J, Jacques P F, Meigs J B, et al. 2016. Sugar-sweetened beverage but not diet soda consumption is positively associated with progression of insulin resistance and prediabetes. Journal of Nutrition, 146(12): 2544-2550.

Malin S K, Liu Z, Barrett E J, et al. 2016. Exercise resistance across the prediabetes phenotypes: impact on insulin sensitivity and substrate metabolism. Reviews in Endocrine and Metabolic Disorders, 17(1): 81-90.

Pan X R, Li G W, Hu Y H, et al. 1997. Effects of diet and exercise in preventing NIDDM in people with impaired glucose tolerance: the Da Qing IGT and diabetes study. Diabetes Care, 20(4): 537-544.

Powers M A, Bardsley J, Cypress M, et al. 2016. Diabetes self-management education and support in type 2 diabetes: a joint position statement of the American Diabetes Association, the American Association of Diabetes Educators, and the Academy of Nutrition and Dietetics. Diabetes Care, 39(1): e17.

Punthakee Z, Goldenberg R, Katz P. 2013. Definition, classification and diagnosis of diabetes, prediabetes and metabolic syndrome. Canadian Journal of Diabetes, 37(2): S8.

Qaseem A, Chou R, Humphrey L L, et al. 2014. Inpatient glycemic control: best practice advice from the Clinical Guidelines Committee of the American College of Physicians. American Journal of Medical Quality, 29(2): 95-98.

Reimann M, Bonifacio E, Solimena M, et al. 2009. An update on preventive and regenerative therapies in diabetes mellitus. Pharmacology & Therapeutics, 121(3): 317-331.

Snow V, Weiss K B, Mottur-Pilson C, et al. 2003. The evidence base for tight blood pressure control in the management of type 2 diabetes mellitus. Annals of Internal Medicine, 138(7): 587-592.

Stentz F B, Brewer A, Wan J, et al. 2016. Remission of pre-diabetes to normal glucose tolerance in obese adults with high protein versus high carbohydrate diet: randomized control trial. BMJ Open Diabetes Research & Care, 4(1): e000258.

Tuomilehto J, Schwarz P E. 2010. Primary prevention of type 2 diabetes is advancing towards the mature stage in Europe. Hormone and Metabolic Research, 42(S1): S1-S2.

Zhang C, Sun A, Zhang P, et al. 2010. Aspirin for primary prevention of cardiovascular events in patients with diabetes: a meta-analysis. Diabetes Research and Clinical Practice, 87(2): 211-218.

第 8 章　血糖调控食品研究前沿技术

8.1　消费者研究与感官评价技术

根据国际糖尿病联盟（IDF）最新报告，2019 年糖尿病患者数量最多的前 10 个国家/地区中，前三位分别为中国、印度和美国，糖尿病患者（20~79 岁）数量分别为 1.164 亿、7700 万和 3100 万。预计到 2030 年，前三位排名保持不变。另外，中国同时也是老年糖尿病人数最多的国家，目前中国 65 岁以上的糖尿病患者已经达到 3550 万，预计到 2030 年将会增加到 5430 万，到 2045 年更是可能会增长到 7810 万（IDF，2019）。我国糖尿病呈现出的这种爆发式增长，主要是由于潜在糖尿病患者数量多、人口老龄化加剧以及饮食结构不够健康等因素，糖尿病成为全民健康的巨大难题。

鉴于糖尿病患病率的迅速提高，消费者对血糖调控类食品有巨大的需求。中粮营养健康研究院在北京市开展的一项调研显示见表 8-1，相当比例的消费者认为可以通过增加含膳食纤维丰富的食物（59%）、GI 值低的食品（46%）的摄入以及限制食用含糖类食物（49%）等来有效治疗糖尿病，这表明消费者对血糖调控食品有较为强烈的需求。

表 8-1　消费者对高血糖及糖尿病人群的健康饮食方式的认知

建议	频率/%
增加含膳食纤维丰富的食物	59
限制食用蔗糖、冰糖、红糖、麦芽糖、糖浆、蜂蜜等糖类	54
限制食用高脂肪及油炸食品	52
限制食用含糖类食物	49
选择 GI 值低的食品	46
宜用植物油，忌食动物油	40
供给充足的维生素和无机盐	38
限制酒的摄入量	36
严格控制盐的日摄入量	34

资料来源：中粮营养健康研究院，2017。

通过分析全球市场调研公司英敏特 2019 年的产品数据可以发现，2011～2015 年全球发布的新产品共有 515450 件有营养健康方面的宣称。其中和糖尿病治疗相关的产品宣称包括控制体重、低糖/无糖/糖减少、低钠/无钠/钠等，产品数量占营养健康类新产品的 39%（图 8-1）。新产品的发布状况从侧面反映了消费者对血糖调控产品的旺盛需求。

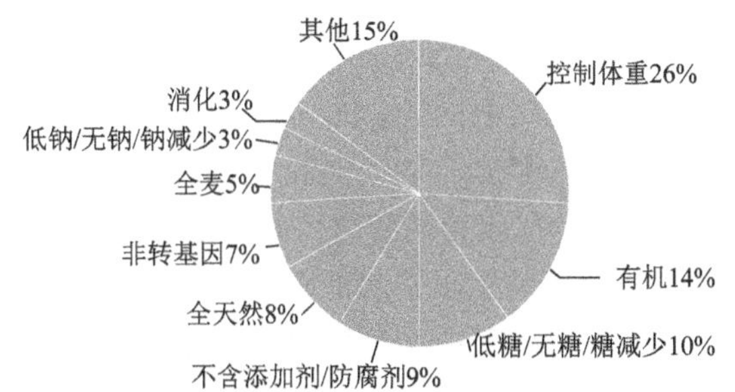

图 8-1　全球 2011～2015 年各个营养健康类宣称的占比

资料来源：https://china.mintel.com.

根据英敏特 1996～2016 年产品数据分析发现，在各类产品中，与糖尿病最为相关的“低糖/无糖/糖减少”的产品数量增长迅猛，全球范围内从 1996 的 9 件激增到 2016 年的 114243 件，年均复合增长率高达 60.4%（图 8-2），关注减糖问题的产品市场正在持续发展。这进一步说明了消费者的健康意识逐渐增强，对高血糖、糖尿病的重视程度逐渐增强，对相关产品的需求在近些年不断增长。

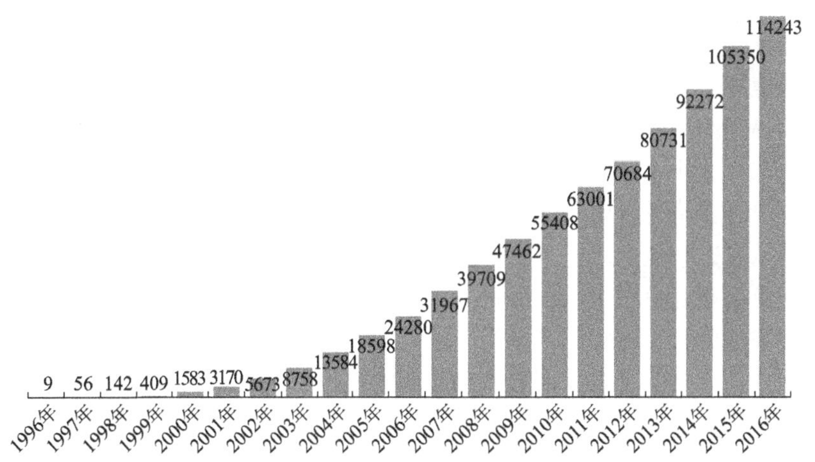

图 8-2　1996～2016 年全球宣称“低糖/无糖/糖减少”的产品数量（含食品、饮料和保健品）

资料来源：https://china.mintel.com.

8.1.1 消费者研究技术

1. 消费者研究对产品开发的作用

在传统市场调研的时代，企业通过入户访谈、电话访谈、街访等方式，以调查问卷、访谈大纲为载体，由访问员和被访者进行互动，从被访者的回答中总结和归纳消费者对产品的需求，并以此作为品牌营销和产品开发的依据。然而，随着技术的进步，传统调研方法也暴露出因抽样误差、样本真实性、消费者的回答真实性等无法准确分析消费需求的问题。2010 年之后，网络技术和信息技术的飞速发展，大数据技术凭借其海量客观数据抓取能力，以及获取数据维度丰富、时间成本低、数据连续性好等特征成为消费需求研究中数据来源的有力补充。同时，随着人们对神经心智领域研究的逐步发展，研究人员可以直接通过追踪消费者眼球运动轨迹、大脑波动变化等客观的生理变化，捕捉消费者潜意识层面的心理活动，极大地弥补了传统研究方式中消费者的回答容易受到环境等因素影响的缺陷。以眼动、脑电为主的神经营销之风也逐渐蔓延开来。另外，在食品领域，食品感官科学的兴起也在很大程度上助力于消费需求研究，将消费者对食品口味的评价与食品实际的风味物质、组分联系起来，搭起了消费者语言与产品研发技术语言之间的桥梁。而营养学专家们通过消费者一日三餐的饮食摄入，开启了针对饮食习惯、食品的营养特点与人体实际生理需求的关系的研究，并将研究结果应用在指导民众合理膳食上。

随着我国经济的整体发展及人民生活水平的提升，食品市场环境发生了很大的改变。我国食品消费市场在 2008 年之前保持快速增长，2008～2015 年增长速度下降，在 2015 年以后增速开始缓慢回升。2012 年前后，移动互联网技术及相关应用快速崛起，加之物流冷链技术发展应用的成熟，食品工业迎来继 2001 年加入世界贸易组织后的二次崛起（亿欧智库，2017）。同时，随着食品行业市场发展日趋成熟，龙头企业的规模逐步扩大，行业集中度明显提高，企业之间对市场份额的竞争态势将进入白热化。另外，消费者的食品消费观念也产生了较大变化，市场逐渐从过去数量上的供不应求发展为如今供大于求。在消费升级的大背景下，越来越多更高端、更精细的食品走入消费者的生活，消费者对食品的需求已经从简单的“填饱肚子”过渡到“享受”、“健康”、“便利”等多种功能和情感需求。不同消费人群的个性化需求对食品市场也提出了更高的要求。因此，品牌的塑造和产品创新显得更加紧迫而艰难。在这其中，能够深入洞察消费需求，把握市场机会则是至关重要的。例如，品牌及产品的核心价值、定位、利益点、支持点都来自消费者对品类的需求、态度及认知。相反，对消费需求的把握偏移将会引发品牌及产品的市场定位不清晰、品牌力弱、创新能力缺乏、市场占有率低等问题。

2. 消费者研究相关技术

1）传统社会学研究技术

就目前全球的技术应用来看，传统的社会学研究方法仍然是消费需求研究的核心，其包括定量和定性两种研究方法。其中定量研究是通过统计调查法或实验法，建立研究假设，收集精确的数据资料，然后进行统计分析和检验，建立反映有关变量之间规律性联系的各类预测模型，并用数学模型计算出研究对象的各项指标及其数值的一种方法。定量研究技术主要包含抽样调查、定量问卷、观察记录、计算机数据采集、相关分析、因子分析、聚类分析、回归分析、预测决策等技术方法。定性研究则是趋向于运用访问、观察和文献法收集资料，由熟悉情况和业务的专家根据个人的直觉、经验，以及研究对象过去和现在的延续状况及最新的信息资料，对研究对象的性质、特点、发展变化规律作出判断的一种方法。定性研究技术包含一对一访谈、焦点座谈、德尔菲法、投射法等。二者在理论基础、研究和被研究者的关系、研究方法、研究目的等方面存在差异。同时，二者也是相互联系的。一般认为，定性研究是定量研究的基本前提，定量研究是定性研究的进一步深化。在快消品领域，社会学方法的应用尤其突出，其在品牌推广、产品开发、营销策略等领域的研究中发挥了巨大的作用。而多年来这几种较为单一的研究方式和工具也导致了消费需求研究存在一定的局限性。

2）大数据技术

近些年，大数据技术为消费需求研究带来了巨大的变革。传统的消费者需求研究主要将收集的数据进行分类从而得出调查结果，依赖于抽样。相反，大数据的核心在于不抽样，解决了抽样误差导致的解读偏差。另外，大数据的数据来源于整个互联网，分布于社交平台、电商平台等，其数据比起社会学方法的问答，更贴近消费者的真实想法，是消费者主动、自发的表达和行为。通过大数据技术将网络各个平台数据源进行整合，可以深入地对各个层面的数据进行细分，不仅可以理解消费者当下和已经发生的行为，也可以在消费者行动前深入理解消费者，预测其消费行为，有助于企业在营销环节中策略的制定。此外，大数据极大地提高了消费需求研究结果的精准度，缩短了研究的时间。目前国内的几大电商平台，如淘宝、京东等，都在通过大数据的信息研究描绘各品类的消费人群画像，探测不同人群消费需求的差异，用消费者在网络上产生的行为数据预测消费者的偏好，从而实现根据不同人群进行产品推荐的精准营销方式，很大程度上提升了用户再次购买的可能性，帮助产品进一步发掘利润空间。目前，大数据研究的相关机构主要分为两类，一类是以数据源为资源优势的公司，如中国电信等运营商，另一类是以数据解读为优势的公司，如慧辰资讯等市场咨询公司。

目前，我国大数据产业正处于高速发展期，多种商业模式得到市场印证，新产品和服务不断推出，细分市场走向差异化竞争。移动互联网的快速发展，搜索引擎及智能手机等移动设备成为重要的数据入口。社交网络、电子商务以及各类手机应用等将分散的“小数据”变成“大数据”。

3）神经心智技术

神经心智技术主要包括眼动技术、面部表情识别技术、脑科学技术等从心理学、神经学基础理论衍生出的技术工具。

在中国，脑科学研究已被列为“事关我国未来发展的重大科技项目”之一。上海市政府已将脑科学列为市重大科技项目，2015 年 3 月，复旦大学联合浙江大学、华中科技大学、同济大学、上海交通大学等十几所高校及中国科学院研究所，成立“脑科学协同创新中心”，推进脑科学研究和转化应用（李蓓，2015）。2015 年 9 月 1 日，北京市科学技术委员会召开的“脑科学研究”专项工作启动会，宣布北京市将从脑认知和脑医学、脑认知与类脑计算两个方向重点开展脑科学的研究工作。

脑电技术则主要是通过波幅、潜伏期和电位或电流的空间频率等指标来提供大脑工作过程的有效信息。但脑电技术应用于消费者需求的研究还尚未形成体系。脑电技术最早在商业研究中应用于电影的剪辑和游戏的设计，后来发展到应用于视频广告等的研究。以广告研究为例，通过研究消费者在观看广告过程中的脑波反应，了解不同片段对大脑不同区域的刺激程度，进而反映出广告中的哪些片段能够激发较高的专注度，哪些镜头能激发正向的积极情绪，而专注度和情绪往往与消费者对品牌的认可度以及产品的购买意愿相关。

美国心理学家保罗和弗里森较早地对脸部肌肉群的运动及其对表情的控制作用做了深入研究，于 1978 年开发了面部运动编码系统来描述面部表情和研究人类的认知行为。他们根据人脸的解剖学特点，将其划分成大约 46 个既相互独立又相互联系的运动单元，并分析了这些运动单元的运动特征及其所控制的主要区域以及与之相关的表情，给出了大量的照片说明（王江，2010）。后续的研究总体上是结合生物识别方法及计算机视觉进行的，依据人脸特定的生物特征，将各种表情同脸部运动细节（几何网格的变化）联系起来，收集样本，提取特征，构建分类器。与脑电研究技术类似，面部表情识别技术也更多应用于广告、游戏等研究。

眼动技术通过对眼动轨迹的记录，从中提取如注视点、注视时间、眼跳等数据，从而研究个体的内在认知过程。在快消品领域的眼动技术运用主要集中在产品包装、平面广告的视觉设计研究上。例如，利用消费者的眼动轨迹判断产品包装是否能够在琳琅满目的货架上跳脱出来吸引消费者，而包装的醒目程度对一款新产品上市时的表现影响很大。

一部分研究者认为只有神经心智技术才能挖掘消费者真正的需求，并可以提供比传统方法更精确的结果，并且可以获得传统方法难以触及的潜意识层面信息。但神经心智技术也同样存在一定的局限性，例如，神经心智技术需要在严格控制的试验条件下开展，而试验条件与现实条件有较大的差异，这种差异会造成试验的结果存在误差；运用神经心智技术产生的数据变化非常微小，对数据解读造成很大的挑战性；另外，神经心智研究往往需要借助软硬件设备，这些设备造价较高，不同设备也存在参数差异。因此，鲜有粮油食品企业利用此类技术开展研究，行业内的现有经验也非常少。

3. 消费者研究与感官评价技术在血糖调控食品中的应用

消费者研究在血糖食品的产品线规划、概念策划、产品设计与验证及产品上市评估等环节发挥着至关重要的作用。下面以市场细分研究、消费行为研究和产品概念测试研究为例来展现消费者研究对于血糖调控食品创制的作用。

1）市场细分研究——血糖调控食品消费人群的确定

在产品线规划环节，消费者研究可以帮助研发人员进一步细分市场，明确消费血糖产品的重点人群，寻找到最需要此类产品的目标市场。举例来说，中粮营养健康研究院曾针对北京市常住居民开展过一项关于营养健康食品的消费调研。该调研主要采用线上问卷的形式，并对调研对象的性别、年龄、教育程度、税前收入和居住地区进行了配额，使其符合北京市的人口特征。

数据结果显示（表 8-2），消费者对高血糖、高血脂、高血压（以下简称“三高”）的重视程度随着年龄的增长而增加，在 30～49 岁以及 50 岁以上人群，“三高”均是关注人数比例最高的健康问题。对于糖尿病的关注程度也是随着年龄增加而上升，其中 30～49 岁的中年人关注的人数比例最高。这表明中老年群体应该是此类产品的目标客户。

表 8-2　比较受关注的十大健康问题　（单位：%）

关注的健康问题	总体	青年人（20～29 岁）	中年人（30～49 岁）	中老年人（50 岁及以上）
“三高”	36.8	29.8	37.8	42.9
肥胖	34.5	39.8	32.4	32.5
心脑血管问题	26.8	19.3	26.2	36.4
免疫功能低下	26.2	28.7	26.2	23.4
机体疲劳	23.7	22.2	25.1	22.7
运动能力不足	22.5	31.6	21.1	14.9
血糖控制不佳	21.3	17.5	23.3	22.1
消化功能障碍	20.7	28.7	17.8	16.9
心理问题	18.5	31.6	13.8	12.3
内分泌紊乱	17.3	20.5	16.7	14.9

资料来源：中粮营养健康研究院，2017。

就“三高”以及与此相关的并发症的关注程度来看，见图 8-3，男性受访者的关注度均高于女性受访者。尤其是对于“三高”的关注度上，男性受访者高达 46.0%，接近女性受访者的两倍（28.0%）。这说明男性相比较于女性可能会更加关注和需要调节血糖类的产品（中粮营养健康研究院，2017）。

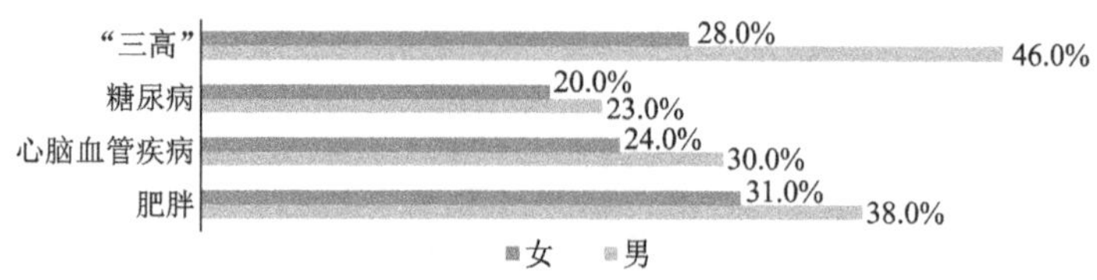

图 8-3 男性对于“三高”及其并发症的关注程度高于女性

资料来源：中粮营养健康研究院，2017

2）消费行为研究——血糖调控食品购买行为特征的确定

消费者研究可以帮助研发人员了解消费者对于血糖调控产品的态度以及购买与食用习惯。中粮营养健康研究院在北京市开展过一项针对北京市居民食品消费行为与态度的研究。调研主要聚焦在消费者对于两类营养健康食品的消费上，一类是保健食品，一类是具有特定营养健康功能的食品。保健食品是指声称具有特定保健功能或者以补充维生素、矿物质为目的的食品，即适宜于特定人群食用，具有调节机体功能，不以治疗疾病为目的，并且对人体不产生任何急性、亚急性或者慢性危害的食品（中国保健协会，2012）。具有特定营养健康功能的食品主要包括三类，一是添加某种或某些营养素的食品，如高钙奶、添加益生菌的酸奶等；二是特殊膳食食品，指为满足某些特殊人群的生理需要，或某些疾病患者的营养需要，按特殊配方专门加工的食品，如婴儿配方奶粉、无糖食品（针对糖尿病患者）；三是药食同源食品，如阿胶、枸杞子、蜂胶等。

调查结果显示（表 8-3），消费者购买和食用过的具有特定营养健康功能的食品和保健食品的功效集中在增强免疫力、促进消化、补充维生素和矿物质等方面，针对“三高”等慢性病的产品的购买人数不是非常多。

表 8-3 购买不同功效的营养健康食品的人数统计 （单位：%）

具有特定营养健康功能的食品功效	购买过	食用过	购买保健食品的功效	购买过	食用过
增强免疫力	47.9	38.5	增强免疫力	50.1	41.9
促进消化	43.3	36.7	补充维生素和矿物质	43.3	37.8
补充维生素和矿物质	40.5	32.4	促进消化	36.1	32.9
调节肠道菌群	39.9	34.2	补钙	36.1	33.1

续表

具有特定营养健康功能的食品功效	购买过	食用过	购买保健食品的功效	购买过	食用过
补钙	36.9	29.1	调节肠道菌群	35.0	29.5
缓解体力疲劳	33.9	28.2	缓解体力疲劳	34.2	28.8
辅助治疗降血脂/降血糖/降血压	31.4	24.8	辅助治疗降血脂/降血糖/降血压	31.4	25.2
预防/辅助治疗心脑血管疾病	28.7	24.1	预防/辅助治疗心脑血管疾病	25.1	21.6
美容/改善皮肤	21.2	16.9	美容/改善皮肤	19.6	17.8
通便	18.7	15.1	缓解视疲劳	17.9	14.6

资料来源：中粮营养健康研究院，2017。

当具体分析不同年龄段人群对可以辅助治疗降血脂/降血糖/降血压具有特定营养健康功能的食品及保健食品的购买情况和食用情况时，可以发现年龄越大，购买和食用的比例越大，见图 8-4。而且，50～64 岁的消费者食用辅助治疗降血脂/降血糖/降血压的具有特定营养健康功能食品的比例较 20～29 岁和 30～49 岁的消费者，均高出 55%；50～64 岁的消费者食用辅助治疗降血脂/降血糖/降血压的保健食品的比例较 20～29 岁和 30～49 岁的消费者，分别高出 41%和 61%。这表明，随着年龄的增长，消费者对于“三高”的关注度越来越高，也越来越重视摄入可以辅助治疗降血脂/降血糖/降血压的营养健康食品。

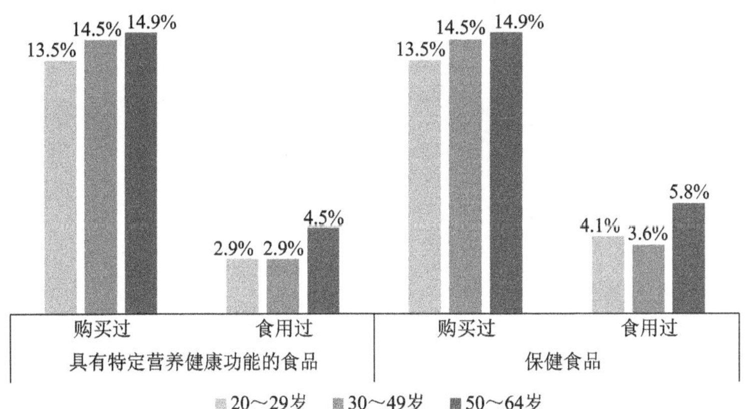

图 8-4　不同年龄段人群对具有辅助降“三高”功能的营养健康食品的购买情况和食用情况

资料来源：中粮营养健康研究院，2017

本次调查询问了有过为他人购买保健食品和具有特定营养健康功能食品经历的受访者的购买对象和功效。此处统计了为父母/岳父母/公婆购买的营养健康食品的功效分布情况（图 8-5 和图 8-6）。根据结果可以看出，购买“辅助治疗降血脂/降血糖/降血压”的保健食品以及营养健康食品的人数最多。结果提示，消费者倾向于将“辅助治疗降血脂/降血糖/降血压”产品作为礼品送给长辈（中粮营养健康研究院，2017）。这可以为产品形态以及包装设计等带来启示。

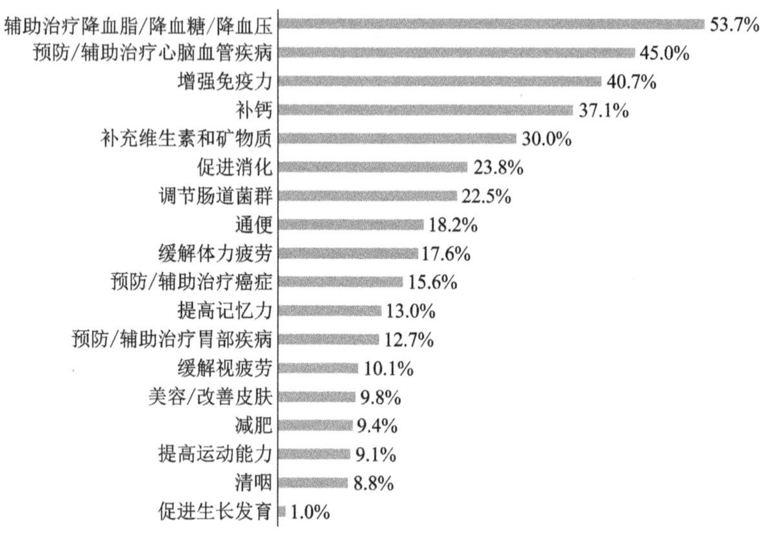

图 8-5　受访者为父母/岳父母/公婆购买的保健食品的功效分布

资料来源：中粮营养健康研究院，2017

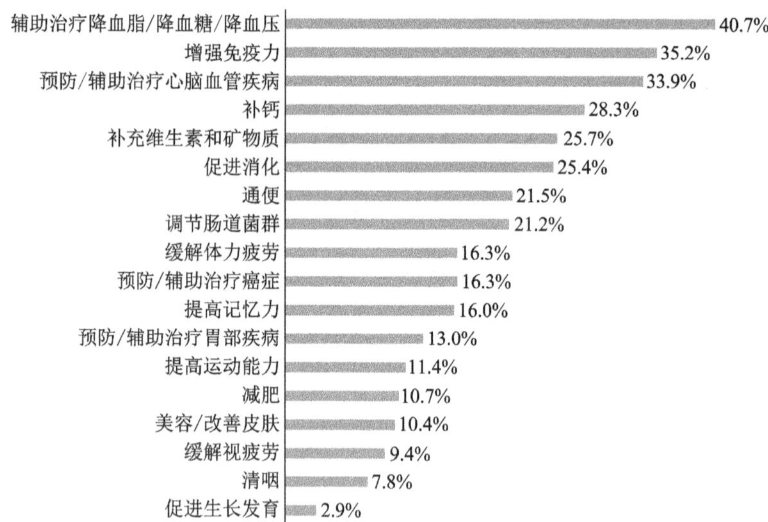

图 8-6　受访者为父母/岳父母/公婆购买的具有特定营养健康功能的食品功效分布

资料来源：中粮营养健康研究院，2017

3）产品概念测试研究——三款血糖调控产品概念的评价

在产品创制阶段，消费者研究通过定性以及定量的研究方法，可以帮助研发人员了解消费者对不同的产品形态以及产品概念的接受程度，从而准确选出更加符合市场需求的产品形态与概念。

中粮营养健康研究院曾经通过深度访谈的方式帮助研发人员了解消费者对不同产品概念间的购买意愿以及对产品功能宣称的可信度，确定产品概念的价格段和产品的包装。具体来说，针对三款血糖调控产品形态，研究人员邀请符合条件的糖尿病前期人群/糖尿病人群，了解其对相关健康问题认知、解决问题方法、相关产品购买情况和对现有产品概念的评价等信息，以便对产品概念进行修正并为下一步的定量研究提供评价维度。研究发现，消费者对谷物早餐粥的产品形式接受度最高（表 8-4）。这为研发人员下一步确定产品形态提供了重要的参考依据。

表 8-4　消费者对三款不同的产品概念的接受程度存在差异

产品形态	研究结论
谷物早餐粥	1. 受访者普遍对“谷物早餐粥”的产品概念的认可程度较高，表示愿意购买。主要原因是对燕麦和苦荞等成分的认知程度比较高，认为安全、可靠且能够降低血糖，早餐粥的产品形式接受程度较高 2. 由于消费者较熟悉其形式和成分，因此概念的独特性和价值感都较低，受访者会将其与普通的燕麦片相比较
降血糖固体饮料	1. 部分受访者对“降血糖固体饮料”的产品概念存在疑惑，主要是没听说过其中功能成分：L-阿拉伯糖和白芸豆提取物，但是整体尝试意愿都较高 2. 受访者均认为“降血糖固体饮料”的产品概念的功能性（降低血糖）要优于“谷物早餐粥”的产品概念，因此产品的价格预期普遍高于谷物早餐粥的价格
复配糖包	1. 受访者均认为“复配糖包”的产品概念非常有独特性，但是实际效果可能有限，因为目前在家烹饪用糖使用量很少；有受访者表示可能使用在烘焙上 2. 受访者对于“复配糖包”的产品概念的延伸，即使用这种代糖来加工普通食品，表示了很高的尝试意愿

资料来源：中粮营养健康研究院，2017。

8.1.2　感官评价技术

1. 感官评价技术的定义

据统计，大约 75%的新产品在投入市场的初期都达不到预期的效果（Stone et al., 2016）。因为普通的仪器很难检测出食品在品尝时的感官特性变化。感官的特性有很多，如咖啡的香气、空气的清新、面料的质地、汽车关门的声音等。这些特性往往都是传递产品品质、功能以及激发情感的关键因素。因此，研究消费者期待或者需求的感官特性在新产品的研发中显得越发重要。当产品研发过程与消费者感官测试相结合，新产品投入市场的风险将会减小。感官评价是一门用于唤起、测量、分析和解释消费者对产品反应的科学技术。这些反应实际是人类五种基本感觉（视觉、嗅觉、触觉、味觉和听觉）所引起（陈玉铭，2007）。20 世纪下半叶，随着加工食品和消费品工业的扩展，感官评价领域迅速成长起来。感官评价技术包含一系列测量人对食品特性反应的方法，把消费者对产品品牌中存在的某些偏见和一些其他影响消费者感觉的因素降低到最小。同时，它试图解析食品本身的感官特性，并向产品开发者、食品科学家和感官人员提供关于其产品感官性质的重要而有价值的信息。20 世纪 40 年代，嘉士伯啤酒厂和 Seagrems 蒸馏厂使用了三点检验法，由此，感官评价技术逐步发展起来（王栋等，2017）。

2. 感官评价技术的作用与意义

首先，感官评价技术对社会发展具有一定程度的影响。随着人民生活水平的提高，人民日常食品的需求不断向健康、自然的方向发展。伴随着人民消费结构的变化，食品问题层出不穷，归结其原因，不外乎是经济利益的驱使。感官评价技术研究的目的是在最大程度上，让人们吃得开心，吃得放心。因此，感官评价技术通过对产品研究的把握，在保障食品营养健康的前提下，优化产品配方，降低生产成本，研究出让人民更加喜爱、更为人民所接受的食品。引领人们去选择健康的食物，从而营造良好的社会食品文化（吴澎等，2017）。此外，感官评价技术通过对人类基本感官和心理学的研究，关注人、自然环境、社会环境之间的联系，可以在最大层面上统一人与社会、人与自然之间的关系。

其次，感官评价技术对食品工业发展会产生影响。随着社会发展、经济腾飞、物质丰富，人民生活水平越来越高，食品工业化生产在其发展的漫长旅程中，经历了一系列的转型与升级。在这个过程中，食品的生产与发展承载了过多的浮躁与繁荣。因此，在面对前所未有纷繁复杂的食品工艺以及新食品种类的同时，人类对产品的评价方向与手段提出了更高的要求。感官评价技术通过挖掘探索人类最原始的感官，更深层次了解人类的需求，从而引导食品工业向更自然的方向发展，达到食品工业发展的回归的目的。在全球经济竞争的大趋势下，工业技术的发展和经济效益的联系变得更为紧密。食品感官科学能更好地将产品生产研究和市场消费相结合，从而推动食品工业的发展。目前，国外一些大的研究机构在政府以及大型财团的支持下，进行食品研究，从而推进国家工业技术的革新与发展，提高国家食品工业的国际竞争力。

再次，感官评价技术对科学研究会产生影响。感官评价技术将食品科学和社会科学相结合，为食品科学的发展提供新的平台（唐蕾，2016）。同时，感官科学运用更科学严谨的方法，摒弃传统商业中过于主观、刻意迎合消费者的产品评价方法，这可以更好地把握食品研究方向，普及食品科学概念，从而促进食品科学向更良性的方向发展。

最后，感官评价技术对产品研发会产生影响。感官评价作为一种独立的工具，贯穿于产品研发全过程。在产品研发过程中，感官评价技术可以运用到产品的定位、开发、改进等各个环节中。分析竞争对手的优势并持续改进现有的产品，已成为食品企业的决策依据之一。在产品质量控制过程中，感官评价技术可以确保产品感官质量合格及检测环节过程中产品质量（包括原料和成品）与标准样品相符，并可以对贮存过程中产品的质量变化进行跟踪。为对产品质量进行有效的控制，通过与研发、生产和市场等部门的协同，以感官评价作基础，建立可靠而有效的检验程序，强化产品质量的分类和标准化，成为产品研发和客户投诉处理的基础（林宇山，2006）。

3. 人体感官生理特点与影响感官评价的因素

1）人体感官生理特点

（1）视觉

视觉是人体的一种重要感觉，在人脑获得的全部信息中，大约有 95%以上来自于视觉系统。视觉是由眼、视神经和视觉中枢三部分共同活动完成的。眼是引起视觉的外周感受器官，视网膜中的视锥细胞和视杆细胞是光感受器。眼内与视觉传入信息产生直接有关的结构是位于眼球正中线上的折光系统和位于眼球后部的视网膜。来自眼外的光线经折射后，聚集在视网膜上形成清晰的物像。视网膜上光感受器可以接受光的刺激并将其转化成电信号，最后以动作电位的形式由神经传入大脑（朱大年等，2018）。产品的外观、颜色、光泽、形状等指标都是通过视觉获得的（Stone et al., 2016）。

（2）味觉

味觉是指对非挥发性物质的感受，当此类物质溶解在水、油或者唾液中时，口腔中的味觉感受器或感觉器官会对它产生感觉，由此产生了酸、甜、苦、咸、鲜等五种不同的味觉，人的味觉感受器是味蕾。呈味物质进入口腔中的味蕾，随后转变为相应的神经冲动，沿神经传导通路到达大脑皮层的相关部位，经过大脑的分析处理，产生相应的感觉。所以，味觉的产生是由味觉感觉器、神经传入通路以及感觉中枢共同活动的结果，是内外环境客观事物在人脑中的主观反映。舌面黏膜有许多乳头状隆起，称为舌乳头。舌乳头有四种，分别为丝状乳头、菌状乳头、轮廓乳头以及叶状乳头（朱大年等，2018）。在每个舌乳头上面长得像花蕾一样的东西就是味蕾细胞。味蕾细胞随着年龄的增长而逐步减少。人吃东西时，通过不断咀嚼及食物与舌、唾液不断搅拌，味蕾受到不同味物质的刺激，将感觉信息由味神经传递到大脑味觉中枢，便产生了味觉，品尝到食品的味道（王栋等，2017）。

（3）嗅觉

嗅觉是由物质扩散到空气中的物质微粒作用于鼻腔上的感受细胞而引起的。在鼻腔上鼻道内有嗅上皮，嗅上皮由嗅细胞、支持细胞和基底细胞三部分组成，这个区域称为嗅感区，总面积大约为 5 cm^2。嗅细胞的黏膜表面带有纤毛，可以与气味物质接触。具有挥发性和水溶性的有机化学物质可和嗅觉细胞的纤毛膜作用引起生物电的变化，产生的神经冲动传递到嗅觉中枢，引起嗅觉感觉（朱大年等，2018）。能引起嗅觉的物质需具备以下的条件：容易挥发，能溶解于水中，能溶解于油脂中（王栋等，2017）。

（4）触觉

触觉是皮肤触觉感受器接触机械刺激产生的感觉。机械刺激引起感觉神经末梢变形，产生动作电位，传入大脑皮层感觉区（朱大年等，2018）。感官评价领域中的触觉可以分为口腔触觉以及手接食品时所感受到的触觉，其中口腔触觉，主要用到唇部、舌部、门牙、臼齿和上腭（Stone et al., 2016）。

（5）听觉

听觉是听觉器官在声波的作用下产生的对声音特性的感觉。声源振动引起空气产生的疏密波通过外耳和中耳的传递引起内耳耳蜗中淋巴液和基底膜的振动，将声波的机械能量最后转化为神经纤维上的神经冲动，由听神经将神经冲动传递到大脑皮层的听觉中枢，产生听觉。在一般情况下，听觉的适宜刺激是频率为 16～20000 次/s（Hz）的声波。但是，不同年龄的人，其听觉范围也不相同。例如，小孩子能听到 30000～40000 Hz 的声波，50 岁以上的人只能听到 13000 Hz 的声波。一般人难以听到 16 Hz 以下和 20000 Hz 以上的声波，当声强超过 140 dB 时，声波引起的不再是听觉，而是压痛觉（朱大年等，2018）。

（6）交互反应

交互反应指的是多种感官之间的交叉反应，如嗅觉与味觉之间的交叉影响、视觉和味觉之间的交叉影响（Stone et al., 2016）。

2）影响感官评价的因素

感官分析是通过人的五官（视觉、嗅觉、味觉、触觉和听觉）来感知产品，经过人的大脑神经处理来表达产品的品质特征。由此可见，感官分析是人的主观判断，也容易受人的生理、心理等要素影响。所以，人们必须了解这些因素，并确保选定的试验步骤和设计可以消除或降低此类因素的影响（王栋等，2017）。

（1）生理因素（Stone et al., 2016）

第一，适应性。适应是长时间地暴露于一种刺激或与之相类似的刺激下而造成的对该刺激的敏感性降低或改变的现象。在阈值确定和感官强度的评价中，这是一项非常重要的误差的来源。

第二，刺激间的相互感知作用。刺激间的相互感知是由于同时存在的几种刺激相互作用而表现出来的结果，主要表现为三种：增强、协同及抑制作用。其中，增强指由于一种物质的存在而使另外一种物质的感知强度得到增强。协同指由于一种物质的存在使该物质和另外一种物质的混合强度得到增强，即两物质混合强度比两种物质的强度叠加的和要高。抑制指由于一种物质的存在使该物质和另外一种或多种物质的混合强度降低，即两物质混合强度比两种物质的强度叠加的和要低。

（2）心理学因素（Stone et al., 2016）

第一，期望误差。在进行产品评价时，人们已知的样品的信息或多或少会影响对样品的评价，因为人们总会在潜意识中发现期待的信息。期望误差会严重影响感官评价的有效性，因此，在进行评价时，一定不能向评价员透露任何关于测试样品的基本信息。这也是为什么要求样品和呈送顺序随机编码的原因。

第二，习惯误差。在进行评价时，固有的习惯的影响也非常大，习惯误差的表现是对于缓慢增加或减少的刺激给出的反应是相同的。在感官评价活动中，习惯误差是非常常见的，例如，在质量控制环节中的感官评价，可以通过改变测试品类或将有显著差异的产品故意混到正常样品中去等方法来消除误差。

第三，刺激误差。刺激误差是不相关的判断标准引起的误差。例如，评价员对饮料感官特性的评价会受到饮料容器的颜色、性质、材料的影响。如果这种不相关的标准暗示着某些差别，那么评价员就可能做出产品之间有差异的判断，而实际上，产品是没有这种差异的。为了避免这一类误差，人们可以统一测试载体或在样品的呈送方式和顺序上做一些随机变化。

第四，逻辑误差。当评价员将样品的两个或多个特性联系起来时，就可能产生逻辑误差。例如，如果评价员认为颜色深的果汁风味更好，颜色深的酱料存放时间比较久，那么他们对这两种产品的真实评价都会受到以上两种固有经验的影响。因此，要想降低逻辑误差，一定要尽量保证被评价的样品各方面都一致。

第五，光环效应。当评价产品的多个指标时，这些指标会产生相互影响，这就是光环效应。例如，评价员对产品的几个指标以及总体喜爱程度同时打分与对各指标单独打分得到的结果不一致，总体喜爱程度分数高的样品，各项指标得分也高，而总体喜爱程度分数低的样品，各项指标的分数也很低。所以，如果产品当中的某项指标非常重要时，在条件允许的情况下，可以对该指标进行单独判断。

第六，样品呈送顺序。样品的呈送顺序可以引起多方面的误差，要降低这些影响需要使用随机、均衡的呈送顺序。误差包括五个方面：①对比效应，如果在一个质量很好的样品之后呈送的样品质量很差，那么这个样品的分数就要比单独评价时低；②群体效应，如果把一个质量很好的样品放在一组质量很差的样品中一起评价，那么这个样品的得分也会比单独评价时低；③中心趋势：在一组样品中处于中间位置的样品被选择的概率总是比处于两端的样品的概率大；④呈送方式影响：评价员总会下意识利用一切可能的线索来猜测呈送方式内在的规律，如编码的规律、样品量的多少，这对评价员来说是允许的，也是不可避免的；⑤时间效应/位置效应：评价员的态度会随着试验的进行而发生细微的变化的，可能对第一个样品是热切期待的，到最后一个样品的感觉是疲惫的甚至是无所谓的。

第七，相互建议。一个评价员的反应会受到身边其他评价员的影响。因此，要求评价活动在单独的品评室中进行，这样可以避免哪怕是看到其他评价员的面部表情而受到影响。

第八，缺少积极性。评价员是否努力去辨别产品之间细微的差异、为某种感觉找到一个合适的描述方式或者在对产品的打分上做到前后一致，对试验结果都起着决定性的作用。

（3）评价员身体情况

评价员身体健康状况对感官评价结果也会造成影响。例如，感冒、发热及咽痛，不宜从事品尝工作；或者患有皮肤系统相关的疾病，不宜参加与样品有皮肤接触的质地方面的评价工作。同时，口腔相关疾病、牙齿相关疾病、精神沮丧、生活压力过大以及情绪不稳定等都会影响评价结果。

（4）测试环境及时间

在进行感官评价试验时，尤其是食品的感官评价，感官评价实验室的环境控制是非常重要的，它能直接影响食品的评价结果。因此，感官评价的环境应保证无味、有良好的通风和换气装置。同时，在进行感官评价过程中，评价员不应有饥饿感或者饱腹感、精神疲劳的状态。感官评价的时间应选择在上午 9:00～12:00 和下午 2:00～5:00，该时间为最佳评价时间。饭后 1 h 之内不建议进行感官评价活动。

4. 感官评价的方法

感官评价是一种基于样品之间或群体之间相对差异的比较和描述的试验方法，而不是测量绝对物理量的试验方法。没有不同样品以及不同人群之间的相对比较，就没有感官分析。感官评价在本质上可以说是基于感觉差别的一种心理测量（赵镭和刘文，2011）。

感官评价技术在产品研发、生产、质控、流通和上市环节中都能起到重要的作用。首先，告诉人们“有没有差别？”新产品与旧产品之间有无差异，不同批次的产品之间以及产品与标准样品之间有无差异，产品在货架期期间感官质量有没有变化，不同品牌的同一类产品之间有无差异等，这些需求要求对产品整体质量差异进行判断，这类方法称作差别检验。其次，告诉人们“差别程度有多大？”产品的某感官特性的强弱，产品的质量评价哪个更好，产品可分为几个类别，归为哪个质量等级等，这些需求则要求对特定的感官属性强度差异或者属性综合表现出来的产品质量特性进行评价，这类检验称作标度和类别检验。再次，告诉人们“差别方向是什么？”若想进一步了解产品之间的细致差异在哪，是在感官属性的构成上、感官属性的强度上、产品食用过程中感官属性出现的顺序上，还是感官属性交互作用表现的特点上等，这些就需要由具有较高能力要求的评价小组进行另一大类重要的感官评价——描述性分析。最后，告诉人们“对于产品，消费者能否接受、是否喜爱？”产品之间存在了差异，消费者接受不接受、喜欢不喜欢，哪个产品更受欢迎，哪个产品更具有吸引力等，这些问题主要是消费态度和情感问题，研究的对象是消费者，这类方法称为接受和偏爱检验（赵镭和刘文，2011）。

1）差别检验法

差别检验法主要用于产品成分、加工、处理、质量控制、配方等方面的比较，如质量控制中产品与标准样的比较，以及确定经过原辅料替换后的产品与原产品是否相似等。在差别检验中一般要求评价员“强迫选择”，即一般不允许评价员回答“无差异”（即评价员未能察觉出样品之间的差异，也要做出选择）。因此，试验过程中，要尽量避免因样品外观、温度、数量等明显差异所引起的误差。差别检验的结果分析是以评价员数量为基础的，主要分析方法采用统计学中的二项式分布非参数检验。成对比较检验法、三点检验法、二三点检验法、“A”-“非A”检验法、五中取二检验法是差别检验最常用的分析方法。

2）标度和类别检验法

该类方法的目的是评估差别的顺序或大小及产品应归属的类别或等级。这类方法要求评价员对两个以上的样品进行判断，并评价样品优劣及差别的方向和大小等，或样品应归属的特定类别和等级。排序法、评分法、分等法、分级法、量值估计法是该类检验常用的方法。

3）描述型分析法

若想进一步分析产品之间的差异究竟是什么，就需要由具有较高水平的评价小组进行另一类更加准确的感官检验——描述型分析。风味剖面法、质地剖面法、定量描述分析法、系列描述分析法、自由描述剖析法、时间-强度检验法是该类检验常见的方法。这类方法主要用于新产品的感官特性的分析、竞品的差异比较、产品基本成分的确定、感官货架期的验证、物理化学指标与感官属性间相互关系的研究等方面。

描述型分析法一般涵盖以下四个步骤。

（1）建立感官描述词：提供一系列的同类样品，让评价员对该类产品的感官特性进行认知，写出描述词。描述词需要从感官属性的角度选取，即描述词尽量描述的是产品单一具体的感官属性。

（2）确定感官属性顺序：将待测样品提供给每一位评价员，要求评价员独立地写出各个属性出现的顺序，由评价小组组长带领反复评价后，最终达到小组一致。

（3）确定参比样体系：根据讨论确定的感官描述词，由评价小组组长制备并提供与该描述词相应的参比样，需要尽可能包含该感官特性在该类产品可能的强度变化的最大范围。经小组反复评价和讨论后，确定出各感官属性强度标度的参比样。

（4）产品：将系列参比样提供给每一位评价员进行学习训练。要求评价员熟悉并记忆各属性的感觉及对应的强度标度。

4）偏爱检验

若要了解消费者对产品的喜好程度，需要采用标度的方法将消费者对产品的情感感受进行量化评价。常用的标度有 9 点、7 点、5 点喜好标度。其中 9 点喜好标度是食品行业进行食品偏爱检验最常用的方法。

5. 感官评价技术在血糖调控食品中的应用

由于人们生活水平的提高，越来越多的人患有高血糖引起的糖尿病。除了使用药物治疗外，最常用的方法就是对日常饮食的控制。高血糖人群对饮食的控制尤为严格，如主食不能吃饱，水果不能吃多，甜点基本不能吃，这几乎涵盖了大多数的日常食品。很多有血糖问题的人对普通食品的渴望非常的强烈，但是又无法满足。有血糖调控需求的人能吃的食品通常加工粗糙，只有这样才能让食物中的糖分不容易分解，反之食物加工越精细、烹饪蒸煮得越软烂，消化就越容易，餐后血糖上升的速度就越快。对于有美食爱好的人来说，享受不了美食可以说生活的乐趣已经减半。因此，血糖调控食品是食品行业的热点开发方向，期望通过在普通食品中添加功能成分或进行特殊工艺处理，从而达到控制血糖的目的。血糖调控食品在保健功能方面更突出，却因口味不佳成为限制血糖调控食品快速发展的制约因素。或许有人会说，功能食品就是要“先研发再改进”，解决了食品健康问题，口感等可以慢慢来改进。但事实证明，这样的思路并不利于血糖调控食品的推广。血糖调控食品推行的重要初衷就是保证消费者对日常食品需求的同时又能减少对血糖的影响。不好吃的健康食品消费者接受度差，不仅无法实现调控血糖的目标，还会制约血糖调控食品产业的发展。随着感官评价技术的不断发展和完善，感官评价技术在食品行业中得到了广泛的应用，一些大型的食品企业、香精香料公司都非常重视感官评价技术的应用，同时也都建立了感官评价小组和感官实验室（何禹锡，2017）。所以，在进行血糖调控食品的开发过程中，应该更关注其感官品质，运用感官评价技术，达到好吃又健康的目的。

8.2　仿生模拟消化技术

利用体外模拟消化，可以研究食物消化为葡萄糖的速度和含量，预测食物生成血糖的能力，进而为饮食调控血糖提供新的技术手段。目前已经有很多模拟食物消化的设备，其中设备按照材料的弹性可以分成：刚性模拟消化设备、半刚性模拟消化设备和柔性模拟消化设备。刚性或者半刚性模拟消化设备是利用简单无弹性的容器通过搅拌器械或摇床振荡设备来驱动胃内容物混合，但缺乏对胃的生理形态、胃壁运动及流体动力学行为的有效模拟。柔性模拟消化设备可以模拟消化道的生理形态、运动和消化环境，也被很多研究者称为“仿生模拟消化系统”。模拟食物消化的方法可分成静态法和动态法。本节将介绍仿生模拟消化的设备、方法以及在食物血糖生成研究中的应用。

8.2.1　仿生模拟消化设备

1. 仿生模拟消化系统研究的理论基础

食品和人体产生联系绝大多数要经过消化系统。人体消化系统包含消化管、消化腺和肠道菌群。其中，消化管是由口腔、咽、食管、胃、小肠（十二指肠、空肠、回肠）和大肠（盲肠、结肠、直肠）等组成的约 9 m 的肌性管道；消化腺是指唾液腺、肝和胰等分泌消化液的腺体；肠道菌群的总质量约有 1 kg。研究表明，消化系统可以将膳食成分和药物等代谢成不同活性、毒性和寿命期的代谢物，对外来化合物的代谢至关重要（Koppel et al., 2017）。因此，消化系统是物质的摄取、转运、消化、吸收、排泄、分泌、防御的关键通道，是机体得以生存发展的重要器官系统之一。对于消化系统的研究是促进认识食物与人体健康的关键步骤。

以往研究食品在胃肠道中的消化、排空及有效活性成分的释放过程，或者研究有毒有害物质在体内的残留，主要是进行动物试验或者临床研究。但是，采用活体试验方法存在一定的缺陷。例如，①试验周期长、成本高、重现性差，即便利用同物种动物进行研究，生物体状态受环境因素影响也较大（Havenaar et al., 2016；Oomen et al., 2003）。②动物与人存在物种差异，其摄食特性、频率和胃贮存功能差别较大，甚至同样具有单腔胃的不同物种，其胃的形态、结构和分泌区域也各不相同（图 8-7）。以人和大鼠的胃为例，人胃呈“J”字形，整个人胃都是一个分泌区域；而大鼠胃则由与贲门连接的界限脊分割成前胃和腺胃两部分，其中前胃部分并不具备分泌腺，主要起贮存食物的功能（Oomen et al., 2003）。③近年来对动物试验伦理问题的不断重视，使活体动物的使用也受到了一定的限制。在此背景下，一种新的有效的评价物质在消化系统中变化的技术方法——模拟消化系统成为目前国际研究的热点和难点。

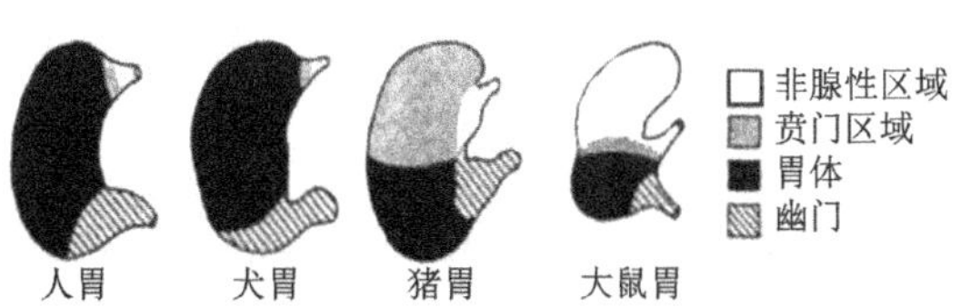

图 8-7　不同单胃哺乳动物胃的形态与结构示意图

资料来源：Kararli et al., 1995

模拟消化设备一般被定义为是在体外对动物或人的消化系统和消化过程进行模仿的设备，通过模拟生物体胃肠道的生理形态、消化酶及蠕动特性等实现。因此，可以在一定程度上反映物质在生物体内的变化，且具有良好的可控性、可重复性及易操作性。

从工程角度出发，可以把体外模拟消化系统看作是由一个或多个生化反应器所组成的动态系统。体外仿生的理论基础是把食物经过人体消化系统的过程分成三个变化阶段，并用工程方法实现主要技术路径，如图 8-8 所示。

阶段 1，利用研磨器、混合器等模拟物质的物理消化（大颗粒变成小颗粒）。

阶段 2，模拟人体消化酶等实现食物的化学消化（大分子变成小分子）。

阶段 3，分离未消化的物质并利用人体肠道微生物等模拟生物发酵过程。

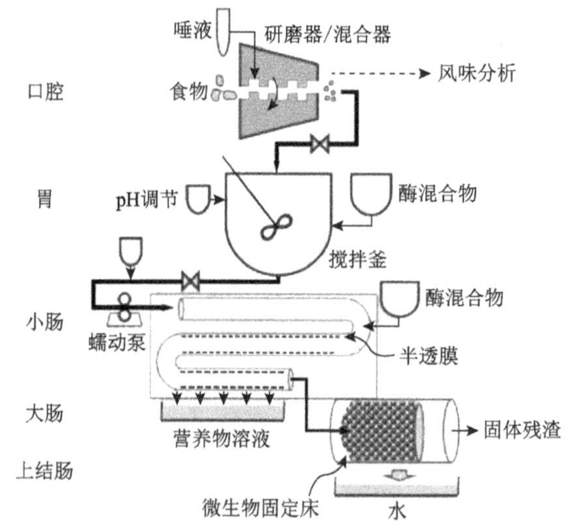

图 8-8　仿生人体消化系统的理论基础——人体“化工厂”概念

资料来源：Aguilera，2017

2. 国外代表性的模拟消化设备

国外应用较广泛的体外模拟消化设备包括：荷兰国家应用科学研究院（TNO）营养与食品研究所的 TIM 模型；美国加州大学戴维斯分校的人胃模拟器（HGS）；英国食品研究所的动态仿生胃模型（DGM）；日本筑波大学开发的胃消化模拟器（GDS）。

1）荷兰 TIM

荷兰的 TIM 模型应用最为广泛。TIM 系统包括上消化道模拟系统 TIM-1（模拟胃与小肠单元）和下消化道模拟系统 TIM-2（模拟大肠单元）。如图 8-9 所示，TIM-1 由硅橡胶软管组成并放置在充满 37℃的温水玻璃套管中，其中模拟胃、十二指肠、空肠和回肠的 4 个分隔的腔室通过蠕动泵相连组成，每个隔室由两个基本单元构成。通过改变玻璃外壳和柔软内壁之间水的流量，可控制作用于柔软内壁上的压力，利用柔软内壁和水流之间的压紧和松弛使食糜充分混合，从而模拟胃的混合食物的过程（Jedidi et al., 2014；Minekus et al., 1995）。

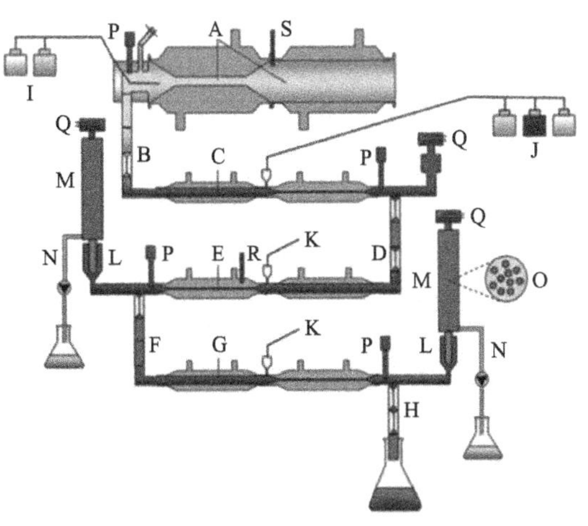

图 8-9　TIM-1 系统示意图

A. 胃隔室；B. 幽门；C. 十二指肠隔室；D. 蠕动阀；E. 空肠隔室；F. 蠕动阀；G. 回肠隔室；H. 回肠-盲肠瓣膜；I. 胃液分泌（脂肪酶，胃蛋白酶）；J. 十二指肠分泌物（胆汁，胰液，电解质）；K. 碳酸氢盐分泌；L. 预滤器；M. 过滤系统；N. 收集液；O. 中空纤维系统（横截面）；P. pH 电极；Q. 水平传感器；R. 温度传感器；S. 压力传感器

资料来源：Blanquet et al., 2004

TIM-1 系统有 3 个显著的特点。①可以模拟连续和动态消化过程。TIM-1 系统的每个隔室之间都有阀门，利用开关的闭合和水压促使食糜通过阀门向前运动。在每个蠕动循环期间，恒定体积的食糜被转运至下一个隔室，蠕动循环的频率和食糜的流速均由电脑控制。②TIM-1 系统可以实时控制消化过程中的 pH、消化液等。TIM-1 系统的胃和十二指肠腔均安装有 pH 电极，通过电脑控制微注射器泵向胃或者十二指肠腔注射盐酸或者碳酸氢钠来调节 pH，并泵送胃液、各种消化酶、胆汁等。③TIM-1 系统模拟空肠和回肠的部分安装有吸收膜，用于吸收食糜中的消化产物和水，同时利用该膜的透析作用可模仿水、消化过程中形成的小分子成分以及微生物代谢物在肠道中的吸收（Minekus et al., 1995）。

TIM-2 同 TIM-1 中的每个单元所采用的材料相同，主要由硅橡胶软管和玻璃套管组成。未被消化吸收的食糜可以放入 TIM-2 系统，TIM-2 系统是由电脑调控的模拟近端结肠的动态体系，该体系能够模拟大肠微生物对食物的发酵过程。

研究表明，TIM 体外模拟消化系统操作简易、重复性高，并可以在消化的不同时期于不同的消化道部位进行取样，与体内消化有很好的关联（Blanquet et al.,

2004）。目前，该系统被广泛应用于研究食品活性成分在消化道内的吸收及其生物有效性或释放率、益生菌受消化道胁迫的影响、亚硝酸盐等有害物在消化道的代谢变化、食物加工对其营养成分生物有效性的影响、食物和药物在消化过程中的相互作用（Nimalaratne et al., 2015；Anson et al., 2009；Souliman et al., 2006；Krul et al., 2001）。

然而，TIM-1 系统仍存在继续改进的地方。由于缺乏对胃窦收缩的模拟，装置中弹性内壁的收缩不同于真实胃的收缩机制，减少了处于胃远端的横截面积。食物在胃中的受力与真实情况也有很大的差异，依靠磁力搅拌所产生的流体剪切力以及柔软的胃壁产生的挤压力，仍无法达到胃内的研磨力水平。同时，玻璃外壳的形状与真实胃的生理形状也有很大不同，真实胃生理形态呈“J”形，内部具有生理褶皱。因此 TIM-1 系统无法真实模拟食糜在胃中的分布和排空规律。此外，TIM-1 系统也无法模拟口腔咀嚼作用。因此目前的动态多维模拟体系较适合于液态（如牛奶）或柔软易碎的固体食物（如面包）的消化。

2）美国 HGS

HGS 的胃壁由弹性乳胶组成，胃壁四面与滑轮相连，滑轮系统被马达牵引转动，并对胃壁进行对称压缩。HGS 还包含胃的分泌系统、排空系统及温控系统。整个系统建立在一个大的铝基板上，圆桶胃体是由弹性橡胶构成，主要乳胶体直径为 102 mm，深 280 mm，总体积为 5.7 L。橡胶桶由一个不锈钢夹固定，由 4 条腿支撑固定在铝基板上，使胃管的高度保持在 330 mm，每条腿与基座都呈 90° 焊接；在胃管顶端有一个环形不锈钢开口，此不锈钢能适应不同种类的食品材料而不被腐蚀，圆环的直径为 152 mm，长 102 mm；乳胶管的底端呈锥形，75° 倾斜使管的直径减小到 25 mm；一个直径为 3.2 mm 的塑料管与乳胶管底部的蠕动泵连接，用于排空消化产物。HGS 系统通过转轴在胃壁上的滑动，首次实现了对真实胃壁蠕动性收缩波的模拟，从而对固体食物具有较强的破碎能力（Guo et al., 2015）。

HGS 机械传动装置包含 12 个滚轮、4 个皮带和滑块。滚轮系统的建立是为了使模拟胃乳胶管的 4 侧都有蠕动收缩。定制的滚轮包含 2 个宽的聚四氟乙烯轮子，其直径为 12.7 mm，厚 9 mm，与其他滚轮相距 11 mm；2 个轮子固定在铝棒上，铝棒的一端是母螺纹，另一端与外螺纹啮合，外螺纹直径 2 mm，长 15 mm；滚轮安在 4 个同步齿形带上，皮带长 610 mm，厚 9.5 mm，对称分布在乳胶管的 4 个面。每个皮带上有 3 个均匀间距的滚轮，皮带是由步进电机驱动，搅拌头处还有 Stir-Pak 控制器，可调速度为 2～180 r/min。驱动的设置为每分钟 3 个收缩压缩在乳胶管上，模拟实际的胃收缩频率（每分钟 3 次蠕动）。当电机运行时，滑块开始旋转，驱动皮带带动一组滚轮在乳胶管上上下移动，从而从两个不同方向上使腔产生收缩。通过改变滚轮与铝棒的接触深度可以改变收缩力（Guo et al., 2015）。HGS 示意图如图 8-10 所示。

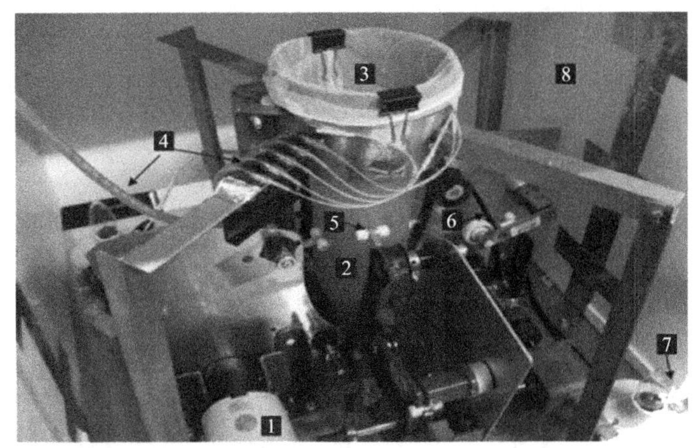

图 8-10　HGS 示意图

1. 电机；2. 乳胶衬里；3. 网袋；4. 消化液分泌管；5. 辊；6. 同步带；7. 温控灯泡；8. 塑料泡沫绝缘箱

资料来源：Guo et al., 2015

在消化试验过程中，一层薄薄的聚酯网袋（网孔大小为 1.0 mm）放置在乳胶桶的内部，起到覆盖内部乳胶壁的作用，薄聚酯网袋允许不大于 1 mm 的小微粒通过网眼而排空，从而保留大的微粒做进一步的分解，模拟幽门的筛分效果。网袋很容易被拿出清洗，试验后的残留食物也易于被清除，这样可以使胃中残留的食物残渣能被进一步进行分析。

HGS 的最主要的特点是可以根据体外观测的情况近似地再现胃壁的连续蠕动。作用于胃壁的收缩力显示了一个胃的收缩模式，通过控制胃的分泌、排空和机械力提供了一个在模拟生理条件下研究食物成分转化的工具。Kong 等（2010）比较了 HGS 和传统的摇床振荡系统模拟人胃蠕动对苹果块的机械破碎情况，结果显示，经过传统振荡后大于 6.3 mm 的苹果块占 61%以上，其中仅有 20%苹果块的粒径小于 2.8 mm。而经 HGS 消化后 69%以上的苹果块粒径小于 2.8 mm，大于 6.3 mm 的苹果块只剩 16%。大米消化的研究结果也一样，HGS 消化后 52%的大米粒径小于 0.8 mm，而传统振荡消化后大米粒基本上仍保持完好无损（Guo et al., 2015；Kong et al., 2010）。这说明 HGS 比传统振荡模拟在物理消化上更具优势。

3）英国 DGM

DGM 的胃壁由弹性膜组成，胃体根据食物情况在一定范围内容积可增大。整个胃体浸在 37℃水浴中，通过电脑控制水压，使胃壁以正弦波的频率进行压缩和松弛，人工胃液则从胃体上实时分泌。同时，胃体中装有活塞，活塞在体内往复运动对食物产生强剪切作用，小颗粒食物的胃排空则在胃体内活塞运动和过滤网的共同作用下完成。DGM 体系实现了真实人胃剪切力的模拟，完成了模拟胃体通过剪切力食物机械破碎的过程，DGM 的示意图如图 8-11 所示。DGM 被广泛用于评估复杂食物中营养成分、功能性成分在消化道中的释放，或是食物基质对上述成分释放的影响。

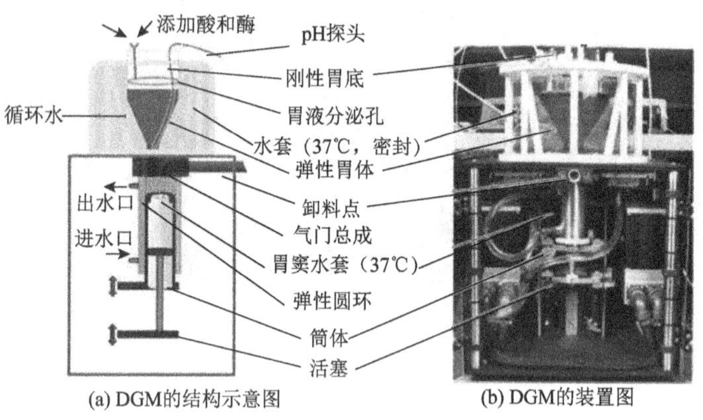

图 8-11　DGM 示意图

资料来源：Vardakou et al., 2011

4） 日本 GDS

由日本国家食品研究所开发的 GDS 如图 8-12 所示，主要由胃腔、滚轮系统、温控系统和透明塑料盒组成。GDS 的胃壁由聚甲基丙烯酸甲酯组成，胃壁与聚乙烯滚轴相连，通过滚轴的运动实现胃体消化时胃壁的蠕动（Wang et al., 2015; Kozu et al., 2014）。GDS 的关键组件由一个含模拟胃窦的透明塑料胃体和特定的时间

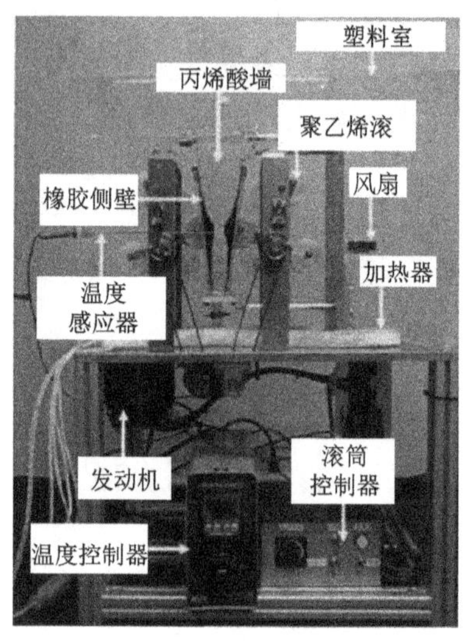

图 8-12　GDS 示意图

资料来源：Wang et al., 2015

间隔生成胃窦收缩波的滚轮装置组成。胃的主体总容积为 550 mL，配备有透明平行窗口，用于实时在线监测在消化过程中食物残渣解体的情况。除了速度可控，生成胃窦收缩波的时间间隔（如每分钟几个循环）的也可通过调整滚轮的位置进行控制。使用一个加热单元在试验过程中使胃内和周围的温度保持在 37℃。

GDS 用于模拟食物颗粒分解的物理力可根据不同情况加以调整，以合理地模拟食物残渣在 GDS 试验中解体时的受力。GDS 的几组试验结果与体内研究对比估计了作用于琼脂凝胶颗粒或食物小块的压缩力，研究中预估的压缩力范围为 0.65～1.9 N。GDS 被用于豆腐、精白米和糙米等固体食物颗粒破碎过程，结果显示，GDS 可以使豆腐在物理机械和化学酶解的共同作用下破碎成小颗粒，而传统摇瓶方法无法模拟胃体的机械破碎作用。比较精白米和糙米在 GDS 中消化情况发现，因精白米少了麸皮的保护作用，所以精白米比糙米更易溶胀，易破碎，形成的颗粒粒径也更小（Wang et al., 2015）。

此外，比利时根特大学研制了人体肠道微生态仿生系统（SHIME）。SHIME 是由一系列磁力搅拌反应器串联成的多阶反应器，分别用于模拟人体胃、小肠（十二指肠/空肠、回肠）和大肠功能（升结肠、横结肠和降结肠），通过磁力搅拌来混合各反应器的内容物，同时配置流加、排空和 pH 监测的部件（Molly et al., 1993）。Mainville 将 SHIME 体系中胃和十二指肠部件取出组合成体外人体上消化道仿生系统，在 SHIME 相增设了可压缩的十二指肠部件及配套的在线 pH 和温度监测系统，可以通过电脑监控消化液流加和食糜转运功能等，并首次考虑了食物对酸性胃液的缓冲作用。SHIME 与 TIM-1、HGS、DGM、GDS 相比最显著的区别是主要是用于对下消化道的模拟，多用于消化道的微生物群落方面的研究。

3. 中国代表性的模拟消化设备

以往国内采用的体外消化体系大多数为静态模拟体系，多是用玻璃瓶、烧杯在摇床上振荡实现。我国模拟消化体系的开发比国外兴起得晚。目前，中国农业科学院北京畜牧兽医研究所和湖南中本智能科技发展有限公司分别发明了“单胃动物仿生消化系统”和“全自动单胃动物仿生消化仪”（邓耀辉等，2016；赵峰等，2009）。两种设备主要应用于评估日粮或常用饲料中碳水化合物、蛋白质等的消化特性，在技术上实现了消化液流加和机械排空的功能。南昌大学聂少平等发明了“一种模拟大肠酵解的装置”，实现了对人体大肠单元的动态模拟（聂少平等，2014）。

中粮营养健康研究院与苏州大学陈晓东团队联合研制的动态仿生人体消化反应器（DBHDR）（专利公开号为 CN207367459U），是国内首家模拟人体消化道的生理形态、运动和消化环境的设备，如图 8-13 所示。其在材料选取、生理形态仿生、运动仿生和消化环境仿生方面都进行了改进。

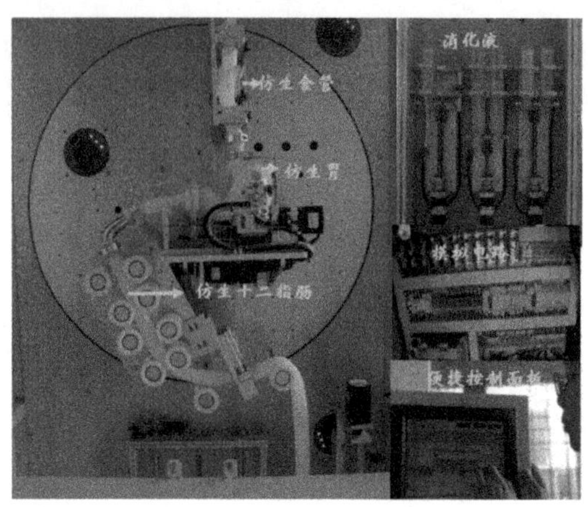

图 8-13　动态仿生人体消化反应器

DBHDR 采用三维扫描、3D 打印的方法使得仿生模型尺寸与真人的食管、胃、十二指肠和小肠之间的比例为 1∶1。体外仿生模型均使用硅胶通过翻模技术制作而成，具有真实的尺寸、真实的生理形态和结构细节，如人胃具有“J”形的袋状形态、十二指肠呈现“C”形、消化道内壁具有皱襞、胰液和胆汁在十二指肠大乳头内汇合并从十二指肠降部输入等。制作体外仿生模型的硅胶成品柔软、半透明、弹性和抗拉强度强、抗撕扯、无毒无害、不与酸碱和生物成分反应且具有很好的生物相容性。分泌管为外径 2 mm、内径 1 mm、长度 300～400 mm 的硅胶管。所采用的弹性材料为硅胶材料，其抗拉强度为 4～6 kgf/cm^2，断裂伸长率为 300%～800%，抗扯强度为 20～30 kgf/cm^2，线性收缩≤0.5%。

运动模拟是通过偏心凸面轮、固定凹面轮和压缩气体共同作用实现的。可以模拟多个方向的胃部运动，胃的蠕动是通过偏心凹面轮和偏心平面轮共同作用实现的；胃的前后挤压运动是通过胃部挤压板实现的；胃部受到上下力的挤压和食糜的转运靠压缩空气的驱动力实现。十二指肠的蠕动是通过偏心凹面轮和固定凸面轮共同作用实现的；幽门的开闭是通过幽门夹实现的。

智能可控消化液流加速度、胃倾斜角、食糜转运速度。该模型具有准确真实的生理结构特性和尺寸，具有消化液分泌功能和柔性等一系列优点，可以用于仿生消化试验中，提高试验的精确度。

8.2.2　仿生模拟消化方法

无论使用何种模拟消化设备，食品模拟消化的方法按照模拟消化的步骤均可以分成两步法和三步法。两步法是胃消化、肠消化，三步法是口腔消化、胃消化和肠消化。食品模拟消化的方法按照消化过程又可以分成静态模拟消化方法和动态模拟消化方法。静态模拟消化方法详见 6.2 节。本节主要阐述影响消化结局的模拟小肠液、消化液流加速度和食糜转运等要素。

碳水化合物在小肠的消化过程中，小肠液是非常重要的媒介。小肠液是弱碱性的液体，pH 约为 7.0～7.6，通常小肠液含有胰液、胆汁、无机盐等多种物质。国内外有很多研究已经关注到小肠液的配制，如杨月欣等采用淀粉葡萄糖苷酶、转化酶、胰酶、瓜尔胶溶液模拟小肠液，采用 3,5-二硝基水杨酸检测碳水化合物消化后还原糖的含量。本书 6.2.3 节中介绍的由 Minekus 等学者提出的新小肠液的配方，如表 8-5 所示。目前已被广泛使用，但对碳水化合物消化过程中的小肠液配方进行进一步的研究和优化是有必要的（Minekus et al., 2014）。

表 8-5　消化液的离子浓度

成分	浓度/（g/L）或（mol/L）	模拟唾液（pH 7）		模拟胃液（pH 3）		模拟小肠液（pH 7）	
		体积/mL	浓度/（mmol/L）	体积/mL	浓度/（mmol/L）	体积/mL	浓度/（mmol/L）
KCl	37.3(0.5)	15.1	15.1	6.9	6.9	6.8	6.8
KH_2PO_4	68(0.5)	3.7	3.7	0.9	0.9	0.8	0.8
$NaHCO_3$	84(1)	6.8	13.6	12.5	25	42.5	85
NaCl	117(2)	—	—	11.8	47.2	9.6	38.4
$MgCl_2(H_2O)_6$	30.5(0.15)	0.5	0.15	0.4	0.1	1.1	0.33
$(NH_4)_2CO_3$	48(0.5)	0.06	0.06	0.5	0.5	—	—
NaOH	40(1)	—	—	—	—	—	—
HCl	219(6)	0.09	1.1	1.3	15.6	0.7	8.4
$CaCl_2(H_2O)_2$	44.1(0.3)	—	1.5(0.75*)	—	0.15(0.075*)	—	0.6(0.3*)

注：括号内带*的数值是最终消化混合物中 Ca^{2+} 相应的浓度，$CaCl_2(H_2O)_2$ 不直接添加在模拟消化液中。

资料来源：Minekus et al., 2014。

实际上，碳水化合物在消化过程中，必须在特异性酶的催化下，分解成单糖才能被吸收。食物中的淀粉和糖原需要首先经唾液中的淀粉酶初步短暂的消化后，然后被胰淀粉酶作用于糖苷键，使之水解为 α-糊精、麦芽寡糖、麦芽糖等，再经多种酶继续分解为葡萄糖；部分二糖经二糖酶水解，部分寡糖或多糖也需进一步水解为单糖才能被吸收。由此可见，淀粉葡萄糖苷酶和转化酶是必要的。瓜尔胶是从瓜尔豆中提取的一种高纯化天然多糖，具备一定的黏度，然而不含有实际人体消化液中的 K^+、Na^+、Cl^-、$H_2PO_4^-$、HCO_3^-、Mg^{2+}、Ca^{2+}。一个朴素的假设是越接近于人体消化的真实情况，反应的结果和人体越接近。中粮营养健康研究院提出“用于体外模拟小肠内碳水化合物消化的小肠液及制备方法（申请号：CN201711241320.6）”明确了 K^+、Na^+、Cl^-、$H_2PO_4^-$、HCO_3^-、Mg^{2+}、Ca^{2+}，以及胰酶、胆盐、淀粉葡萄糖苷酶和转化酶的浓度。面包和牛奶采用不同配方的模拟消化液处理发现，使用优化后的小肠液比原来配方的小肠液得到的葡萄糖平均提高 1.3～2.4 倍。胃消化液配比包括：K^+ 9.75 mmol/L、Na^+ 90.25 mmol/L、Cl^- 67.63 mmol/L、$H_2PO_4^-$ 1.125 mmol/L、CO_3^{2-} 25.5 mmol/L、Mg^{2+} 0.15 mmol/L、NH_4^+ 1.25 mmol/L、Ca^{2+} 0.15 mmol/L、胃蛋白酶 2000 U/mL。配制方法为：在每升去离子水中，分别添加 37.3 g KCl、68 g KH_2PO_4、84 g $NaHCO_3$、117 g NaCl、30.5 g $MgCl_2(H_2O)_6$、48 g $(NH_4)_2CO_3$、44.1 g $CaCl_2(H_2O)_2$，然后从配制好的溶液中分别量取 17.25 mL KCl 溶液、2.25 mL KH_2PO_4 溶液、31.25 mL $NaHCO_3$ 溶液、29.5 mL NaCl 溶液、1 mL $MgCl_2(H_2O)_6$ 溶液、1.25 mL $(NH_4)_2CO_3$ 溶液，定容至 1000 mL，即为胃液母液。随后用 2 mol/L NaOH 溶液、6 mol/L HCl 溶液，滴定使胃液母液 pH 为 1～3，并加入胃蛋白酶 2000 U/mL，制成胃消化液。小肠消化液配比包括：K^+ 9.5 mmol/L、Na^+ 154.3 mmol/L、Cl^- 56.5 mmol/L、$H_2PO_4^-$ 1mmol/L、HCO_3^- 106.3 mmol/L、Mg^{2+} 0.42 mmol/L、Ca^{2+} 0.6 mmol/L、胰液素 100 U/mL、胆盐 10 mmol/L。配制方法为：分别取 17 mL KCl 溶液、2 mL KH_2PO_4 溶液、106.25 mL $NaHCO_3$ 溶液、24 mL NaCl 溶液、2.75 mL $MgCl_2(H_2O)_6$ 溶液，定容至 1000 mL，即为肠液母液。随后用 2 mol/L NaOH 溶液、6 mol/L HCl 溶液滴定使肠液母液 pH 为 7；并加入胰液素 100 U/mL、胆盐 10 mmol/L 制成肠消化液。

虽然静态模拟体系能模拟体内消化的生理条件，但是进食和消化液一次性添加完成，没有考虑消化过程中食糜对胃肠道中 pH 的稀释作用、消化液的分泌流加、食糜排空、食物成分的吸收转移等情况，因此会导致模拟消化结果并不能真实反映实际情况。相比而言，动态模型在模拟生物体胃肠道运动的基础上，加入食物后，在模型中按照一定的速率添加各类消化液，并按照一定的规律蠕动。通过从模型逐步排出的食糜颗粒，分析营养物质在消化过程中的动态变化。然而由于动态模型价格昂贵，且消化过程中食糜的在线监控技术尚在发展当中，其应用依然受到限制。以下介绍的动态模拟消化方法中常用的是食糜转运方法。

动态模拟消化方法中，重点考虑食糜在胃和小肠中的运转、混合以及消化环境的动态变化过程。在胃中，咀嚼后的固态食物被产生于胃壁上的蠕动波从近端胃推入远端胃中，在胃窦中与消化液混合，并被破碎成小于 1～2 mm 的颗粒后才被排出幽门，进入肠道被进一步消化和吸收。胃对食物的消化过程不仅包括食物被胃腺分泌出的胃酸和酶化学消化的过程，在很大程度上也是食物被胃窦内流体剪切力物理研磨的过程（Schulze , 2006）。

据报道现有的复杂动态软反应器式体外胃仿生消化系统中，以横软管为反应器腔体的 TIM-1 系统在体外消化过程中，其胃腔内至少保留了 15%的难溶性物料成分（Barker et al., 2014）。而以倒锥形乳胶或橡胶筒体作为反应器腔体的 DGM、HGS 和 DGS 系统，通过活塞剪切（Chessa et al., 2014）、筛网剪切（Guo et al., 2015）或壁面挤压（Wang et al., 2015）的方式在一定程度上实现了胃窦研磨功能的模仿，但其形态与真实胃截然不同，导致物料在其腔内的分布位置和迁移模式也与真实的消化过程有较大的差距，从而影响了物料被胃排空时的粒径分布和排空顺序（Mercuri et al., 2011；Vardakou et al., 2011a）。真实胃形态的不对称性和复杂性，导致胃壁收缩所造成的形态改变会引起受力位置和胃内流场的显著变化。食糜排空的速度和胃液的分泌参考，分别如图 8-14 和图 8-15 所示，液体食物不管是在胃还是回肠中的转运速度都显著高于固体食物，240 min 时胃中的食物基本排空，而 360 min 时，回肠中的液体食物可以排空约 90%，固体食物排空约 80%。进食前 60 min，胃液的分泌速度最大，为 4.5 mL/min，后续会缓慢下降至 0.8～1.5 mL/min。

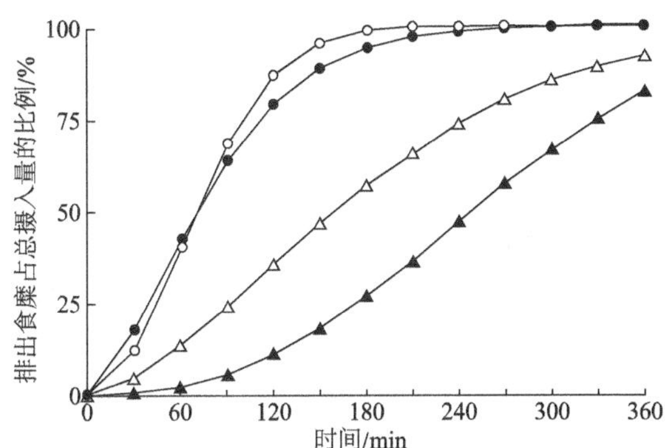

图 8-14　胃（圆形）和回肠（三角形）的转运曲线

液体食物（空心）；固体食物（实心）

资料来源：Bellmann et al., 2016

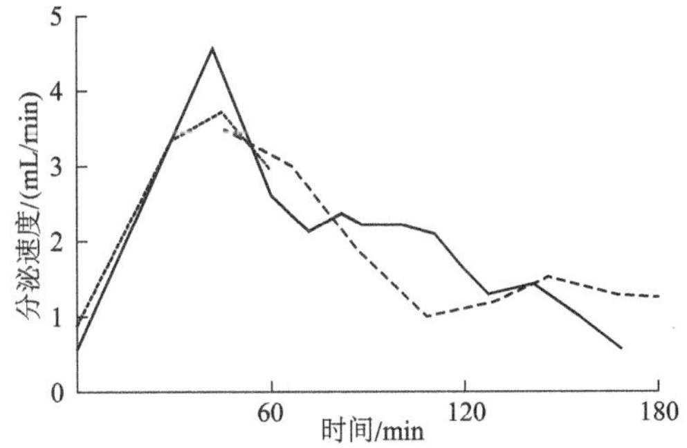

图 8-15　胃液的分泌速度参考

实线表示 Malagelada 等对饭后消化液分泌速率的研究结果；

虚线表示 Armand 等对饭后消化液分泌速率的研究结果

资料来源：Bellmann et al., 2016

也有研究者对同一种样品分别在静态和动态模拟消化中的消化结局进行了对

比。研究表明，静态的刚性的容器无法准确实现真实胃的形态和运动的仿生，其不能重现壁面的蠕动波，作为主要驱动力的机械搅拌或振荡会导致反应器内的混合和破碎效果与真实胃内有很大差异（Ferrua and Singh, 2010；Alvarez et al., 2002）。而在消化环境仿生方面，强烈的搅拌混合导致反应器内部的酸碱度和物料浓度维持均相状态，造成益生菌早衰（Mainville et al., 2005）、对酸/酶敏感成分易失活和碳水化合物的消化效率降低（Guri et al., 2014）。而且高速旋转的桨叶所能产生的仅仅是局部的高剪切力，对于整体反应器，其研磨效果与真实胃相差很大（van Kempen et al., 2010）。

8.2.3　仿生模拟消化技术应用案例

以上介绍了国内外的模拟消化设备，下面介绍这些设备用于食物与血糖研究的案例。目前 TIM-1 模型已经较广泛地用于评价淀粉消化的研究或者在消化过程中的生化反应。已有研究表明抑制人 α-淀粉酶活性可以抑制淀粉消化。Borah 等（2019）发现抗坏血酸可以非竞争性拮抗由丙糖磷酸异构酶引导对活性位点的抑制来抑制 α-淀粉酶的活性，将这种生物相容性和营养性水溶性维生素与淀粉一起注入可为糖尿病管理提供新的途径。Nalin 等（2015）通过 TIM-1 系统进行消化分析，发现一种甜味剂 polvilho 有较慢的葡萄糖释放，同时利用 TIM-1 系统可以为肝糖原贮积症患者提供更优化的饮食管理方案。用 DGM 模型评估六种谷物餐的胃加工和十二指肠消化对相关血糖反应的影响，根据体外消化 120 min 内消化的葡萄糖曲线下面积和总可消化淀粉计算针对白面包标准化的体外血糖指数值。Balance 等利用 DGM 消化大麦、燕麦等谷物以观察其血糖生成指数，体外研究结果较好地反映了谷物在体内消化后血糖的变化情况，由此表明 DGM 可用于淀粉水解机制方面的研究。

Sęczyk（2017）研究了添加 1%～5%亚麻子壳的小麦面包在体外模拟消化后的抗氧化能力、营养和功能质量，确定了较合适的亚麻子壳的添加比例。Knapp（2010）发现精选可溶性纤维糊精在体外模拟消化后和活体血糖反应中，均显示了比麦芽糖更低的血糖反应和相对胰岛素反应，是血糖食品的合适候选者。陈佩等（2014）利用体外模拟消化技术，筛选既能抵抗消化液环境胁迫又具备抑制 α-葡萄糖苷酶酶活的益生菌，为控制血糖益生菌的筛选提供了新的技术路线。也有研究者将 Caco-2 模型和 SHIME 模型相结合研究物质对葡萄糖的转运的影响和在大肠发酵的变化。

总之，仿生模拟消化技术可以预测食物血糖生成，并且为控制血糖的功能性产品的配方设计提供早期评价。同时，随着技术的广泛应用，研究发现不同的消化设备或者方法对消化的结局影响不同，因此对于设备和方法的研究需要不断深入。硬件设备的开发上，①要尽可能模拟消化系统的生理特征、运动特征、消化环境；②体外模拟消化反应器要尽可能包含整个消化系统，以使得消化过程和真实情况更接近。在上述的模拟消化系统中，TIM 系统是较完整的体外模拟消化反应器，也是使用最广泛的反应器；中粮营养健康研究院的仿生模拟消化反应器比较新，其应用有待进一步开发。HGS、DGM、GDS 均是胃消化反应器。这些体外消化反应器几乎都不包含口腔模拟消化的设备。而有研究认为，吞咽后的食团按照其摄入顺序在近端胃里依次堆叠贮存，被胃壁的蠕动波推入胃窦后才被打散、研磨，包裹于食团内的中性唾液酶不会过早地接触到胃酸，保证了一定的原位消化时间。研究者通过对比体内外试验结果发现，过早破碎的食团将会与胃液混合得更均匀，使得食团中的唾液淀粉酶更早失活，造成体外葡萄糖的释放量低于体内血糖提升量（van Kempent et al., 2010）。模拟消化的方法体系上，消化酶的配制以及消化液的流加速度仍是关键的因素。在碳水化合物的消化方面，K^+、Na^+、Cl^-、$H_2PO_4^-$、HCO_3^-、Mg^{2+}、Ca^{2+}、胰酶、转化酶等配制浓度以及不同食物的消化液流加速度已经有相关参考。后续，相关的体外试验和人体试验的相关性比对，一方面可以指导方法的优化，另一方面为调控血糖的食品开发提供一个较快捷、较准确的工具。

8.3　连续血糖监测与个性化血糖管理

随着近现代科技水平的迅速发展，科学家逐步地了解了糖尿病的发病机制，并根据发病机制研发了各种药物及治疗方案，以帮助机体控制血糖水平在正常范围内。目前糖尿病仍无法治愈和逆转，大部分患者在患病后仍需要长期通过血糖浓度检测-医疗经验-口服药物处方/胰岛素皮下注射处方这种开放循环方式进行血糖的管理和调控。因此，定期的血糖浓度监测在糖尿病预防、诊断和治疗中起着至关重要的作用，是降血糖药物剂量选择的必要依据。随着医疗科技的进一步发展，便携式血糖监测设备相继问世，不仅为糖尿病和糖尿病前期患者提供了便利的自我血糖浓度监测手段，还为胰岛功能丧失的 1 型糖尿病患者提供及时适量注射胰岛素的数据依据，极大地降低糖尿病的发病率和死亡率。然而这种开放式的血糖管理模式（血糖浓度检测-医疗经验-口服药物处方/胰岛素皮下注射处方）在实践过程中仍存在不确定因素，无法全面判定患者的血糖变化，有着潜在的安全风险。

为了给糖尿病血糖管理和调控提供更为详尽的实时血糖浓度数据，并监测血糖变化趋势，科学家将目光转向了连续葡萄糖监测设备的开发，其中皮下植入式连续葡萄糖监测设备得到了医学界的广泛认可，并已应用于临床治疗。更有一些医疗及健康管理机构正在应用此技术为糖尿病及糖尿病前期患者提供个性化血糖管理治疗。本节将针对连续血糖监测与个性化血糖管理进行深入介绍。

8.3.1 血糖监测与连续血糖监测技术介绍

血糖监测是糖尿病管理中的重要组成部分，其结果有助于评估糖尿病患者糖代谢紊乱的程度，并帮助医生制定合理的降糖方案。同时，定期的血糖监测可反映患者一段时间的降糖治疗效果并指导医生调整治疗方案。随着科技的进步，血糖监测技术也向着更准确、全面、方便、无痛的方向发展。根据《中国血糖监测临床应用指南（2015 年版）》的专家共识，目前临床上血糖监测的方法主要包括两大类，单点式血糖监测和连续性血糖监测（CGM）。其中，单点式血糖监测又包括如下内容。

（1）反映瞬时血糖值的血糖监测方法：①利用大生化仪进行的静脉血血糖监测；②利用便携式血糖仪进行的毛细血管血糖监测。其中，毛细血管血糖监测包括患者自我血糖监测及在医院内进行的床边快速血糖监测，是血糖监测的基本形式。

（2）反映 1～2 周内血糖情况的血糖监测方法：1,5-脱水葡萄糖醇监测。

（3）反映 2～3 周平均血糖水平的血糖监测方法：糖化白蛋白监测，在临床主要用于反映近期血糖控制水平。

（4）反映 2～3 个月平均血糖水平的血糖监测方法：糖化血红蛋白的监测，反映长期血糖控制水平的金标准。

CGM 是反映一段时间血糖波动情况的血糖监测方法，可进行连续 72 h 或 14 d×24 h 的连续血糖监测，是单点式血糖监测方法的有效补充（中华医学会糖尿病学分会，2016）。

单点式血糖监测不能理想地反映个体血糖波动变化，也无法提前预警高血糖或者低血糖事件的发生。而 CGM 技术通过葡萄糖感应器监测皮下组织间液的葡萄糖浓度，间接地反映了血糖波动变化，补充了单点式血糖监测的不足。与单点式血糖监测相比，CGM 可提供连续、全面、可靠的全天血糖信息，了解血糖波动的趋势。如图 8-16 所示，利用 CGM 技术可以发现相同 HbA1c 水平的两名患者（HbA1c 均为 8.0%），实际的血糖波动、高血糖和低血糖的发生频率是完全不同的（Kovatchev and Cobelli，2016）。因此，CGM 技术为糖尿病的辅助诊断治疗和病情监控提供了更为详尽的血糖波动变化信息，也在临床医学研究和应用领域受到广泛青睐。

由于 CGM 可以为患者提供实时的血糖浓度和血糖波动变化趋势信息，它逐渐成为患者自我监测血糖的最优手段之一（孙凯等，2018）。特别是针对 1 型糖尿病患者，最理想的监测治疗模式是 CGM 设备和智能胰岛素递送系统结合，形成一个“血糖浓度监测-计算机算法-胰岛素/胰高血糖素注射泵”的封闭循环反馈控制的胰岛素自动释放系统，为患者提供最及时最精准的人工激素调节系统。有临床试验应用该封闭循环血糖管理系统对 1 型糖尿病患者进行血糖控制，该系统

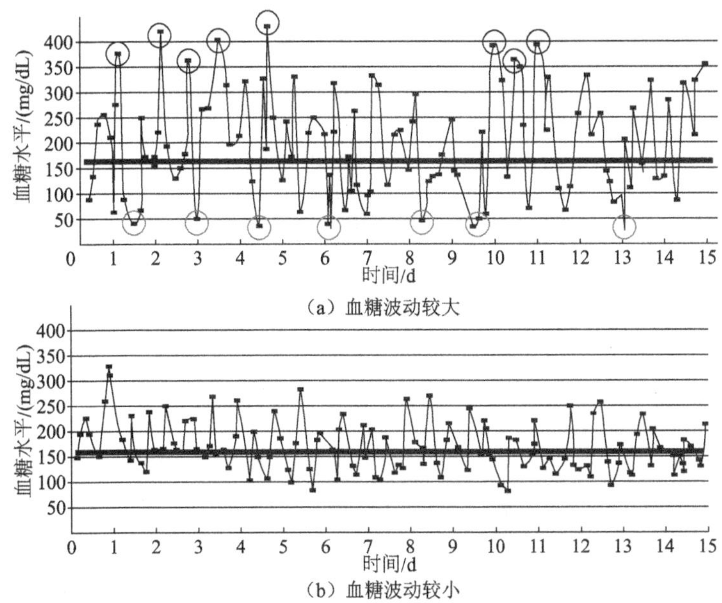

（a）血糖波动较大

（b）血糖波动较小

图 8-16　两名糖化血红蛋白水平相似的患者 15d 的血糖变化差异曲线

HbAlc 均为 8.0%；▬▬ 为平均血糖水平

资料来源：Kovatchev and Cobelli，2016

主要包括 4 个基本的组件。①监测部分：每 5　min 监测组织间液的葡萄糖浓度，并通过分析确定血糖浓度；②剂量估算部分：将监测得到的血糖浓度数据上传至计算机，根据预设的预控算法，将需要进行激素注射管理的程序下传至皮下注射泵控制器中；③启动胰岛素注射泵部分：当发现患者血糖升高超出稳定范围时，启动胰岛素泵，注射能使患者血糖水平稳定的精确剂量胰岛素，帮助患者迅速降低血糖；④启动胰高血糖素注射泵部分：当发现患者出现低血糖事件时，启动胰高血糖素注射泵，注射胰高血糖素升高患者血糖，使血糖恢复到正常范围。应用结果显示，这种封闭循环血糖管理方式可以更好地帮助患者控制血糖水平，并使之维持在正常范围内，且对预防低血糖的发生更为有效。但研究者也提出，现有的封闭循环血糖管理系统中胰岛素泵存在以下的问题需要改善。

（1）输液器更换不及时造成的血糖控制不佳。

（2）输液部位、绷带黏合剂粘贴部位出现如瘙痒、瘀伤、肿胀、疼痛等炎症和过敏反应。

（3）泵故障、泵磨损、泵连接失败、胰岛素结晶等问题导致管路阻塞，从而使胰岛素转运失败，进而导致血糖控制不佳。

（4）如乘坐飞机等发生大气压力降低的情况会导致泵中气泡的形成或现有气泡的膨胀，进而致使胰岛素从药筒中过量排出，发生低血糖事件。

（5）发生脂肪营养不良（脂肪萎缩和脂肪肥大）。

此外，患者由于对胰岛素泵认知不足，担心胰岛素泵的治疗效果、使用安全性、便捷性等问题，会对使用胰岛素泵有抵触和不信任心理。所以这些都会给研究者和医务工作者提出了更高的要求（Pozzilli et al., 2016）。

虽然胰岛素泵在使用时仍有些问题亟待解决，但 CGM 的优势不容否认。《中国动态血糖监测临床应用指南（2012 年版）》指出，CGM 主要的优势在于能发现不易被传统监测方法所探测到的高血糖和低血糖，尤其是餐后高血糖和夜间无症状性低血糖。因此在临床中具有较为广阔的应用空间。例如，①可以发现与下列因素有关的血糖变化：如食物种类、运动类型、药物品种、精神因素、生活方式等；②了解传统血糖监测方法难以发现的餐后高血糖、夜间低血糖、黎明现象、索莫吉现象（指在低血糖发生后出现的反跳性高血糖现象）等；③帮助制订个性化的治疗方案；④提高治疗依从性；⑤提供一种用于糖尿病教育的可视化手段。

CGM 技术目前主要分为回顾性、实时和按需读取式 CGM 三种（中华医学会糖尿病学分会，2012；中华医学会糖尿病学分会血糖监测学组，2018）。其中，《中国血糖监测临床应用指南（2015 年版）》明确了回顾性 CGM 和实时 CGM 的主要适用患者或情况，指出回顾性 CGM 主要适用于以下患者或情况。第一，1 型糖尿病。第二，需要胰岛素强化治疗（如每日 3 次以上皮下胰岛素注射治疗或胰岛素泵强化治疗）的 2 型糖尿病患者。第三，在 SMBG 指导下使用降糖治疗的 2 型糖尿病患者，仍出现下列情况之一：①无法解释的严重低血糖或反复低血糖，无症状性低血糖、夜间低血糖；②无法解释的高血糖，特别是空腹高血糖；③血糖波动大；④出于对低血糖的恐惧，刻意保持高血糖状态的患者。第四，妊娠期糖尿病或糖尿病合并妊娠。第五，患者教育，CGM 可帮助患者了解运动、饮食、应激、降糖治疗等导致的血糖变化，因此可以促使患者选择健康的生活方式，提高患者依从性，促进医患双方更有效的沟通。此外，合并胃轻瘫的糖尿病患者以及特殊类型糖尿病患者等如病情需要也可进行 CGM，以了解其血糖谱的特点及变化规律。其他伴有血糖变化的内分泌代谢疾病，如胰岛素瘤等，也可应用 CGM 了解血糖变化的特征。其中 1 型糖尿病、胰岛素强化治疗的 2 型糖尿病以及血糖波动大的患者是首选推荐进行 CGM 的人群。在合适的情况下，CGM 还可用作临床研究结果评估的有价值的方法。

实时 CGM 的血糖监测原理与回顾性 CGM 技术相似，主要特点是在提供即时血糖信息的同时提供高、低血糖报警和预警功能，协助患者进行即时血糖调节。与回顾性 CGM 技术相比，实时 CGM 技术的临床定位和患者的获益有所不同。2011 年，美国内分泌学会联合糖尿病技术协会及欧洲内分泌学会制定了《内分泌学会动态血糖监测临床应用指南》，提出了实时 CGM 的适应证。随着实时 CGM

技术的逐渐广泛应用，相关国内外的临床研究结果不断开展，对于实时 CGM 的适合人群也在深入探讨之中。目前推荐的适应证为：①HbA1c＜7%的儿童和青少年 1 型糖尿病患者，使用实时 CGM 可辅助患者 HbA1c 水平持续达标，且不增加低血糖发生风险；②HbA1c＞7%的儿童和青少年 1 型糖尿病患者，如有能力每日使用和操作仪器；③有能力接近每日使用的成人 1 型糖尿病患者；④住院胰岛素治疗的 2 型糖尿病患者，使用实时 CGM 可以减少血糖波动，使血糖更快、更平稳达标，同时不增加低血糖风险；⑤围手术期 2 型糖尿病患者，使用实时 CGM 可以帮助患者更好地控制血糖；⑥非重症监护室使用胰岛素治疗的患者，应用实时 CGM 有助于血糖控制并减少低血糖的发生（中华医学会糖尿病学分会，2016）。

按需读取式 CGM 是一项新型研究技术，其最大优势是不需要指尖血校正测量，只需扫描便可以获得即时葡萄糖值，并可同时提供个体既往 8～24 h 的动态葡萄糖波动曲线，《中国扫描式葡萄糖监测技术临床应用专家共识》中明确，按需读取式 CGM 适应证与实时 CGM 相同（中华医学会糖尿病学分会血糖监测学组，2018）。

除了 CGM 技术之外，实时动态血糖监测系统和实时动态胰岛素泵系统（3C 系统）相继被应用于临床，实现了对血糖变化规律的实时掌控。并且近年来，多项无创血糖监测方法相继问世，如微透析法（如 GlucoDay，美纳里尼公司研发）、反离子电渗法（如 GlucoWatch，加州 Cygnus 公司研发）、空心微针阵列法等。这些方法被应用于无创血糖监测设备的开发，如荷兰 NovioSense 公司研发的泪水葡萄糖传感器可置于下眼睑和眼球之间，用于持续监测血糖，目前已经成功完成动物试验；谷歌联合诺华和爱尔康公司正在研发智能隐形眼镜，通过分析佩戴者泪液中的葡萄糖含量来持续监测血糖水平，该项技术已申请专利，目前初具雏形；美国 Quick 生物科技公司研发的 iQuickIt™ 唾液分析器通过一次性棉芯采集唾液，然后插入手持分析仪监测葡萄糖水平，目前正在进行临床试验；美国 C8 MediSensors 公司的血糖仪用一束单色光照射皮肤，并检测返回的频谱，通过拉曼指纹反映血糖水平，该技术已获得欧盟 CE 认证；以色列 OrSense 公司专利技术 SpectOLight 采用无创光测量平台，通过探测并分析指尖血液动力产生的光信号测定血糖水平，该技术 2007 年通过欧盟 CE 认证；挪威普迪医疗手表式产品 GlucoPred 的检测原理是利用近红外频谱捕获并分析血糖水平，目前尚在临床试验阶段；以色列 Integrity Applications 公司研发的 GlucoTrack 整合了超声、传导和热容三种检测技术，通过检测声波穿过耳垂的速度反映血糖浓度。该技术已通过美国食品药品监督管理局 I 期认证；美国 BodyMedia 公司 Senswear 利用血浆葡萄糖与皮肤温度、心率、心率变异性、皮电反应等集成信号相关，通过整合多传感器信号来间接估计血浆葡萄糖浓度技术也呈现雏形。

然而，这些无创检测方法仍存在较多缺陷，它们大多会受人体组织中含水量、皮肤通透性、排汗、流泪等生理反应的影响，导致变化范围大影响检测的准确性。因此，这些新的无创血糖监测设备还暂时无法应用于临床监测，需要更多的研究支持和技术升级（孙凯等，2018）。

8.3.2　连续血糖监测技术的准确性及使用规范

1. 影响连续血糖监测技术准确性的主要因素

对于糖尿病的监测和护理，无论是前期饮食调节和运动等生活方式改变，还是后期药物或胰岛素替代疗法，均须提供精准的血糖浓度数据作为临床治疗基本依据，这就对葡萄糖/血糖监测设备的生物传感器以及连续血糖监测设备支持系统提出了更高的要求。由于糖尿病医患人员对精确监测设备的迫切需求，研究者投入极大精力和热情进行创新性葡萄糖传感器研究，葡萄糖传感器占整个传感器市场的 85%左右，已成为目前研究最为深入和应用最为广泛的生物传感器。葡萄糖传感器按照工作原理可以分为两个主要部分：检测识别系统和信号转换系统。传感器的识别系统（如识别葡萄糖氧化酶、外源凝集素、苯硼酸等信息的系统）可以对葡萄糖浓度的变化做出响应，随后再通过信号转换系统将葡萄糖浓度信号转换为易于检测的物理信号（如电信号、光信号、热信号等）。通过对这些信号的分析，研究者便可以获得葡萄糖浓度的数值。

为了评估连续血糖监测临床表现的准确性，美国弗吉尼亚大学糖尿病技术中心 Breton 教授团队应用电脑模拟的方法进行了系列研究（Campos-Nanez et al., 2017；Campos-Nanez and Breton，2017）。结果发现，衡量连续血糖监测精确性主要有两个指标——仪器的系统偏差和误差，这两个指标会显著影响临床评价。仪器的正向系统性偏差会低估 HbA1c 值，但会增加严重低血糖事件的预估，并增加每日总胰岛素使用量和每日自我血糖监测（指尖血校正测量）次数。而误差则主要增加对严重低血糖事件的预测。在每天使用两次校准的连续血糖监测设备的用户案例中，自我血糖监测校准会显著增加 CGM 的准确性；而指尖血血糖监测仪的准确性（特别是系统性的正偏倚或负偏倚）会直接影响对临床表现（如糖化血红蛋白和严重低血糖事件发生）的判断。CGM 传感器的精度可以放大或缩小，但不能消除这些影响。因此 Breton 教授团队建立了一个系统线性回归模型，用自我血糖监测仪的误差和偏倚来估算临床结果，包括 HbA1c、严重低血糖事件发生以及血糖在正常范围内的时间比例等，而这个线性关系的系数是由个体案例和 CGM 精确度来决定的。

目前美国 FDA 认证的 CGM 系统主要有 6 个。表 8-6 具体汇总了每种仪器的数据类型、监测时间、校正方法和功能（Ajjan et al., 2019）。

表 8-6　美国 FDA 认证的 CGM 系统汇总表

系统	数据类型	监测时间	指尖血校正频率	数据是否可以实时传输给智能设备	低血糖/高血糖事件预警或报警功能
美敦力 iPro2（Medtronic iPro2）	回顾性	6 d	每天至少 4 次	否，但应用程序可用于记录患者突发事件	无
德康 G4 系列（Dexcom G4 PLATINUM）	回顾性或实时	7 d	每 12 h（或机器提示）	否	有
德康 G5 系列[a]（Dexcom G5 Mobile）	实时	7 d	每 12 h（或机器提示）	是，数据远距离传输	有
德康 G6 系列（Dexcom G6）	实时	10 d	不需要校正	是，数据远距离传输	有，可自定义报警
雅培瞬感医生版[Abbott FreeStyle Libre Pro（flash）]	回顾性	最多 14 d	不需要校正	否	无
雅培瞬感[a, b][Abbott FreeStyle Libre (flash)]	实时	10～14 d	不需要校正	是	无，但可以显示血糖趋势

a. 可用来代替指尖血血糖检测。

b. Abbott Freestyle Libre 2 具有可选的实时报警功能，已在欧洲获得欧盟 CE 认证。

资料来源：Ajjan 等，2019。

2. 《中国血糖监测临床应用指南（2015 年版）》关于 CGM 使用规范的描述

中华医学会糖尿病学分会在 2016 年发布的《中国血糖监测临床应用指南（2015 年版）》中针对 CGM 的使用规范提出明确要求，其中主要包括了动态血糖数据的准确性评判、正常参考值和图谱及数据解读注意点三方面内容，具体内容如下。

（1）准确性评判。由于 CGM 技术测定的是皮下组织间液的葡萄糖浓度，而非静脉血或毛细血管血糖值，因此，在监测结束后进行 CGM 数据分析之前，很重要的一步是先对监测结果进行准确度评判。只有监测数据被确认有效，才能用来指导治疗方案。其中回顾性 CGM 的“最佳准确度”评价标准为：①每日匹配的探头测定值和指尖血糖值≥3 个；②每日匹配的探头测定值和指尖血糖值相关系数≥0.79；③指尖血糖最大值与最小值之间的差值≥5.6 mmol/L 时，平均绝对差（MAD）≤28%；指尖血糖最大值与最小值的差值＜5.6 mmol/L 时，MAD≤18%。

（2）动态血糖的正常参考值。目前有许多动态血糖的相关指标可供选用，但无论是何种指标，其原理均为经过对血糖值进行统计学转换及计算而得出，主要区别在于反映血糖水平、血糖波动及低血糖风险等方面的侧重点有所差异。临床应用中应根据不同的评估目的进行针对性地选择。对于动态血糖的正常值，目前国际上尚缺乏公认的标准。较可靠的动态血糖正常值范围应根据长期前瞻性的随访结果以及大样本的自然人群调查来决定。在取得上述研究结果之前，可依据正常人群监测结果暂定动态血糖的正常参考值。根据国内开展的一项全国多中心研究结果，推荐 24 h 平均血糖值＜6.6 mmol/L，而 24 h 血糖≥7.8 mmol/L 及≤3.9 mmol/L 的时间百分率分别＜17%（4 h）、12%（3 h）；平均血糖波动幅度及血糖标准差分别＜3.9 mmol/L 和 1.4 mmol/L，作为中国人动态血糖正常参考值标准。初步分析表明，24 h 平均血糖值与 HbA1c 具有良好的相关性，其中 HbA1c 为 6.0%、6.5%及 7.0%时，对应的 CGM 的 24 h 平均血糖值分别为 6.6 mmol/L、7.2 mmol/L 和 7.8 mmol/L。

（3）解读动态血糖图谱及数据的注意点。①在解读结果时应着重分析血糖的波动规律和趋势，并尽量查找造成血糖异常波动的可能原因，而不是“纠结”于个别时间点的绝对血糖值；②每次的监测数据仅反映既往短时间（如 72 h）血糖控制情况，不能将此时间窗扩大化；③推荐采用“三步法”标准分析模式解读动态血糖图谱及数据，简要而言，即第一步分析夜间血糖，第二步看餐前血糖，第三步看餐后血糖，每个步骤先看低血糖、后看高血糖，并找到具体的原因以指导调整治疗方案。

需特别强调的是，与回顾性 CGM 不同，按需读取式 CGM 的准确性评估在产品上市前进行，使用者不用每日测试指尖血糖匹配探头测定值。但其准确性还需要进一步的提高。

8.3.3　连续血糖监测设备与个性化血糖管理

随着连续血糖监测设备的成熟和普及，更多的医疗机构开始将连续血糖监测设备作为糖尿病教育手段，使糖尿病患者可以直观地发现自己的血糖问题，促使患者选择更健康的饮食和生活方式，提高患者依从性，促进医患双方的有效沟通。

在英国，剑桥大学、爱丁堡大学联合英国利兹市儿童医院、皇家儿童医院、曼彻斯特学术健康科学中心共同研究了 CGM 使用者的使用经验，希望可以支持个人更好地使用 CGM 这项技术并从中更好地获益（Lawton et al., 2018）。结果表明，参与研究的糖尿病患者认为 CGM 是一个强大的工具，因为他们可以毫不费力地随时了解自己的血糖数据；同时，趋势箭头可以帮助观察血糖上升及下降的状态及速度。这些预测信息有助于帮助患者规划短期生活方式，并及时采取行动预防低血糖和高血糖。连续血糖数据也让患者更好地理解了胰岛素、活动和食物如何影响血糖，从而改善饮食、打破过度治疗低血糖和高血糖的循环。患者还指出，CGM 数据与 SMBG 数据相比，可以更细致地显示血糖控制情况，从而提供了更详细的信息来了解胰岛素剂量和进餐时间比例的变化。需要注意的是，尽管患者表示有信心立即调整胰岛素和生活方式以应对即将到来的低血糖和高血糖，大多数人仍表示需要专业人员来解释 CGM 数据并帮助他们确定用药剂量。因此，由医生指导患者使用 CGM，并根据结果对患者进行指导，被认为是一个更有效的个性化血糖管理方式。

在美国，CGM 已经广泛应用于糖尿病血糖管理中，美国糖尿病协会最新发布的《ADA 糖尿病诊疗标准》将 CGM 作为糖尿病新科技纳入其中，建议低血糖事件和严重低血糖事件发生增加的儿童、青少年和成人坚持使用 CGM 监控；并将 CGM 作为强化糖尿病患者教育、培训和支持的最佳实现手段（American Diabetes Association，2019）。在医院的内分泌科室，医生会联合营养师对门诊中糖尿病患者进行指导。营养师会针对患者问诊情况，对新发现 1 型和 2 型糖尿病患者、血糖控制不佳的糖尿病患者、初次使用胰岛素泵或需要调药的患者使用 CGM 监测。并根据患者的饮食记录、运动和生活方式自述为患者量身定制饮食方案，教导患者食物交换份的概念并对其应用进行跟踪随访。应用 CGM 这种新的手段与传统的 SMBG 方法相比，能更有效地控制糖尿病患者的血糖水平、减少低血糖事件的发生。

CGM 技术也逐步被中国的医院采纳并应用。目前，上海、北京、天津、深圳等医院都在试行应用 CGM 技术在院内对糖尿病患者进行血糖管理。其中，北京清华长庚医院就在 2017～2018 年应用了雅培瞬感扫描式葡萄糖监测系统（瞬感），结合个性化血糖管理对血糖控制不佳的 2 型糖尿病患者进行干预，改善其自我管理行为及血糖控制效果（李彩宏，2018）。佩戴瞬感的患者首先由个案管理师指导，告知 CGM 的功能，并教育如何观察生活方式对血糖波动的影响。同时，要求患者在佩戴仪器期间记录饮食、运动等生活事件，并由个案管理师给予持续的微信支持。佩戴 14 d 后，患者返回门诊下载报告，由个案管理师结合患者生活日志进行血糖图谱分析，随后有针对性地制定个性化管理方案。此后，患者每月到个案管理门诊回访，干预 3 个月。研究结果发现，与采用相同健康管理方式的传统指尖血血糖自我监测的 2 型糖尿病患者（SMBG 每周至少 4 次+个案管理组）相比，佩戴瞬感的 2 型糖尿病患者（FGM+个案管理组）糖尿病自我管理行为总分，饮食、运动、血糖监测维度得分，以及糖化血红蛋白水平均优于对照组，其差异有统计学意义（$P<0.05$）。

南京市第一医院也对可视化实时血糖监测仪进行研究，考察其对糖尿病患者幸福指数及依从性的影响（孙小娟，2018）。结果发现，使用瞬感会提升糖尿病患者的幸福指数，并且明显增加了患者依从性。可视化的血糖值和血糖变化曲线可增加患者对血糖波动的直观认识，从而更好地提高患者的自我管理水平，并可能延缓各类并发症的发生。

目前，中国部分城市正在尝试将 CGM 监测纳入医疗保险报销条款中（上海市人力资源和社会保障局，2010）。其中，上海医疗保险于 2010 年将 CGM 监测纳入上海市基本医疗保险的限指征支付项目中，明确指出初发糖尿病、糖尿病应激状态、糖尿病合并严重并发症、1 型糖尿病更换治疗方案、2 型糖尿病糖化血红蛋白＞7.5%、餐后血糖＞11.1 mmol/L 及其他特殊类型糖尿病的患者可用医保支付 CGM 监测。这将大幅减少患者的负担，并增加 CGM 的应用，让糖尿病患者最大程度获益。

8.3.4 连续血糖监测设备与食物营养评价

CGM 不仅在血糖管理中被广泛应用，近年来还被应用于糖尿病诊断和食品升糖反应的研究中，希望可以减少频繁扎手指和抽取静脉血的痛苦、更轻松准确地预测个体对食物的反应、为糖代谢异常人群提供更有针对性的食谱。

南京市第一医院将连续血糖监测设备应用到 2 型糖尿病患者标准餐试验中，希望可以找到无痛微创的测试方法（严仍娜和马建华，2018）。该研究利用瞬感持续监测 26 名 2 型糖尿病患者组织间液的葡萄糖水平，在第 4 d 和第 8 d 进行标准餐试验，同时检测了 0 min、30 min、60 min、120 min 的静脉血血糖值。以静脉血血糖值作为参考血糖值，应用 MARD 和 Clark 误差分析评价扫描仪获得的血糖值的准确性，以及血糖水平和血糖变化速度对其准确性的影响。结果显示，瞬感在 2 型糖尿病患者标准餐试验中是准确的，尤其在血糖较高和血糖变化较慢时更为准确。

以色列科学家 Eran Elinav 团队应用 CGM 结合肠道菌群监测、人工智能、机器学习等前沿技术，进行个性化精准营养研究（Zeevi et al., 2015）。该研究分为三个阶段（试验设计见图 8-17），在第一阶段，研究对 800 名志愿者进行标准餐一周测试，采集血样、粪便肠道菌群以及 CGM 等多项数据，并使用调查问卷、App 等形式收集饮食、锻炼以及睡眠数据开发了一套“机器学习”算法，分析学习血样、肠道菌群特征与餐后血糖波动变化的关联，并尝试用标准化食品进行个性化血糖预测。研究发现不同人对同样食物的血糖升糖反应存在巨大差异。在第

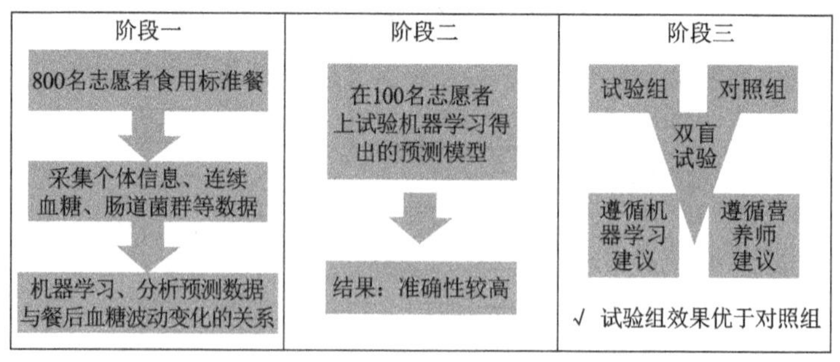

图 8-17 Eran Elinav 团队 2015 年 11 月发表于 *Cell* 上的研究设计流程图

二阶段，研究者将预测模型在 100 名志愿者上进行验证，效果非常理想。随后，第三阶段中研究者将机器学习得出的模型实际运用于指导志愿者个性化健康饮食，研究结果显示，机器学习算法相较营养师建议给出的膳食建议更为精准，可成功控制餐后血糖水平，且结果优于传统专家建议。这项研究为精准营养学打开了一扇大门，提示机器学习、CGM 等高科技手段在精准营养学方面的应用前景广泛。

第 11 届国际糖尿病先进技术与治疗大会（ATTD）提出：尽管血糖监测技术近年来得到了长足发展，仍有许多领域需要改进，如免指尖血校准的 CGM 仪器准确性问题、针对细分糖代谢异常人群的精准 CGM 仪器的需求以及 CGM 数据分析标准化的问题。此外，CGM 还缺乏随机对照试验和可供患者自我监测血糖趋势的操作规范（Heinemann et al., 2018）。因此，只有完善现有操作标准、更新 CGM 数据分析标准，并形成针对医生和患者的高质量培训方案，才有可能全面利用 CGM 系统进行糖尿病管理；并进一步将其应用到食品领域，为研究食品血糖反应和评估功能性食品辅助控糖的效果提供更为科学、专业的工具。

8.4　组学技术与血糖调控

8.4.1　组学技术研发现状

组学主要包括基因组学、蛋白质组学、转录组学、代谢组学及微生物组学等几方面。Omics 是组学的英文名称，其词根“-ome”是指一些种类个体的系统集合。应用基因组学、蛋白质组学、代谢组学和微生物组学等系统生物学的方法，对代谢异常综合征进行全面系统的研究，有助于对预防疾病、保障健康的分子机制进行理解及解读，拓展研究领域、加快研究速度、提高研究准确性。随着科学研究的发展，单纯研究某个方向的组学问题（基因组、蛋白质组等），无法达到全面解释全部生物医学问题的目的。因此，研究人员提出从整体角度出发，研究人类组织细胞结构、蛋白质、基因及其分子间的相互作用。通过对整体的分析，反映人体组织器官的功能和代谢状态，为探索人类疾病的发病机制、预防及诊断提供新的方向和技术手段。

1. 基因组学

基因组学是以分子生物学技术、计算机技术和信息网络技术为手段，研究生物体内基因组的全部基因信息，即从整体水平出发，探索全基因组在生命活动中的作用、内在规律和内外环境的影响机制。以全基因组整体水平而非单个基因水平为研究对象，探索生命自身组织和自身特性的复杂系统，认识生命活动的规律，使得研究结果更接近生物体的本质和全貌。

基因组学研究包括两个方面：一是结构基因组学，以全基因组测序为目标；二是功能基因组学，以基因功能鉴定为目标，又称后基因组学。基因组学的主要方法有：生物信息学、遗传分析、基因表达测量和基因功能鉴定。基因组学能为疾病的诊断、治疗提供新的方法和思路，揭示疾病发病机制、药物作用靶点等，并以此为基础进行个性化医疗方案的选择。

2. 蛋白质组学

蛋白质组学由澳大利亚科学家 Marc Wilkins 和 Keith Williams 在 1994 年首次提出，是指以蛋白质组为研究对象，综合蛋白质提取、分离、质谱分析以及生物信息学等技术手段，对组织和细胞中的蛋白质表达谱及表达水平、蛋白修饰与功能及蛋白之间的相互作用等进行高通量筛选和分析的学科。完整的蛋白质组学研究技术主要包括：样本的提取纯化、蛋白质分离、分析鉴定和数据分析。蛋白质分离技术主要有：双向电泳（2-DE）和多维液相色谱（MDLC）技术。蛋白质分离后，以不同的质谱分析方法进行蛋白质分析及鉴定。目前主要应用的鉴定技术有：基质辅助激光解吸飞行时间质谱（MALDI-TOF-MS）、电喷雾串联质谱（ESI-MS/MS）和表面增强激光解吸飞行时间质谱（SELDI-TOF-MS）等，最后以生物信息学技术辅助获取、深入分析信息，指导更深层的功能蛋白质组学研究。

3. 代谢组学

代谢组学概念来自代谢组，是指通过监测某一生物体系在特定生理时期内受到外界刺激前后，所有分子质量在 1000 Da 以下的代谢物的变化规律，并进行定性定量分析。代谢组学是继基因组学、转录组学以及蛋白质组学之后的一门新兴学科，能够识别和测量生物体内全部代谢物的变化规律，揭示一系列相关联的生物标志物的综合差异，研究生物体系的整体代谢特征，探索生理病理学背后的代谢机制，筛选出疾病早期预测、诊断分级和药物疗效的生物标志物（Nicholson et al., 2012b）。代谢组学的研究对象（血液、尿液、组织液等代谢物）是生物体内基因和蛋白质表达的终端产物，能够反映出疾病、药物、环境污染、营养状态或其他病理生理刺激等对生物体的综合影响，分析得出较基因组学和蛋白质组学更加全面的信息。代谢组学技术在医药研发、环境学、毒理学、植物学等领域使用广泛，目前常用的高通量代谢组学检测技术手段主要有：核磁共振（NMR）、气相色谱-质谱联用（GC-MS）、液相色谱-质谱联用（LC-MS/MS）（Tzoulaki et al., 2014）。质谱方法最大的优势是灵敏度高、选择性广，可用于靶向和非靶向的分析研究工作，且可对同一样品进行多次分析，并对复杂体液标本中的代谢物进行分析和鉴定，是代谢组学研究中应用较多的技术手段（Patti et al., 2012）。

4. 微生物组学

微生物组学是研究机体内的共生、共栖和致病微生物的生态群落的学科（Lederberg and Mccray，2001）。在地球生物圈中微生物占据了约 30%的比例，近几年的研究表明微生物群落对人体健康和环境稳态具有重要的影响（Alivisatos et al., 2015）。对人体本身来说，微生物的数量是机体自身细胞数量的 10 倍左右（Qin et al., 2010），研究微生物组学对于更好地了解人体的健康状况和疾病的治疗具有很好的应用价值。

微生物组学的传统研究方法是对相对保守的 16S rRNA 进行测序分析，对微生物的种群进行分类。但仅靠 16S rRNA 的分析，很难全面了解微生物组的实际情况，最新的宏基因组学，可以对种群的整体 DNA 进行研究，进而建立某些微生物功能和宿主表型变化之间的联系（Huttenhower et al., 2012）。为了全方位了解种群的表型机制，目前建立了多维度的分析方法，包括宏转录组分析、宏蛋白质组分析和宏代谢组分析（Rinke et al., 2013；Jansson et al., 2009）。近年来技术的主要突破方向是用同一样本同时分析宏蛋白质组学和宏代谢组学的成分。对于某些特定的样品，最新的研究方法已经可以做到同时进行宏蛋白质组学和宏代谢组学的分析。由于多维度组学分析才可以得到微生物组学全方位的信息，所以能够同时进行四个维度的分析仍然是终极目标和今后努力的方向。

8.4.2　组学技术在糖尿病诊断及防治中的应用

1. 基因组学与糖尿病

糖尿病的发病率和患病率在过去 20 年中翻了一番（Geiss et al., 2014），全基因组关联研究在基因组的蛋白质编码（外显子）和非编码（内含子）区域测试已确定了 50 多个与各种血糖特征相关的基因位点，以及至少 90 个与 2 型糖尿病相关的基因位点，这些基因变异，可以解释多达 10%的疾病易感性差异，提高了人们对糖尿病生物学的理解（Sladek and Prokopenko, 2016；Mahajan et al., 2014；Morris et al., 2012；Scott et al., 2012）。

结合多种遗传变异信息的遗传风险评分（GRS）已被评估为预测 2 型糖尿病的工具。Meigs 等报道，在弗雷明汉心脏研究（FHS）中发现 GRS 18 变异与 2 型糖尿病的风险有显著相关性，且相比低风险人群来说，高糖尿病风险人群的变异等位基因比例高达 2.6（Meigs et al., 2008）。然而除了传统的非遗传危险因素之外，这种 GRS 并没有改善对糖尿病的预测，对于包含 65 个变异的 GRS 也是如此（Vassy et al., 2014）。除了 DNA 序列的遗传变化之外，生物学途径也是糖尿病的重要预测手段，能够解释一些糖尿病易感性的变化。例如，CpG 位点的 DNA 甲基化是调控基因表达的关键表观遗传机制，与 2 型糖尿病的风险显著相关

（Chambers et al., 2015；Yuan et al., 2014）。

基因组学技术在糖尿病分型中发挥着重要的作用。如今肥胖的流行使得区分糖尿病变得更加困难（Ogden et al., 2014），错误或不准确的分类将给糖尿病人群带来重大风险。2 型糖尿病诊断不正确可能导致口服降糖药物治疗不当，1 型糖尿病诊断不正确可能导致不必要的胰岛素治疗。在最近一项 1 型和 2 型糖尿病的横断面研究中，Oram 等评估了一种包括高危 HLA 基因型和 31 个 2 型糖尿病基因位点的 GRS。研究发现，在临床因素和自身免疫抗体检测中，这种 GRS 改善了严格定义的 1 型和 2 型糖尿病之间的区别，有助于预测哪类人群在确诊后三年内需要胰岛素治疗（Oram et al., 2016）。基于基因型的诊断工具的优点在于，与胰岛细胞抗体不同，基因诊断结果不会随着时间而改变。

大多数糖尿病病例受多种遗传和环境因素的影响，可根据推测的 B 细胞自身免疫破坏导致的 1 型糖尿病胰岛素缺乏和 2 型糖尿病不同程度的胰岛素抵抗以及缺乏的病理生理缺陷进行分类，即绝大多数糖尿病是多基因的。尽管近年来人们对糖尿病的各种遗传原因的了解有所增加，但根据潜在的遗传学将个别病例划分为有意义的亚型非常困难。此外，基因检测可能有助于某些形式的糖尿病的诊断，在特定人群中，靶向基因分型可以在 2 型糖尿病的诊断中发挥作用。例如，在一项针对美国南部拉美裔 2 型糖尿病患者的研究中，2%的人存在一种罕见的 HNF1A（p.E508K）变异，这种变异会使患糖尿病的风险增加（Estrada et al., 2014）。

2. 蛋白质组学与糖尿病

蛋白质组学技术在糖尿病的预测、诊断、治疗中应用较为广泛，其中应用蛋白质组学技术研究生物标志物的报道相对较多，为糖尿病生物标志物、预测、诊断和治疗等方面提供了有力的数据支撑。生物标志物的发现包括血清蛋白质组学和尿液蛋白质组学两个方面。对于血清蛋白质组学的研究，Overgaard 团队（2010）基于表面增强激光解离/离子化质谱技术的蛋白质芯片分析系统分析单纯 1 型糖尿病、1 型糖尿病伴微白蛋白尿以及 1 型糖尿病伴大量白蛋白尿三组患者的血清蛋白表达谱的变化规律。结果发现，三个组别的 Apo A1 表达水平均出现下调，其中第三组的下降最为显著。Apo C1 在三组的表达水平均下调，转甲状腺素蛋白和胱抑素 C 在第三组的表达水平较其他组差异均有统计学意义（$P<0.01$）。因此，根据血清 Apo A1、Apo C1、转甲状腺素蛋白和胱抑素 C 的表达变化规律，能够辅助评估 1 型糖尿病的肾脏病变程度。

在临床蛋白质组学研究中，尿蛋白质组学因其无创伤及可操作性的特点，成为蛋白质组学研究的重要领域，越来越受青睐。尿液中蛋白质成分出现明显的丰度或分布上的变化，作为疾病的早期诊断和预后评价的特异性指标。尿蛋白质组学的研究最常用的两种技术手段如下。

（1）电泳技术：利用电泳技术的一系列研究中，Jiang 等（2009）利用荧光差异凝胶电泳分析技术研究 2 型糖尿病无蛋白尿、2 型糖尿病伴微白蛋白尿、2 型糖尿病伴大量白蛋白尿患者组和正常对照组的尿液蛋白表达谱变化规律。研究发现，与正常对照组相比，第一、二、三组的上皮细胞钙黏蛋白分别上调了 1.3 倍、5.2 倍和 8.5 倍。尿液可溶性上皮细胞钙黏蛋白用于诊断的敏感性和特异性分别是 78.8%和 80%，免疫组化染色证实患者肾小管上皮细胞钙黏蛋白表达比正常对照组显著降低。

（2）质谱技术：利用蛋白质谱分析技术的研究中，Mischak 团队（2004）利用毛细管电泳质谱法（CE-MS）区分健康人群、2 型糖尿病人群和糖尿病肾病人群的尿液多肽表达谱，并通过测序得到 3 个分别属于胰岛素样多肽 3、尿调素和白蛋白的多肽片段，用于辅助 2 型糖尿病及糖尿病肾病的疾病诊断工作。

3. 代谢组学与糖尿病

代谢组学技术的飞速发展，为进一步了解糖尿病的病理生理机制提供了帮助。代谢组学以其先进的仪器检测、数据分析，在复杂代谢性疾病的研究中发挥了巨大的潜能，在糖尿病的疾病诊断、疾病预测、机制研究、药物疗效等方面应用广泛。

代谢组学技术可用于辅助糖尿病的诊断。糖尿病是一种以糖代谢紊乱为主的整体代谢紊乱型（包括糖、脂、氨基酸代谢紊乱等）内分泌系统疾病，因此代谢组学的方法非常适合糖尿病的研究（Tzoulaki et al., 2014），代谢组学也为糖尿病患者的早期诊断及筛查提供了新思路。有研究报道，对 2 型糖尿病的早期诊断有助于减缓疾病的发展（Chowdhury et al., 2017）。Mook-Kanamori 等（2014）对 2 型糖尿病患者的唾液进行代谢组学分析，发现唾液中 1,5-脱水葡萄糖醇的含量水平与血液中的含量呈正相关，与血糖、糖化血红蛋白水平呈负相关，因此唾液中的 1,5-脱水葡萄糖醇可用于未确诊糖尿病的筛查。Perry 团队（2016）应用 GC-MS 检测高脂喂养 3 d 及 4 周后大鼠血液和粪便中的短链脂肪酸含量水平，研究发现胰岛素抵抗大鼠的血液、粪便中乙酸盐分泌呈现出增加的趋势，因此乙酸盐可以作为诊断糖尿病、肥胖症潜在的生物标志物。Zhao 等（2016）报道，应用代谢组学方法分析健康人群、肥胖受试者和热量限制 8 周后的肥胖受试者的空腹血清内源性脂肪酸代谢物水平，结果发现当油酸/硬脂酸水平较高、硬脂酸/棕榈酸和花生四烯酸/二高-γ-亚麻酸比例较低时，肥胖患者转化为糖尿病的风险较高。

代谢组学技术还有助于糖尿病风险的早期预测。疾病会导致机体病理及生理的变化，同时会引起机体内源性代谢物的变化，因此通过检测分析体内差异性标志物的变化，有助于疾病风险的预测。Zhao 等（2015）应用 LC-MS 对 2 型糖尿病患者血液进行分析，发现甘油-磷脂酰胆碱、(3*S*)-7-羟基-2′,3′,4′,5′,8-五甲氧基异黄烷、与四肽匹配的两种代谢物 MEIR、LDYR 及一种未明确小分子物质 X-490 会降低糖尿病的发病率，同时发现与 2-羟基联苯匹配的代谢物 2HBP、另一未知小分子物质 X-1178 能够使糖尿病发病风险升高。Floegel 团队（2013）通过 LC-MS/MS 检测 2 型糖尿病患者血清中的代谢物，结果表明血清己糖、苯丙氨酸、二酰基-磷脂酰胆碱与甘氨酸浓度增加，并与 2 型糖尿病发病风险增加相关，而鞘磷脂、酰基-烷基-磷脂酰胆碱和溶血磷脂酰胆碱与 2 型糖尿病风险降低相关，因此说明氨基酸、磷脂酰胆碱与 2 型糖尿病的发病风险密切相关。Ni 等（2015）使用超高液相色谱-串联四极杆飞行时间质谱（UPLC-Q-TOF-MS）及靶向代谢组学方法研究 452 例肥胖糖尿病患者的血脂谱，结果发现肥胖糖尿病患者的血清游离脂肪酸水平显著高于健康人群，γ-亚麻酸和棕榈油酸可以预测肥胖糖尿病患者手术治疗后 2 年内糖尿病的复发率。这些发现强调了游离脂肪酸在预测肥胖个体发生糖尿病风险中的重要作用，可作为预测的重要标志物。Cobb 等（2016）应用靶向代谢组学方法研究糖耐量减低者血液中的代谢物水平，结果表明，α-羟基丁酸是葡萄糖耐量减低的选择性代谢生物标志物，可在糖尿病早期预测方面发挥重要作用。靶向代谢组学技术能够弥补基因组学、蛋白质组学等研究中的缺点和不足，反映生物体内源性物质对外源环境刺激的代谢应答，从宏观角度反映生物体的生理状态。

4. *微生物组学与糖尿病*

糖尿病的发生机制与个人生活习惯、饮食方式有着密切的联系。最新研究表明，肠道微生物稳态可影响糖尿病的发病过程（Nicholson et al., 2012a）。已有研究发现在糖尿病患者人群中，随着病程的发生和发展，肠道菌群的种类和丰度发生异常。在 2 型糖尿病患者的血液中，发现肠道菌群的代谢物丙酸咪唑含量升高。体外培养试验也证明，糖尿病人群的肠道菌群可以产生更多的丙酸咪唑。对可以产生丙酸咪唑的菌株进行分析，发现 42 个菌株中有 28 个菌株的丰度在糖尿病患者的菌群中比例上升。试验发现，丙酸咪唑可以激活 p38r 从而促进 p62 的磷酸化，继而激活 mTORC1，影响胰岛素受体，导致胰岛素信号通路受损。在糖尿病患者的肝脏中检测到 p62 和 mTORC1 的活化水平上升，且对小鼠注射丙酸咪唑可以降低小鼠的胰岛素敏感性（Koh et al., 2018），因此前述菌群的变化可能是糖尿病风险增加的一个原因。一项对 139 名儿童 1 型糖尿病的研究中发现，血清中的抗共生菌抗体（ACAb）应答在糖尿病患儿和健康儿童之间存在区别，诊断分析发现患 1 型糖尿病之前的 ACAb 含量与是否会发生糖尿病之间有明显的联系，特别是一些特定细菌，如 *Roseburia faecis* 等的 IgG2b 抗体的应答与是否发生糖尿病之间有明显联系，这种针对特定共生细菌的 ACAb 应答与胰岛素自身免疫反应有关（Paun et al., 2018）。

在糖尿病的治疗中，药物对肠道菌群的影响，也会间接影响糖尿病的治疗效果。肠道吸收的药物会直接作用于肠道菌群，改变特定菌群的丰度，从而间接影响糖尿病的治疗效果（Whang et al., 2019）。在一项涉及 40 名 2 型糖尿病患者的为期 8 周的试验中发现，每天补充干酪乳杆菌可对糖尿病的相关指标有很好的改善作用。干酪乳杆菌的补充可以降低体重、减小腰围，同时降低空腹血糖水平、胰岛素浓度和胰岛素抵抗水平（Khalili et al., 2019）。在为期 3 个月的包含 84 名糖尿病人群的研究中发现，服用罗伊氏乳杆菌 ADR-1 可以降低血清中糖化血红蛋白和血清胆固醇的水平，且肠道中的双歧杆菌水平升高；乳酸菌属菌群的水平与双歧杆菌呈正相关，而与拟杆菌呈负相关（Hsieh et al., 2018）。目前发现在衰老过程中，肠道菌群的减少会导致其有益产物丁酸下降，导致天然免疫细胞如 B1a 转化为 4BL，进而产生可引发胰岛素抵抗的受体信号（Bodogai et al., 2018）。所以通过改善糖代谢饮食，进而影响肠道菌群，可能有助于降低糖代谢异常的风险，延缓糖代谢异常的进程。

8.4.3　组学技术与血糖调控食品研发

基于糖尿病目前的高发态势，糖尿病的防治与治疗已由确诊之后的药物治疗向糖尿病风险预防、生活方式干预等方式转变。因此，除了药物的研发，改善糖代谢食品的研发也日趋重要。随着基因组学、蛋白质组学、代谢组学及微生物组学等技术的快速发展，组学技术在改善糖代谢食品的研发方面应用越来越广泛。其一，代谢组学技术可用于全面了解食品的物质基础，考察其是否具备成为改善糖代谢功能食品的潜力。其二，应用基因组学、蛋白质组学技术对改善糖代谢食品的作用机制进行探讨、研究功能性食品的作用靶点，以及与遗传背景的关联。其三，组学技术可应用于对不同糖尿病人群干预后效果的评估。通过微生物组学方法对食品本身的微生物组成进行分析研究，全面了解改善糖代谢食品本身微生物组成情况，同时对干预后的糖尿病人群的肠道微生态进行解读。总而言之，通过多组学方法的综合利用，为改善糖代谢食品的物质基础、作用机制、生物标志物、改善效果等提供科学解读，为血糖调控食品的评价提供更为前沿的分析方法和研究技术。

在斯堪的纳维亚，一项巢式病例对照研究纳入 931 对病例-对照，基于生物标志物，考察全谷物摄入与 2 型糖尿病风险下降的关联。结果表明，血浆总烷基间苯二酚的浓度与 2 型糖尿病风险相关性不大，C17:0/C20:0 与低糖尿病风险相关。利用食物频率法分析全谷物摄入后得到相似的结果，说明以黑麦为主的全谷物摄入更有益于糖尿病的预防（Biskup et al., 2016）。

应用主成分分析法、正交偏最小二乘判别法等模式识别方法对对照组（NC）、2 型糖尿病模型组（DM）及枸杞多糖干预 DM 大鼠组（LBP）的血清代谢物谱进行分析，寻找血清中与 2 型糖尿病相关但并未出现显著性分析的潜在生物标志物。

研究结果表明，所建立的分析方法能够将三组大鼠血清代谢物谱分离开来，DM组大鼠血清中的丙氨酸、胸腺嘧啶脱氧核苷酸相比 NC 组大鼠有所降低。LBP 干预 DM 大鼠 1 个月后，大鼠血清中的丙氨酸、胸腺嘧啶核苷酸含量呈上升趋势。血清中的丙氨酸、胸腺嘧啶核苷酸参与氨基酸代谢和核苷酸代谢通路，LBP 组与 DM 组大鼠血清中的丙氨酸和胸腺嘧啶核苷酸水平的变化反映出大鼠体内氨基酸、核苷酸代谢通路的改变（唐华丽等，2017），可为进一步研究枸杞多糖降血糖作用机制提供参考。

在一项囊括 55575 名调查者的全谷物摄入试验中，每人每天摄入 16 g 全谷食物。分析发现，全谷物食品的摄入对机体的益处与性别相关，使男性与女性的糖尿病患病风险分别降低了 11%和 7%。对于男性人群而言，小麦、黑麦和燕麦的摄入量与 2 型糖尿病的风险降低水平呈正相关。而对于女性人群，可以通过小麦和燕麦来降低糖尿病的风险（Kyro et al., 2018）。通过对比全谷物饮食和精致谷物饮食方式发现，全谷物饮食受试者（36 人）的总胆固醇、低密度脂蛋白在进食后有明显的下降，而精制谷物（11 人）饮食受试者则无此表现。6 周的全谷物膳食可以增加肠道运动频率，而且相对于精致谷物膳食，Erysipelotrichales 目的细菌丰度有所下降。

8.4.4 组学技术与血糖调控膳食模式研究

对于糖尿病的治疗与预防，一方面借助于药物的治疗和改善效果，另一方面通过改善糖代谢膳食模式来改善糖尿病病症，后者的研究越来越多。对于改善糖代谢模式的效果评价，最直接的方法是血糖试纸法测定第 0 周、1 周、2 周、3 周、4 周的空腹血糖值，末期进行葡萄糖耐量试验，并测定血清胰岛素及血清和肝脏组织的脂质含量以及血清和肝脏组织中甘油三酯和胆固醇含量。随着组学技术的飞跃发展，借助综合组学的研究方法，对有改善效果的膳食模式进行深入研究，对其是否有效做出科学判读，同时有助于解读改善糖代谢膳食模式的作用机制、作用靶点、生物标志物、肠道微生态改善等，为改善糖代谢膳食模式的评价提供系统生物学方法模式。

组学技术正应用于改善糖代谢膳食模式的作用机制解读，正常人群胰岛细胞能够分泌足够多的胰岛素，促使血糖分解、合成糖原贮存，使血糖控制在正常范围内。而糖尿病患者胰岛功能不足，无法分泌足够的胰岛素来进行血糖的转化合成及贮存，继而发生高血糖症状（李丽和王红玲，2010）。膳食纤维可对胰岛素分泌进行双向调控，促使体内胰岛素水平稳定在一定的范围，避免血糖骤升骤降。膳食纤维降糖作用的具体机制可以借助基因组学、蛋白质组学、代谢组学等组学技术方法进行解读，Anderson 团队应用组学方法对膳食纤维作用机制进行研究，结果显示某些膳食纤维能够促进胃肠激素胃抑制多肽（GIP）的分泌

（Anderson and Chen, 1979），而 GIP 与胰岛 B 细胞表面的受体相结合，引发细胞内 cAMP 水平的升高，通过 PKA 途径促进胰岛素的分泌，同时有可能通过磷脂酰肌醇 3-激酶、PKB 等途径干预胰岛素的合成和分泌，实现血糖的分解和转化（Zhang et al., 2006）。

应用组学技术对不同膳食模式进行研究。富含膳食纤维的饮食模式：一项对富含膳食纤维饮食模式的研究发现，膳食纤维的补充对糖尿病有很好的益处。在 20 例老年糖尿病患者中，分别选取一半进行膳食纤维补充剂的饮食，另一半选择对照饮食。相比于对照组，摄入膳食纤维后，患者的餐后血糖比例更低，血糖峰值也更低（Laksir et al., 2018）。在对 43 例糖尿病患者的临床研究中，接受高膳食纤维的食品摄入可以富集肠道内乙酸和丁酸产生菌的丰度，抑制吲哚、硫化氢产生菌，促进胰高血糖素样肽-1 和酪酪肽的分泌，从而改善糖化血红蛋白水平，缓解糖尿病症状（Zhao et al., 2018）。

生酮饮食模式：一项分别给予 1 型和 2 型糖尿病模型小鼠高碳水化合物饮食（64%碳水化合物、23%蛋白质、11%脂肪）和生酮饮食（5%碳水化合物、8%蛋白质、87%脂肪）的对比研究，全程监测体重、血糖和血液酮水平，8 周后收集小鼠尿液测定尿白蛋白/尿肌酐比值，经短暂暴露于二氧化碳后处死，取肾脏进行基因表达，研究发现，小鼠血糖水平降低且肾脏应激和毒理相关基因表达被逆转（Poplawski et al., 2011）。

高脂饮食模式：Men 研究（2016）团队发现由高脂饮食导致的糖尿病，能够导致牛磺酸代谢紊乱，牛磺酸可以通过调节胰岛信号酶的活性阻止产生胰岛素抵抗的作用。因此，可将牛磺酸代谢物 5-L-谷酰基氨基乙磺酸作为糖尿病的重要生物标记物。

地中海饮食模式：一项分别给予 2 型糖尿病患者地中海饮食模式干预（干预组）、传统 2 型糖尿病饮食指导模式干预（对照组）的对比研究发现，干预 6 个月后，地中海饮食干预模式对 2 型糖尿病患者的空腹血糖、餐后 2 h 血糖的控制及其他各项观察指标控制效果良好，与传统对照组相比差异显著（$P<0.05$），且地中海饮食结构能够有效减少糖尿病并发症的发生（Qi et al., 2019）。

8.4.5　组学技术在个性化血糖管理中的应用

基因组学、代谢组学以及肠道微生物组技术的发展，为利用精准营养预防和管理糖尿病提供了机遇，同时也带来了新的挑战。营养基因组学能够鉴定出影响特定营养素摄取和代谢的基因变异位点，并能够预测个体对于饮食干预反应的差异性。代谢组学技术揭示了食物和营养消耗的代谢指纹图谱，同时预测可能被饮食干预改变的新的代谢途径，从而全面评估个体的代谢状况。对于肠道微生物组的研究，明确了饮食干预对与食物代谢和血糖调控相关的肠道微生物的数量、组成以及活性的影响。此外，移动和可穿戴设备有助于实时评估饮食摄入量，并提供反馈，从而改善血糖控制和糖尿病管理。通过将组学技术与大数据分析相结合，精准营养有潜力为更有效地预防和管理糖尿病提供个性化营养指导（Wang and Hu, 2018）。

精准营养结合组学技术能够解决几大问题：个体膳食暴露或干预下，更好地理解由个体差异带来的反应机制差异；更好地评估个体的膳食摄入量和营养状况；在疾病预测及其并发症风险方面，识别比传统生物标志物更有效的新生物标志物；确定生活方式和药物干预的新的标志物；提供更有效的、个性化的饮食和生活方式指导。

1. 组学技术与糖尿病诊断

糖尿病分型的精确诊断对于其进展预测与疗法选择至关重要。目前，糖尿病分型主要依赖于患者的临床特征，如胰岛自身抗体、胰岛 B 细胞功能、对治疗的反应、家族史等。但是，对于分型界限模糊的糖尿病，如单基因糖尿病中青少年的成人发病型糖尿病的临床表现与 2 型糖尿病接近，常易发生混淆。在精准医学理念下，基于新一代测序技术的单基因糖尿病基因检测将大大提高其诊断的准确性（孔晓牧和邢小燕，2015），基因检测可明确单基因突变糖尿病的病因，如青少年起病的成人型糖尿病、新生儿糖尿病、线粒体基因突变糖尿病。应用生物学标志物，如胰岛素抗体、C 肽等可指导糖尿病精确分层并评估预后。而细胞色素 P-450 同工酶 2C（CYP2C）、有机阳离子转运蛋白（OCT）、过氧化物酶体增殖物活化受体 γ（PPARγ）相关基因变异对降糖药物的影响，为患者选择降糖方案提供了参考（American Diabetes Association，2018）。借助基因组学等组学技术与其他先进的医学科学技术，将有助于加深对糖尿病生理机制与过程的理解，从而使患者的疾病能够在分子水平得到精确分类，并准确预测其进程与并发症，为精确的个性化治疗方法的选择提供依据。

2. 组学技术与干预手段

膳食模式干预：新的代谢组学技术能够从食物的摄入和吸收中提取大量的代谢物，通过宿主和肠道菌群测量内源性营养物质的生物转化，揭示饮食诱导的代谢反应。一项包括急性食物暴露、短期食物或营养摄入以及长期饮食摄入的新的生物标志物研究表明，尿脯氨酸甜菜碱和 4-羟基脯氨酸甜菜碱被确定为柑橘类食品的生物标志物。血浆醚联磷脂和原生质、二已神经酰胺和 GM3 神经节苷脂是能够区分主要膳食脂肪来源的生物标志物。Garcia-Perez 团队（2017）研究发现了多种代谢标志物的组合，例如，苯酰胺基乙酸盐、酒石酸盐和乙醇酸盐作为水果的生物标志物，*N*-乙酰-*S*-甲基半胱氨酸亚砜和 *S*-甲基半胱氨酸亚砜作为蔬菜的生物标志物，二甲胺作为鱼的生物标志物，1-甲基组氨酸和 3-甲基组氨酸作为瘦肉的生物标志物。这些代谢物组合在对照交叉研究中能够反映出总体饮食模式，并在队列研究的亚群体中得到验证。Andersen 团队（2014）通过对尿液中的代谢物进行分析，确定了尿液中的特定标志物，以标志物的含量及变化评价个体对膳食模式的依从性。

目前的代谢组学平台仅显示出有限的区分不同的饮食模式的能力，并不能识别对食物或营养摄入具有高度敏感性和特异性的生物标志物。原因是代谢物不仅与饮食摄入量有关，还与代谢活动、微生物群和遗传背景等息息相关。因此，组学技术不可能取代传统的评估工具，如经过验证的膳食调查问卷和营养生物标志物。在观察性研究中，组学技术可以作为测量膳食摄入量和评估膳食干预依从性的补充工具。

生活方式干预：生活方式干预贯穿于糖尿病治疗的始终，研究发现来自多个基因的多态性位点（包括 TCF7L2、CDKN2A/B、SLC2A2、ABCC8、ADRA2B 等）与 2 型糖尿病患者接受生活方式干预的效果有关（Kleinberger and Pollin, 2015）。精准营养将有力推动生活方式数据采集、分析方法的创新以及人群研究的组建，将有希望为糖尿病患者干预方法的选择提供可靠依据。

干预效果评价：赵立平研究团队通过对关键肠道菌群进行分析，将其进一步划分为 11 个共丰度群（CAGs），其中盲肠和结肠中的 CAGs6 和 CAG7（主要是厚壁菌门和拟杆菌门）与血糖水平呈负相关，与空腹胰岛素水平呈正相关；CAG10 与血糖水平正相关，与空腹胰岛素水平呈负相关（Chen et al., 2019）。通过个体肠道微生物组的研究，判定特定菌群的丰度变化，从而评价个性化干预模式的效果将是研究和应用的重点。

参 考 文 献

北京市科学技术委员会. 2015. 北京市科委召开“脑科学研究”专项工作启动会. http://www.beijing.gov.cn/zfxxgk/110004/gzdt53/2015-09/07/content_615114.shtml[2019-8-13].

陈洪梅, 付广旭. 2015. 大数据背景下消费者的品牌认知研究现状. 品牌, 8: 12.

陈佩, 党辉, 张秋香, 等. 2014. 1 株具有潜在降糖作用的益生菌的筛选. 中国食品学报, 11(14): 27-33.

陈玉铭. 2007. 食品感官分析技术在产品开发中的应用. 食品研究与开发, 2: 182-185.

邓耀辉, 陈开宇. 2016-12-07. 一种全自动单胃动物仿生消化仪: 201410292430.5.

高春瑜. 2012. 在线购物中消费者边缘和中心决策路径的神经机制研究. 杭州: 浙江大学.

国际糖尿病联合会. 2019. 糖尿病地图集. https://www.diabetesatlas.org/en/[2020-1-2].

何禹锡. 2017. 食品感官检验新技术及其应用. 食品安全导刊, 12: 34-37.

孔晓牧, 邢小燕. 2015. 精准医学理念对糖尿病诊治模式的推动. 中华全科医师杂志, 14(12): 905-907.

李蓓. 2015. 上海启动脑科学研究项目 推进“中国脑计划”. http://news.ifeng.com/a/20150318/

43365350_0.shtml[2019-3-18].
李彩宏. 2018. 瞬感扫描式葡萄糖监测系统在血糖控制不佳的 2 型糖尿病个案管理中的应用. 中华糖尿病杂志, 11(10): 378.
李丽, 王红玲. 2010. 小麦麸膳食纤维对小鼠降血糖作用的研究. 粮食与食品工业, 17(3): 30-32.
林宇山. 2006. 感官评价在食品工业中的应用. 食品工业科技, 8: 202-203.
马建华. 2016. 血糖监测技术的应用与研究进展. 中华糖尿病杂志, 8(2): 123-125.
聂少平, 谢明勇, 胡婕伦. 2014-12-31. 一种模拟大肠酵解的装置: 204058473U.
邱婷婷. 2015. 微博名人头像真实性对消费者购买决策的影响——基于 ERP 的神经机制研究. 杭州: 浙江大学.
上海市人力资源和社会保障局. 2010. 关于医疗服务项目(临床诊疗类)规范和调整后本市基本医疗保险支付有关事项的通知(沪人社医发(2010)49 号). 上海医保网站. http://shyb.gov.cn/ybzc/zcfg/01/201011/t20101109_1125328.shtml.
孙凯, 周华, 杨膺琨, 等. 2018. 血糖监测系统的研究进展. 中国激光, 45(2): 50-66.
孙小娟. 2018. 可视化实时血糖监测对糖尿病患者幸福指数及自我依从性的影响. 中华糖尿病杂志, 11(10): 429.
唐华丽, 夏惠, 王锋, 等. 2017. 枸杞多糖作用于 2 型糖尿病大鼠的血清代谢组学研究. 食品科学, 38(13): 160-166.
唐蕾. 2016. 感官分析技术及其在食品工业中的应用. 农业科学与技术, 10: 2410-2413.
汪琦. 2012. 评价和销量信息线索影响消费者在线购物行为的机理——结合问卷调查方法和 ERP 实验的研究. 杭州: 浙江大学.
王江. 2010. 基于几何特征和子空间学习的人脸表情识别. 哈尔滨: 哈尔滨工业大学.
王小毅. 2008. 基于脑电信号分析的消费者品牌延伸评估决策研究. 杭州: 浙江大学.
王永周, 邓燕. 2016. 基于大数据预测的消费者购买决策行为分析. 商业经济研究, (23): 40-42.
吴瑾, 文青英. 2015. “大数据”时代软科学研究单位对策研究. 第十届中国钢铁年会暨第六届宝钢学术年会论文集.
吴澎, 贾朝爽, 孙东晓. 2017. 食品感官评价科学研究进展. 饮料工业, 5: 58-63.
徐思佳. 2015. 基于神经营销的广告评价研究. 杭州: 杭州电子科技大学.
严仍娜, 马建华. 2018. 瞬感扫描式葡萄糖监测系统在 2 型糖尿病患者标准餐试验中的准确性分析. 中华糖尿病杂志, 11(10): 430.
姚倩. 2015. 不同产品涉入度水平下价格及卖家信誉对消费者在线购买决策的影响研究. 杭州: 浙江大学.
亿欧智库. 2017. 行业宏观背景奠定休闲零食新业态基础. https://www.iyiou.com/intelligence/insight52947.html[2017-8-18].
张凤羽. 2016. 大数据背景下消费者购买行为的探究. 商, 29: 213.
赵峰, 张宏福, 卢庆萍, 等. 2009-7-15. 单胃动物仿生消化系统及基于该系统模拟单胃动物消化的方法: 200910078147.1.
赵镭, 刘文. 2011. 感官分析技术应用指南. 北京: 中国轻工业出版社.
中国保健协会. 2012. 中国保健食品产业发展报告(2012 版). 北京: 社会科学文献出版社.
中华人民共和国国家卫生和计划生育委员会. 2013. WS/T 429—2013 成人糖尿病患者膳食指导. 北京: 人民卫生出版社.
中华医学会糖尿病学分会. 2012. 中国动态血糖监测临床应用指南(2012 年版). 中华糖尿病杂志,

4(10): 582-590.

中华医学会糖尿病学分会. 2016. 中国血糖监测临床应用指南(2015 年版). 临床, 10(5): 205-218.

中华医学会糖尿病学分会血糖监测学组. 2018. 中国扫描式葡萄糖监测技术临床应用专家共识. 中华糖尿病杂志, 10(11): 697-700.

中粮营养健康研究院. 2017. 食品营养健康产业创新发展战略研究——以北京为例. 北京: 知识产权出版社.

朱大年, 王庭槐, 罗自强. 2018. 生理学. 第 9 版. 北京: 人民卫生出版社.

Lawless H T, Heymann H. 2017. 国外现代食品科技系列 2: 食品感官评价原理与技术. 王栋, 李崎, 华兆哲, 等译. 北京: 中国轻工业出版社.

Stone H, Bleibaum R N, Thomas H A. 2016. 感官评价实践. 第 4 版. 毕金峰, 等译. 北京: 中国轻工业出版社.

Aguilera J M. 2017. Food engineering into the XXI century. AIChE Journal, 64(1): 2-11.

Ajjan R, Slattery D, Wright E. 2019. Continuous glucose monitoring: a brief review for primary care practitioners. Advances in Therapy, 36(3): 579-596.

Alivisatos A P, Blaser M J, Brodie E L, et al. 2015. A unified initiative to harness Earth's microbiomes. Science, 350(6260): 507-508.

Alvarez M, Zalc J, Shinbrot T, et al. 2002. Mechanisms of mixing and creation of structure in laminar stirred tanks. AIChE Journal, 48: 2135-2148.

American Diabetes Association. 2018. Classification and diagnosis of diabetes. Diabetes Care, 41(S1): 13-27.

Anderson J W, Chen W J. 1979. Plant fiber carbohydrate and lipid metabolism. The American Journal Clinical Nutrition, 32(2): 346-363.

Andersen M B, Rinnan A, Manach C, et al. 2014. Untargeted metabolomics as a screening tool for estimating compliance to a dietary pattern. Journal of Proteome Research, 3(13): 1405-1418.

American Diabetes Association. 2019. Standards of medical care in diabetes. Diabetes Care, 42: S71-S80.

Anson N M, Selinheimo E, Havenaar R. 2009. Bioprocessing of wheat bran improves *in vitro* bioaccessibility and colonic metabolism of phenolic compounds. Journal of Agricultural and Food Chemistry, 57(14): 6148-6155.

Barker R, Abrahamsson B, Kruusmägi M. 2014. Application and validation of an advanced gastrointestinal *in vitro* model for the evaluation of drug product performance in pharmaceutical development. Journal of Pharmaceutical Sciences, 103: 3704-3712.

Bellmann S, Lelieveld J, Gorissen T, et al. 2016. Development of an advanced *in vitro* model of the stomach and its evaluation versus human gastric physiology. Food Research International, 88: 191-198.

Biskup I, Kyro C, Marklund M, et al. 2016. Plasma alkylresorcinols, biomarkers of whole-grain wheat and rye intake, and risk of type 2 diabetes in Scandinavian men and women. The American Journal Clinical Nutrition, 104(1): 88-96.

Blanquet S, Zeijdner E, Beyssac E. 2004. A dynamic artificial gastrointestinal system for studying the behavior of orally administered drug dosage forms under various physiological conditions. Pharmaceutical Research, 21(4): 585-591.

Bodogai M, O'Connell J, Kim K, et al. 2018. Commensal bacteria contribute to insulin resistance in aging by activating innate B1a cells. Science Translational Medicine, 10 (467): 3672-3691.

Borah P K, Sarkar A, Duary R K. 2019. Water-soluble vitamins for controlling starch digestion: conformation alscrambling and inhibition mechanism of human pancreatic α-amylase by ascorbic acid and folic acid. Food Chemistry, 288: 395-404.

Campos-Nanez E, Breton M D. 2017. Effect of BGM accuracy on the clinical performance of CGM: an in-silico study. Journal of Diabetes Science and Technology, 11: 1196-1206.

Campos-Nanez E, Fortwaengler K, Breton M D. 2017. Clinical impact of blood glucose monitoring accuracy: an in-silico study. Journal of Diabetes Science and Technology, 11: 1187-1195.

Chambers J C, Loh M, Lehne B, et al. 2015. Epigenome-wide association of DNA methylation markers in peripheral blood from Indian Asians and Europeans with incident type 2 diabetes: a nested case-control study. Lancet Diabetes Endocrinology, 3(7): 526-534.

Chen T T, Liu A B, Sun S, et al. 2019. Green tea polyphenols modify the gut microbiome in db/db mice as co-abundance groups correlating with the blood glucose lowering effect. Molecular Nutrition & Food Research, 63(8): e 1801064.

Chessa S, Huatan H, Levina M, et al. 2014. Application of the dynamic gastric model to evaluate the effect of food on the drug release characteristics of a hydrophilic matrix formulation. International Journal of Pharmaceutics, 466: 359-367.

Chowdhury M K, Turner N, Bentley N L, et al. 2017. Niclosamide reduces glucagon sensitivity via hepatic PKA inhibition in obese mice: implications for glucose metabolism improvements in type 2 diabetes. Scientific Reports, 7: 4015-4023.

Cobb J, Eckhart A, Motsinger-Reif A, et al. 2016. α-hydroxybutyric acid is a selective metabolite biomarker of impaired glucose tolerance. Diabetes Care, 39(6): 988-995.

Estrada K, Aukrust I, Bjorkhaug L, et al. 2014. Association of a low-frequency variant in HNF1A with type 2 diabetes in a Latino population. JAMA, 311(22): 2305-2314.

Ferrua M, Singh R. 2010. Modeling the fluid dynamics in a human stomach to gain insight of food digestion. Journal of Food Science, 75: 151-162.

Floegel A, Stefan N, Yu Z, et al. 2013. Identification of serum metabolites associated with risk of type 2 diabetes using a targeted metabolomic approach. Diabetes, 62(2): 639-648.

Garcia-Perez I, Posma J M, Gibson R, et al. 2017. Objective assessment of dietary patterns by use of metabolic phenotyping: a randomised, controlled, crossover trial. Lancet Diabetes Endocrinology, 3(5): 184-195.

Geiss L S, Wang J, Cheng Y J, et al. 2014. Prevalence and incidence trends for diagnosed diabetes among adults aged 20 to 79 years, United States, 1980-2012. JAMA, 312: 1218-1226.

Guo Q, Ye A, Lad M, et al. 2015. Disintegration kinetics of food gels during gastric digestion and its role on gastric emptying: an *in vitro* analysis. Food & Function, 6: 756-764.

Guri A, Haratifar S, Corredig M. 2014. Bioefficacy of tea catechins associated with milk caseins tested using different *in vitro* digestion models. Food Digestion, 5: 8-18.

Havenaar R, Maathuis A, Bellmann S, et al. 2016. Herring roe protein has a high digestible indispensable amino acid score (DIAAS) using a dynamic *in vitro* gastrointestinal model. Nutrition Research, 36(8): 798-807.

Heinemann L, Stuhr A, Brown A, et al. 2018. Self-measurement of blood glucose and continuous glucose monitoring — Is there only one future? European Journal of Endocrinology, 14: 24-29.

Hsieh M C, Tsai W H, Jheng Y P, et al. 2018. The beneficial effects of *Lactobacillus reuteri* ADR-1 or ADR-3 consumption on type 2 diabetes mellitus: a randomized, double-blinded, placebo-controlled trial. Scientific Reports, 8(1): 16791-16803.

Huttenhower C, Gevers D, Knight R, et al. 2012. Human microbiome project-consortium, structure, function and diversity of the healthy human microbiome. Nature, 486(7402): 207-214.

Jansson J, Willing B, Lucio M, et al. 2009. Metabolomics reveals metabolic biomarkers of Crohn's Disease. PLOS One, 4(7): 6386-6399.

Jedidi H, Champagne C P, Raymond Y, et al. 2014. Effect of milk enriched with conjugated linoleic acid and digested in a simulator (TIM-1) on the viability of probiotic bacteria. International Dairy Journal, 37: 20-25.

Jiang H, Guan G, Zhang R, et al. 2009. Increased urinary excretion of orosomucoid is a risk predictor of diabetic nephropathy. Nephrology (Carlton), 14(3): 332-337.

Kararli T T. 1995. Comparison of the gastrointestinal anatomy, physiology, and biochemistry of humans and commonly used laboratory animals. Biopharm Drug Dispos, 16(5): 351-380.

Khalili L, Alipour B, Asghari J M, et al. 2019. Probiotic assisted weight management as a main factor for glycemic control in patients with type 2 diabetes: a randomized controlled trial. Diabetology and Metabolic Syndrome, 11(1): 5-15.

Kleinberger J W, Pollin T I. 2015. Personalized medicine in diabetes mellitus: current opportunities and future prospects. Annals of the New York Academy of Sciences, 1346(1): 45-56.

Knapp B K, Parsons C M, Bauer L, et al. 2010. Soluble fiber dextrins and pullulans vary in extent of hydrolytic digestion *in vitro* and in energy value and attenuate glycemic and insulinemic responses in dogs. Journal of Agricultural and Food Chemistry, 58(21): 11355-11363.

Koh A, Molinaro A, Stahlman M, et al. 2018. Microbially produced imidazole propionate impairs insulin signaling through mTORC1. Cell, 175(4): 917, 947-961.

Kong F, Singh R P. 2010. A human gastric simulator (HGS) to study food digestion in human stomach. Journal of Food Science, 75(9): E627-E635.

Koppel N, Maini Rekdal V, Balskus E P. 2017. Chemical transformation of xenobiotics by the human gut microbiota. Science, 356(6344): 1246-1275.

Kovatchev B, Cobelli C. 2016. Glucose variability: timing, risk analysis, and relationship to hypoglycemia in diabetes. Diabetes Care, 39: 502-510.

Kozu H, Nakata Y, Nakajima M, et al. 2014. Development of a human gastric digestion simulator equipped with peristalsis function for the direct observation and analysis of the food digestion process. Food Science and Technology Research, 20: 225-233.

Krul C, Luiten-Schuite A, Tenfelde A. 2001. Antimutagenic activity of green tea and black tea extracts studied in a dynamic *in vitro* gastrointestinal model. Mutation Research, 474(1-2): 71-85.

Kyro C, Tjonneland A, Overvad K, at al. 2018. Higher whole-grain intake is associated with lower risk of type 2 diabetes among middle-aged men and women: the danish diet, cancer, and health cohort. Journal of Nutrition, 148(9): 1434-1444.

Laksir H, Lansink M, Regueme S C, et al. 2018. Glycaemic response after intake of a high energy, high protein, diabetes-specific formula in older malnourished or at risk of malnutrition type 2 diabetes patients. Clinical Nutrition, 37(6): 2084-2090.

Lawton J, Blackburn M, Allen J, et al. 2018. Patients and caregivers experiences of using continuous glucose monitoring to support diabetes self-management: qualitative study. BMC Endocrine Disorders, 18: 12.

Lederberg J, Mccray A T. 2001. Ome sweet omics—a genealogical treasury of words. Scientist, 15(7): 22-27.

Mahajan A, Go M J, Zhang W H, et al. 2014. Genome-wide trans-ancestry meta-analysis provides insight into the genetic architecture of type 2 diabetes susceptibility. Nature Genetics, 46(3): 234-244.

Mainville I, Arcand Y, Farnworth E R. 2005. A dynamic model that simulates the human upper gastrointestinal tract for the study of probiotics. International Journal of Food Microbiology, 99: 287-296.

Meigs J B, Shrader P, Sullivan L M, et al. 2008. Genotype score in addition to common risk factors for prediction of type 2 diabetes. New England Journal of Medicine, 359(21): 2208-2219.

Men L, Pi Z, Zhou Y, et al. 2016. Urine metabolomics of high-fat diet induced obesity using UHPLC-Q-TOF-MS. Journal of Pharmaceutical and Biomedical Analysis, 132: 258-266.

Mercuri A, Passalacqua A, Wickham M S, et al. 2011. The effect of composition and gastric conditions on the selfemulsification process of ibuprofen-loaded self-emulsifying drug delivery systems: a microscopic and dynamic gastric model study. Pharmaceutical Research, 28: 1540-1551.

Minekus M, Alminger M, Alvito P, et al. 2014. A standardised static *in vitro* digestion method suitable for food—an international consensus. Food & Function, 5(6): 1113-1124.

Minekus M, Marteau P, Havenaar R, et al. 1995. A multicompartmental dynamic computer-controlled model simulating the stomach and small intestine. Alternatives to Laboratory Animals, 23: 197-209.

Mischak H, Kaiser T, Walden M, et al. 2004. Proteomic analysis for the assessment of diabetic renal damage in humans. Clinical Sciences, 107(2): 485-495.

Molly K, Woestyne M V, Verstraete W. 1993. Development of a 5-step multi-chamber reactor as a simulation of the human intestinal microbial ecosystem. Applied Microbiology and Biotechnology, 39(2): 254-258.

Mook-Kanamori D O, Selim M M, Takiddin A H, et al. 2014. 1,5-Anhydroglucitol in saliva is a noninvasive marker of short-term glycemic control. Journal of Clinical Endocrinology Metabolism, 99(3): 479-483.

Morris A P, Voight B F, Teslovich T M, et al. 2012. Large-scale association analysis provides insights into the genetic architecture and pathophysiology of type 2 diabetes. Nature Genetics, 44(9): 981-990.

Nalin T, Venema K, Weinstein D A. 2015. *In vitro* digestion of starches in a dynamic gastrointestinal model: an innovative study to optimize dietary management of patients with hepatic glycogen storage diseases. Journal of Inherited Metabolic Disease, 38(3): 529-536.

Ni Y, Zhao L, Yu H, et al. 2015. Circulating unsaturated fatty acids delineate the metabolic status of obese individuals. EBioMedicine, 2(10): 1513-1522.

Nicholson J K, Holmes E, Kinross J, et al. 2012a. Host-gut microbiota metabolic interactions. Science, 336(6086): 1262-1267.

Nicholson J K, Holmes E, Kinross J M, et al. 2012b. Metabolic phenotyping in clinical and surgical environments. Nature, 491(7424): 384-392.

Nimalaratne C, Savard P, Gauthier S. 2015. Bioaccessibility and digestive stability of carotenoids in cooked eggs studied using a dynamic *in vitro* gastrointestinal model. Journal of Agricultural and Food Chemistry, 63(11): 2956-2962.

Ogden C L, Carroll M D, Kit B K, et al. 2014. Prevalence of childhood and adult obesity in the United States, 2011-2012. JAMA, 311(8): 806-814.

Oomen A G, Rompelberg C J, Bruil M A, et al. 2003. Development of an *in vitro* digestion model for estimating the bioaccessibility of soil contaminants. Arch Environ Contam Toxicol, 44(3): 281-287.

Oram R A, Patel K, Hill A, et al. 2016. A type 1 diabetes genetic risk score can aid discrimination between type 1 and type 2 diabetes in young adults. Diabetes Care, 39(3): 337-344.

Overgaard A J, Hansen H G, Lajer M, et al. 2010. Plasma proteome analysis of patients with type 1 diabetes with diabetic nephropathy. Proteome Science, 8(1): 4-14.

Patti G J, Yanes O, Siuzdak G. 2012. Innovation: metabolomics: the apogee of the omics trilogy. Nature Reviews Molecular Cell Biology, 13(4): 263-269.

Paun A, Yau C, Meshkibaf S, et al. 2018. Association of HLA-dependent islet autoimmunity with systemic antibody responses to intestinal commensal bacteria in children. Science Immunology, 4: 457-473.

Perry R J, Peng L, Barry N A, et al. 2016. Acetate mediates a microbiome-brain-β-cell axis to promote metabolic syndrome. Nature, 534(7606): 213-217.

Poplawski M M, Mastaitis J W, Isoda F, et al. 2011. Reversal of diabetic nephropathy by a ketogenic diet. PLOS One, 6(4): 18604-18612.

Pozzilli P, Battelino T, Danne T, et al. 2016. Continuous subcutaneous insulin infusion in diabetes: patient populations, safety, efficacy, and pharmacoeconomics. Diabetes-Metabolism Research and Reviews, 32(1): 21-39.

Qi J, Alicen B, Stefanos N K, et al. 2019. Metabolomics and microbiomes as potential tools to evaluate the effects of the mediterranean diet. Nutrients, 11(1): 207-233.

Qin J, Li R, Raes J, et al. 2010. A human gut microbial gene catalogue established by meta-genomic sequencing. Nature, 464(7285): 59-65.

Rinke C, Schwientek P, Sczyrba A, et al. 2013. Insights into the phylogeny and coding potential of microbial dark matter. Nature, 499(7459): 431-437.

Schulze K. 2006. Imaging and modelling of digestion in the stomach and the duodenum. Neurogastroenterology & Motility, 18: 172-183.

Scott R A, Lagou V, Welch R P, et al. 2012. Large-scale association analyses identify new loci influencing glycemic traits and provide insight into the underlying biological pathways. Nature Genetics, 44(9): 991-1005.

Sęczyk Ł, Świeca M, Dziki D, et al. 2017. Antioxidant, nutritional and functional characteristics of wheat bread enriched with ground flaxseed hulls. Food Chemistry, 214: 32-38.

Sladek R, Prokopenko I. 2016. Genome-wide association studies of type 2 diabetes// Florez J. The

Genetics of Type 2 Diabetes and Related Traits. Berlin: Springer.

Souliman S, Blanquet S, Beyssac E. 2006. A level A *in vitro/in vivo* correlation in fasted and fed states using different methods: applied to solid immediate release oral dosage form. European Journal of Pharmaceutical Science, 27(1): 72-79.

Tzoulaki I, Ebbels T M, Valdes A, et al. 2014. Design and analysis of metabolomics studies in epidemiologic research: a primer on omic technologies. American Journal of Epidemiology, 180(2): 129-139.

van Kempen T A, Regmi P R, Matte J J, et al. 2010. *In vitro* starch digestion kinetics, corrected for estimated gastric emptying, predict portal glucose appearance in pigs. The Journal of Nutrition, 140: 1227-1233.

Vardakou M, Mercuri A, Barker S A, et al. 2011. Achieving antral grinding forces in biorelevant *in vitro* models: comparing the USP dissolution apparatus Ⅱ and the dynamic gastric model with human *in vivo* data. AAPS PharmSciTech, 12: 620-626.

Vardakou M, Mercuri A, Naylor T A. 2011. Predicting the human *in vivo* performance of different oral capsule shell types using a novel *in vitro* dynamic gastric model. International Journal of Pharmaceutics, 419(1-2): 192-199.

Vassy J L, Hivert M F, Porneala B, et al. 2014. Polygenic type 2 diabetes prediction at the limit of common variant detection. Diabetes, 63(6): 2172-2182.

Wang D D, Hu F B. 2018. Precision nutrition for prevention and management of type 2 diabetes. The Lancet Diabetes & Endocrinology, 6(5): 416-426.

Wang Z, Ichikawa S, Kozu H, et al. 2015. Direct observation and evaluation of cooked white and brown rice digestion by gastric digestion simulator provided with peristaltic function. Food Research International, 71: 16-22.

Whang A, Nagpal R, Yadav H. 2019. Bi-directional drug-microbiome interactions of anti-diabetics. EBioMedicine, 39: 591-602.

Yuan W, Xia Y, Bell C G, et al. 2014. An integrated epigenomic analysis for type 2 diabetes susceptibility loci in monozygotic twins. Nature Communications, 5: 5719-5725.

Zeevi D, Korem T, Zmora N, et al. 2015. Personalized nutrition by prediction of glycemic responses. Cell, 163: 1079-1094.

Zhang C L, Liu S, Solomon C G, et al. 2006. Dietary fiber intake, dietary glycemic load, and the risk for gestational diabetes mellitus. Diabetes Care, 29(10): 2223-2230.

Zhao J, Zhu Y, Hyun N, et al. 2015. Novel metabolic markers for the risk of diabetes development in American Indians. Diabetes Care, 38(2): 220-227.

Zhao L, Ni Y, Ma X, et al. 2016. A panel of free fatty acid ratios to predict the development of metabolic abnormalities in healthy obese individuals. Scientific Reports, 6: 2841-2848.

Zhao L, Zhang F, Ding X, et al. 2018. Gut bacteria selectively promoted by dietary fibers alleviate type 2 diabetes. Science, 359(6380): 1151-1156.

索　引